U0138303

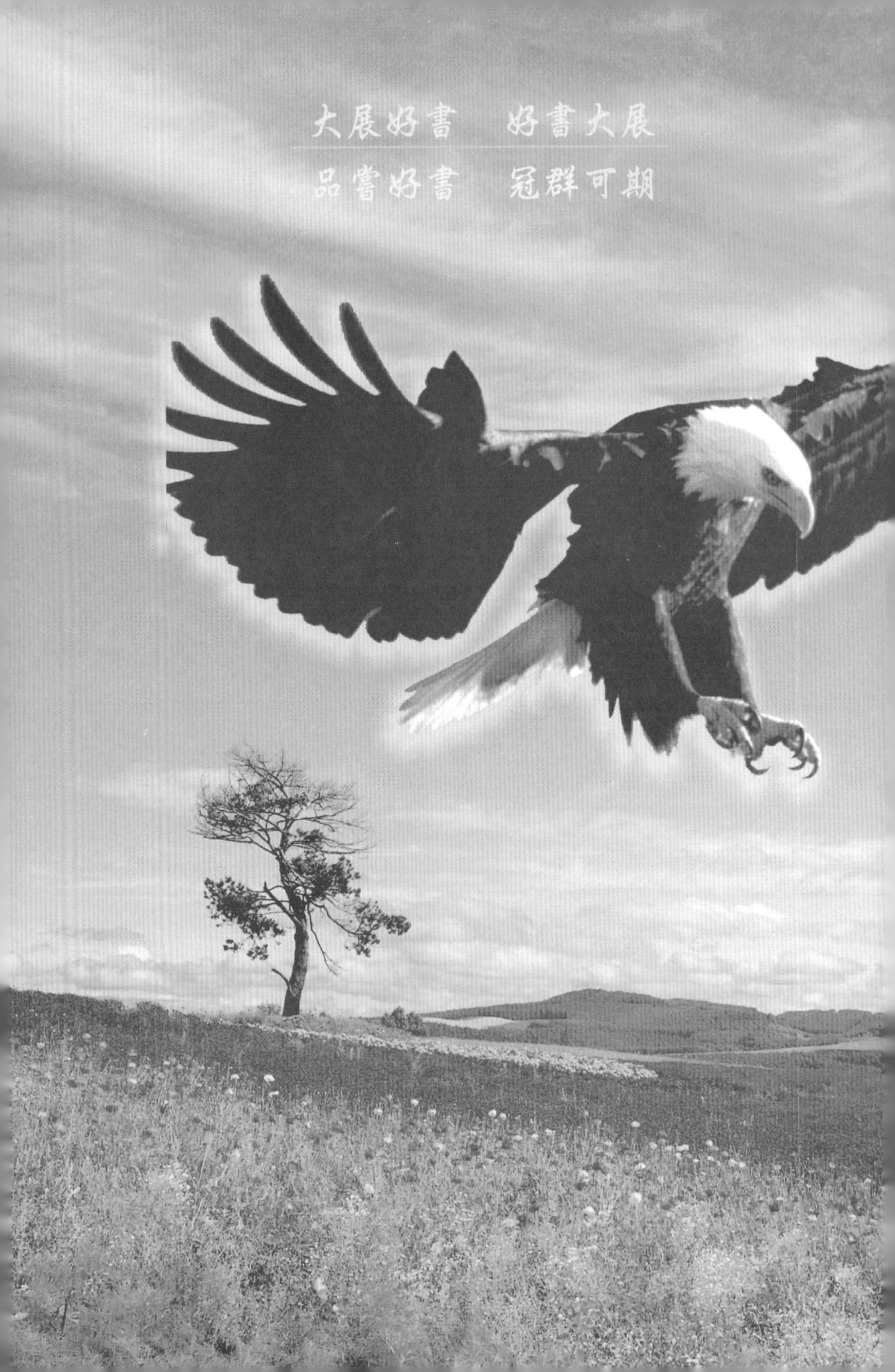

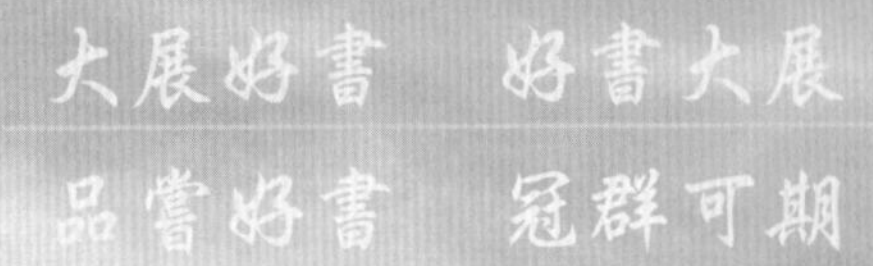
大展好書　好書大展
品嘗好書　冠群可期

大展好書　好書大展

品嘗好書　冠群可期

中醫保健站：88

頑病偏方顯奇效

賈海生・賈　俊・李　鑫・孫　莉・籍桂英
編著

大展出版社有限公司

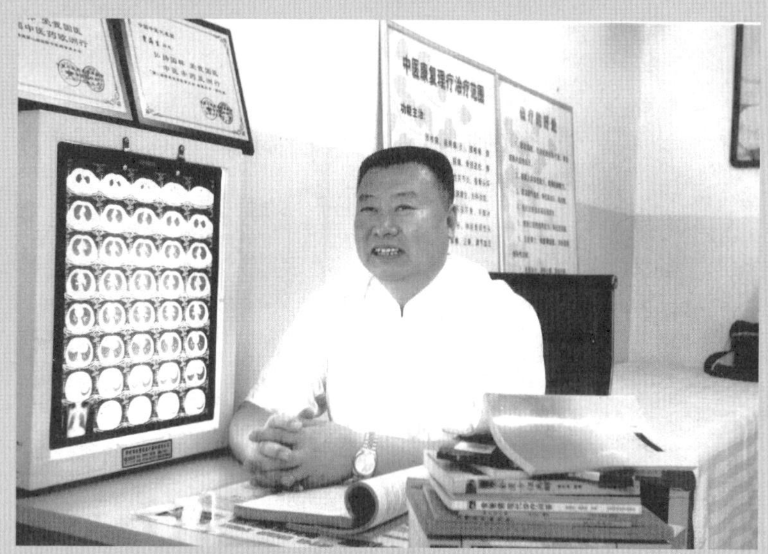

賈海生主任醫師在辦公室工作留影

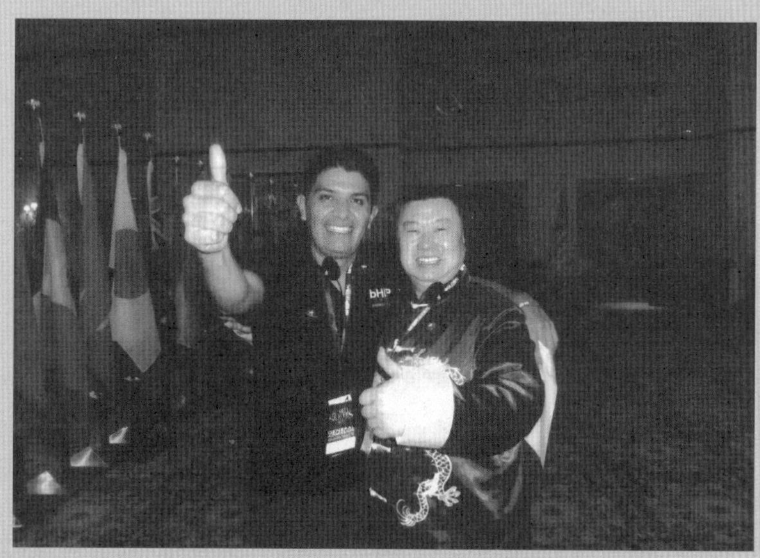

2006 年賈海生主任醫師在美國紐約參加世界傳統醫學大會，
同美國傳統醫學會會長拜爾合影

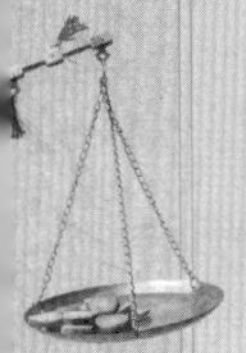

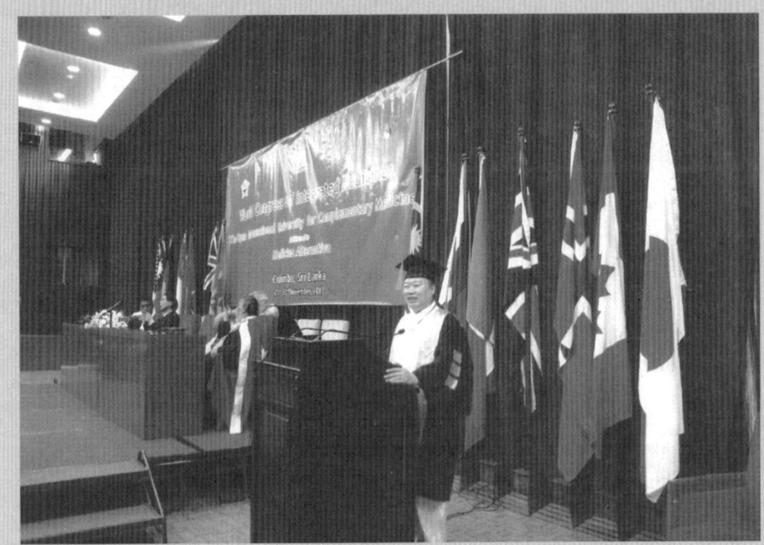

2013 年賈海生主任醫師在斯里蘭卡國際交流醫科大學
國際大廳進行論文交流

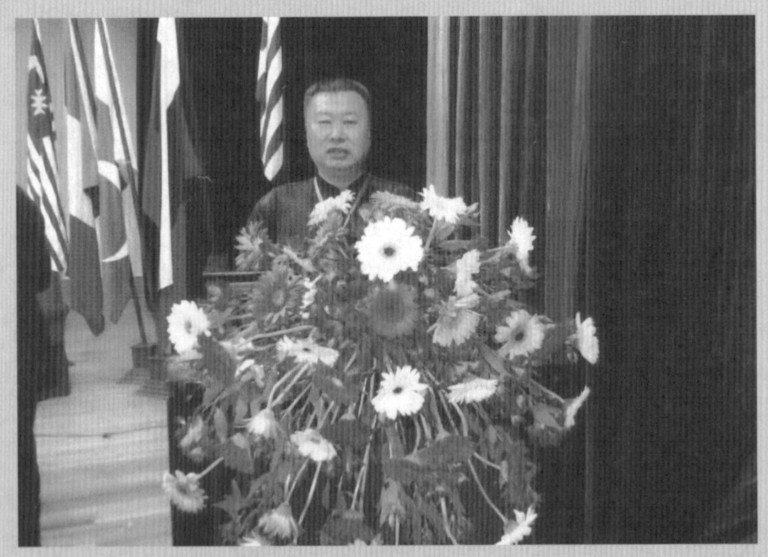

2010 年賈海生主任醫師在日本東京國際交流大廳進行醫學論文交流

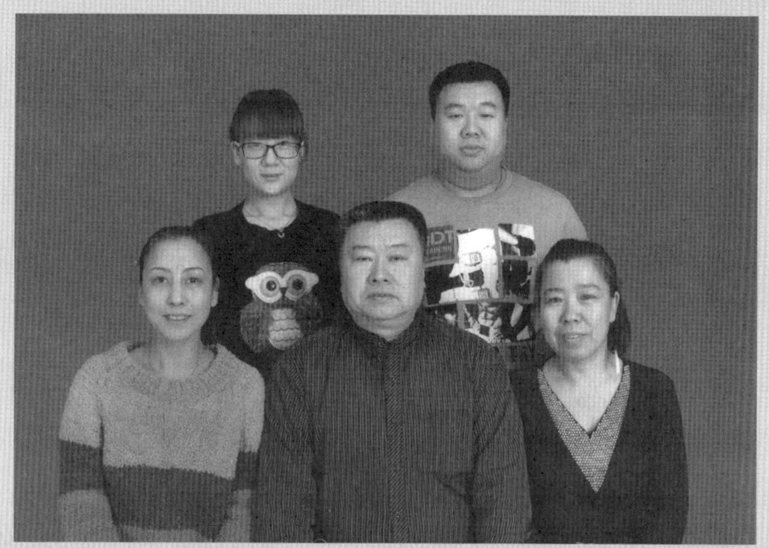

中間賈海生，主任中醫師，右一太原市人民醫院重症醫學科兼神經外科，孫莉副主任護師，左一太原市杏花嶺區中心醫院，副主任醫師，籍桂英，後左一賈俊，太原市中心醫院，後右一李鑫，太原市中心醫院。

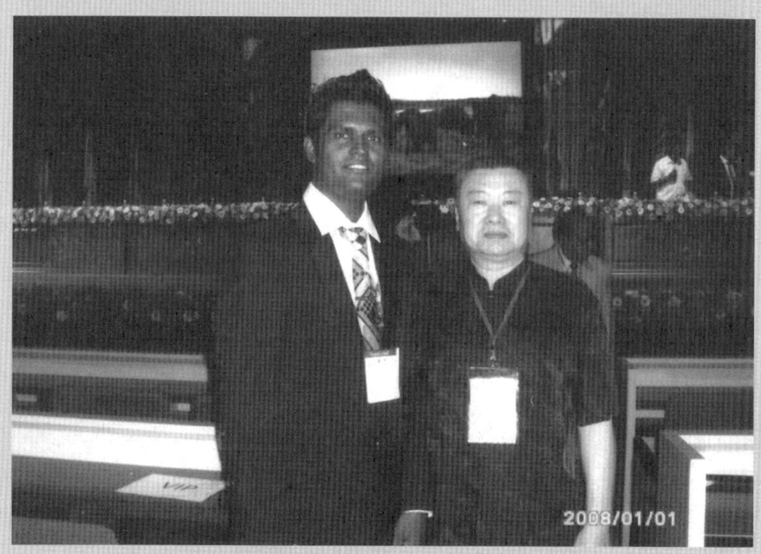

2009 年賈海生主任醫師在泰國參加世界傳統醫學大會，
同泰國傳統醫學會會長多多亞合影

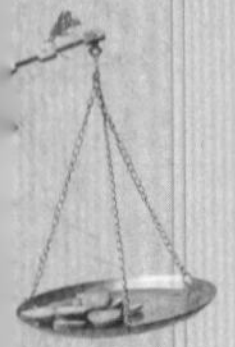

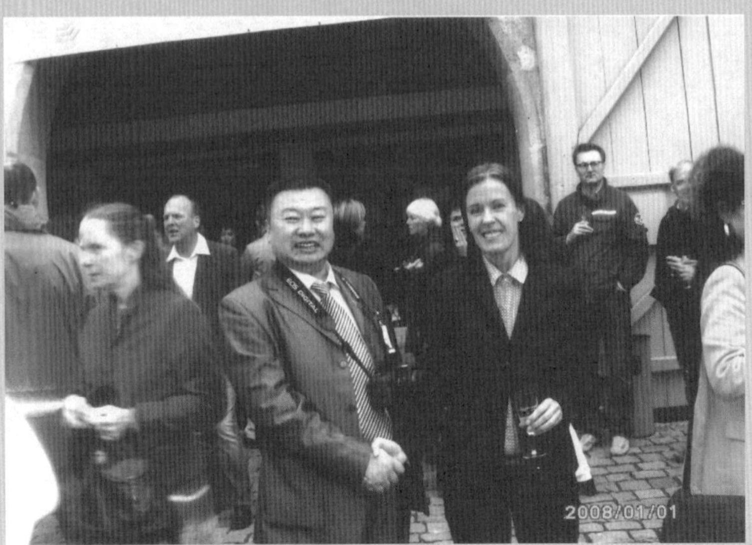

2008年賈海生主任醫師在德國參加羅藤堡世界傳統醫學大會，
同德國傳統醫學會副會長科維娜合影

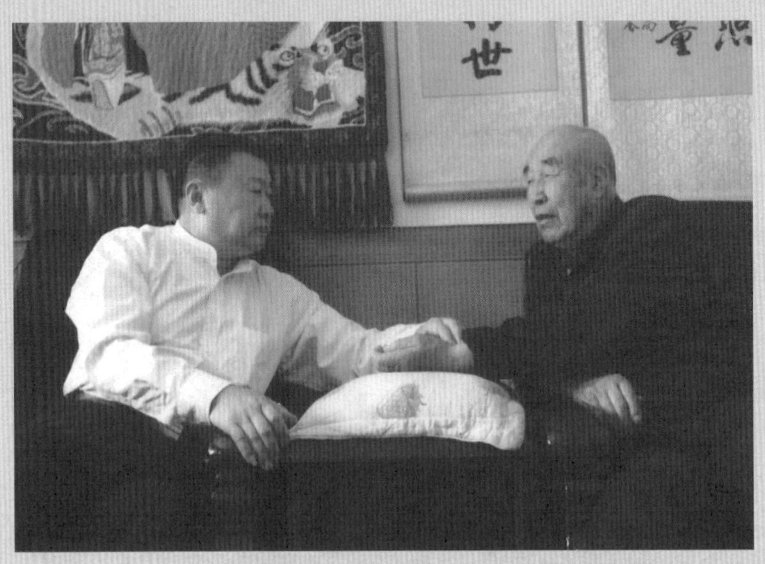

2014 年 6 月賈海生主任醫師被特邀去著名佛教聖地
五台山五爺廟結長青師傳主持診斷看病留念

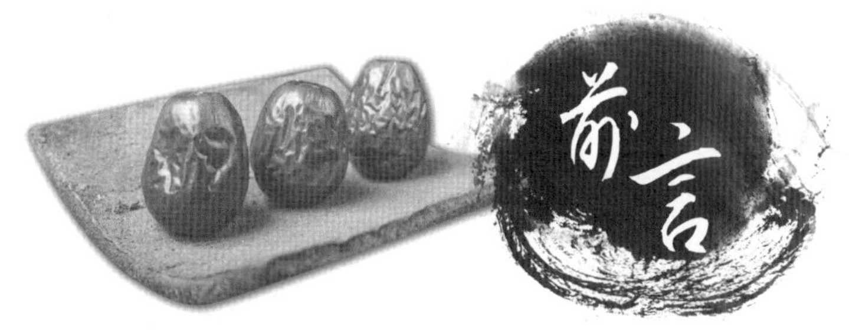

「頑病」是指難治或久治不癒的疾病，也是中西醫臨床醫師十分頭痛的事情，也是患者久治不癒十分痛苦的過程。

賈海生醫師立志於專病專方，一病多法的治療方法，在臨床實踐中，摸索出一套完整針對頑病的有效治療方案，頑病其中有糖尿病、高血壓、冠心病、頭痛、中風、失眠、肥胖病、頸椎病、性功能障礙、病毒性肝炎、慢性腎炎尿毒症、前列腺疾病等十二種，治療方法有獨特之處，有明顯的臨床療效，取材容易，操作簡單，是各科或專科臨床醫師的重要參考資料。從某種意義上來說，專是博的結果，博是專的整合，集絲成錦，我們的事業才會欣欣向榮；滴水穿石，中醫才會向縱深發展，持續進步。

本書在編寫過程中參考了大量書籍，因無法和原作都聯繫，只能將原文和作者名署上，在此向原作者表示衷心感謝，因每種病都有特殊之處，書寫體例不完全一致，在此特作說明。

此書的出版，對於進一步推動我國疑難病中醫藥的研究發展，促進中西醫的文化合作與交流，加快醫藥學者的挖掘，繼承和發揚中國醫學精萃，提高疑難病症的診治水準，必將大有裨益。

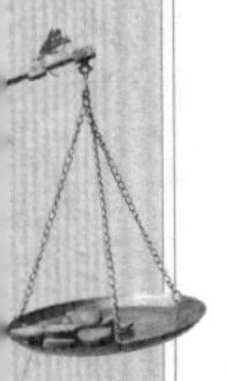

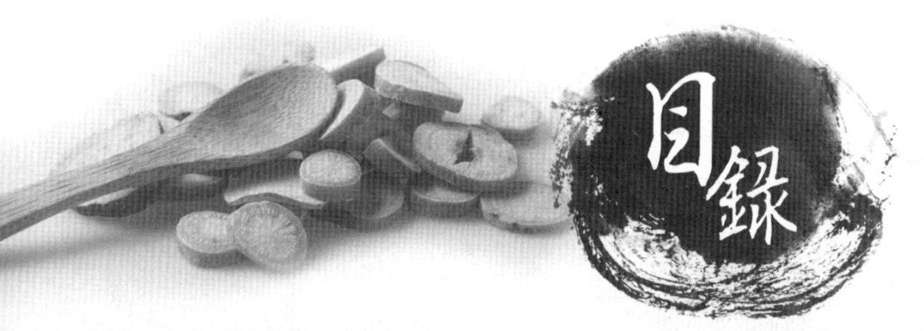

目錄

糖尿病

高血壓

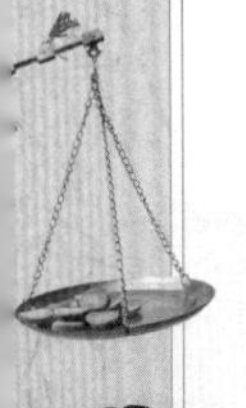

冠心病

頭 痛

中　風

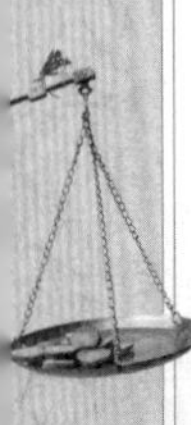

失 眠

肥胖症

頸椎病

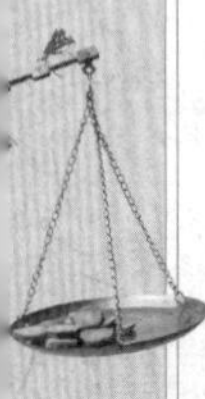

性功能障礙（陽痿早洩）

病毒性肝炎

慢性腎炎尿毒症

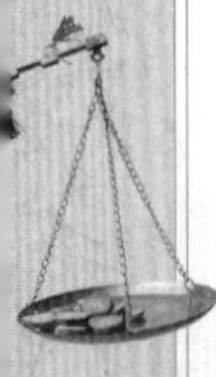

前列腺疾病

參考文獻

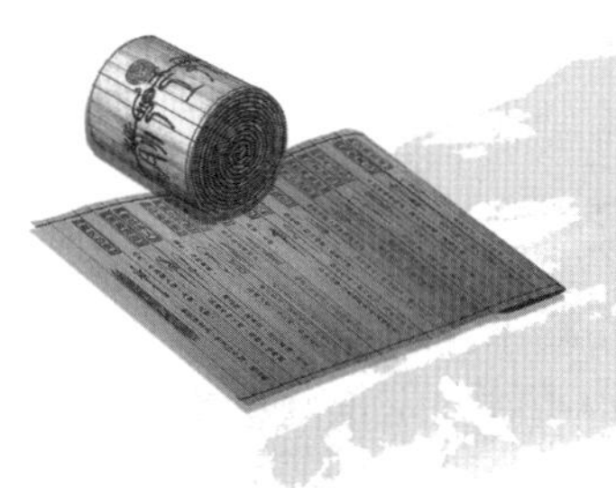

糖尿病

一 什麼是糖尿病？

糖尿病是一種常見的內分泌代謝疾病，其主要特點是胰島素分泌相對或絕對不足引起的糖代謝紊亂，機體出現持續性高血糖狀態、尿糖陽性等。

糖代謝紊亂進而會引起蛋白和脂肪等代謝障礙，甚至酸鹼平衡失調。因病變程度不同，機體可有不同的表現。輕者可無明顯症狀，重者出現多飲、多食、多尿和體重減少這一「三多一少」的典型症候群。久病者常伴發動脈硬化，心血管、腦、眼、腎及神經系統等慢性疾患。

中醫學中雖然沒有糖尿病這一病名，但從臨床表現來看，「消渴」一證與糖尿病非常相近。消渴是指飲食不節和情志失調等引起的以多飲、多食、多尿、形體消瘦或尿有甜味為特徵的病證。

在古代文獻中，消渴又有「消癉」、「肺消」、「消中」等名稱。對消渴的論述首見於《黃帝內經》，如《素問‧氣厥論》載：「肺消者飲一溲二，死不治。」中醫對消渴一證的論述非常豐富，其資料散見於歷代醫書中。

人體從外界環境中攝取營養物質，並把他們進行消化吸收轉變為人體自身的物質，以供各個器官正常活動，一日三

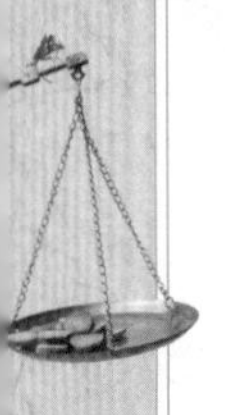

餐就是不斷地補充人體所需的能量。吃飯後，血糖升高，這時胰島素分泌增加，在胰島素的作用下，一方面血糖進入肝臟，變成肝糖原儲於肝臟，變成肌糖原儲存於肌肉中，也可轉變成脂肪儲備起來；另一方面體胰島素還可抑制肝糖原的分解以及蛋白質、脂肪轉變為葡萄糖的反應，也就是說阻止了血糖在飯後的過度升高。

當空腹或飢餓時胰島素分泌減少或停止，肝糖原分解成葡萄糖進入血液，同時體內蛋白質及脂肪也可分解轉變為葡萄糖，使血中葡萄糖得到及時的補充，以供腦及其他組織利用並保持正常功能，而不發生低血糖。這個循環是靠中樞神經和內分泌腺的調節從而使血糖維持在正常水平。血糖水平的調節需要胰島素和胰高血糖素的共同作用，兩者分泌異常共同導致血糖水平異常。改善 β 和 α 細胞功能的藥物能全面、有效調節血糖，改善患者的預後，可以優選。

一天中血糖不是一成不變的，一般規律為餐前血糖偏低，而餐後血糖偏高，但正常人的血糖，無論是空腹時還是飯後，都保持在一定的範圍內，也就是說，變化的幅度不大。一般來說，凌晨三四點鐘血糖處於最低點，但多不低於3.3mmol／L（60.2mg／dL）。以後由於體內腎上腺糖皮質激素水平的逐漸升高，血糖值也有所升高，正常人空腹血糖應在 3.3～6.1mmol／L（60～1100mg／dL）的範圍。三餐後 30～90 分之問的血糖值往往最高，但一般在 10.0mmoL／L（180mg／dL）以下，最多也不超過 11.1mmol/L（200mg/dL）。餐後 2 小時血糖又應降至 7.8mmol／（140mg／dL）以下。

但隨著年齡的增長，生活節奏的改變，天長日久，聚集了有代謝性疾病的高血壓、冠心病、高血黏、高血脂、腹型肥胖、胰島素抵抗、高尿酸血症、微量白蛋白尿、高凝狀態等的一組症候群呈高發趨勢。

尤其是近年來我國經濟迅速發展，人民生活水準日益提高，「吃美食、住好房，穿好衣、不步走，開汽車、不散步，上下樓、坐電梯」成為許多人的追求。一日三餐大魚大肉，美酒佳餚。出門能騎車不走路，能坐車不騎車。回家後坐沙發，看電視，玩電腦，打遊戲。殊不知，就在這所謂的幸福生活中，許多疾病便悄悄走近了你的身旁。由胰島素抵抗這根藤串起許多個苦瓜，高血壓、高血脂、高尿酸血症、II 型糖尿病、冠心病、心肌梗塞、腦中風、微量白蛋白尿等，就成了威脅人們生命的主要「敵人」。

具體要注意下列這十種人：

1. 有糖尿病家族史的人群：

父母、子女或兄弟姐妹中有患糖尿病者，即為有糖尿病家族史。糖尿病有遺傳易感性，所以有糖尿病家族史的人更要重視糖尿病的預防。

2. 肥胖人群：

俗話說「腰帶長壽命短，一胖百病纏」，肥胖會引發很多疾病，如高血壓、高血脂等，II 型糖尿病發生與肥胖具有很大的關係，通常肥胖者的病程越長、程度越重，患糖尿病的危險就會越高，尤其是腹型肥胖也稱內臟型肥胖（男性腰圍≧90 公分，女性腰圍≧80 公分）患 II 型糖尿病的危險性更大。此外，肥胖還是胰島素抵抗的重要因素之一，胰島素抵抗容易造成胰島素過多地分泌，由於胰島素過多分泌不可能持續很長時間，胰島細胞最後會因不堪重負而發生功能衰

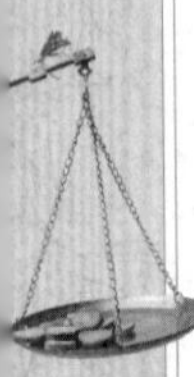

竭，最終引發糖尿病。

3. 體力活動不足或者有高熱量飲食習慣的人群：

攝入高熱量及結構不合理的膳食及體力活動不足，易導致肥胖及降低胰島素敏感性，可促進糖尿病的發生。

4. 年齡在 40 歲以上的人群：

高齡是糖尿病人的得病因素之一，特別是 40 歲以上的人群患糖尿病的可能性大大增加。因此，到了這個年齡後，建議每年檢查血糖、血脂、血壓等，必要時還要進行糖耐量的檢查，便於早期發現糖尿病。

5. 出生時體重小於 2500 公克的人群：

胰島素發育有問題，導致患代謝綜合徵、糖尿病、冠心病、高血壓的機率高。

6. 生過 4000 公克以上巨大兒的婦女及這個巨大兒：

二者將來得糖尿病的危險性都比較大，所以即使是在孕期體重增長也不能過多、過快。

7. 糖耐量異常人群：

空腹血糖在 6.1～6.9mmol/L 或餐後 2 小時血糖在 7.8～11.0mmol/L 時稱為「糖耐量異常」，我國 20 歲以上者有 5%以上的人糖耐量異常而成為糖尿病的後備軍，如果不及時進行干預，調整生活方式，「糖耐量異常」者會以每年 10%的速度轉變成 II 型糖尿病。

8. 空腹血糖高於 5.6mmol/L 的人群：

美國有研究顯示，空腹血糖 5.6mmol/L 時人體內胰島素水平已經開始受到影響。在美國已經將空腹血糖標準調至 5.6mmol/L 以下。凡是體檢發現空腹血糖超過 5.6 毫摩爾/升，應列作糖尿病的「高危人群」，進行糖尿病篩查，儘早防治糖尿病。

9. 代謝綜合徵人群：

代謝綜合症是一組以肥胖、高血糖（包括糖尿病或糖調節受損）、血脂異常（高甘油三酯血症和/或低 HDL －C 血症）以及高血壓等聚集發病，嚴重影響機體健康的臨床症候群，也是糖尿病的高危人群。

10. 曾經出現血糖增高或曾經尿糖呈陽性的人群：

無論何種原因出現過這種情況的人群都是糖尿病的高危人群，應定期查血糖、尿糖，發現不正常要及時就醫，進行正規的治療，防止貽誤病情。

曾經有過血糖高或曾經尿糖呈陽性是糖尿病的危險人群：有這種情況的人不僅要做到「少吃、多動、減壓」之外，還要定期進行有關糖尿病的體格檢查，以期儘早發現糖尿病，不要等到糖尿病已發病多年，已經發生了併發症時再去看病，那時併發症得到逆轉的機會大大減少，甚至喪失殆盡了。對於糖耐量異常（糖尿病前期）的人群必要時可在醫生的指導下進行藥物的干預如二甲雙胍等以改善胰島素抵抗、保護 β 細胞功能、有效降低血糖阻止或延緩糖尿病前期向糖尿病的轉換。不過，即使發現了糖尿病，也不要緊張焦慮，這時候，患者需要積極對待，正確處理，盡最大努力把血糖控制在基本滿意的水準，才是控制糖尿病、及早預防糖尿病併發症的正確做法。

二 糖尿病的發病機理

總的說來糖尿病的病因和發病機理未完全明瞭。胰島病變致胰島素分泌不足或缺乏或延遲，循環血液中存在胰島素

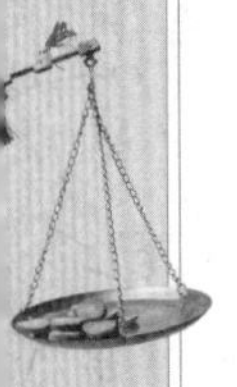

抗體，胰島素受體或受體後缺陷致靶細胞對胰島的敏感性降低等，是發生糖尿病的基本環節。通常認為遺傳因素和環境因素之間複雜的相互作用是發生糖尿病的主要原因，而且可能屬於多基因遺傳疾病的範疇。

（一）病　因

1. 遺傳因素

糖尿病家族史的研究報導，I 型糖尿病病人的父母患病率為 11%，三代直系親屬中遺傳占 6%，患隱性糖尿病子女占 8%。對單卵雙生中糖尿病發病情況的研究，發現如雙生中一人在 50 歲以後出現糖尿病，另一人在幾年內發生糖尿病的達 90%以上，其中大多數病人為非胰島素依賴型糖尿病；如雙生中有一人 40 歲以前出現糖尿病，另一人也發生糖尿病的接近 50%，其中大多數為胰島素依賴型糖尿病。

組織相容抗原（HLA）的研究，在胰島素依賴型糖尿病人群中，已發現 HLAB8、B15、DW3、DW4 等發生率明顯高於正常對照，而在非胰島素依賴型糖尿病人群中，HL 抗原與正常對照無明顯差異。

從臨床實踐研究看，糖尿病是有遺傳傾向的。一般情況下，父親、母親或親屬中患糖尿病的子女，其發生糖尿病的危險性比無糖尿病家族史的要大。但也並不是說有糖尿病遺傳家族史的子女一定都患糖尿病，他們也可以是健康的。

1 型和 II 型糖尿病的發病原因不同，但也有相同之處。那就是都與遺傳有一定關係，即發病是有家族傾向的。雙親均是糖尿病，其子一代有 5%～10%患糖尿病，若雙親中只有一人是糖尿病，則子一代患糖尿病的機率更小，且常常隔代遺傳，但也有報導比這個數大的。

糖尿病是一個多病因的綜合徵，是遺傳因素和環境因素共同長期作用的結果。

糖尿病有遺傳傾向，無論是 1 型糖尿病還是 II 型糖尿病，其親屬的發生率會比非糖尿病人高。

研究表明，糖尿病遺傳的不是糖尿病本身，而是糖尿病的易感性，也就是說這些人比一般人更加容易得糖尿病，特別是 II 型糖尿病的遺傳傾向更加明顯。但是並非糖尿病人的子女、親屬就一定會得糖尿病。即使父母均為 II 型糖尿病病人，其子女患病率也不會超過 10%。

實際上，糖尿病的發生與肥胖、高血脂、高熱量飲食、感染等環境因素具有很大的關係，遺傳因素與環境因素二者之間相互作用、相互影響最終才能誘發糖尿病。缺少任何一種因素都不會發病，因此減少或消除糖尿病的誘發因素就可以減少或避免糖尿病的發生，所以具有糖尿病家族史的人群更應該控制飲食，選擇健康的生活方式，避免肥胖等環境因素，及早預防糖尿病的發生；對於沒有糖尿病家族史者，特別是在年齡超過 40 歲後，也應積極控制體重的增長以防止糖尿病的發生。

2. 感染因素

在致胰島素依賴型糖尿病的環境中，已發現若干病毒（如柯薩奇 B4 病毒、腮腺炎病毒、腦心肌炎病毒等）可致實驗動物胰島感染，β 細胞廣泛破壞，造成糖尿病。但用病毒感染實驗動物，可產生幾種不同結果。

例如，腦心肌炎病毒感染小鼠後，有些小鼠出現高血糖，有些小鼠僅在給予葡萄糖負荷後出現高血糖，有些小鼠

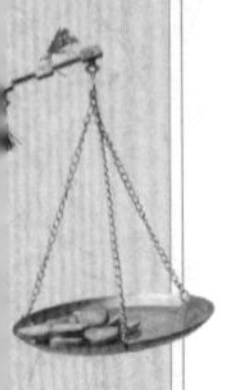

不出現糖尿病，存在著對病毒感染「易感性」或「抵抗性」方面的差異。這種差異可能與胰島 β 細胞膜上的病毒體數目有關，也可能與免疫反應有關，即病毒感染激發自體免疫反應，從而導致胰島進行性破壞。

在胰島素依賴型糖尿病人中胰島細胞抗體陽性和胰島炎病變也支持自體免疫反應在發病機理上可能起重要作用這一說法。然而病毒感染和自體免疫都為遺傳因素所決定。病毒感染導致人類糖尿病的根據尚不夠充分。

3. 肥　胖

在各種環境因素中，肥胖是非胰島素依賴型糖尿病的重要誘發因素之一。肥胖者外周靶細胞胰島素受體數量減少，肥胖的 II 型糖尿病不僅靶細胞胰島素受體減少，而且親和力減低及 / 或存在受體缺陷，因而對胰島素的敏感性降低，是導致高血糖的另一重要因素。

統計資料表明，全世界糖尿病的發病率的普遍規律是隨著體重的增加而上升：中度肥胖者糖尿病發病率約是正常人的 4 倍，而極度肥胖者可上升到 30 倍。國內 30 萬人口普查表明，超重組患病率為 20.4‰，非超重組為 3.88‰，兩組相差 5.26 倍。

肥胖症與糖尿病之間有關聯已是眾所周知。醫學研究表明非胰島素依賴性糖尿病病人，70%～80%的人有肥胖病史。長期持續性肥胖，糖尿病發病率明顯增加。有人統計，在正常人群中，糖尿病發生率為 0.7%，體重超過標準體重的 20%，糖尿病發生率為 2%；如果體重超過標準體重的 50%，則糖尿病的發生率高達 10%；調查糖尿病病人患病前的體重，正常者占 19.5%，而肥胖者卻占 75.6%。

4. 應激反應

應激反應是人體受到外界致病因素刺激時所產生的一種保護性的生理反應。當各種應激反應發生時，均可引起神經系統——腦垂體——腎上腺軸的的活動亢進，使腎上腺皮質分泌功能亢進，刺激肝糖原釋放入血，並有糖原異生，使血糖升高。

如急性心肌梗塞、腦血管意外、外科手術、重度輕傷及精神創傷等，均伴有血糖升高，甚至發生酮症酸中毒。但是這是否可以引起糖尿病尚無定論。

5. 藥物因素

已知某些藥物可以影響糖代謝，引起葡萄糖耐量減低和高血糖症。如苯妥英鈉、利尿劑（特別是噻嗪類）、高血糖素、口服類固醇避孕藥以及 β－腎上腺素能興奮劑等均可引起葡萄糖的不耐受性，對敏感者可引起糖尿病。如服用腎上腺促皮質激素（治療劑量），長期服用壯陽藥物，也可引起糖尿病。

6. 妊娠因素

妊娠時，孕婦的胎盤分泌的泌乳素、雌性激素等，對胰島素均有拮抗作用，使血糖升高；孕期多食則發生肥胖；同時，妊娠期間氫化可的松的分泌亦有增加。

因此，一般認為妊娠會增加糖尿病的發病率，亦可加重糖尿病及其症狀。

在妊娠期間由於受各種因素影響，孕婦的血糖波動比較大。嚴密的觀察血糖變化，及時調整治療方案也是很重要的，糖媽媽應儘量透過血糖自我監測抽查空腹、餐前血糖，餐後 1～2 小時血糖及尿酮體的情況。有條件的糖媽媽每日

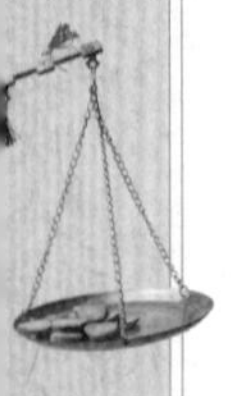

測定空腹和餐後血糖 4～6 次。每 1～2 週到醫院就診一次，及時觀察病情變化。

（二）中醫對糖尿病的認識

1. 稟賦不足，五臟柔弱

中醫認為「正氣存內，邪不可干，邪之所湊，其氣必虛」。五臟不足是糖尿病發病的內在因素，其中尤以腎臟素虛為主，因為腎為先天之本，元陰元陽之臟，水火之宅。腎主津液、藏精。五臟六腑皆賴腎精之濡養。若先天不足，腎精虧虛，則五臟失於腎精之濡養而柔弱，氣血皆虛，終至精虧液竭，發為消渴（糖尿病）。

《靈樞・本臟》篇云：「心病則善病消癉熱中」，「肺病則苦消癉易傷」，「肝病善病消癉易傷」，「脾病則善病消癉易傷」，「腎病則善病消癉易傷」。《醫貫・消渴論》謂：「人之水火得其平，氣血得其養，何消有之。」說明體質強弱與消渴發病有一定的關聯。

2. 情志失調，鬱火傷陰

長期過度的情志刺激，如鬱怒傷肝，肝氣鬱結，鬱久化火，火熱熾盛，不僅上灼胃津，下耗腎液，而且肝之疏洩太過，腎之閉藏失職，則火炎於上，津液洩於下，三多之症隨之而起，發為消渴。另外，心火亢盛，致心脾精血暗耗，腎陰虧損，水火不濟，亦可發為消渴。

《醫宗已任篇・消症》謂：「消之為病，一源於心火熾盛，……然其病之始，皆由不節嗜欲，不慎喜怒。」《慎齋遺書・渴》有：「心思過度，……此心火乘脾，胃燥而腎不救。」發為消渴的認識。這些論述，說明情志失調、五志過極是發生消渴的重要因素。

正如《劉河間・三消論》說：「消渴者，……耗亂精神，過違其度，而燥熱鬱盛之所成也。」

3. 飲食不節，積熱傷津

積於胃中釀成內熱，消穀耗津，津液不足，臟腑經絡皆失濡養，發為消渴。如《丹溪心法・消渴》謂：「酒色無節，酷嗜炙，……於是炎火上燻，臟腑生熱，燥熱熾盛，津液乾焦，渴飲水漿，而不能自禁。」說明飲食不節與本病的發生有密切關係。如過食肥甘厚膩之品，飲酒無度，會導致消渴（糖尿病）的發生。

4. 房勞過度，腎精虧損

房室不節，勞傷過度，腎精虧損，虛火內生，則「火因水竭而益烈，水因火烈而益乾」，終致腎虛肺燥胃熱俱現，發為消渴。

《千金方・消渴》云：消渴由於「盛壯之時，不自慎惜，快精縱慾，極意房中，稍至年長，腎氣虛竭，……此皆由房室不節之所致也。」說明房室過度、腎精耗損與本病發病有一定關係。

6. 過服溫燥藥物，陰精耗損

前人認為嗜服壯陽之石類藥物，致燥熱傷陰可發生消渴。今服石藥之風不復存在，但亦有意欲長壽，或快情縱慾，長期服用溫燥壯陽之劑，或久病誤服溫燥之品，致使燥熱內生，陰津虧損，發為消渴。

中醫中藥治療糖尿病的最大特點是辨證施治和因人施治，把人體當作一個統一體，因人而異的分析、治療。

中醫認為作為一個疾病來說，糖尿病的共性是熱與虛。

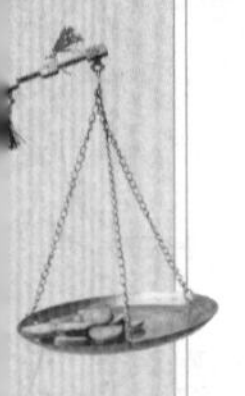

尤以腎陰虛多見。陰虛則生內熱，燥熱則傷陰津，所以患者常有津液不足的表現，症見口乾、舌燥、喜飲和盜汗等；同時，因肝陰、心陰、脾陰、肺陰和胃陰的不足而出現一系列臨床表現，到了晚期，陰虛日久，導致脾腎陽虛，臨床上又出現了虛寒之症。糖尿病的血管及神經併發症則多屬於氣滯血瘀之症。

（三）糖尿病的臨床典型症狀及特別注意

糖尿病的臨床表現主要是由於胰島素分泌相對不足或絕對不足引起的各種代謝紊亂症候群，但表現差異很大。

典型的糖尿病以飲多、尿多、食多、而體重減少的「三多一少」症狀為特點，但更多的糖尿病患者並不具備這些特點，常以併發症的表現為主。

1. 尿　多

尿多指尿的量和次數增多。糖尿病患者每天的尿量可達3000～5000ml，有的甚至高達 8000～10,000ml；小便次數量明顯增加，有時 1～2 個小時就小便一次。

尿多是因為糖尿病病人血糖濃度高，超過了腎糖閾值，大量葡萄糖從腎中排出，但由於葡萄糖是結晶的固體，從腎小球濾過時，尿的滲透壓增高，腎小管回吸收減少，從而形成高滲性尿量增多。一般說來，尿糖與尿量成正比，即尿糖越高，尿量越多。

2. 飲　多

糖尿病病人多有口乾渴喜飲，每日飲水量達 4～5 暖瓶。其特點是飲雖多而渴不解。多飲是因為多尿使體內水分丟失太多，發生細胞內脫水，刺激口渴中樞，因而出現煩渴多飲，舌紅口乾，皮膚也可因脫水而變得乾燥無彈性。

也有一些老年糖尿病患者，因腦動脈硬化或腎臟調節水電解質的功能障礙，體內雖脫水嚴重，但口渴的表現並不很明顯，應當引起注意。

3. 食　多

病人飯量很大，吃得很多，常有胃已飽脹，而還是想吃的感覺。但雖然吃得多，還是容易飢餓，所以病人總是想吃。多食是由於病人體內葡萄糖利用障礙、機體能量缺乏引起。葡萄糖是體內能量和熱量的主要來源。糖尿病病人因為胰島素分泌相對不足，食物雖在腸中轉化為葡萄糖入血，但隨即從尿中白白排出，不能為機體利用，導致機體能量不足。為了維持正常的生命活動，就需要由多進食補充，故病人多食而易飢。

但遺憾的是，吃的越多，血糖越高，尿中失去的糖也就越多，飢餓感就越強，從而形成惡性循環。

所以糖尿病病人應適當控制飲食以打斷這種惡性循環，減輕胰島的負擔。

值得注意的是，若患者突然飲食減少，並伴有噁心、嘔吐等症，這可能是酮症酸中毒的先兆。

4. 體重減少

病人雖吃得多、喝得多，但體重卻逐漸減輕，並感疲乏無力。這是因為糖尿病患者胰島素分泌不足，葡萄糖不能被利用，機體只能透過消耗體內的蛋白質和脂肪來補充必須的能量和熱量，所以病人體重下降、身體消瘦。

若為幼年型糖尿病患者，因身體的發育受到影響，病人往往身材矮小瘦弱，形成特殊的「糖尿病假侏儒綜合徵」。

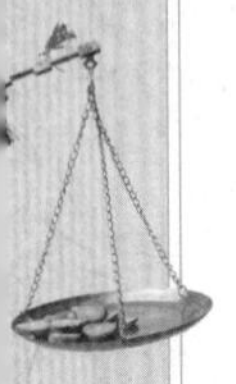

成年型糖尿病病人因多食而肥胖，發病後因糖大量丟失，體重也見減輕，疲乏加重。

在生活中我們往往遇到這樣一些情況，即一些糖尿病患者在病情沒有特殊發展時，他們自身並沒有任何不適的感覺。有關資料表明，在發展中國家，有五分之四的糖尿病患者，並不知道自己患有糖尿病。

特別是老年人得了糖尿病可以沒有症狀，直到在體檢或患其他疾病檢查時才被發現。這是由於患者腎糖閾增高，即使血糖很高也沒有尿糖，因而並未出現多飲、多尿及多食的症狀，以致得病多年後才被發現。有的患者不是沒有症狀，只是被忽視而已，他們以至錯誤地認為多食是食慾好，能吃能喝是身體好的標誌。只是因為出現了一些其他症狀，如皮膚感染、牙周炎、高血壓、冠心病、視力減退、蛋白質尿（泡沫尿）、陽痿等情況到醫院就診時才被發現血糖增高而被確診為糖尿病。

這裏需要特別強調說明的是，對於患有糖尿病而無典型症狀的患者，高血糖對其身體的傷害是同樣嚴重的。而且隨著病期的延長，發生糖尿病併發症的可能性也將大大增加。

（四）糖尿病化驗室診斷要點

1. 尿　糖

尿糖檢查是診斷糖尿病的最簡單也是最常用的方法。尿糖檢查有定量和定性兩種方法。

【定性檢查】定性檢查的方法有很多，其中以班氏法（B—enedict）較為常用，個人檢查最簡單而有效的方法是葡萄糖氧化酶試紙法。正常人可每日從尿中排除約 32～93

毫克糖，用普通方法查不出來，故尿糖定性陰性；糖尿病時尿糖定性陽性。

定性檢查以「－」表示陰性，以「±」表示可疑陽性，以「＋」表示陽性。「＋」越多，表明尿糖越多。

【定量檢查】囑病人在檢查前一天早晨 7 點排空小便，收集此以後 24 小時內所有的小便測定尿糖含量。若 24 小時尿內糖含量超過 150 毫克，即為糖尿，此時尿糖定性多為陽性。

尿糖陽性多提示糖尿病。若 24 小時尿糖定量超過 1 克，尿糖定性陽性，則可高度懷疑糖尿病，應進一步查血糖以明確診斷。

一般說來，當血糖超過 160～180mg/dl（8.9～10mmol/L 此稱為腎糖閾值）時，尿中才會出現尿糖，因而尿糖陽性表明血糖的升高，而且尿糖升高及嚴重程度多與血糖一致。但由於某些因素可以影響腎糖閾值，從而使尿糖檢查出現假陰性或假陽性。如老年性糖尿病及糖尿病腎病患者腎糖閾值增高，雖血糖升高，而尿糖卻可能是陰性；妊娠期的婦女或某些腎臟病患者腎糖閾降低，血糖並不高，但尿糖檢查可以出現陽性。

2. 血　糖

血糖測定是診斷糖尿病的可靠方法，一般對尿糖陽性或雖陰性但高度懷疑糖尿病的患者，均需做血糖檢查。

檢查血糖的方法有兩種，一是空腹血糖，一是餐後 2 小時血糖。

⑴ 空腹血糖

病人在空腹（10～16 個小時以內未進食，但可以飲水）

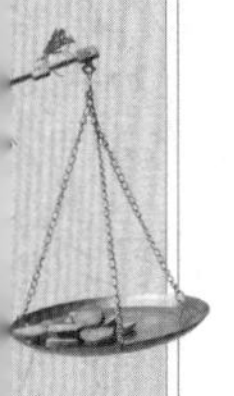

狀態下抽血查血糖為空腹血糖。檢查宜在早晨進行。正常人空腹全血血糖值≦110mg/dl（6.1mmol/L），血漿血糖值≦125mg/dl（6.9mmol/L）。如果空腹全血血糖≧120mg/dl（6.7mmol/L），血漿血糖≧140mg/dl（7.8mmol/L），經過兩次重複測定結果相同，即使尿糖陰性，也可診斷為糖尿病。

若空腹血漿血糖＞120mg/dl（6.7mmol/L），但＜140mg/dl（7.8mmol/L），為可疑糖尿病，需做餐後 2 小時血糖檢查。若空腹血漿血糖＜120mg/dl（6.7mmol/L），並且幾次重複檢查結果相似，基本上可以排除糖尿病。

⑵ 餐後 2 小時血糖

檢查宜在早晨空腹時進行，先令檢查者進食 75 克葡萄糖或一個二兩重的饅頭，餐後 2 小時抽血測血糖。若血漿血糖≧200mg/dl（11.1mmol/L），即使空腹血糖正常，也可診斷為糖尿病；若結果＜140mg/dl（7.8mmol/L），可以排除糖尿病；若結果≧140mg/dl（7.8mmol/L），尚需進一步做葡萄糖耐量試驗，才能作出診斷。

應該注意的是，有些糖尿病患者服糖後，血糖升高的高峰不在服後 2 小時，而是在 1 小時後，至 2 小時時血糖高峰已下降。

⑶ 口服葡萄糖耐量試驗（OGTT）

對空腹血糖和餐後 2 小時血糖檢查可疑糖尿病的患者均需做葡萄糖耐量試驗以明確診斷。葡萄糖耐量試驗有口服葡萄糖耐量試驗（OGTT）、靜脈葡萄糖耐量試驗（IGTT）、甲磺丁脲試驗（D860 試驗）、皮質素葡萄糖耐量試驗等種類，其中尤以口服葡萄糖耐量試驗最為常用。

【試驗方法】檢查者試驗前 3 天，每天至少攝入碳水化合物 150 克，試驗前 10～16 個小時停止進食，但可以飲水。檢查宜早晨進行，先取空腹血標本測空腹血糖。然後將 75 克葡萄糖溶入 250～300 毫升水中，於 5 分鐘內喝完，隨即於服糖後 30 分鐘、60 分鐘、120 分鐘和 180 分鐘分別抽血查血糖。

正常人血漿血糖的上限分別定為：空腹 125mg/dl（6.9mmol/L），食糖後 30 分鐘 190mg/dl（10.5mmol/L），60 分鐘 180mg/dl（10.0mmol/L），120 分鐘 140mg/dl（7.8mmol/L），180 分鐘 125mg/dl（6.9mmol/L）。50 歲以上的人，每年長 10 歲，其血糖值可在 30 分鐘、60 分鐘和 120 分鐘分別增加 5mg/dl、10mg/dl 和 5mg/dl。

【診斷標準】把食糖後 30 分鐘或 60 分鐘時血糖值作為一點，空腹、服糖後 120 分鐘和 180 分鐘血糖值各作為一點，共 4 點。若 4 點中有 3 點大於上述正常上限者，可診斷為糖尿病；若 4 點中有 2 點達到或高於上述上限，則診斷為糖耐量減低，屬可疑糖尿病。

口服葡萄糖耐量試驗是檢查人體血糖調節功能的一種方法。包括 50g、75g、100g 葡萄糖耐量試驗和靜脈葡萄糖耐量試驗等，OGTT 是檢查糖耐量是否正常、減低或糖尿病的一種試驗方法。為什麼要做 OGTT？

已知，當空腹血糖≧7.0mmol/L 並且有臨床症狀時，可以診斷為糖尿病。而很多人空腹血糖沒有升高或是稍稍升高，還不足以診斷為糖尿病，但他們此時已經存在糖耐量異常。檢查耐量是否正常以便早期診斷糖尿病。哪些人需要做糖耐量試驗？

①當常人空腹血糖在 6.1～7.0mmol/L 之間時。

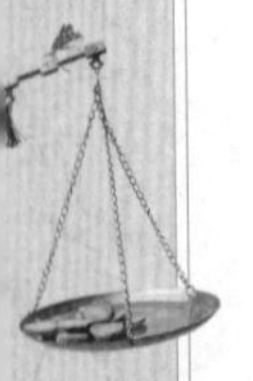

②年齡大於 45 歲，空腹血糖≧5.6mmol/者。

③有糖尿病家族史者。

④肥胖、血脂紊亂、高血壓、高尿酸血症或有黑棘皮病及多囊卵巢綜合徵者等。

⑤反覆早產、死胎、巨嬰、難產、流產的孕婦。

⑥屢發皮膚癤腫、皮膚感染、泌尿系感染者。

3. 胰島素測定

胰島素測定是診斷糖尿病和區分糖尿病類型最可靠的方法。用放射免疫法測定胰島素水平，正常人空腹時胰島素為 5～25mμ/L，口服 75 克葡萄糖或進食二兩饅頭後，胰島素的分泌曲線與（OGTT）的變化一致，高峰期在 30～60 分鐘出現，胰島素水平是空腹時的 8～10 倍。糖尿病時，無論是空腹胰島素水平，還是胰島素釋放試驗分泌曲線，均與常人不同，其特點一是分泌量不足，二是分泌高峰延遲。其中 I 型糖尿病（胰島素依賴型糖尿病）空腹胰島素水平明顯降低（一般在 5mμ/L 以下），服糖後其胰島素分泌也不能隨血糖升高而升高，常為無高峰的低平曲線；II 型糖尿病（非胰島素依賴型糖尿病）患者空腹胰島素水平可正常、稍低，有時甚至明顯高於正常（此多見於肥胖體質的糖尿病患者），服糖後胰島素分泌隨血糖上升而上升，其峰值可正常甚至高於正常，但高峰出現的時間往往延長。

胰島素是由胰腺的胰島 β 細胞合成並釋放入血液，每日分泌總量 40～50U，是機體內唯一能降低血糖的激素。在正常情況下，血糖又是刺激胰島素分泌的最重要的因素，當血糖升高時，胰島素的分泌量增加，可達基礎水平的 10～20 倍；當血糖降到正常水平時，胰島素的分泌又迅速降至基礎水平。因此在生理情況下血糖與胰島素的血漿濃度變化曲線基本平行。

但在糖尿病或其他因素所致的β細胞功能障礙時，兩者的變化曲線可發生分離現象，因此，測定胰島素可以判斷β細胞合成和釋放胰島素的潛在功能。

由於胰島素易受多種因素的影響，經血液循環後大部分被肝、腎分解，半衰期短，不能精確地反應體內β細胞分泌功能，限制了測定胰島素的臨床價值。因此，近年來採用測定血C－肽含量彌補測定胰島素的不足。因為外源性胰島素製劑中不含C－肽。臨床上同時測定血清胰島素和C－肽濃度，因為二者的濃度變化曲線基本平行，所以由此推測內源性胰島素分泌情況，能更準確的反映β細胞的功能，並間接反映患者自身產生胰島素的量。

（五）中醫對糖尿病的整體認識是如何辨證

1. 辨年齡

本病一般多發於中年以後，但也有青少年患本病者。由於發病年齡不同，故而病情的發生發展、輕重程度及預後轉歸各有差異。年齡越小者，一般發病急，發展快，病情重，症狀多具典型性，預後較差，這與幼年兒童為「稚陰稚陽」之體、機體易虛易實的生理特點有關。中年之後發病者，一般起病較緩，病程較長，部分患者之臨床表現不具典型性，其臨床表現有類於虛勞，常有癰疽、肺癆及心、腦、腎、眼等併發症。

2. 辨病位

典型者可按三消辨證，多飲為主屬上消，多食為主屬中

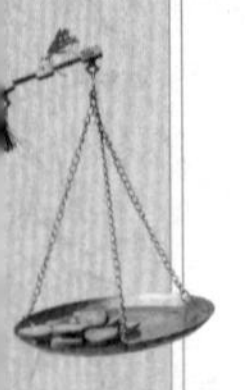

消，多尿為主屬下消。表現不典型者則辨臟腑。糖尿病雖多涉及數個臟腑，但總以某一臟或腑為主。

一般而言，以倦怠懶言、四肢乏力、形體消瘦、尿混濁味甜為主者，病位在脾；以腰痠、腰痛、陽痿、遺精、尿頻量多、甚則飲一尿一為主者，病位在腎；以煩渴多飲、口乾舌燥、甚則飲不解渴為主者，病位在肺；以多食善飢、口乾口渴、大便秘結為主者，病位在胃；以精神抑鬱、煩躁易怒、頭暈耳鳴、目脹目澀為主者，病位在肝。

3. 辨標本

本病以陰虛為本，燥熱為標，兩者互為因果，常因病程長短和病情輕重的不同，而陰虛和燥熱之表現各有所偏重。大體初病多以燥熱為主，病程較長者則陰虛與燥熱互見，日久則以陰虛為主，進而由陰及陽，導致陰陽俱虛之證。

4. 辨本證與併發症

多飲、多食、多尿和消瘦為本病的基本臨床表現，而諸多併發症則是本病的又一特點。本證與併發症的關係，一般以本證為主，併發症為次。多數患者首先見本證，隨病情的發展而出現併發症，但也有與此相反者，如有些中年或老年患者，「三多」和消瘦的本證不明顯，有時竟被患者忽略，常因癰疽、眼疾、心血管疾病而發現本病。

根據治病求本的原則，一旦辨明本證與併發症的關係，在治療上不可捨本求標，忽略對本病的治療。

5. 辨證與辨病相結合

中醫對疾病的認識無論是哪一病證，只要是有證可辨，並辨明寒熱虛實，何臟何腑以及在氣在血，即可立法處方用藥。

6. 三消辨證

⑴ **上消——肺熱傷津：**

症見口乾舌燥，煩渴多飲，尿頻量多，多食易飢，舌邊尖紅、苔黃燥，脈洪數或弦數。

⑵ **中消——胃熱熾盛：**

症見多食易飢，大便乾燥，形體消瘦，多尿且甜，口渴多飲，或見口臭，口苦，牙齦腫痛，舌紅、苔黃燥，脈滑實有力。

⑶ **下消——腎臟虧虛：**

初多為腎陰不足，久則陰陽兩虛。腎陰不足時症見尿頻量多，混濁如脂膏，或尿甜，口乾舌燥，渴而多飲，形體消瘦，消穀善飢不明顯，舌紅瘦薄、苔少，脈細數。陰陽兩虛時症見小便頻數量多，混濁如脂膏，甚至飲一溲一，或夜尿頻多，面色黧黑，腰膝痠軟，畏寒肢冷，陽痿不舉，舌淡苔白，脈沉細無力。

7. 變證辨證

⑴ **氣陰兩虛：**

症見口乾口渴，飲不甚多，尿亦不甚多，多食易飢不明顯，自汗，氣短乏力，神疲倦怠，腹脹便溏，五心煩熱，潮熱盜汗，頭暈，耳鳴，失眠，心悸，舌淡或淡胖，脈弱或細弱。

⑵ **脾胃氣虛：**

症見口渴多飲，飲食不香，食納減少，食入腹脹，大便溏薄，四肢無力，神疲氣短，舌淡胖大或有齒痕，脈細弱。

⑶ **肝氣鬱結：**

症見口渴多飲，多食易飢，尿多味甘，口苦咽乾，兩脅

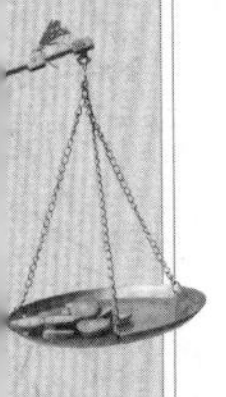

脹滿疼痛，腹滿胸悶，噯氣，心煩，情志抑鬱或急躁易怒，舌暗紅、苔暗紅、苔薄黃，脈弦或弦細。

⑷ **瘀血內停：**

症見口燥咽乾，飲水量多，或消穀善飢，小便量多，或伴頭痛、胸痛、脅痛，或面色紫暗，四肢青紫，四肢疼痛，肢體麻木，舌紫暗或有瘀斑瘀點，脈細澀。

⑸ **濕熱中阻：**

症見口渴多飲，但量不甚多，多食不明顯，脘痞腹脹，胸悶噁心，四肢沉重，或見皮膚瘙癢，小便黃，大便秘結，舌紅、苔黃膩，脈滑數。

三 糖尿病的治療方法

（一）西醫治療方法及服藥原則

服用降糖藥的基本原則：

1. 服用降糖藥物時起始劑量宜小不宜大

根據患者血糖水平適時調整治療方案，尤其對於年老體弱者、初次就醫者以及患有多種疾病者。

2. 大多專家認為，當一般治療劑量的單一藥物達不到良好血糖控制時

不宜再盲目增加劑量，而宜及早選用兩種或者兩種以上的不同藥理機制的藥物聯合治療，「一種藥加倍，不如兩種藥搭配」，透過藥物的協同作用達到最佳的治療效果及最少的不良反應。

但也有專家認為，不管是何種藥，只要其效果好又對患者適合就應該堅持用下去。

3. 經過足量、聯合服用降糖物治療

血糖仍達不到理想控制水平，即可以認為是口服降糖藥物失效，應及時加用胰島素治療，可聯合用藥亦可單獨用胰島素。

4. 一般說來，中藥降糖作用較弱，不良反應相對較小，可作為糖尿病的一種輔助治療

但是中藥也絕非無任何毒性作用，至於說到中藥根治糖尿病之說更是無稽之談。所以，中藥也不可隨便應用，也要在專科醫師的指導下辨證施治、科學選用。

5. 二甲雙胍類的代表藥物是鹽酸二甲雙胍

它的藥理作用主要是減少肝臟葡萄糖的輸出和改善外周胰島素抵抗。各國糖尿病防治指南中都推薦二甲雙胍作為 II 型糖尿病患者控制高血糖的一線用藥和聯合用藥中的基礎用藥。它可使體重下降，減少肥胖 II 型糖尿病患者心血管事件的發生和降低死亡率。

單獨服用二甲雙胍不會導致低血糖，與胰島素或促胰島素分泌劑聯合使用時可增加低血糖發生的危險性。主要副作用為胃腸道反應，但從小劑量開始服用，逐漸加量可使症狀減輕。罕見的嚴重副作用為誘發乳酸酸中毒，所以禁用於肝腎功能不全、嚴重感染、缺氧或接受大手術的患者。

6. 拜糖平

α－糖苷酶抑制劑的代表藥物有阿卡波糖（拜糖平），伏格列波糖（倍欣）和米格列酮，該藥物主要是透過抑制碳水化合物在小腸上部的吸收而降低餐後血糖。適用於碳水化合物為主要食物成分和餐後血糖升高的糖友。服用時應和第一口飯一同嚼碎後服用，這樣才能達到最佳效果。

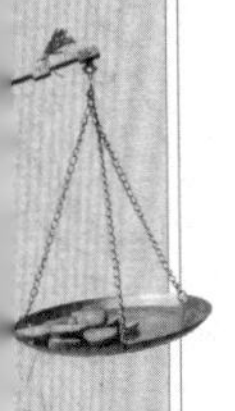

它不會增加體重，有使體重下降的趨勢，可與磺脲類、雙胍類、噻唑烷二酮類或胰島素合用。常見不良反應為胃腸道反應，如腹脹、排氣等，服藥時從小劑量開始，逐漸加量可有效減少不良反應。

單獨服用本類藥物通常不會發生低血糖，使用 α－糖苷酶抑制劑如果出現低血糖，治療時需使用葡萄糖或蜂蜜，因其抑制碳水化合物的吸收所以食用蔗糖或澱粉類食物糾正低血糖的效果差。

7. 伏降糖

這類藥物主要是由刺激胰島 β 細胞分泌胰島素來發揮藥理作用，是 II 型糖尿病的主要用藥，除格列美脲外均需在餐前半小時服用。磺脲類藥物起效慢、作用時間長，如果使用不當很容易造成低血糖，特別是老年糖尿病及肝、腎功能不全者，還可導致體重增加。

8. 文迪雅

該類藥可由增加靶細胞對胰島素作用的敏感性而降低血糖。其常見的副作用是體重增加和水腫，與胰島素聯合使用時表現更加明顯，還可能增加骨折和心衰發生的風險。

（二）中醫民間療法

1. 湯劑療法

湯劑療法，又稱糖液療法，它是在中醫學理論指導下，將一種或數種藥物有機地配伍組合而成方劑，加水（亦有加醋或酒者）煎煮一定時間或濃度，經過濾渣取汁，製成湯液飲服的一種治療方法。

湯劑是中醫臨床治療方法中應用最早、範圍最廣、靈活性最大、針對性最強的一種療法，因而也是中醫學最主要的療法之一。

⑴ **降糖益胰方**

【組成】炒蒼朮 20～40 克，炒白朮 15～30 克，淮山藥 30～50 克，生地黃 20～40 克，熟地黃 15～30 克，玄參 15～30 克，北沙參 30～40 克，玉竹 20～40 克，五味子 15～25 克，桑螵鞘 10～15 克。

【用法】水煎服。

【功用】功能健脾實胃，止渴抑飢，降糖益胰。主治糖尿病。

【加減】渴重重用沙參；飢重重用生地；尿多重用桑螵鞘；胃熱化火生痛酌加連翹、野菊花；脾陰不能滋肺而生肺癆，加魚腥草、百部、白芨；脾虛不能化濕而聚濕為水腫，酌加雲苓、黨參、澤瀉；脾虛肝旺、氣滯血瘀而致肝腫大，酌加桃仁、鱉甲、丹參；脾虛血虧，血不養目，視力減退，酌加夜明砂、穀精草、枸杞子；脾虛失攝，目出血，加女貞子、旱蓮、太子參；脾虛致瀉加黃連、苡米仁；脾虛生痰，血脂過高，加山楂、首烏；脾虛心虛，心悸失眠，加棗仁、阿膠等。

【療效】治療 80 例。治療前，血糖 220～280 毫克 19 例，180～220 毫克 61 例，治療後血糖 150 毫克 41 例，100～120 毫克 39 例。

⑵ **消三多方**

【組成】人參 5 克（黨參倍量），知母 10 克，生石膏 30 克，黃連 9 克，阿連 9 克，白芍 15 克，天花粉 9 克、山藥 15 克，黃精 15 克，蒸首烏 15 克，麥門冬 9 克，地骨皮 9

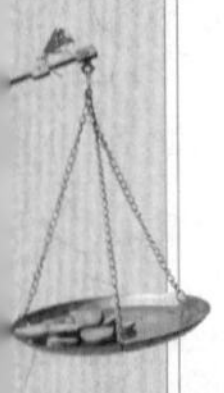

克，雞子黃 2 枚。

【用法】水煎服。

【功用】滋補肝腎，養陰潤燥，益氣清熱，生津止渴。主治消渴症。

【加減】偏於上消加百合 9 克、烏梅 9 克，偏於中消重用生石膏至 50 克、知母 15 克；偏於下消重用山藥 30 克、麥冬 25 克、杞果 15 克、山萸肉 9 克，旱蓮草 30 克。

【臨床療效】治療 50 例，均服藥 30 例，顯效（症狀基本消失，空腹血糖及 24 小時尿糖定量較治療前下降 50%以上）23 例，有效（症狀明顯減輕，空腹血糖及 24 小時尿糖定量較前下降 30%以上）21 例，無效（治療 3 個月以上未達到有效標準者）6 例。

⑶ **勝甘方**

【組成】山萸肉 30 克，五味子 20 克，烏梅 20 克，蒼朮 20 克。

【用法】加水 2000 毫升，煎至 1000 毫升，分早、中、晚 3 次飯前溫服。

【功用】功能澀精縮尿，降血糖。主治腎虛型糖尿病。

【療效】治療 110 例，顯效（24 小時尿糖定量在 5 克以下，空腹血糖比正常值增高部分下降 60%以上或空腹血糖降至 7.15 mmol/L 左右）25 例，占 22.7%；有效（24 小時尿糖定量在 5～10 克之間，空腹血糖下降幅度雖小於 60%，但大於 20%）69 例，

⑷ **賈氏降糖方**

【組成】生地、熟地、菟絲子、川連、天冬、麥冬、玄參、大腹皮、雲苓、知母、五味子、山萸肉、黨參、黃耆、

生石膏、沙參、山藥、天花粉、地骨皮各等份。

【用法】製成濃縮合劑。每日 3 次，每次 50～80 毫升。3 個月為 1 個療程。

【功用】功能益氣養陰，清熱瀉火，生津止渴。主治氣陰兩虛型兼有合併症的糖尿病。

【加減】陽明熱甚者先予白虎湯加減；陽虛者加用金匱腎氣丸，肉桂、附子各 10 克；合併高血壓者加杜仲、鈎藤（後下）；有冠心病者加瓜蔞、薤白。

【療效】治療 33 例，滿 1 個療程者 24 例，滿 2 個療程者 8 例，2 個療程以上者 1 例。結果顯效（空腹血糖基本正常，24 小時尿糖陰性或<5 克，確有症狀消失，減少胰島量的 50%左右）11 例，占 33.33%；有效（空腹血糖下降 20%左右，症狀明顯好轉，尿糖定量減至原有的 50%）12 例，占 36.36%；無效 10 例，占 30.30%。總有效率為 69.69%。

⑸ 清熱和血降酮方

【組成】生黃耆 40 克，山藥 30 克，玄參 35 克，蒼朮 20 克，黃芩 15 克，黃連 15 克，黃柏 15 克，梔子 20 克，當歸 20 克，赤芍 15 克，生地 30 克，川芎 15 克，茯苓 15 克，澤瀉 15 克。

【用法】水煎服。

【功用】功能清熱毒，和血脈，復元陰，消酮體。主治糖尿病痛症酸中毒。

【加減】頭暈頭痛加夏枯草、鉤藤、生石決明、菊花；胸悶刺痛加紅花、赤芍、丹參、山楂；渴飲無度加天花粉、玉竹；噁心、嘔逆加降香、竹茹、生代赭石、旋覆花；小便頻多加五倍子、桑螵鞘、覆盆子；瘡瘍癤腫加蒲公英、銀

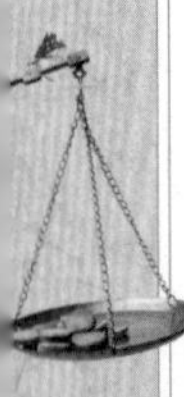

花、馬齒莧、紫花地丁。

【療效】治療 22 例，非胰島素依賴型 17 型、胰島素依賴型 5 例；按尿中酮體多少分類，輕型（尿中酮體+）9 例，中型（尿中酮體++）8 例，重型（尿中酮體+++）5 例；合併高血壓、冠心病 2 例，合併結核 1 例，合併腎病 1 例。顯效 16 例。

⑹ **石瓦湯**

【組成】乾葛根 15 克，天花粉 15 克，太子參 15 克，生雞內金 10 克，石瓦（屋上陳舊老瓦，年代越久越好）150 克。

【用法】先將古瓦洗淨搗碎，蒸煮 1 小時左右，棄渣取水煎上藥。

【療效】治療 5 例，血糖、尿糖轉陰，症狀消失，臨床治癒有 4 例，好轉 1 例。

⑺ **三黃消渴方**

【組成】黃耆 40 克，生地黃 30 克，天花粉 25 克，黃精 20 克，生石膏 30 克。

【用法】水煎服。

【功用】功能益氣養陰生津。主治氣虛乏力、口乾津傷之糖尿病。

【加減】陰虛火旺加知母；氣陰兩虛加玄參、麥冬、太子參；陰陽兩虛去生石膏，加製附子、肉桂、枸杞子；血脂高者加葛根、鬱金、蒲黃、丹參；血糖下降者加蒼朮、玄參。

2. 丸劑療法

此方法簡單、實用，患者服用方便，易於攜帶，可以堅持的一種方法，臨床常用有：

⑴ **蜜丸：**

亦稱「煉蜜丸」。採用蜂蜜為賦形劑製備的丸劑。蜜丸服用方便，並可減少藥物對胃部的刺激，是臨床最常用的丸劑劑型之一。

⑵ **糊丸：**

採用米糊、麥糊（今多用糊精）為賦形劑製備的丸劑，成形後經過乾燥，成為乾燥的固體，其崩解速度慢於水丸和蜜丸。

⑶ **水丸：**

亦稱水泛丸，即以水作黏合劑，用人工或機械的泛丸法製成，其崩解時間較蜜丸和糊丸為迅速。水丸由於不另加賦形劑，故以同樣重量比較，水丸的藥物效價大於蜜丸和糊丸。

⑷ **蠟丸：**

係用蜂蠟為賦形劑製備的丸劑（與僅將蜂蠟為殼包護丸藥者不同）。蠟丸方中的藥物多含有毒性物質，在普通水溶液中不能完全崩解，但在腸中能徐徐釋放並發揮其療效。

⑸ **益氣陰降糖丸**

【組成】紅參 5 克，茯苓 15 克，白朮 15 克，黃耆 15 克，葛根 15 克，黃精 20 克，大黃 3 克，黃連 3 克，五味子 3 克，甘草 3 克。

【用法】研末水泛為丸。每日 3 次，每次 15 克。

【功用】功能益氣養陰，補脾益腎。主治氣陰兩虛型非胰島素依賴型糖尿病。

【療效】治療 20 例，自覺症狀均有明顯改善，尿糖、

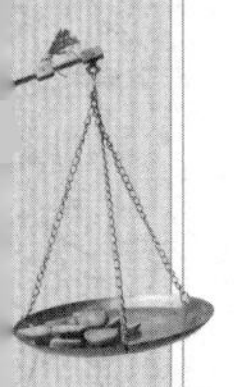

血糖均有不同程度下降，總有效率為 85%。胰島素釋放曲線高峰，治療前呈延遲反應型，治療後呈正常反應型。

⑹ **甘芍降糖丸**

【組成】甘草 8 克，生白芍 40 克。

【用法】甘草、白芍煎汁濃縮成浸膏，再烘乾製成丸劑。每丸相當於藥 4 克。每日劑量相當於生甘草 8 克，生白芍 40 克，製成 12 丸，分 3 次服用。3 個月為 1 療程。

【功用】和中緩急，斂陰瀉火，甘酸合用補血通氣而除燥。主治糖尿病。

【療效】治療 214 例，間用本方治療 180 例，顯效 54 例，有效 67 例，進步 12 例，無效 47 例，有效率為 74.2%；與其他降血糖藥物聯合治療 34 例，有效率為 79.4%。用藥前血糖均值為 213.16 mg%，用藥後降至 166.66 mg%，平均下降 46.50 mg%，經統計學處理，$P<0.001$，有非常顯著性意義。

⑺ **消渴平丸**

【組成】黃耆、人參、天花粉、知母、葛根、天冬、五味子、沙苑子、丹參。

【用法】製成丸劑。每日 3 次，每次 6 克，1 個月為 1 療程，連續服藥 3 個療程。

【功用】功能益氣養陰，生津止渴，清熱瀉火，益腎縮尿。主治消渴證偏盛、陰津虧耗或久病陰損及陽、陰陽俱虛者。

【療效】治療 333 例，其中血糖升高 331 例，治療後正常 59 例，好轉 209 例，無效 63 例。有效率為 80.96%；膽固醇升高 107 例，治療後正常 29 例，好轉 31 例，無效 47

例，有效率為 56.07%

⑻ **降糖素丸**

【組成】興安杜鵑 3～5 克，丁香 1.5～3 克，五味子 9～12 克，乾薑 1.5～3 克。

【用法】製成丸劑。1 個月為 1 療程。

【功用】溫養五臟，生津止渴，降逆和中。主治心腹氣冷、寒包火之消渴症。

【療效】治療 153 例，治療 3 個療程，總有效率為 62.09%。其中 21 例輕型糖尿病，服藥 3 個療程，總有效率為 90.47%。

⑼ **降糖扶正丸**

【組成】生黃耆 9 克，黃精 9 克，太子參 9 克，生地 9 克，天花粉 6 克。

【用法】製成丸劑，每丸含生藥 2.3 克。每日 3 次，每次 6 丸。3 個月為 1 療程。

【功用】功能益氣養陰，扶正培本。主治氣陰兩虛型糖尿病。

【療效】治療 348 例，其中氣陰兩虛組、陰虛熱盛組、陰陽兩虛組的有效率分別為 81.4%、65.5%、13.3%。氣陰兩虛組 290 例中，單用本方治療 132 例結果顯效（症狀基本消失，空腹血糖及 24 小時尿糖定量較治療前下降 50%以上）72 例，占 54.5%；良效（症狀明顯減輕，空腹血糖及 24 小時尿糖定量較前下降 30%以上）36 例，占 27.3%；無效（治療 3 個月以上未達到有效標準者）24 例，占 28.2%。合併應用西藥降糖藥 158 例，結果顯效 76 例（48.1%），良效 52 例（32.9%），無效 30 例（19%）。

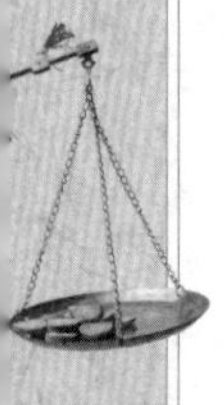

3. 散劑療法

散劑療法是一種或數種藥物的乾燥粉末，按處方劑量規定，均勻混合後內服或外用以治療疾病的一種方法。

⑴ **參蛤降糖散**

【組成】人參 25 克，蛤蚧 2 對，生地、生山藥、桑葚子、花粉、黃精、黃耆、生石膏各 100 克，枸杞、天冬、葛根、山萸肉、白朮各 50 克。

【用法】上藥共研成極細末，每 2.5 克裝膠囊 6 個，備用。每次服 12 個膠囊，1 日 3 次，以溫開水吞服。

【療效】屢用均有特效。

⑵ **黃連降糖散**

【組成】黃連、人參各 1 份，天花粉、澤瀉各 2 份。

【用法】上藥共研極細末，貯瓶備用。每次服 3 克，1 日服 3 次，開水送服，或澱粉紙包服。

【療效】治療 65 例，臨床治癒 11 例，好轉 51 例，無效 3 例。

⑶ **甘露消渴散**

【組成】熟地、生地、黨參、菟絲子、黃耆、麥冬、元參、山萸肉、當歸、茯苓。

【用法】上藥共研極細末，貯瓶或裝膠囊，備用。每日服 3 次，每次服 1.8 克，3 個月為 1 療程。對虛熱偏盛者或時值盛暑，可用生石膏 30 克，煎水送服，或加用川連 10 克，溫水頓服；舌赤者加青黛 3 克沖服。

【功用】益氣養陰，活血利水。主治非胰島素依賴型糖尿病。

【療效】治療 102 例，顯效 30 例，有效 57 例，無效 15

例，總有效率為 85.3%。

⑷ **金參消渴散**

【組成】金錢草 30 克，炒黨參 12 克，生黃耆 12 克，肥玉竹 12 克，枸杞子根 12 克，麥冬 12 克，大熟地 12 克，天花粉 12 克。

【用法】製成散劑。1 個月為 1 療程。

【功用】功能清熱瀉火，生津止渴，養陰保津，滋腎溫陽，滋陰固腎。主治多飲、多食、多尿等症。

【療效】治療 50 例，總有效率為 92%。一般服藥 1 個療程，三多症狀消失，尿糖轉陰，血糖下降快。

⑸ **恒山降糖散**

【組成】葛根 90 克，天花粉 90 克，麥門冬 30 克，粳米 30 克。

【功用】滋陰降糖。

【用法】上藥共研細末，每次服 3～6 克，每日 3 次。

【療效】屢用均有特效。

4. 各種中醫體針特技療法

⑴ **體針療法**

又稱「毫針療法」，是以毫針為針刺工具，透過在人體十四經絡上的腧穴施以一定的操作方法，以通調營衛氣血，調整經絡、臟腑功能而治療相關疾病的一種方法。體針療法，是我國傳統針刺醫術中最主要、最常用的一種療法，是針刺療法的主體。

療法一

【取穴】主穴：脾俞、膈俞、足三里。配穴：多飲、煩渴口乾加肺俞、意舍、承漿；多食易飢、便結加胃俞、豐

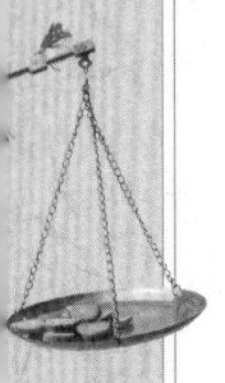

隆；多尿、腰痛、潮熱、盜汗加腎俞、關元、復溜。

【針法】得氣後留針 15 分鐘，出針前重複運針 1 次再指押。每日 1 次，12 次為 1 療程，療程間隔 3 天。冬季採用皮下埋針法。同時控制飲食，原用降糖藥隨針刺見效而逐漸減量至撤除。

【療效】治療本病 24 例，顯效（血糖降至 130 mg%以下）11 例（其中單純用針刺 8 例），良好和改善（分別較治療前下降 100 和 50 mg%以上）各 4 例（單純用針刺者各 2 例），無效 5 例。

療法二

【取穴】

① 常用穴：脾俞、膈俞、足三里。

② 備用穴：胰穴、地機、陰陵泉、復溜、太谿、三陰交、肺俞、腎俞、關元、華佗夾脊。

胰穴位置：6～8 胸椎旁壓痛點。

【針法】常用穴每次均取，備用穴每次取 2～3 次，可輪流選用。進針得氣後，先緊按慢提十數下再慢按緊提十數下，並結合撚轉。留針 30 分鐘，出針前再行手法 1 次，出針後指壓針孔。每日 1 次，10 次為 1 療程，停針 3～5 天後，再繼續下 1 療程。

【療效】療效判別標準：顯效，治療後臨床症狀消失，血糖含量降至 130 mg%以下；有效，臨床症狀明顯減輕，血糖較治療前下降 50～100 mg%；無效，治療後臨床症狀無變化或稍減輕，血糖含量下降不足 50 mg%。

共用上法治療 234 例，有效率在 71.4～96.0%之間。其中 58 例按上述標準評定，顯效 25 例（43.1%），有效 20 例

（34.5%），無效 13 例（22.4%），總有效率為 77.6%。

⑵ 耳針療法

耳針和其他針刺一樣，具有鎮痛、增強免疫、調節軀體內臟功能等作用。耳針療法的優越性較多，突出的有以下幾點：一是應用範圍廣泛。目前耳針的應用範圍已涉及到 200 多種疾病，內、外、婦、兒、五官科等疾病都可以用耳針治療。不僅能治療功能性疾病，而且可以治療器質性疾病以及病毒、細菌、原蟲性疾患。二是可以彌補體針的不足。三是安全可靠，簡便易行。

應用耳廓上的穴位治病，沒有涉及到重要器官，操作安全，便與留針，可避免由於藥物服用欠妥、劑量過大、療程過長等原因而引起藥源性疾病。耳針的操作簡單，易於掌握，尤適於廣大山區、農村、邊疆等地區的需要，因而深受醫務人員及患者的歡迎。

取穴 1

1. 常用穴：胰膽、內分泌。
2. 備用穴：腎、三焦、耳迷根、神門、心、肝。

【針法】常用穴每次均取，備用穴選 1～2 穴。第 1 療程可用針刺法，雙側均針，留針 20～30 分鐘，隔日 1 次，治療 10 次。第 2 療程起，可視症性，改用王不留行籽或磁珠（380 高斯強度）壓丸法，每次貼敷一側耳穴，每週 2 次，左右耳交替，3 個月為 1 療程。

【療效】耳針法對消除自覺症狀效果較好，亦可治療多發性毛囊炎、皮膚瘙癢等糖尿病併發症。耳針法主要用於輕症糖尿病患者，據觀察，經 5～10 次治療後，尿糖可逐漸減少或轉為微量，但空腹血糖控制較慢。本法對重型糖尿病患

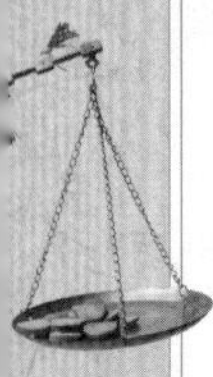

者效果差。

取穴 2　王不留行籽耳壓法

【取穴】

⑴ 熱鬱脾胃，症見消穀善飢，形體消瘦者取脾胃組，以滋養胃陰、清熱潤燥。①脾、任$_4$、口、上顎或下顎。②胰、胰腺點、任$_2$、任$_4$。③脾、胃、任$_2$、任$_4$，神門。④脾或胃、任$_2$、任$_4$、飢點。⑤胃、小腸、大腸、直腸下段、肛門。

⑵ 腎陰虧損，症見尿頻清長、尿似浮脂者取腎組，以滋陰補腎。①腎、任$_1$、任$_5$、腎上腺。②腎、膀胱、任$_1$、任$_5$、督$_4$或督$_5$。

⑶ 腎、腎上腺、神門、子宮或命門。①腎、任$_1$、任$_2$、渴點。②腎、腎募或腎俞、督$_5$。

⑷ 肺陰被灼，症見煩渴多飲、口乾舌燥者取肺組，以養陰清熱。①神門、心、任$_2$、神門。②肺、任$_1$、任$_2$、渴點。③肺、大腸、小腸、直腸下段、肛門。

⑸ 腎陰虧竭、心火偏亢，症見五心煩躁者取心組。①神門、心、任$_2$、任$_5$、額上或枕小神經。②神門、心、皮質下。③心、小腸、直腸下段、肛門。

⑹ 肝火鬱絡，症見皮膚瘙癢、月經不調者可加取肝組。①肝、任$_2$、任$_4$、神門。②肝、膽、任$_2$、任$_4$、督$_6$。③肝、小腸、直腸下段、肛門。

【用法】按不同病證選取組穴。先用耳穴探測儀或探棒找出穴位敏感點，將王不留行籽置於 0.5×0.5cm 見方的小塊膠布中間，行耳廓皮膚常規消毒後，對準所選耳穴貼壓，按壓片刻後，囑患者自行按壓。每日 10 餘次，每次每穴 40

下，3～5 天換 1 次。

取穴 3　綠豆耳壓法

【取穴】心、腎、肝、脾、頸、三焦、胰腺、肺、神門、腎上腺、內分泌等。

【用法】每次選取 3～5 穴，將半粒綠豆置於 0.7×0.7cm 見方的膠布中間，找出穴位敏感點後，以綠豆光面對準穴位貼壓。每日按壓 5～7 次，每次每穴 1～3 分鐘，兩耳交替應用，3～5 日換 1 次。

取穴 4　菟絲子耳壓

【取穴】主穴：胰膽、內分泌、腎、三焦。配穴：耳迷根、胃、心。加減：有感染時加耳尖、屏尖；皮膚瘙癢加肺、蕁麻疹區、神門；性功能障礙加卵巢（精宮）、皮質下。

【用法】每次主穴選 2～3 個，配穴 1～2 個。用探棒找出穴位敏感點後，將菟絲子置於 0.6×0.6cm 見方的小塊膠布中間，以 75%酒精行耳廓皮膚消毒後，準確地貼壓在所選耳穴上。每日按壓 10 次，每次每穴 2 分鐘，3 日 1 換。

取穴 5　黍米耳壓法

【取穴】脾、腎、三焦、胰腺、肺、內分泌等。

【用法】找出穴位敏感點後，將黍米置於 0.5×0.5cm 見方的膠布或傷濕止痛膏中間，對準穴位貼壓，按揉使之有酸、麻、脹、痛感為度，並囑患者每日自行按壓。每日 7～10 次，每次每穴 1～3 分鐘，3～5 日換 1 次。

注意事項

① 嚴重心臟病者不宜採用，更不宜強刺激。

② 嚴重器質性疾病及伴嚴重貧血者不宜採用。

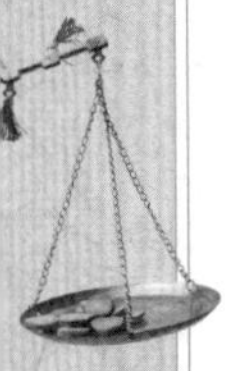

③ 外耳有濕疹、潰瘍、凍瘡破潰等不宜採用。

④ 妊娠婦女、有習慣性流產史宜慎用。

⑤ 消毒應嚴密，一旦耳廓感染較難痊癒，因耳廓血液循環差，嚴重的可導致耳廓腫脹、軟骨壞死、萎縮、畸變，故應積極預防。

⑥ 使用中應防止膠布潮濕或污染，以免引起皮膚炎症。

⑦ 個別病人可能對膠布過敏，局部出現紅色粟粒樣丘疹並伴有癢感，可加用下屏尖穴或改用毫針治療。

⑧ 一般孕婦可以用耳壓法。

⑶ 脊背療法

脊背針療法是用特製的粗針在背部正中線及其他部位上沿皮下針刺以治療疾病的一種方法。

本療法由古代九針中的大針發展而來。《靈樞・官針》篇中記載：「九針之宜，各有所為，長短大小，各有所施。」古人將針具按長短、大小、粗細及不同的形態和不同的用途而定名。本療法在中國東北民間流傳較廣，本世紀 70 年代有進一步發展，曾名為「赤醫針療法」。

脊背針針具有如下三種：

① 鋼針：用不鏽鋼製成，呈釘形，針尖不宜太銳，一般要求針柄長 17 毫米，針身長 63 毫米，針鋒長 2 毫米；針身直徑粗 1 毫米，針柄直徑粗 1.2 毫米。

② 套管針：用直徑 1～1.2 毫米的不鏽鋼管製成。在針體側壁鑽 3～4 個孔。如無特製的針具，也可以用硬膜外穿刺針刺鑽孔代替。此種針具的特點，主要是便於針刺或留針過程中注入藥液。

③ 毫針：0.5 寸及 3 寸的毫針，常應用於屏尖穴、後合谷穴。

【取穴】

① 主穴：胸 6 穴（位於第 6 胸椎棘突上緣）。

② 配穴：腰 1 穴（第 1 腰椎棘突上緣）、腰 4 穴（第 4 腰椎棘突上緣）。

【用法】取端坐位，兩臂交叉於胸前，頭部前頃，兩肩下垂，使背部皮膚緊張。醫者對準穴位，右手持針，針尖向下，與皮膚呈 30～40°角，快速刺入皮膚，順脊柱向下沿皮下刺入 1.5～2 寸。

注意事項

① 脊背針針具粗、刺激強、針刺前應讓病人有心理準備，防止暈針和意外事故。

② 體位要舒適，可採取坐位或臥位針刺。坐位時可採取低頭、兩肩下垂、要背挺直的姿勢。

③ 進針後沿皮下透刺，不可直刺深入內臟和脊髓。

④ 妊娠期及有嚴重出血傾向者，不宜採用本法。

⑷ 芒針療法

芒針是一種特製的長針，一般用極細而富有彈性的不鏽鋼絲製成。因形狀細長如麥芒，故稱為芒針，運用芒針以防治疾病，稱芒針療法。

芒針是在古代九針之一的「長針」基礎上發展而來。早在《靈樞・九針論》中就有「長針，取法於綦針，長七寸，主取深邪遠痺者也」的記載。《扁鵲心書》、《醫學綱目》等醫籍中亦有關於芒針治療方法的記載。芒針療法以它獨特的方法和顯著的療效，深受人們的歡迎。

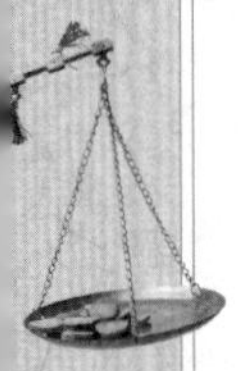

【取穴】

① 上消：上脘、陽池。

② 中消：中脘。

③ 下消：關元。

【針法】上脘直刺，陽池透大陵，中脘透天樞，關元透曲骨。

注意事項

① 患者如初次接受芒針治療，要耐心地說明芒針特點，消除恐懼心理。

② 體位要舒適固定，不可隨便移動。

③ 取穴宜少而精，手法宜輕而柔。

④ 診斷不明的急性病，切勿濫用芒針治療，以免延誤病情。

⑤ 掌握芒針治療禁忌。如心、肺、肝、脾等處禁針；囟門、眼球、鼓膜、喉頭、氣管、胸膜、睾丸、乳頭等處禁針；胸背部不宜直刺；項後諸穴，如風府、風池切忌身上斜刺，以免傷及延髓。孕婦一般不宜芒針治療。

⑸ 溫針療法

溫針療法是針刺後在針柄上安置艾炷，點燃後使其熱力由針身傳到體內以防治疾病的一種方法。

本療法在唐代孫思邈《備急千金要方》中即有記載，提出了「溫針」的概念，並謂：「若針而不灸，灸而不針，皆非良醫也。」說明那時已將溫針療法列為灸法之列。

【取穴】常用穴：陽池、胰俞、三焦俞。胰俞穴位置：第 8 胸椎下旁開 1.5 寸。

【針法】常用穴均用，取雙側。先將純艾條切成 1.5～

2.0 公分長之艾段，另備鮮橘皮若干，越薄越好，如無鮮橘皮，可用蒸皮於溫水中泡軟後備用。將橘皮剪成約 2×2 公分大小之片塊，再從邊緣至中心剪一長約 1 公分的切口。穴位常規消毒後，用 1.5～2.0 寸長毫針，陽池穴直刺，胰俞和三焦俞略斜向脊柱刺入，施平補平瀉手法，針感顯著後留針。然後，將艾條段插在針柄頂端，艾條段頂部與針柄頂部宜平齊，再把剪好之橘皮套進針身貼近皮膚，橘內皮朝皮膚側，橘皮與艾段間隔一硬紙片，以防艾火灼傷肌膚。然後在艾段之下端點燃。

須用瀉法者，可吹火助燃，用補法者則令其自燃。燃盡取針，出針前亦可再施平補平瀉手法 1 次。每日施針灸 1 次，10 次為 1 療程，療程間隔 3～5 天。

【療效】療效判別標準：臨床痊癒或基本痊癒，症狀消失，體重增加。其中，血糖降至 120 mg%以下，尿糖陰性者，為臨床痊癒；血糖降至 140 mg%以下，尿糖陰性者，為基本痊癒；顯效，血糖含量下降，尿糖減少，症狀基本消失；無效，血糖不降反增高，尿糖未減，症狀仍存在。

以上法共治 200 例，結果臨床痊癒或基本痊癒為 24 例（12.0%），顯效 162 例（81.0%），無效 14 例（7.0%），總有效率為 93.0%。

注意事項

① 溫針灸所用艾炷，一定要牢牢地裝在針柄上，這樣才能防止施灸中因艾炷掉落而燙傷皮膚，或導致床單、被褥、衣物以及軟椅等物品的損壞。

② 施行溫針灸所扎的針一般深度不宜超過針身長度的 1/2，否則由於施灸時產生的熱力會很快由針體傳遞至病人

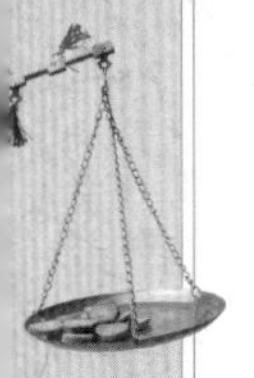

皮下，從而導致灼傷皮膚。

⑹ **火針療法**

火針是將針尖燒紅後迅速刺入體表以治療疾病的一種方法。

早在《靈樞·官針》篇中就記有：「焠刺者，刺燔針則取痺也。」唐代王冰註：「焠針，火針也。」以後，《傷寒論》中也論述了火針的適應症和不宜用火針醫治的病候。《千金翼方》有「外癤癰疽，針惟令極熱」的論述。《針灸大成》總結了明朝以前使用火針治病的寶貴經驗。

近代以來，本療法的治療範圍有不少發展，它不僅對虛寒性癰腫等病症有較好的療效，而且可用於某些疑難雜症及皮膚病的治療。

【取穴】肺俞、胃俞、腎俞、胰俞。

【針法】用 1 號針快針法，服藥者針 3 個月後減藥。

注意事項

① 在血管和主要神經分佈部位不宜施用火針。

② 針刺後，局部呈現紅暈或紅腫未能完全消失時，暫停沐浴，以防感染。

③ 針後局部發癢，不能用手搔抓，以防感染。

④ 針孔處理：如果針刺 0.1～0.3 寸深，可不作特殊處理；若針刺 0.4～0.5 寸深，針刺後用消毒紗布敷貼，膠布固定 1～2 天，以防感染。

⑺ **脈衝電針療法**

脈衝電針療法是在古老的針刺療法基礎上，應用各種脈衝電針儀在刺入人體有關穴位的毫針上導入脈衝電流，用電刺激加強針刺得氣感應，以針電的綜合效應達到治療目的，從而提高針刺療效的一種方法。

電針療法在 1934 年已有報導，但受當時電子技術水準的限制而未能推廣應用。20 世紀 50 年代的蜂鳴式電針儀與電子管電針儀，亦因存在多種缺點而難以普遍推廣。至 60 年代中期，隨著半導體技術的發展，生產出了半導體電針儀後，由於它具有體積較小、便於攜帶、安全可靠、使用方便等特點，電針療法才得以在臨床上獲得日益廣泛的應用，成為一種深受病人歡迎的新療法。

療法一

【取穴】胰俞、肺俞、脾俞、腎俞、足三里、三陰交。

【用法】採用疏波，給予較強刺激，每次 30 分鐘，隔日 1 次。

療法二

【取穴】耳穴之下屏尖、下腳端、腦、肺、胃、腎。

【用法】每次取 2～4 穴，給予疏波，中等刺激量，通電 20 分鐘，每日 1 次，兩耳交替使用。

注意事項

① 對危重病人、惡性腫瘤晚期患者、敗血症及過度虛弱、疲勞、酗酒醉漢、精神極度恐懼者等，一般不宜施以本療法。妊娠 3 個月以上，不可電針小腹、腰骶部；5 個月以上者，不要輕易電針治療。

② 電針療法的針感較為強烈，對患有嚴重心臟病者取穴時應避免電流回路通過心臟，如以雙側合谷穴為一對通電極的配置方法應儘可能避免。

③ 電針扶突穴可刺激迷走神經而出現心率、血壓的變化，如出現期外收縮、血壓下降等症狀，應及時中止治療或

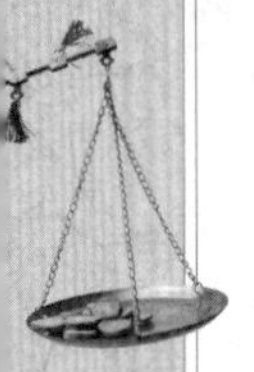

減少電刺激量。

④ 電針使用的針具應經常檢查和更換，以防止折針及電極與針體接觸不良。輸出導線在使用過程中很容易導致銅絲折斷，從而使輸出電流忽有忽無，應注意隨時檢查和更換。

⑤ 不同型號的電針治療儀輸出的電刺激參量（電壓、電流、頻率、波形等）各不相同，因此必須熟悉和掌握其性能及操作方法；在治療過程中應根據病人的反應隨時調整其工作狀態，以患者自覺舒適為宜；在接近患者最大治療量時，調節輸出旋鈕時尤須注意。

⑻ **雷射針療法**

雷射針療法是應用醫用雷射儀輸出的雷射束代替毫針來刺激穴位以治療各種疾病的一種方法。

雷射針療法是近代發展起來的一種新療法。1960 年第一台紅寶石雷射器問世，1961 年又誕生氦氖雷射器。由於雷射具有單色性好，相干性好，聚焦好，瞬間功率大，能產生熱效應、光壓效應、光化效應、電磁效應等等一系列的特徵，很快就被應用於臨床醫療。

1961 年始首先應用於眼病治療，1963 年始用於癌症的臨床研究，但多限於燒灼、切割、氣化範疇。1973 年製成的氦氖氣體雷射光針儀能夠發射出波往上為 6328 埃的紅單色雷射光，功率在 1.5 毫瓦左右，光斑直徑為 1～2 毫米。當它照射穴位時，可穿透組織達到 10～15 毫米深。如此的深度可直接作用到人體的大多數穴位。

實踐證明，它有抗炎、增加代謝、促進組織生長等作用。隨著光導纖維的出現，使雷射束可通過能任意彎曲的光導纖維導向穴位，使用時更覺方便。

氦氖雷射光針儀誕生後，相繼出現了氬離子雷射針儀、二氧化碳雷射針儀、氪離子雷射針儀、摻釹釔鋁石榴石雷射光針儀等等。目前國內外已應用雷射針治療內、外、婦、兒、神經、皮膚、五官等科疾病。

【取穴】肺俞、胰俞、胃俞、腎俞。

【用法】用 20～25 毫瓦的氦—氖雷射器照射，每穴照射 5 分鐘，每日 1 次。

注意事項

① 雷射束亮度極強，氦氖雷射的亮度可達太陽亮度的 8 倍，操作人員與接受面部雷射治療的患者均須戴防護眼鏡。

② 二氧化碳雷射器射出 10.6 萬單位的長波紅外線，是一種不可見光，不能用眼看或手試，以防灼傷。

③ 在雷射輻射的方向上應安置必要的遮光板或屏風。

④ 操作人員應定期檢查，特別是檢查視網膜。

⑼ 磁場敷貼穴位療法

磁場敷貼穴位療法，又稱磁針療法，是應用磁場代替毫針刺激穴位以治療疾病的一種方法。

早在 2000 多年前，傳說古代名醫扁鵲曾用過磁石治病。西漢初期，在《神農本草經》一書中也記載過磁石的特性及其治療的疾病。這些記載都是將磁石作為煎劑內服。李時珍《本草綱目》中記載「真磁石豆大，塞耳中，口含生鐵一塊，覺耳如風雨聲即通」，產生了磁石外治療法。

近代把磁場和經絡學說相結合起來，開創了磁針療法。近年來又出現了磁珠耳穴敷貼療法、旋轉磁場治療儀。目前

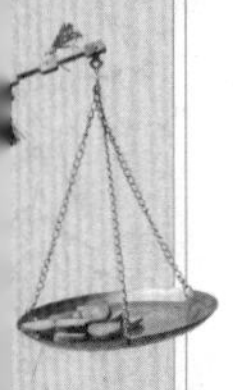

常見的磁針療法有三種：

第一種是用幾百高斯至幾千高斯，不同規格的磁鋼或磁珠，敷貼體穴或耳穴。

第二種是將某種強度的磁鋼，裝在一個圓盤上，用電動機一口咬定 動圓盤旋轉，產生旋轉磁場，作用於穴位。

第三種是用 50 週交流或脈動直流電通過帶鐵芯的線圈，產生交變或脈動磁場，敷壓在穴位上。

磁針療法對一些常見病進行過的大量實踐，有一定療效。

【取穴】足三里、胰腺體表處。多食加中脘；多尿加關元。

【用法】應用脈動磁療儀或交變磁療儀，每次治療 30 分鐘，每日治療 1 次，10 次為 1 個療程，每個療程間休息 1 週。

注意事項

① 本療法無明顯禁忌症，對白細胞總數在 4000 以下及體質極度衰弱、高熱等患者慎用。一般先用弱磁場磁片，少貼穴，作探索性治療，如有副作用時即停止治療。

② 本療法的治療劑量，往往是由磁片的場強和數量、面積、場型、磁場梯度等量的總和構成，而決定應用多少治療劑量，則應以患者年齡、體質、病情、病程等為依據。新生兒無論患什麼病，劑量應最小，如用 100 高斯磁片，最多不超過 4 片。具體劑量還需結合臨床靈活應用。

③ 本療法常見的副作用如頭昏、乏力、心悸、疼痛加重等。這些反應出現後，絕大多數不需要特殊處理，停止 1～2 天或改變一下磁療方法，即可消失。有少數患者，如繼

續治療而致副作用持續加重，即停止磁療，副作用亦會自行消退，一般不會留下不可逆轉的後遺症。

⑽ 艾條灸療法

艾條灸療法是用艾條或藥條點燃後，薰烤腧穴或患處，透過溫和熱力來刺激皮膚以防止疾病的一種方法。

本療法經明清醫家范培蘭、陳修園、葉天士等人倡用而流傳。最早見於文字者，當推明初朱權《壽域神方》，但其時艾條並不摻入藥末。至李時珍《本草綱目》、楊繼洲《針灸達成》，始在艾絨中加入麝香、穿山甲、乳香等藥末。發展到現代，本療法為針灸中一種常用療法。

【取穴】

1. 常用穴：①足三里、中脘；②命門、脾俞、身柱；③氣海、關門；④脊中、腎俞；⑤華蓋、梁門；⑥大椎、肝俞；⑦行間、中極、腹哀；⑧肺俞、膈俞、腎俞。

2. 備用穴：口渴甚加金津、玉液、內關、魚際、少府；易飢加大都、胃俞；多尿加然谷、湧泉、復溜。

【用法】每次選常用穴 1 組，備用穴隨證加配。也用隔薑灸法。艾炷直徑為 1.5 公分，高 2 公分，重 0.5 克。鮮薑片厚 3～4 毫米，直徑 2 公分。每穴灸治 10～30 壯，每次治療時間約為 210 分鐘。備用穴中，金津、玉液用毫針或消毒三棱針點刺出血。餘穴亦用灸法。常用穴輪流選流選組，隔日治療 1 次，50 天為 1 療程。

常用穴亦可用黃豆大艾炷作無疤痕著膚灸，但須注意避免燙傷造成的感染。因感染之生，重者可在以灸痕為中心直徑 3～5 公分範圍內出現潰爛，很難治療，應嚴加注意。

【療效】以上法治療 15 例，經兩個療程後，有效 9 例

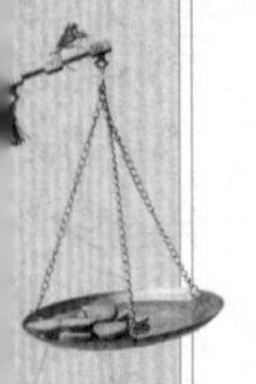

（血糖降低 15 mg%以上），無效 6 例，有效率為 60.0%。大部分患者臨床症狀減輕，有效病例的糖耐量曲線及血漿胰島素水平也有不同程度的改善。但短期隨訪表明，2 例病人獲持久療效，多數病例仍需藥物維持。堅持針灸治療可以減少用藥量，血糖濃度也較穩定。

注意事項

① 艾條灸療法雖屬灸法一類，但其施灸時遠離皮膚，因此即使在顏面、五官、大血管處，也可酌情使用本療法，故臨床上使用範圍較廣。

② 施灸時要注意避免燃燒後的殘灰掉落在皮膚上而導致燙傷。

③ 對一些皮膚感覺遲鈍的患者以及小兒患者，治療過程中要不時用手指置於施灸部位，以測知患者局部的受熱程度，便於隨時調節施灸的距離，避免燙傷。

⑾ 隔薑灸療法

隔薑灸療法是在艾炷與皮膚之間隔一薑片進行施灸以防病治病和保健的一種治療方法。

本療法最早可見於明代楊繼洲的《針灸大成》：「灸法用生薑，切片如錢厚，搭於舌上穴中，錢厚搭於灸之。」本療法至今沿廣泛應用於臨床。

【取穴】

1. 主穴分 8 組：①足三里、中脘；②命門、身柱、脾俞；③氣海、關門；④脊中、腎俞；⑤華蓋、梁門；⑥大椎、肝俞；⑦行間、中極、腹哀；⑧肺俞、膈俞、腎俞。

2. 配穴：上消證，胃熱較甚者，加大都、脾俞；下消證，腎虛者，加然谷、湧泉。

【用法】艾炷為 1.5×2 公分，重 0.5 克。鮮薑厚 3～4 毫米，直徑 2 公分。每穴艾灸 10～30 壯，每次用 1 組穴，輪換使用，隔日 1 次，50 天為 1 療程。

治療期間繼續施行自行建立的飲食控制方法，並食用降糖藥。治療 2 個療程。

【療效】治療本病 18 例，有效（血糖降 15 mg%以上，臨床症狀減輕）9 例，無效 4 例。對有效者隨訪 2 個月，2 例獲持久療效，其餘病例仍需藥物維持。

注意事項

① 本療法應選用新鮮薑片，這樣即保證施灸時能達到最顯著的藥理效應，又能發揮良好的導熱作用。

② 薑片不宜過薄，也不宜過厚。過薄灼熱感太強，達不到隔薑灸的療效；過厚熱力不能滲透，同樣達不到治療的目的。

③ 灸炷的大小宜在薑片直徑以內為好，過大易引起皮膚灼傷。

⑿ 推拿療法

推拿，又稱「按摩」、「按蹻」、「喬摩」，是指在中醫基本理論（尤其是經絡腧穴學說）指導下，在人體體表一定的部位施用各種手法，或配合某些特定的肢體活動來防治疾病的一種方法。

由於本療法具有疏通經絡、滑利關節、調整臟腑氣血功能、增強人體抗病能力等綜合效應，又有不受設備、器械等條件限制，不干擾或影響人體正常的生理活動等特點，因而千百年來一直廣泛地應用於臨床各科疾病的防止，並發展成為一門具有獨特治療規律的學科。

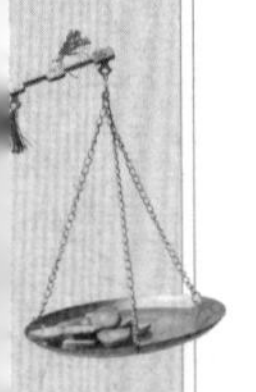

推拿療法的起源，可以追溯至遠古時期。古人們在生存競爭中遇到意外損傷時，由於用手按撫體表患處而達不到疼痛減輕或緩解，從而逐漸發現其特殊的治療作用，並在長期實踐的過程中形成了這一獨特療法。

據《素問・異法方宜論》載述：按蹻之法出自我國中州地區，這是因為該地區生活安逸，環境潮濕，民眾「病多痿厥寒熱，其治宜導引按蹻」的緣故。唐代王冰認為「按，謂抑按皮肉；蹻，謂捷舉手足」，說明本療法既有在體表的按摩搓揉手法，又有舉手投足的肢體活動。《內經》還對本療法的適應症和禁忌症作了介紹，指出各種痺證、痛證、痿證及某些急症可以按摩治療，而腹部有膿腫者則應禁止施以切按手法，反映了先秦時期對本療法已有相當深入的認識。戰國時期名醫扁鵲在搶救虢太子「屍厥」暴疾時，曾成功地運用了推拿等治療方法（《周禮註疏》），這是有關本療法醫治實例的最早文獻記載。

我國第一部推拿專著《黃帝岐伯按摩》十卷（見《漢書・藝文志》，已佚），也成書於秦漢時期。東漢著名醫學家張仲景在《金匱要略》中介紹了前胸按壓搶救心跳、呼吸驟停的心肺復甦術和膏摩治療方法；《肘後備急方》有爪掐人中治療暈厥患者的急救法。隋唐時期設立了按摩專科，有按摩博士、按摩師、按摩工等職別，並在太醫署展開了有組織的教學活動。嗣後各朝代均將推拿列為臨床專科，促進了推拿療法的普及和發展。明清時期，在全面總結推拿臨床治療經驗的基礎上，發展了許多各具特色的推拿治療方法，形成了諸多不同的流派。

【處方】①按揉肺俞；②按揉胃俞；③揉、擦腎俞；④

摩中脘；⑤揉氣海；⑥按揉手三里；⑦拿合谷；⑧拿按內、外關；⑨按揉足三里；⑩揉按三陰交。

【加減】①煩渴多飲、口乾舌燥、尿頻而量多者加：點按大椎，拿按尺滲。②多飲易飢、形體消瘦、大便秘結者加：拿揉豐隆和承山，點按太衝，掐揉內庭。③尿頻量多混濁如脂膏、腰膝痠軟、色晦暗者加：擦大椎，按揉登門，拿按太谿和崑崙，按湧泉。

注意事項

① 應用推拿療法治療疾病必須辨證論治，正確施用手法。

② 對有結核性可化膿性骨關節病症，以及肌膚破損、燙傷、腫瘤或正在出血的局部，不宜進行推拿。

③ 婦女懷孕期或月經期，在腹部和腰骶部慎用推拿手法。

④ 在病人空腹狀態下或劇烈運動之後，不宜立即施用推拿手法。

⒀ 吶氣療法（即古老的氣功療法）

氣功療法是透過自我鍛鍊內氣或接受他人的外氣，以「氣」調整機體病理狀態的一種療法。它包括內氣法與外氣法。內氣法又分陰陽功法和五行功法，外氣法又分輸氣法和抽氣法。氣功療法具有平秘陰陽、疏通經絡、調和氣血、調理臟腑及扶正祛邪等功效。

氣功療法源遠流長。早在 4000 多年前，就已應用氣功導引治療濕痺諸疾。《素問・上古天真論》云：「上古有真人者，提挈天地，把握陰陽，呼吸精氣，獨立守神，肌肉若一，故能壽敝天地。」這不僅論述了氣功的調神、調息與調

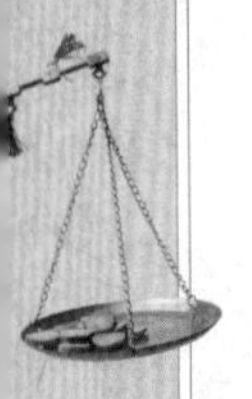

形三大特點，而且也指出天人相應及陰陽學說對氣功療法具有指導作用，為氣功療法體系的形成和發展奠定了基礎。

《素問・遺篇刺法論》首次舉例介紹了氣功療法的具體操作方法：「腎有久病者，可以寅時面向南，淨神不亂，思閉氣不息七遍，以引頸咽氣順之，如咽甚硬物。如此七遍後，餌舌下津令無數。」《素問・異法方宜論》云：「其民食雜而不勞，故其病多痿厥寒熱，其治宜導引按蹻。」說明內傷病可以用氣功療法。

漢・張仲景在《金匱要略》中提及：「若人能養慎，不令邪風干忤經絡，適中經絡，未流傳臟腑，即醫治之；四肢才覺重滯，即導引吐納……勿令九竅閉塞。」說明外感病也可用氣功療法，並強調了氣功療法具有防止邪氣傳變的作用。漢末名醫華佗創立的「五禽戲」，中表面上僅是模擬虎、猿、熊、鳥、鹿的動作習性，而其實質則是模擬木、火、土、金、水等五行特性，以同氣相求及生剋制化原理來調整形體、協調五臟。從此，氣功療法以陰陽五行方法論為指導，衍生出了眾多套路，廣泛應用於臨床各科疾病的治療。陶弘景總結六朝以前的氣功療法經驗，創立了「六字訣法」，並且詳細論述了辨證調氣法。

隋・巢元方在其《諸病源候論》一書中，於絕大部分證候下，載有導引吐納治病的方法。可見氣功療法在隋朝時的應用範圍已相當廣泛，並已納入了辨證診治體系。在唐朝醫學名著《外台秘要》中，王燾常於處方之前，先列導引吐納治病方法。他所列出的氣功療法，以簡明扼要見長，生剋化來於初學氣功者，故對氣功療法的普及起到了促進作用。宋《雲笈七籤》已載有「布氣與人療病」的方法，證明外氣療法在宋朝就已經存在。

明·陳繼儒主張在練功中，要辨別虛實寒熱，隨證施治。他在《養生膚語》中說：「卻病之本，有行動一法，虛病宜存想收斂，固密心志，內守之功以補之；實病宜按摩導引，吸努掐攝，外發之功以散之；凡熱病，宜吐故納新，口出鼻入以涼之；冷病宜存氣閉息，用意生火以溫之……」這是運用陰陽學說指導氣功療法實踐的典型示例。明朝傅仁宇和王肯堂還各自在其著作中記載了氣功治療眼科病的經驗，使氣功療法範圍進一步擴大，內容更加充實。

清朝沈嘉澍把氣功療法與藥物療法進行了比較，他在《養病庸言》中強調：「導引之功，百倍於醫藥，不可不知，不可不上緊學。」陳夢雷編輯的我國最大的一部醫學類書《古今圖書集成》中，五臟證治部分均把導引法作為治療措施之一，可見其對氣功療法之重視。

近代許多學者不僅從臨床運用角度大大豐富和發展了氣功療法，而且從理論上對其治病保健機理進行了深入探討，並初步運用現代科技手段，論證了氣功之氣的物質基礎，對氣功療法的發展起到了巨大的推動作用。

功法一：吶氣穴位按摩法

按鬆靜功站式姿勢（腳與肩同寬，屈膝、落胯，收腹提肛，鬆腰虛腋，含胸拔背，垂肩墜肘，鬆腕，懸頂，舌上抵，目平視輕閉合）站好，安靜3分鐘。作中丹田開合，即雙手從體側向中合攏按於丹田（臍下一寸三分），作三個長噓吸，要深細長勻，雙手背相對向外分開二尺許，再反轉掌心相對，合回至丹田處，作三個回合。

① 承漿穴按摩：接起熱中丹田開合後，兩手中指指尖

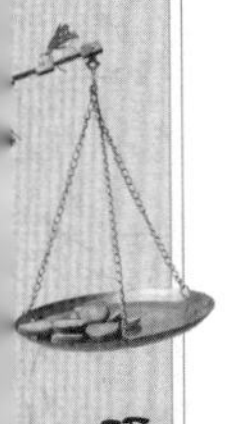

輕置於承漿穴上，先正（左轉）後反（右轉），各按摩 18～36 次，然後三按三呼吸（鬆 3 次）。隨後兩手自然鬆開放下。

② 中脘穴按摩：兩手相疊，手心向裏，內外勞宮穴相合（男左手在裏，右手在外，女相反），置中脘穴上，先正（左轉）後反（右轉），各按摩 18～36 次，然後三按三呼吸（手掌呼按吸鬆 3 次）。

③ 關元穴按摩：按摩關元穴，方法同上。

④ 期門穴按摩：兩手分開置於脅下，以手心撫於期門穴上，先正（兩手由外向內轉）後反（兩手由內向外轉）各按摩 18～36 次，然後三按三呼吸。

⑤ 腎俞穴按摩：兩手內勞宮穴置背後腰側腎俞穴上，先反（由外向外轉）後正（由外向裏轉），各按摩 18～36 次，然後三按三呼吸。

該功能調鬆靜，自然呼吸即可，但以腹式呼吸為佳，按摩時速度不應太快，最好呼吸 1 次按摩 1 週。按摩時圓周不要劃得太大，以手指或掌心不脫離該穴為是。

練功時間：每日早晚各 1 次，每次 1 小時。病重時可取坐位或臥位。

功法二：吶氣宣導法

① 靜臥懸腰行氣

解開衣服，放鬆腰帶，安靜仰臥，腰部伸展懸空，用骶骨背著床蓆。兩手自然置於體側，雙目微閉，舌舐上齶。用鼻作深、細、勻、長的呼吸。

② 引腎攪海咽津

接上式，用舌在唇齒之間，由上而下，由左至右攪動 9

次，再由上而下，由右至左攪動 9 次，鼓漱 18 次，將口中產生的津液分數口徐徐嚥下，並用意念將其下引到丹田。再靜臥數分鐘。

③ 緩收行功

接上式，起立，步出戶外，在空氣新鮮、樹木較多、環境幽靜的地方緩緩步行。在一種愉悅輕鬆的心境下，步行 120～1000 步左右。

按：中醫古籍證候學專著《諸病源候論》記載的一種消渴候氣功宣導治療法，適用於以口渴多飲、小便不利為主要症狀的「上消」患者。功理在於宣導腎津以止消渴。本法不可在飯後和飢餓時進行。

功法三：吶氣虛明功

1. 調身

取仰式。平仰臥於床上練功。頭頸正中，枕於枕上，枕之高低以下頜略含為度。五官軀幹要求均同坐式。上肢自然伸直，或肘關節略曲，手心向下，左右手分別放於身體同側床面上。依據下肢所處姿態，又分三式。

⑴ 開踵仰臥式：下肢舒伸，足踵分開與肩同寬，足尖自然外展，呈八字形分開。

⑵ 合踵仰臥式：足踵靠攏，足尖呈八字形分開。

⑶ 曲膝仰臥式：膝關節屈曲約 120 度，膝膕部下方，以綿軟之物墊實。兩足分開，與肩同寬，足尖呈八字形分開。如果將臀部墊高，則稱曲膝高仰臥式。

2. 調氣（聚散呼吸法）

先天之息，始於腹內丹田，不論吸氣呼氣，皆宜以神馭氣，綿密而運。吸氣時，氣隨膈肌降落抵會陰而止，日久氣

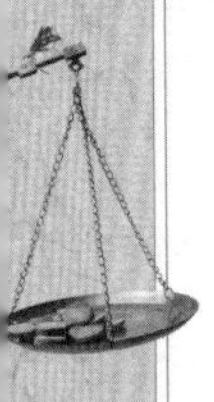

聚腰骶，聚中有散，散無止處；呼時，繼吸氣之散而散。因病之需，也可吸則氣由外圍聚充丹田，呼則瀰散，為了加強實腹效應，吸時尚宜配合提肛收腹動作（逆式呼吸）。意會真元穴內氣聚散變化，令人意恬神怡。

3. 調神（意守運丹法）

意守真元內氣任運之形象或感覺。

功法四

1. 一步功

坐，站均可，排除雜念，心不外馳，注意鼻尖少時，即可閉目內視心窩部，用耳細聽呼氣，勿令粗糙，同時意念隨呼氣趨向心窩部，吸氣則須任其自然。反覆行之，直氣即在心窩部集中起來。要求每日早、中、晚各 1 次，每次 20 分鐘。

2. 二步功

當練到丹田一呼氣即覺心窩部發熱時，在呼氣時延伸下沉的功夫，慢慢自然地向丹田推進。每日 3 次，每次 25～30 分鐘。

3. 三步功

當練到丹田有明顯感覺時，讓呼吸有意無意地停留在丹田。每日 3 次，每次 30 分鐘以上。

4. 四步功

意守丹田 40 天左右，真氣充實到一定的程度，有了足夠的力量，即沿脊柱上行。若行到某處停下來，不要用意念勉強向上導引，待丹田力量繼續充實，自然漸漸上行。如果上行到玉枕關再停下來，內視頭頂就可以通過了。每日酌加練功次數，每次 40～60 分鐘左右。

5. 五步功

原則上還是意守丹田，如百會穴出現活動力量，也可意守頭頂，可以靈活掌握。每日 3 次，每次 60 分鐘以上。

按：練功必須要循序漸進，順乎自然，又要耐心求進，持之以恆，自能成功。督脈通後，病情就會明顯好轉，血糖與尿糖趨向正常，自覺精力充沛、十分舒適。

功法五

脫衣仰臥床上，安心定神，排除雜念，舌抵上齶，全身放鬆，舒伸腰腿；腹式呼吸，努力鼓小腹，吸氣 5 次；然後屏氣，吐氣，同時意念血糖下降。每日早、中、晚各練功 1 次，每次 30～60 分鐘。

功法六

在床上或坐在凳子上，寬衣鬆帶，從容入坐。先安置兩腳，或單盤，或雙盤，一般自然盤坐。接著安置兩手，把右掌的背疊在左掌上，貼近小腹，輕放在腿上，然後左右擾身體 7～8 次，端正身體，脊柱勿挺勿曲。頭頸也要端正，令鼻與臍成一直線，不低不昂，開口以吐腹中穢氣，吐畢舌抵上齶，再輕閉兩眼，正身端坐。若坐久微覺身體有俯仰斜曲，應隨時輕輕矯正。

坐畢以後應開口吐氣十數次，令身中熱氣外散，然後慢慢搖動身體，動兩肩胛及頭頂，再慢慢舒放兩手腳，再以兩手掌相搓令熱，擦兩耳輪，再周遍撫摩頭部，以及胸、腹、背、手臂、足、腿，至足心而止。然後呼吸調整到極緩極輕，長短均勻，意守著丹田，10～30 分鐘。

練功最好在子時（夜間 23～1 時）與寅時（3～5 時），地點最好是在淨室，每天練 3～4 次，每次 30～40 分鐘。本

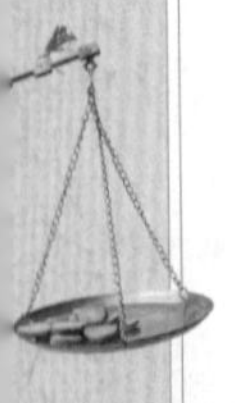

功法一般一個月左右見效，3～4 個月可以全面控制症狀，以後每天仍宜堅持練功 20～30 分鐘，以鞏固效果。

功法七

以臥式為主，坐式為輔，全身放鬆，兩眼微閉，舌抵上齶，用吸一呼一停呼吸法，意守丹田，默念字句：「自己靜」，即吸時默念「自」，呼時默念「已」，停時默念「靜」，唾液增多，可分為三口隨意念送入丹田。練功每日早、中、晚各 1 次，每天練功 3～5 小時。

功法八

鬆靜站立，兩眼微閉，舌抵上齶（唾液分泌增多，口渴症狀很快緩解）。吸氣時，腹部儘量向外凸起，直至不能再凸起時；然後呼氣，腹部逐漸向內凹陷，儘量向脊柱靠近。深長細勻的呼吸，促進阻膈肌運動幅度加大，呼吸 50 次左右以後，然後不要管呼吸，而意守心窩部達到入靜。練功每日早、中、晚各 1 次，每次 30～60 分鐘。

按：練本功法在唾液分泌增多時，口渴症狀很快緩解。此呼吸方法使胃部及胰腺均受到膈肌上下運動時的按摩作用，使胰島細胞功能相應增加。入靜可以調節血糖濃度，練功時糖耐量增加，這可能是肝糖原合成加速而分解減少的結果。另外，練功時，機體是一種積極地調整過程，如迷走一胰島素系統活動增加，而交感一腎上腺系統與垂體一腎上腺皮質系統活動可能相應降低。

功法九：吶氣玉蟾吸真功

⑴ 調身：調身就是擺好姿勢。不同的姿勢有不同的生理特點，因而有不同的功能作用。用高約一尺至一尺二寸的凳子坐好後，腿膝以彎成 90°為宜，又膝分開與肩同寬，右

手握拳。不要用力把拳握死，拳心不能中空，左手抱在外面，大拇指放在邊上，四指要併攏。雙肘放在膝蓋上，額頭放在拳心中間，但不要用力，眼睛閉上，全身放鬆（女子左手握拳，右手抱在外面，其他都相同）。

⑵ 調心：即調整心理、精神狀態，使之入靜。練功開始，想像自己一生中最愉快的事，臉微微帶著笑容，抱著身心愉快的心情練功，認真地做到意守呼吸，雷打不動。

⑶ 調息：調息就是調整呼吸。它主要是為調心。調息則心定，心定則息越調。用意識調整呼吸，使心息相依。思想集中在肺部的呼吸活動上。運氣開始，先隨意吸一口氣作準備。練功開始先吐氣（即呼氣），吐氣時用口慢慢地、深深地吐盡，又慢慢地用鼻把氣納入（即吸氣）肺部。吸氣時先自然吸氣，後再加力吸，等氣吸到八九成時，停止呼吸約兩秒鐘，停止呼吸兩秒時不根用力屏氣。再來一個短吸，隨後馬上以深、長、細緩的方式呼氣，直到把氣深深地吐盡，吐盡又吸。這樣不斷地呼一吸停兩秒一短吸一呼，循環 10 分鐘，一般要練到全身發熱，或手心出汗。

⑷ 收功：不睜眼（先抬起頭，雙手相擦十餘次）。再擦臉十餘次，隨後睜開眼睛，雙手向上伸伸懶腰，深嘆一大口氣，「唉」一聲，然後兩手分開放下。

功法十：吶氣蓮花座功

⑴ 調身：盤腿而坐（也可自然地坐在凳子或沙發上）。男左女右，男的以左腿放在下面（外側），女子相反；男左手放在右手下面，女子相反；雙手（手心向上）手心合手背， 輕輕放在小腹（即丹田）前，雙手臂放鬆，放在兩腿胯上；胸部內含，雙肩放鬆自然下垂，姿勢完全處於休息狀

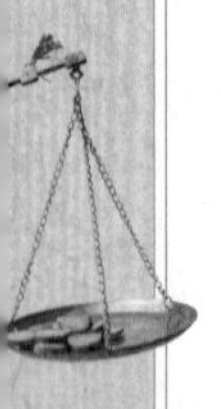

態，腰略伸直。用氣功術語說，全身鬆弛，含胸拔腰。

⑵ 調心：口微閉，舌頂上齶，不准動，雙目微閉，面帶微笑（以此放鬆面部肌肉），心中想到一生最愉快的事，抱著十分高興的心理狀態，投入氣功鍛鍊，集中思想要做到雷打不動。

⑶ 調息：調息要求（呼吸）用鼻呼鼻吸，呼吸時是不能使耳朵聽到自己的呼吸聲音的，有意識地指揮肺做細而長、側俞穴不迫的深呼深吸。這樣約 3～5 分鐘，便進入第二呼呼吸階段，即把有意識的呼吸改為有意識的呼（呼氣時好像全身架子散了一樣），當氣呼盡後，吸氣時自由地吸，即有意識地呼、無意識地吸。這樣又連續 3～5 分鐘，最後進入第三階段，自然呼吸階段，10～20 分鐘。重病可練 30～40 分鐘。最少不能少於 10 分鐘。

調息三階段示意表示如下：

① 有意識的深呼吸約 3～5 分鐘。

② 有意識地呼、無意識地吸約 3～5 分鐘。

③ 自然呼吸 10～20 分鐘或更長時間。

這三階段中，都用鼻呼吸並都做到意守呼吸，在運氣時必須做到全身放鬆，雷打不動，閉合雙目，同時舌頂上齶（停止口液的分泌），以達到真睡的目的。當口渴時舌頭可不頂上齶而頂在門牙時，上下活動前後伸縮（慢些）以增加唾液。

④ 收功：方法與「玉蟾吸真功」同，即：擦手、擦臉、舉手、嘆息。

功法十一：吶氣內臟跳動功

在真氣提陽功的基礎上，一口氣做數次提陽功。呼吸方法與提陽功一樣。不同的是，把胃等內臟放鬆到最低程度，如此提起放下連續不斷重複，就起到了內臟上下跳動的作用。

本功是運動內臟最佳功法。如有消化不良、糖尿病等內臟虛弱之症，非此功不能奏效，對男、女性功能下降也有特效。

注意事項

① 練功前應做好各項準備工作。一般宜寬衣解帶，選擇空氣新鮮且幽靜的練功環境，儘量避免外界干擾。

② 按照中醫辨證確立治則，根據治則選擇適宜的意念、呼吸及形體功法，組成套路，進行練功。病機不變，則宜固定套路練功。

③ 正確掌握功法。意念功不能過於濃重，呼吸功不能過於勉強，形體功應當考慮體質情況。如果出現練功偏差，應當及時調整功法或請氣功醫師予以糾正。

④ 本療法均具有一定的偏性，治療應當以平為期，切忌矯枉過正。

⑤ 應用本療法時，應當停止性生活或減少性生活的次數。

⑥ 精神病患者，一般不宜用本療法。

⑦ 婦女月經期，一般避免意守小腹部位。

⒁ 薰洗療法

薰洗療法是利用藥物煎湯的熱蒸氣燻蒸患處，等溫後以藥液淋洗局部的一種治療方法。它是藉助藥力和熱力，透過皮膚黏膜作用於肌體，促使腠理疏通，脈絡調和，氣血流暢。藥液的淋洗又能使瘡口潔淨，祛除毒邪，從而達到治療

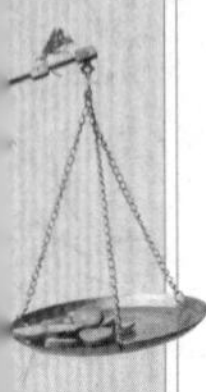

疾病的目的。

本療法起源甚早。馬王堆漢墓出土的《五十二病方》中已載有薰洗方 8 首。張促景《金匱要略》曰：「蝕於下部則咽乾，苦參湯薰洗之」。晉代葛洪《肘後備急方》有「漬之」、「淋洗」的論述。唐代《千金翼方》、《外台秘要》中，薰洗療法已推廣應用於癰疽、癮疾病。宋代《太平對惠方》有薰洗方 163 首，其中眼科 24 首、陰瘡、陰部濕疹 24 首，扭傷骨折 11 首。金元時期張子把薰洗療法列為治病之大法。齊德元《外科精義》著有「溻漬瘡腫法」專論：「瘡腫初生，經一二日不退，即須用湯水淋射之，其在四肢者溻漬之，其在腰腹背者淋射之……，稍涼，則急令再換，慎勿冷用。」明代《外科正宗》、《證治準繩》、《景岳全書》、《外科啟玄》、《奇效神書》等著作中都有所闡述。清代吳尚先將薰洗分為薰洗、蒸洗、淋法、坐浴和燙熨等法。本療法主要是由過溫熱藥液薰洗浴的方法來治療疾病，有別於燻蒸療法單純用藥液的熱蒸氣燻蒸治療疾病。

① 川桂枝、生附片各 50 克，紫丹參、忍冬藤、生黃耆各 100 克，乳香、沒藥各 24 克。加水 5 公斤，用文火煮沸後再煎 20 分鐘，倒入木桶，待溫度降至 50℃時浸泡患足，木桶外可套一只比其高 15 公分左右之塑料袋，袋口紮在腿上以保持溫度。每次浸泡 30 分鐘，每晚 1 次。每劑藥可反覆應用 5 日。治糖尿病肢端壞死。

② 消渴合併脈痺藥浴方：此為治療糖尿病併發末梢神經炎方。症見上肢或下肢痛、麻、全身乏力，口乾，形體消瘦，舌紅少苔，或白黃相兼苔，脈多沉弱而數。此因燥熱傷津耗液，脈絡失養所致。

藥用：透骨草 30 克，絡石藤 50 克，生地 50 克，當歸 30 克，羌活 50 克，威靈仙 30 克，豨薟草 50 克，紅花 25 克，天花粉 50 克。水煎薰洗。

③ 澤蘭、川芎、赤芍、地骨皮各 15 克，水蛭 10 克，鬼箭羽、丹參各 20 克，金銀花 30 克，野菊花 15 克。水煎洗患肢，治療糖尿病肢端壞死。

注意事項

① 藥物煎煮加水要適量，太多則濃度降低。蒸煮時間據藥物性質而定。芳香性藥物一般煮沸 10～15 分鐘，塊狀和根莖類藥物則須煮沸 30 分鐘。

② 應用時藥液溫度要適宜，防止燙傷皮膚。

③ 薰洗後要用乾毛巾擦乾患部，並注意避風和保暖。

④ 婦女經期和妊娠期不宜坐浴和薰洗陰部。

⑤ 薰洗藥不可內服。

⒂ 飲食療法

食物療法，簡稱「食療」，是指應用具有藥理作用的食物防治疾病的一種方法。

中國自古就有「醫食同源」之說。在古代原始社會中，人們在找尋食物的過程中發現了各種食物和藥物的性味和功效，認識到許多食物可以藥用，許多藥物也可食用，兩者之間很難嚴格區分。這就是「醫食同源」理論的基礎，也是食物療法的基礎。

現存最早的二千年前的藥物專著《神農本草經》中，就已將許多食物作為藥物記載，其中包括穀、米、木、草、禽、獸等，具體的如有大棗、芝麻、葡萄、核桃、百合、蓮子、蜂蜜、山藥、赤小豆、龍眼肉、食鹽、蔥白等。唐代的

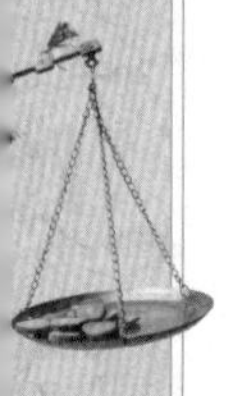

《千金要方》中收載食物約有 150 種之多，強調「食能排邪而安臟腑，悅情爽志，以資氣血」，認為「能用食平痾，釋情遣疾者」才堪稱「良工」。又說「夫為醫者，當需先洞曉病源，知其所犯，以食治之，食療不癒，然後命藥」。

歷代流傳的食物療法專著有《食療本草》、《食性本草》、《食醫心境》、《飲膳正要》、《食物本草》、《食鑑本草》、《隨息居飲食譜》等 300 餘部之多，現存的約有 16 部，可見古代醫學界對食物療法的重視。

食物療法是中國醫藥學的重要組成部分，它不但歷史悠久，且流傳廣泛，如以食物療法為基礎的藥膳、藥茶、藥粥、藥飲等。都是食物療法的組成部分。近年來，食物療法不斷得到發揚光大，推陳出新，越來越受到醫學界的重視和廣大群眾的歡迎。

在糖尿病飲食治療的原則中，放在第一位的是控制總熱量。總熱量的控制對每一位糖友來說都是非常重要的。每一種進口的食物都要熱量，無論是無糖食品還是普通飲食，我們都應該嚴格控制。那麼，我們到底應該怎樣決定每天應攝取的熱量呢？這個總熱量又是怎麼算出來的呢？簡單地說就是量出為入，消耗的就是你應該攝取的。

除此之外，決定總熱量的因素還有年齡、性別、體重等。年紀輕、男性、消瘦、體力活動大者每天攝取的熱量可稍偏大。而正處於兒童期、青春期、妊娠期、哺乳期的糖友，每天攝取的總熱量，特別是蛋白質攝入量應更多一些。肥胖、老年人、靜坐生活方式者每天攝取的總熱量就應相應的減少。具體的計算方式，我們稱之為飲食熱量計算三步曲，大家可以根據公式計算一下自己每天所需的熱量。

第一步，學會計算標準體重。

標準體重（公斤）＝身高（公分）－105　如李先生身高 170 公分，體重 85 斤。他的標準體重為 170－105＝65 公斤。

第二步，認真評價目前的體重狀況。

如果實際體重在標準體重的±（10%～20%）之間，則屬於超重或偏瘦的範疇。換標方法為（實際體重公斤數－標準體重公斤數）÷標準體重公斤數×100%，而實際體重超過標準體重 20%為肥胖，低於 20%為消瘦。

我們再來計算一下李先生的體重狀況：（85－65）÷65×100%＝31%，超過 20%屬於肥胖。

第三步，做好每日總熱量計算。

不同體力勞動所需熱能的需要量

勞動強度	舉例	千卡 / 公斤理想體重 / 日		
		消瘦	正常	肥胖
臥床休息	——	20~25	15~20	15
軟體力勞動	辦公室職員、售貨員、教師、簡單家務或與其相當的活動量。	35	30	20-25
中體力勞動	學生、司機、外科醫生、體育教師、一般農活或與其相當的活動量。	40	35	30
重體力勞動	建築工、搬運工、幹重活的農民、運動員或與其相當的活動量。	45	40	35

每日所需總熱量＝理想體重×每日每公斤理想體重的熱量

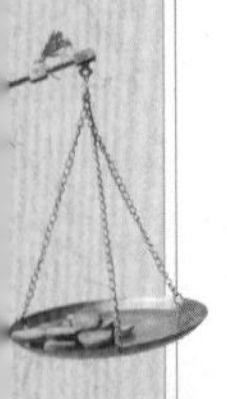

我們學會了如何計算飲食的總熱量，是不是我們每天只要總熱量不超就可以想吃什麼就吃什麼呢？這就涉及我們飲食原則的第二項：平衡膳食。

平衡膳食就是各種營養物質攝入要均衡。碳水化合物占總熱量的 50%～60%，脂肪占總熱量的 20%～25%，蛋白質占總熱量的 15%～20%來分配。其中 1 克糖（碳水化合物）或蛋白質產生 16.74 千焦（4 千卡）熱能，1 克脂肪產生 37.48 千焦（9 千卡）熱能，由此可以根據我們所計算出的總熱量合理分配。

但這種計算方式要稍微複雜一些，對於有些糖友來說有些難度。糖友也可以根據我國營養協會制定的中國居民膳食寶塔來安排膳食。所以說糖尿病飲食也是健康飲食，並不是糖尿病的專利。

這個膳食寶塔是我們一天當中各類食物的總量，簡單來說糖友可以按這個膳食寶塔來合理分配我們的飲食。每日 6 克鹽、25 克油、30 克大豆、1 袋牛奶、1 兩瘦肉、2 兩魚肉、1 個雞蛋、一斤蔬菜、4 兩水果、5～8 兩主食。（注意這裏所說的重量都是說實物的生重，在沒有烹調以前的重量，並不是我們做熟了以後的重量。比如主食 5～8 兩是說生麵粉、生米的重量，1 兩的生麵做成饅頭後重約 1.5 兩，1 兩的生米做熟後重約 2.5 兩。）

如果想更加具體、更加個性化的話還可以請專業的糖尿病營養師幫助自己制定一下。

一般主食的量要相對固定，除重體力勞動外，每日女性攝取 200～250 克、男性攝取 300～350 克主食為宜。副食中肉、蛋、乳類可以相互交換，50 克瘦肉＝80 克魚、蝦＝1

個 60 克的雞蛋＝125 克牛奶、110 毫升無糖優酪乳；

25 克黃豆＝50 克豆製品＝100 克白豆腐＝400 毫升豆漿，每天變換花樣及口味的主要是這一類食品。

在總熱量控制、膳食平衡的前提下，根據個人的飲食習慣靈活安排食譜，定時定量吃飯，每日至少 3 餐，每餐都應主、副食搭配。

熱量可以每餐平均分配，也可以按 1/5、2/5、2/5 來分配。菜以清淡為好，採取蒸、煮、燉、燴、拌、氽等烹飪方式，少用油炸、油煎、燒烤、紅燒的方法。

簡單說就是：主食定量，有粗有細，少吃多餐，遠葷近素，戒菸限酒，甜食不吃，水果少吃。

此外還要多飲水，千萬不要限制喝水，否則會引起血液濃縮、血栓形成、水和電解質代謝紊亂、代謝產物排泄障礙等多種不良後果，每天飲水量要達到 1200 毫升左右，即使沒有渴意也要及時補充水分。

第四步，要知道食品等值穀薯類交換成分表

等值穀薯類交換表（每份穀薯類供蛋白質 2g、碳水化合物 20g、熱能 90Kcal）

食品	重量（g）	食品	重量（g）
大米、小米、糯米	25	綠豆、紅豆、乾豌豆	25
高粱米、玉米碴	25	乾粉條、乾蓮子	25
麵粉、玉米麵	25	油條、油餅、蘇打餅	25
混合麵	25	燒餅、烙餅、饅頭	35
燕麥片、莜麥麵	25	鹹麵包、窩窩頭	35
各種掛麵、龍鬚麵	25	生麵條、魔芋生麵條	35
馬鈴薯	100	鮮玉米	200

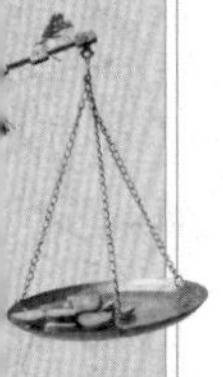

等值蔬菜類交換（蛋白質 5g,碳水化合物 17g，熱能 90Kcal）

食品	重量（g）	食品	重量（g）
大白菜、圓白菜、菠菜	500	白蘿蔔、青椒、茭白、冬筍	400
韭菜、茴香	500	倭瓜、南瓜、花菜	350
芹菜、苤藍、萵筍、油菜	500	鮮紅豆、扁豆、洋蔥、蒜苗	250
西葫蘆、番茄、冬瓜、苦瓜	500	胡蘿蔔	200
黃瓜、茄子、絲瓜	500	山藥、荸薺、藕	150
芥藍菜、瓢菜	500	慈菇、百合、芋頭	100
蕹菜、莧菜	500	毛豆、鮮豌豆	70
綠豆芽、鮮蘑菇	500		

等值水果類交換表（蛋白質 1g，碳水化合物 21g，熱能 90Kcal）

食品	重量（g）	食品	重量（g）
柿、香蕉、鮮荔枝	150	李子、杏	200
梨、桃、蘋果（帶皮）	200	葡萄（帶皮）	200
橘子、橙子、柚子	200	草莓	300
奇異果（帶皮）	200	西瓜	500

等值大豆類交換表（蛋白質 9g，脂肪 4g，碳水化合物 4g，熱能 90Kcal）

食品	重量（g）	食品	重量（g）
腐竹	20	北豆腐	100

大豆	25	南豆腐	150
大豆粉	25	豆漿	400
豆腐絲、豆腐乾	50		

等值奶製類交換表（蛋白質 5g，脂肪 5g，碳水化合物 6g，熱能 90Kcal）

食品	重量（g）	食品	重量（g）
奶粉	20	牛奶	160
脱脂奶粉	20	羊奶	160
奶酪	25	無糖優酪乳	130

等值肉蛋類交換表（蛋白質 9g，脂肪 6g，熱能 90Kcal）

食品	重量（g）	食品	重量（g）
熟火腿、香腸	20	雞蛋（1 大個帶殼）	60
半肥半瘦豬肉	25	鴨蛋、松花蛋（1 大個帶殼）	60
熟叉燒肉（無糖）、午餐肉	35	鵪鶉蛋（6 個帶殼）	60
瘦豬、牛、羊肉	50	雞蛋清	150
帶骨排骨	50	帶魚	80
鴨肉	50	草魚、鯉魚、甲魚、比目魚	80
鵝肉	50	大黃魚、鱔魚、黑鰱、鯽魚	80
兔肉	100	蝦、清蝦、鮮貝	100
熟醬牛肉、熟醬鴨	35	蟹肉、水浸魷魚	100
雞蛋粉	15	水浸海參	350

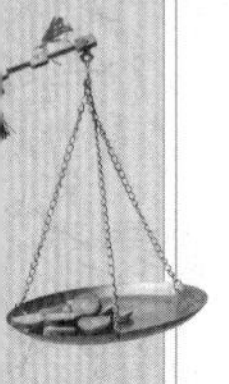

等值油脂交換表（脂肪 10g，熱能 90Kcal）

食品	重量（g）	食品	重量（g）
花生油、香油（1 湯勺）	10	豬油	10
玉米油、菜籽油（1 湯勺）	10	牛油	10
熟豆油（1 湯勺）	10	羊油	10
紅花油（1 湯勺）	10	黃油	10
核桃、杏仁、花生米	15	葵花籽（帶殼）	25
		西瓜籽（帶殼）	40

第五步，糖尿病病人一定要科學進食

①改變用餐順序：飯前先吃一些生菜，黃瓜或番茄等可以生吃的蔬菜當水果吃，但二者不可同時吃，否則互相影響營養吸收。飯前先喝湯，然後再吃主食和蔬菜。

②改變用餐方法：吃飯時要一口一口吃，不宜狼吞虎嚥，最好吃主食時每口飯嚼 20～25 次後再嚥。應專心的吃，不要邊吃邊看電視或工作，飯要一次盛好，不要一點一點盛飯。吃完碗中的飯立即放下筷子離開餐桌。

③改變用餐習慣：少細多粗，少稀多乾，少葷多素，少肉多魚，少油多清淡，少鹽多醋，少酒多茶，少吃零食，少量多餐，少吃多動。

④改變用餐品種：不要吃富含澱粉的食物，如果吃要減少主食的量。應吃帶葉、莖類的蔬菜，少吃根、塊莖類的菜。喝湯時撇去湯麵上的油。吃雞肉去掉雞皮和肥肉。吃帶刺的魚比魚塊好，可以減慢進餐速度，增加飽腹感。血糖控

制好的患者可在兩餐中間吃水果，但不宜喝瓶裝的果汁。

⑤ 改變烹調方法：用氽、煮、拌、蒸、鹵等方法做出的菜比炒、煎、炸等方法做成的菜好，可以減少油脂的攝入量。不吃油膩和油炸的食物。吃肉絲比吃肉片和紅燒肉好。吃帶骨頭的肉比吃燉肉好，既滿足食慾，吃進的肉量又不大。吃清蒸魚比紅燒魚好。

⑥ 營養治療是糖尿病整體治療的一部分，也是糖尿病治療成功與否的關鍵。飲食治療的個體化使之適合於每個糖尿病患者，個體化的生活方式，應根據包括文化、種族和個體意願及經濟等情況而定。

糖尿病患者健康飲食的常青樹應是：營養學中把碳水化合物、蛋白質、脂肪、維生素、礦物質和水作為膳食纖維（穀類、薯類、豆類、山藥、芋頭、粉條等）。

蛋白質來源：雞、鴨、魚、蝦、豬、牛、羊肉、蛋豆及豆製品。脂肪攝入：飽和脂肪（「壞」）——升高血膽固醇。多不飽和脂肪（「好」）——可降低總膽固醇水平，同是提高高密度膽固醇。

飽和脂肪來源：黃油、油脂 / 豬油、牛肉、羊肉、家禽的皮、熱帶植物有。多不飽和脂肪來源：玉米油、向日葵籽油、紅花油、魚油、靜脈用脂肪乳劑等。單不飽和脂肪來源：橄欖油和橄欖、菜籽油、花生油和花生、鴨梨。

⑦ 糖尿病患者不宜一味減少主食的量，不然能量需要就要透過蛋白質類和脂肪類食物來滿足，造成膳食中某些營養素過少而其他營養素過多，這樣的飲食結構是失衡的。對糖尿病患者的血糖控制都是十分不利的。

從營養學的角度來講，膳食中碳水化合物所產生的能量

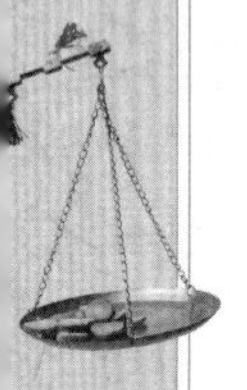

應占總能量的 60%～65%，假如一個中等體型和等活動量的糖尿病患者每天需要的總能量為 1600 千卡，那麼其碳水化合物所占的能量就是 1600×60%＝960 千卡，而每一克碳水化合物產生的能量為 4 千卡，那麼 960÷4＝240 克，這就是每天所需的碳水化合物的量，如果按主食中大約含有 75% 的碳水化合物來計算，那麼一個中等體型和中等活動量的糖尿病患者每天所需的主食量是 240÷75%＝320 克，約合 6 兩主食。

⑧ 俗話說的好，「禍從口出，病從口入」，糖尿病綜合治療中，飲食治療是最行之有效、最基本的治療措施。管好自己的嘴是治療糖尿病的第一要務。一日三餐中的食物將直接影響血中葡萄糖濃度和血糖升高的速度，任何類型的糖尿病患者都須進行飲食治療。

要控制血糖、尿糖，使之接近或達到正常值，防止或延緩急、慢性併發症的發生發展，同時供給充足營養、維持正常體重。

輕型患者經飲食治療，一般不需服藥或僅少量服藥，血糖、尿糖即可恢復正常，症狀消失；中重型患者，堅持飲食治療，可減少用藥，促使病情穩定，預防併發症的發生。否則，即使用胰島素或口服降糖藥治療，也不會取得滿意的療效，而且療效也不宜鞏固。

勻著吃：

① 每天至少定時進食三餐。

② 三餐飲食均勻搭配。食物要多樣，穀薯類、動物性食物、豆類、蔬菜水果都要吃，米、麵、雜糧、薯類粗細搭配。

③ 用胰島素或曾發生過低血糖的患者，應在正餐間外加 2～3 餐，可用糖尿病專用配方膳、代糖餅乾、低值奶、藕粉等，加餐量應從三餐中定量分出，不可另加量。

④ 血糖不穩不飲酒。酒精是純熱量飲料，1ml 可產生 7 千卡熱量，且易使血糖產生波動，空腹飲酒發生嚴重低血糖，且醉酒往往掩蓋低血糖的表現，會延誤治療。

⒃ 糖尿病病人的運動療法

生命在於運動，健康也在與運動。體育運動是治療糖尿病重要的、甚至是必不可少的手段之一。

所以，體育鍛鍊對糖尿病患者有很大的益處，這些益處至少包括：

① 增強身體對胰島素的敏感性：有人發現，糖尿病患者通過體育鍛鍊，高血糖和糖耐量異常有所改善，在血糖降低的同時，血液中胰島素水平也下降，說明身體對胰島素的敏感性增強。這種改變即使不伴有體重下降也可以出現。

② 降低血糖和血液的黏稠度，調節血脂：體育鍛鍊可增加糖尿病患者對血糖及血脂的利用，增強胰島素的敏感性，使其血糖、血甘油三酯、血膽固醇和血液黏稠度有所下降。一般餐後快走半小時可降血糖 1～2mmll/L。

對大部分人來說太極拳最為適合糖尿病患者的運動。但對於血糖相對高者，如餐後血糖在 20mmol/L 左右者就暫不建議做餐後的過度運動，同時對於那些血糖波動較大者，如空腹血糖 6～7mmol/L，而餐後血糖升到 20mmol/L 左右者，也不主張做過度的運動，以防造成血糖的更加增高或更大的血糖波動。反過來說，對於體重過低者也不主張做過度的運動。

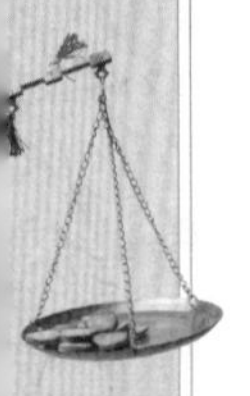

③ 有利於患者糖尿病慢性併發症的控制：鍛鍊除了降糖、調脂、降黏外，鍛鍊還能使患者紅細胞的變應有所增強，使各種臟器的血液及氧氣的供應改善，這些都有利於患者糖尿病慢性併發症的控制。

④ 減輕體重，增強體質：體育鍛鍊能使糖尿病患者體內多餘的脂肪組織得以清除，肌肉的量和體力有所增加。對於一些肥胖者，當體重減少 10 斤則可降血糖 50%，超過一種降糖藥的作用。而對於一般體重者運動療法也相當於一種降糖藥的功效。

⑤ 給患者帶來信心和生活的樂趣：透過體育鍛鍊，患者可以增強對自己身體狀況的信心，感到心情舒暢、精神飽滿，同時由於社會交往的增多，使他們增添很多生活的樂趣。所以，許多患者一旦投入體育鍛鍊的大軍之列，就會欣然前往，樂此不疲了。

⑥ 運動的即時，尤其是急性運動時常能降低運動時運動後的血糖水平，運動 2 小時後可見到 II 型糖尿病非胰島素依賴組織的葡萄糖攝取增加，這一作用可持續數小時或數天，長期規律運動可使單次運動的效果累加，葡萄糖利用的改善可維持數月，糖化蛋白下降 1.0%～1.5%，從而使血糖長期得到控制。運動亦有「記憶效應」。

運動時肌肉的收縮需要能量，耗能增加 7～40 倍，最初運動所消耗的能量物質主要是血糖和內源性糖原，血糖隨著運動的持續而下降，要經過一定的運動時間後肝糖原異聲和脂肪分解成為主要能量物質。

運動時胰島素分泌雖減少，但由於肌肉收縮其血流供應增加，血流增快及毛細血管普遍擴張。因此，到達肌肉組織的胰島素並未減少。運動還可使胰島素與肌細胞膜上的受體相結合，增加周圍組織對胰島素的敏感性。新近研究發現運動可促進肌肉的活動因子（一種類胰島素結構的肽類，具有類胰島素樣作用）的釋放，增強胰島素的作用。

⑦ 長期慢運動可使血漿去甲腎上腺素反應減弱，同時，增加對糖的利用和分解能力，有利控制血糖和改善代謝能力。研究表明，經 6 個月運動可使已糖激酶活性增加 35%，琥珀酸脫氫酶活性增加 75%。經長期運動，機體糖原合成酶活性提高，肌糖原的儲存能量增強，血糖波動減少，這樣有利於維持糖代謝穩定。

長期運動對糖耐量低減和具有一定胰島功能 II 型糖尿病（空腹血糖≦11.1mmol/L）以及伴有高胰島素血症的 II 型糖尿病患者尤為有效，有改善其糖耐量的作用。運動不僅可將當時的血糖，而且運動結束後血糖還會持續下降，中等量運動的降糖作用可持續 12～17h。

⑧ 散步療法是一種既簡便又廉價的鍛鍊方法，隨時隨地都可以進行，不需要鍛鍊器械，便於長期堅持，適合於各類型的糖尿病患者。

散步的種類：(a) 慢速步行：每分鐘走 60 公尺。(b) 中速度步行：每分鐘走 80 公尺。(c) 快速步行：每分鐘走 90 公尺。

最佳散步方案：輕度糖尿病患者可採用中速至快速步行，每天可選擇幾種步行方案：20 分鐘走 1600 公尺或 1800 公尺，30 分鐘走 2400 公尺或 2700 公尺。

重度糖尿病患者可採用慢速到中速步行，每天可選擇幾種步行方案：20 分鐘走 1200 公尺或 1600 公尺，30 分鐘走

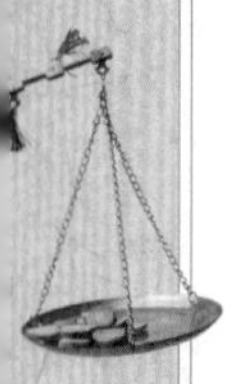

1800 公尺或 2400 公尺。

注意事項：(a) 散步宜在飯後進行：步行 20 分鐘以上才可起到降血糖的作用。(b) 散步時不宜穿皮鞋和高跟鞋，最好穿運動鞋，衣服合體、寬鬆。(c) 應選擇地勢平坦的地方散步，並儘可能選擇環境幽靜，空氣清新的場所。(d) 足部有炎症，感染或水腫的患者不宜散步。(e) 10 分鐘後心率應在（220 － 年齡）×（60%～70%）之間，這樣散步才能達到鍛鍊的目的。(f) 步行十應直視前方，背挺直，收緊小腹，膝蓋彎曲 90 度，以膝蓋為支點擺動。(g) 同時步長儘可能跨至身高（公分）－100 公分以上為佳。

慢跑運動簡便易行且不受年齡限制，中老年人都可以參加。

適用範圍：醫生認可適合慢跑的糖尿病患者。

最佳慢跑方案：(a) 每次慢跑 15 分鐘，跑 1000～3000 公尺，每週 2～3 次，連續進行 12 週，運動強度較弱，這種慢跑方式適合從未進行過慢跑和身體較弱的糖尿病患者。(b) 每次慢跑 30 分鐘，跑 2000～6000 公尺，每週 2～3 次，連續進行 12 週，運動強度中等偏弱，這種慢跑方式適合已進行上一慢跑方案滿 12 週的糖尿病患者。(c) 每次慢跑 60 分鐘，大約跑 6000 公尺以上，每週 2～3 次，連續進行 12 週，運動強度中等偏強，這種慢跑方式已進行上一慢跑方案滿 12 週的糖尿病患者。

注意事項：(a) 不要在飯後立即慢跑，也不宜在慢跑後立即進食。慢跑宜在每天上午 9～10 點和下午 4～5 點進行。(b) 慢跑時最好用鼻子呼吸，避免用口呼吸；慢跑時腳步最好能配合自己的呼吸，可跑 2～3 步吸氣，再跑 2～3

步後呼氣。(c) 慢跑前做 3 分鐘準備活動，如活動活動四肢、手腕和腳踝；慢跑結束前，要逐漸減慢速度或改為步行，切忌突然停止或蹲下休息。(d) 從短距離慢速開始，做到量力而跑，不要弄得過分疲勞或使心臟負擔過重。(e) 跑步時，兩臂以前並稍向外擺動比較舒適，上半身稍向前傾，儘量使全身的肌肉放鬆，一般以腳尖著地為好，步伐不要太大。(f) 進行慢跑要持之以恆，循序漸進，不要急於求成而盲目延長距離或加快速度，也不要隨意間斷或偶爾跑一次，這樣達不到運行治療的目的。

游泳是一項全身運動，幾乎所有的肌肉群和內臟器官都要積極參與活動，能增強各器官和系統的功能，使身體得到全身的鍛鍊。

使用範圍：游泳適用於大多數糖尿病者，一般認為 II 型糖尿病肥胖者和血糖在 16.7mmol/L（300mg/dl）以下者，以及 I 型糖尿病穩定期患者均適宜。

運動量的掌握：掌握游泳運動量最為簡便的方法是根據患者游泳後脈搏的變化情況來衡量。(a) 小運動量：游泳後脈搏頻率每分鐘 70～80 次。(b) 中運動量：游泳後 90～110 次。(c) 大運動量：游泳後 120～140 次。

年輕立壯的糖尿病患者，每週大運動量的游泳鍛鍊不應超過 2 次；中年患者宜進行中等運動量的游泳鍛鍊；老年患者宜進行小運動量和中等偏小運動量的游泳鍛鍊。只有科學地掌握了運動量，才能使每次游泳達到鍛鍊的目的，又不致發生過度疲勞和使身體產生不良反應。

注意事項：(a) 雙腳出現皮膚損傷、潰爛的患者不宜游泳，以免造成感染。(b) 游泳時間最好選在餐後半小時到一

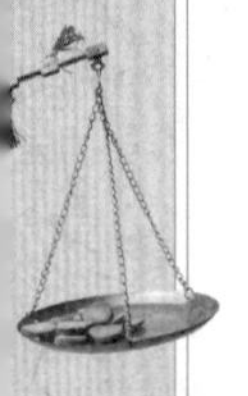

小時後，不可空腹及睡前游泳。空腹游泳容易導致低血糖。飯後立即下水游泳，容易出現嘔吐、胃痙攣或腹痛等不適感。(c) 隨身攜帶糖尿病卡及糖塊、餅乾等含糖食物，以備發生低血糖時能馬上得到救治。(d) 患者入水前要做好準備活動，可以做廣播體操或各種拉伸肌肉和韌帶的動作。做好準備運動後再下水游泳，能防止頭暈噁心、抽筋或拉傷肌肉。(e) 游泳後應立即擦乾皮膚表面的水，穿好衣服，以免受涼，同時可簡單活動活動四肢，有助於消除疲勞。(f) 雙肩不要過度活動，防止肩部肌肉損傷。

⒄ 糖尿病病人的音樂療法

治病的方法很多，其中音樂就可以治療疾病，音樂能夠給人帶來美妙的享受，各種不同的音樂帶給人的感受也不同。對於糖尿病患者來講，音樂保健法是一種令人愉快的自然療法。

音樂有很多功能，包括：使人體分泌一種生理性物質，調節血液循環和神經功能，讓人富有活力、精神煥發。音樂節奏與節奏與旋律能使左腦休息，刺激右腦活動，對創造力、訊息接受力等潛在能力有激發作用。音樂能使血脈暢通，促進消化道活動，加速排除體內廢物，有助於疾病的康復。

選擇曲目的原則：選擇的音樂節拍約等於人的心率，節拍太快會讓人緊張，節拍太慢又讓人產生倦怠感。

時間：一個療程一般為 1～2 個月，也可以 3 個月作為一個療程。每週 5～6 次，每次約 30 分鐘。

⒅ 糖尿病病人的藥茶療法

藥茶療法是指應用某些中藥或具有藥性的食物，經加工製成茶劑以及湯、飲、乳、露、汁、漿、水等飲料，用於防治相關疾病的一種方法。

「茶劑」是中國傳統的特色飲料形式，也是藥茶療法的主要劑型之一。茶劑的基本原料為茶葉。茶葉既是飲料，也是藥物，作為藥物已有數千年的歷史。距今二千年的《神農本草經》中就已將茶作為一味重要的藥物，認為」茶味苦，飲之使人益思，少臥、輕身明目。」傳說神農氏嘗草，日遇72毒得茶而解之。

唐代顧況在《茶賦》中總結茶葉的功效為「滋飯蔬之精素，攻肉食之羶膩，發當暑之清吟，滌通宵之昏寐」。李時珍在《本草綱目》中指出茶最能降火。總之，歷代醫家都非常重視茶葉，認為它具有清熱解毒、止渴利尿、提神醒腦、清心明目、消食助運等功效。

藥茶除用茶葉作為基本原料外，更廣泛地應用其他食物及中藥作為原料，如菊花、決明子、生薑、紫蘇、薄荷等。以複方形式製成的午時茶，近代的各種減肥茶和廣東的各種涼茶等，也屬於藥茶範圍。

① 蠶繭茶

【配方】蠶繭 50 克。

【用法】將蠶繭剪開去蛾蛹，煎水，取汁代茶飲。每日1劑。

【主治】糖尿病口渴多飲，尿頻量多，尿糖檢驗持續不降者。

② 丁香茉莉花茶

【配方】丁香、茉莉花、綠茶等。

【用法】市場有售，亦可向廠家購買。不拘時，頻頻飲

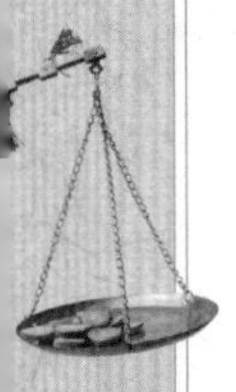

之。

【主治】頭暈目眩，神疲體倦，胃熱口臭，高血壓，冠心病，肥胖症。

③ **蝸牛茶**

【配方】大蝸牛（活者）12 隻，清水或礦泉水 1000 毫升。

【用法】將活蝸牛放入水中 24 小時後，取浸泡蝸牛的水，不拘時，代茶飲用。

【主治】糖尿病。

④ **蕹菜玉米鬚茶**

【配方】蕹菜梗 100 克，玉米鬚 50 克。

【用法】上 2 味共加水同煎，去渣，取汁。代茶常服。

【主治】糖尿病。

⑤ **糯稻稈茶**

【配方】糯稻稈 10 克。

【用法】上藥切碎炒焦，布包，沸水泡。代茶飲。

【主治】糖尿病口渴。

⑥ **菝葜茶**

【配方】菝葜葉 30 克。

【用法】上藥洗淨，切細，煎水，取汁。代茶飲。

【主治】糖尿病。

⑦ **菟絲子茶**

【配方】菟絲子 15 克。

【用法】上藥碾碎，布包，放入茶杯中，沸水沖泡。代茶頻飲。

【主治】肝腎陰虛之消渴症。

⑧ **消渴茶**

【配方】麥門冬、玉竹各15克，黃耆、通草各100克，茯苓、乾薑、葛根仁各30克，菝葜24克。

【用法】將上藥共研粗末，攪令匀。另外取黃白株皮白皮根切細，煮取濃汁，和入上藥末，捻成餅子，每個15克，中心穿孔，暴曬乾，掛置通風處。每次取1個，放炭火上炙令香熟勿焦，搗成碎末，煎代茶。也可放少量食鹽。

【主治】症見煩渴多飲，消穀善飢，形體消瘦，口乾舌燥，小便多。

⑨ **養胃茶**

【配方】北沙參、麥冬、生地各15克，玉竹5克，冰糖適量。

【用法】上藥共為粗末，煎水，取汁，入糖令溶。代茶飲。

【主治】上消症及熱症傷陰煩渴等症。

⑩ **臯蘆葉茶**

【配方】臯蘆葉，每日1把。

【用法】洗淨，切碎，水煎，取汁。代茶飲。

【主治】消渴症頭痛煩熱等。

⑪ **祛煩養胃茶**

【配方】鮮石斛15克，熟石膏12克，天花椒10克，南沙參12克，麥冬6克，玉竹12克，山藥、茯苓各10克，廣皮3克，半夏5克，甘蔗100克。

【用法】水煎，去渣，取汁。代茶頻頻飲之。

【主治】中消。

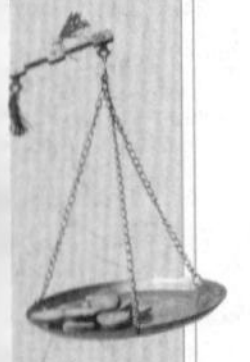

⑫ **枇杷根茶**

【配方】枇杷根 100 克。

【用法】水煎，取汁、代茶飲。

【主治】糖尿病。

⑬ **花粉茶**

【配方】天花粉 125 克。

【用法】上藥製為粗末，沸水沖泡。代茶頻飲，每日 15～20 克。

【主治】消渴之身熱、煩滿、大熱；亦可用於肺燥咯血等症。

⑭ **田螺茶**

【配方】田螺數百隻不限。

【用法】水浸一夜，取水煮沸，每日一換水。渴即代茶飲之，或煮田螺吃肉飲之。

【主治】糖尿病。

⑮ **生地石膏茶**

【配方】生地 30 克，石膏 60 克。

【用法】先將石膏打碎，同加水煎湯，取汁。代茶飲，每日服 1 劑。

【主治】糖尿病之口渴引飲。多食善飢等症。

⑯ **石斛冰糖茶**

【配方】石斛 15 克，冰糖適量。

【用法】沸水沖泡，代茶頻飲。

【主治】消渴引飲。

⑰ **烏梅茶**

【配方】烏梅 50 克。

【用法】開水沖泡，代茶緩緩飲之。

【主治】糖尿病。

⑱ **止消渴速溶飲茶**

【配方】鮮冬瓜皮、西瓜皮各 1000 克，瓜蔞根 250 克。

【用法】先將冬瓜皮、西瓜皮削去外層硬皮，切成薄片；瓜蔞根搗碎用冷水浸透，同放入鍋內，加適量水，煎煮 1 小時，去渣，再以小火繼續加熱至濃縮。將要乾鍋時，停火，曬乾，壓碎，裝瓶備用。每次 10 克，沸水沖化，代茶飲。

【主治】糖尿病。

⑲ **雙瓜花粉**

【配方】冬瓜皮、西瓜皮各 15 克，天花粉 12 克。

【用法】稍加水煎，宜經常代茶飲之。

【主治】糖尿病。

⑳ **木槿根茶**

【配方】木槿根 32～64 克。

【用法】水煎數沸，去渣，取汁。代茶常常飲之。

【主治】消渴。

㉑ **玉竹烏梅茶**

【配方】玉竹、北沙參、.石斛、麥冬各 9 克，大烏梅 5 枚，冰糖適量。

【用法】上藥共研末，水煎，取汁，加冰糖另溶。代茶飲。

【主治】上中消及熱病傷陰煩渴、夏季汗多口渴等症。

㉒ **瓜蔞根冬瓜茶**

【配方】瓜蔞根、冬瓜適量。

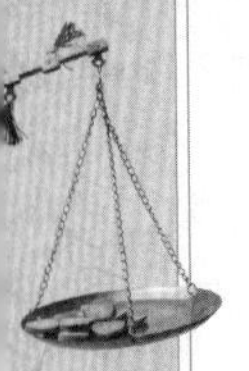

【用法】燉湯，取汁，不拘時，代茶頻頻飲之。

【主治】症見肺胃燥熱，煩渴多飲，飲不解渴，飲水無度，善飲形瘦，口乾舌燥，舌紅脈數。

注意事項

① 辨證施茶。

② 應長期少量飲用，不可一次大量飲用，否則有害無益。

⒆ 糖尿病病人醋蛋療法

醋蛋療法是用醋蛋以防治疾病的一種治療方法。

以雞蛋及醋為主藥配方治病，在我國有悠久的歷史。早在漢代張仲景的《傷寒論》中就載有以醋及雞蛋為主藥的「苦酒（醋）湯」，即以「半夏（洗、破如棗核）十四枚、雞子一枚（開孔去黃），納半夏著苦酒中，以雞子殼安火上，令三沸，去滓，少少含咽之，不瘥，更作三劑」，用以治療少陰病「咽中傷生瘡，不能語言，聲不出者」，可認為是最早而最有名的醋蛋處方。

醋在古代又名苦酒、酢、酢酒等，應用醋治病在中國有數千年的歷史。歷代醫學典籍如《千金要方》、《肘後備急方》、《食療本草》、《普濟方》、《本草綱目》中都有關於醋的性能、功效、臨床應用方面的論述，以醋組成的方劑多達上千首。

而歷代醫學典籍如《千金要方》、《太平聖惠方》、《世醫得效方》、《活幼新書》、《本草綱目》等關於雞蛋的性能、功效、臨床應用方面的論述亦甚多，用蛋治病的中國也有數千年的歷史。

近年來，醋蛋治療在民間有很大的發展，廣泛應用於保健強身及內、外、婦、兒各科病症的治療，方便易行，深受歡迎。

① 取雞蛋 3 個，打碎後加入香醋 100 毫升，調和，放置 1～2 天，再加食醋 150 毫升，攪勻。每日清晨服用 15 毫升。

② 取淮山藥 30 克，濃煎，取汁 150 毫升，打入雞蛋 1 個，加醋 15 毫克，煮沸後食用。每日 1 次。

注意事項

① 對醋和雞蛋過敏者，不宜應用本療法。

② 潰瘍病和胃酸過多患者，不宜應用本療法。

③ 每日食用的醋蛋液要適度，不宜過量，過量食用反而對健康不利。

④ 本療法所用的醋，應選用優質食用醋；所用的蛋類應為新鮮者。

⑤ 配製好的醋蛋液應妥善保管，及時食用，防止變質。

⒇ 糖尿病病人蜂毒療法

蜂毒療法又稱蜂螫療法，是利用蜜蜂毒素防治疾病的一種治療方法。

本療法雖無專著記述，但長期以來為人們所習用，是在蛇毒、蠍毒、蜘蛛毒療法基礎上發展而來。唐代柳宗元的《捕蛇者說》就載有蛇毒治病，李時珍的《本草綱目》也記載了蜘蛛毒療法。

蜂毒療法隨著醫學科學的發展，逐漸為醫家所重視，並應用於臨床，現已將蜂毒製成射液用於治療。

取肺俞、照海、腎俞、胰俞、三陰交等穴，用蜂螫。每

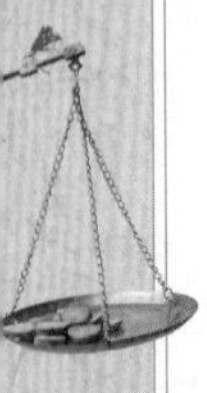

日 1 次，10 次為 1 療程。

注意事項

① 接受蜂毒療法者，治療結束後應休息 10 分鐘以上，不宜治療後即進行活動。

② 治療前不得吃得過飽，治療期間不宜飲用含有酒精的飲料。

③ 凡初次接受治療者，出現較輕的疼痛，局部略有紅腫，不必驚慌，更不要輕易停止治療。如出現發燒、噁心、嘔吐、心慌出汗者，可應用鎮靜劑，如肌肉注射 25 毫升異丙嗪，即可緩解其毒副作用。

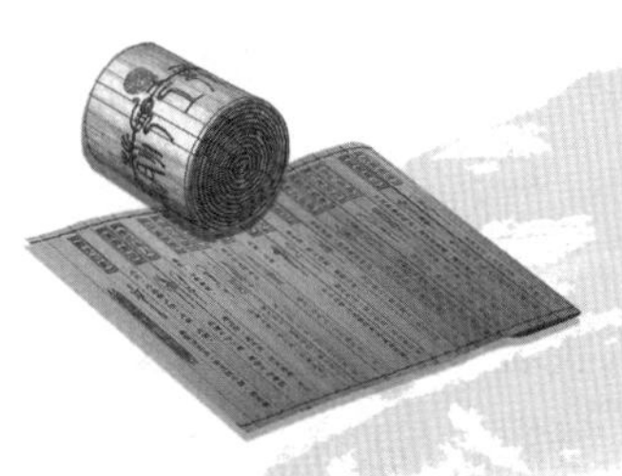

高血壓

一 什麼是高血壓病

高血壓是一種以動脈壓升高為特徵，可伴有心臟、血管、腦和腎等功能性或器質性改變的全身性疾病。由於人們的絕對血壓水平受性別、年齡、種族和許多其他因素影響而有差別，高血壓的任何一個定義都是根據從血壓與高血壓直接無明顯分界線。目前成人確診高血壓採用世界衛生組織統一的標準。1978 年世界衛生組織高血壓專家委員會確定的高血壓標準是：

正常成人血壓：收縮壓≦18.7kPa（140mmHg），舒張壓≦12.0kPa（90mmHg）。

臨界高血壓：收縮壓 18.9～21.2kPa（141～159mmHg），舒張壓 12.1～12.5kPa（91～94mmHg）。

高血壓：收縮壓≧21.3kPa（160mmHg），舒張壓≧12.7kPa（95mmHg），經非同日兩次核實確定。

血壓測量以坐位、右上臂為準，必要時也可測立、臥位及上、下肢作比較。

高血壓是一種臨床綜合徵，可以在許多疾病中出現。高血壓病又稱原發性高血壓，是指原因尚不明確，以血壓升高為主要表現的一種相對獨立的疾病。

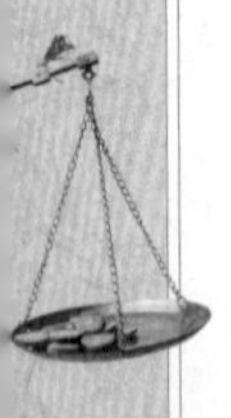

據引起高血壓的原因不同，高血壓通常分為原發性高血壓和繼發性高血壓兩類。

繼發性高血壓又稱症狀性高血壓，是指有明確的病因可循，血壓升高只是某些病的部分臨床表現。症狀性高血壓常見有腎性高血壓、內分泌性高血壓、妊娠性高血壓、血管病變性高血壓等一些類型。

高血壓和高血壓病有什麼區別？

人們經常將高血壓和高血壓病混同起來，認為只要發現血壓升高就是高血壓病，或者將高血壓疾病簡稱為高血壓。其實高血壓和高血壓病是兩個不同的概念。

高血壓只是一個病症，並不是一個獨立的疾病。許多疾病，如急、慢性腎炎、腎盂腎炎、顱腦疾病、內分泌疾病、血管性疾病以及妊娠中毒症等，這些疾病都可以引起血壓升高的症狀，由於這種高血壓是繼發於以上疾病後出現的，又稱繼發性高血壓或正在性高血壓，而引起這種高血壓的疾病醫學上統稱原發病。這類高血壓只占高血壓病人總數的10%以內。

高血壓病是一種獨立的疾病，其發病原因目前還不十分清楚，又稱原發性高血壓，約占高血壓病人的 90%以上。所以我們通常所見的高血壓患者，絕大多數都是這種高血壓病，其臨床表現以血壓升高為主要特徵，但隨著病情的發展，會出現心、腦、腎等重要器官受損害的病變，叫做高血壓的併發症，如高血壓性心臟病、心力衰竭、腦梗塞、腦出血、腎功能不全等併發症。

由於原發性高血壓和繼發性高血壓的病因病理不同，因此，治療原則也不相同。原發性高血壓必須積極治療高血壓，才能有效地防止併發症；而繼發性高血壓首先必須治療原發病，才能有效地控制高血壓發展，其次才是用降壓藥物來控制高血壓的症狀。因此，醫生遇到高血壓病人，必須仔細詢問和檢查，在排除其他疾病所引起的高血壓後，才能診斷為高血壓等。

二 高血壓的發病原理

(一) 病 因

1. 遺傳因素

一些學者的研究表明，遺傳因素對高血壓病的發展起著重要的因素，如透過家系研究 Bianchi 等發現，雙親均為正常血壓者，其子女患高血壓病的機率為 3%，而雙親均為高血壓病者，其子女患高血壓病的機率則高達 45%。為了鑑別環境因素和遺產因素的影響，有人研究了有抱養子女的家庭，發現抱養子女血壓與養父母血壓的相關程度小於親生子女與父母血壓的相關。

同樣，同胞兄弟姐妹的血壓相關程度也大於抱養子女相互之間及抱養子女與親生子女之間的關係。透過孿生子女研究發現，單卵雙生者其積壓相關係數為 0.55，雙卵雙生者為 0.25，二者有顯著差異。

在人群研究中已看到不同種族之間血壓分佈及高血壓患病率不同。除此之外，科學家已成功地建立了遺傳性高血壓大鼠株，繁殖幾代後幾乎 100%發生高血壓。這些都說明本病的發生於遺傳有著密切的關係。

目前多數醫學家認為高血壓病是一種多因子遺傳性疾

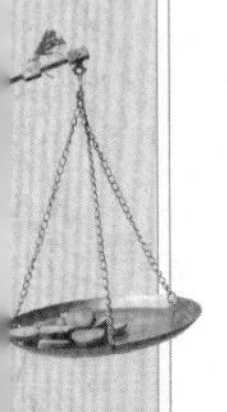

病，同時其發病又受環境因素的影響，可以寫成一個方程式：**基因＋環境＝高血壓**，即遺傳易感性與環境因素影響相結合的發病模式。可見，遺傳在高血壓發病中起重要作用，任何導致血壓升高的環境因素，都有在具有血壓升高傾向的遺傳易感體質上發揮作用。換句話說，在同一生活環境中，不是所有的人都會出現高血壓，只有部分「高血壓素質」的人才會發生高血壓病。

從家族調查來看，高血壓發病有家族集中現象，即父母雙方均患有高血壓的子女其高血壓發生率為45%，父母僅一人患高血壓者，其子女高血壓發生率為28%，而父母均無高血壓者，其子女高血壓發生率僅為3%。高血壓病人的成年兄弟姐妹中65%可能患高血壓，其中單卵雙生子比其他親屬間血壓相關性更高。這些都說明高血壓是一種遺傳性疾病。

2. 環境因素

環境中缺乏離子也是高血壓發病的重要機制。空氣負離子經呼吸道入肺，通過膜交換系統進入血液循環，隨血液循環到達全身各組織器官，以直接刺激神經反射以及由體液方式作用於機體各系統，產生良好的生理效應。它會直接影響血液中帶電粒子（蛋白質、血細胞）的組成與分佈情況，使異常的血液形態與理化特徵正常化；並透過促進機體組織的氧化還原過程，特別是透過加強肝、腦、腎等重要組織的氧化過程，激活多種酶系統，對機體的脂肪、蛋白質、碳水化合物、水及電解質代謝起到調整與優化作用。因此，空氣中缺乏負離子也是導致高血壓產生的一個重要的原因。

高血壓病的發生與環境也有一定的關係。這裏所說的環境因素比較複雜，有飲食、空氣污染、噪聲、職業等各種情況。日本科學家指出，高血壓病的發病率還與該地區食鹽消費成正比。

外界環境是誘發高血壓的一個因素。

有人稱為外界因素。因為只有遺傳因素還不足以引起高血壓，必須在外界因素的影響下才能發病。外界因素包括職業、經濟、勞動種類、文化程度、人際關係等，它們由過精神和心理因素影響血壓。

⑴ **職業因素**

我國流行病學研究發現，城市高血壓患病率高於農村，約為 10.84%～6.24%，同一地區職業的人高血壓的患病率顯著不同，一般認為，注意力需要持續性高度集中，而體力活動又較少的職業，高血壓的患病率就較高，如司機、報務員、會計、統計人員、教師等，而農村、圖書管理員等職業，由於精神緊張度較低，高血壓的患病率也較低。在發達國家經濟收入和文化水準低的人群，高血壓的患病就高於經濟收入和文化水準較高的階層。

⑵ **環境因素**

有人研究發現，凡在噪音經常騷擾下的大城市火車站或鬧市區的居民，高血壓的患病率高於安靜的農村。高原和寒冷的居住環境，也是高血壓的發病因素之一。原因是人體在噪音環境下，去甲腎上腺素分泌增多，心跳加快，使血壓升高。同時噪音還能使具有保護心肌功能的血鎂量下降，所以，冠心病的發病率也往往增高。

有人在暴露噪音環境下，給動物做實驗，結果發現，毛細血管壁變形，血流速度減慢，心肌和血管系統均受損害。

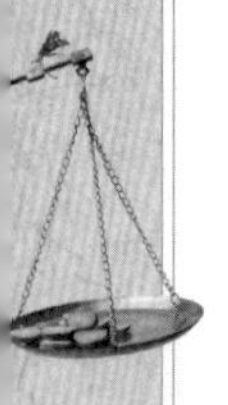

由此可見，生活勞動緊張，勞動環境中的有害因素，心理精神因素在高血壓的發病中起一定的作用。

血壓的升高時遺傳基因與外界環境因素相互作用而導致的外界環境，會導致人體發生一系列的神經體液方面的適應性調節。老年人更是如此。夏季血壓或輕度降低，冬季血壓明顯升高，一般冬季血壓要比夏季高 1.6/8kPa（12.0/6.0 mmHg）。這主要是由於氣溫的影響，夏季皮膚血管擴張，冬季皮膚血管收縮。

3. 年齡因素

世界大多數地區人群高血壓患病率及平均血壓水平隨年齡的增長而增高。國外資料表明，女性 50 歲以後血壓上升明顯，收縮壓升高持續終身，而舒張壓則常在 55～60 歲漸平緩。年幼時血壓高者其血壓隨年齡增高的趨勢更不顯著。

人在生長發育過程中，血壓也有相應變化。嬰兒向成人期發育成長過程中，血壓迅速上升，當血壓升至成人高度時，上升趨勢減慢。

到 40 歲以後血壓再次逐漸升高，隨年齡的增長，小動脈逐漸硬化，彈性減弱，如果再加上遺傳、肥胖、飲食因素，使中老年高血壓的患病率明顯高於青年人。40 歲以上人群高血壓的患病率是 15 歲～39 歲者 3.4 倍，65 歲人群有 40%～50%發現高血壓而 80 歲以後稍有下降。總的情況是高血壓的患病隨年齡增長而遞增。同時還發現青少年時期血壓偏高者，成年以後血壓上升較快較高，提示預防高血壓應從兒童時期就開始。

高血壓病的發病率隨著年齡增長而升高，據統計，20 歲以下發病率為 3.11%，20 歲～29 歲為 3.91%，30 歲～39

歲為 4.95%，40 歲～49 歲為 8.6%，50 歲～59 歲為 11.38%，60 歲～69 歲為 17.23%～26%。由此可見，40 歲以後高血壓病的發病率有明顯升高，原因可能與年齡增長而引起的體內生理變化或外界因素的長期作用有關。

4. 性別因素

據統計 35 歲以前男女兩性患病率無明顯差異，有時男性稍高於女性，但 35 歲以後，較高發地區女性發病率高於男性，低發地區 45 歲以後女性患病率低於男性。我國男女兩性的收縮壓都隨年齡呈拋物線形上升，女性的曲線坡度遠較男性為顯著，40 歲以下的男性收縮壓略高於女性，45 歲以後的女性收縮壓超過男性，且隨年齡的增長差距愈顯著，至 70 歲以上兩性的平均數相差達 2.67kPa。舒張壓也隨年齡增長而上升，但上升坡度不如收縮壓明顯。

5. 膳食因素

膳食對於高血壓的發生有著複雜的影響，一般而言，鈉鹽攝入過多、大量飲酒、過食飽和脂肪酸，可使血壓升高。而膳食中充足的鉀、鈣、優質蛋白質可防止血壓升高。此外，膳食中的咖啡因、纖維、蔗糖、鎂和某些微量元素也對血壓產生影響，但尚缺乏足夠的證據。

食鹽：食鹽與高血壓的關係很早即引起人們的重視。成人每日攝鈉 1～2 克即足以滿足生理的需要，世界衛生組織建議每人每日平均攝鹽量在 5 克以下。當人體攝入過多的食鹽時，可造成體內水鈉瀦留，導致血管平滑肌腫脹，管腔變細，血管阻力增加，同時血容量增加，加重了心臟負荷和腎臟負擔，進一步引起排鈉障礙，從而使血壓升高。

有人在研究吸菸與高血壓的關係時發現，長期吸菸者高

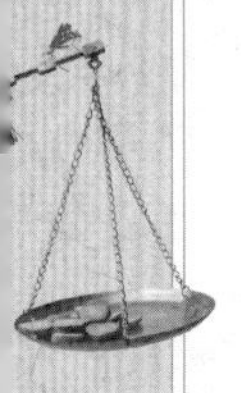

血壓患病率明顯高於不吸菸者。吸菸可以引起血壓升高、心率加快。吸一支菸後收縮壓可增加 10～15 毫米汞柱，每分鐘心跳增加 5～20 次。因為菸中的尼古丁可以興奮血管運動神經中樞，並使一種叫腎上腺素的激素分泌增加，引起小動脈收縮。長期吸菸，使小動脈管壁變厚並逐漸硬化，增加血管阻力，使血壓升高。因此奉勸有吸菸嗜好者，特別是高血壓病人，應該及時戒掉吸菸的不良習慣。

飲酒是導致高血壓的又一個危險因素。有研究發現飲酒與高血壓水平呈正相關，也就是說喝酒越多的人，血壓水平就越高。

大量飲酒（指每天飲用酒精量超過 65 克），或長期飲酒者的高血壓患病率及平均血壓水平都顯著升高。平均每天飲酒精量 30 克～40 克的人，比不飲酒的人收縮壓高 3～4 毫米汞柱，舒張壓高 1～2 毫米汞柱，高血壓患病率高 50%；如果飲酒精每天 50 克～60 克，則收縮壓比不飲酒者高 5～6 毫米汞柱，舒張壓高 2～4 毫米汞柱，高血壓患病率高 75%，如果飲酒精每天平均 60 克～70 克，高血壓患病率比不飲酒者高 100%。

另有研究報告指出，每天都飲酒的人收縮壓和舒張壓都比每週飲一次酒的人要高。這說明飲酒時血壓升高的肯定因素，尤其長期大量飲酒對高血壓發病更具有危險性。

因此專家建議：已有高血壓或其他心血管疾病時一定要戒酒，而對於已有飲酒習慣的成年正常人，應限制飲酒量，每天白酒量最好不超過 50cc。

吃食鹽過多可引起血壓升高，而低鹽飲食可使血壓降低。食鹽的主要成分是氯化鈉（NaCI，又稱鈉鹽），人體對這種鈉鹽的生理需要量是很低的，成年人每天吃食鹽 2～3 克左右則足以滿足生理需要。許多醫學研究都證明了鈉鹽吃得過多與高血壓發病有關。例如食鹽量很少的北極愛斯基摩人、太平洋馬紹爾群島居民和中南美洲的印第安人等，高血壓患病率都很低，而食鹽量高達到每天 20 克左右的日本北海道人，其高血壓患病率高達 40%。中國北方地區食鹽量明顯多於南方，北方居民食鹽量每天在 12～14 克，其高血壓患病率明顯多於南方，如北京、天津、瀋陽等北方城市高血壓患病率比廣州、南寧等南方城市高 2～3 倍。沿海產鹽區與湖南常飲鹽茶的地區人群患高血壓病較多，而一生吃低鹽膳食的人群很少發生高血壓，如四川省涼山彝族高血壓患病率僅 0.34%，遠遠低於中國成年人高血壓總患病率約 11% 的水平。以上說明食鹽與高血壓的發病有密切關係。世界衛生組織（WHO）建議成年人每天食鹽量應控制在 5 克以內。醫學家預測若自嬰幼兒時期起減少食鹽量，則有可能使成年後人群的血壓水平降低。

6. 神經精神源學說（Psychogenic theory）

神經精神源學說認為，由於外界不良刺激，引起長時間、強烈和反覆的精神緊張和焦慮等情緒波動，使大腦皮質的抑制和興奮過程紊亂，皮質功能失調，大腦皮層失去或不能正常對皮質下中樞實施控制和調節，使皮質下血管舒縮中樞長期處於以收縮功能占優勢的功能狀態，引起全身小動脈痙攣，外周血管阻力增加，血壓升高。此種作用在最初是暫時性的，頻繁發生後強化後而持久。在此過程中，也有下丘腦分泌的激素的作用。

不讓憤怒表達出來（把憤怒壓抑在內心）可能導致高血

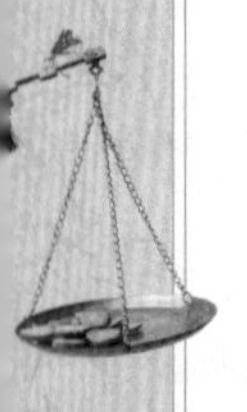

壓的觀點已經傳播了半個世紀。高血壓病人通常處於憤怒情緒的麻煩之中，他們無法表達憤怒。壓抑憤怒可能導致交感神經系統的長期興奮和高血壓。有研究證實壓抑憤怒與高血壓緊密相關。

1982 年，Diamond 對 40 年來的相關研究進行了回顧，闡述了憤怒的作用及其對高血壓和冠心病的消極影響。他把高血壓患者描述為「心中充滿敵意並一直壓抑衝動表達」的人。在同一年，Gentry 研究了習慣性的憤怒應對方式對一千多個被試的影響。透過這個較大樣本的研究，他明確地證明，長期壓抑的憤怒提高了罹患高血壓的風險。

另外，還有專家研究證實，高血壓與壓抑憤怒存在顯著的相關。事實上，血壓正常者釋放憤怒的可能性是高血壓患者的兩倍。從各方面來說，有許多研究把高血壓同內心的憤怒聯繫在一起。

研究文獻葉清楚地表明：無法（或不願）表達憤怒對許多易感人群來說將導致高血壓的形成；但這還僅僅只是說對了一半，很多研究已經證明，那些傾向於對他人表現出更多敵意和侵犯性行為（把憤怒發洩在外）的人群比正常人有更高的血壓。

7. 內分泌學說（Endocrine theory）

內分泌學說認為腎上腺髓質和皮質激素的作用是形成高血壓的主要機理。腎上腺素增加心排出量、去甲腎上腺素引起周圍小動脈收縮，皮質醇、去氧皮質酮、18－羥去氧皮質酮、16－β－羥－脫氫異雄酮等使水鈉瀦留，都可使血壓升高。但高血壓病人腎上腺素和去甲腎上腺素的分泌並未增加，或輕度增多而不足以解釋血壓的增高。血壓升高功能是小動脈對兒茶酚胺分泌的微小增多茶水強烈反應所致，此時尿中兒茶酚胺的代謝產物也增高。

8. 腎源學說（Renal theory）

腎源學說認為高血壓與腎臟缺血有關。缺血的腎臟產生腎素，在血漿內腎素將肝臟產生的血管腎張素原水解為血管緊張素 I，再經肺循環中轉換酶的作用轉化為血管緊張素 II。血管緊張素 II 作用於中樞增加交感神經衝動發放，或直接收縮血管，還刺激腎素腺分泌醛固酮引起鈉瀦留。腎素——血管緊張素——醛固酮系統成為體內調節血管阻力與細胞外液的重要機制，而後者適合決定血壓的主要因素。

（二）中醫對高血壓病的認識

高血壓是西醫的病名。根據高血壓病的臨床主要表現、病程演變和併發症，本病可歸屬於中醫文獻中的眩暈、頭痛、肝風等病證範疇，並與中風、心悸、水腫等病證有聯繫。中國 1997 年發佈的中醫臨床疾病國家標準，已將高血壓定名為「眩暈」。

中醫學雖無高血壓這一病名，但中醫歷代醫書對其病因、發病機理、症狀和脂類等早有記載，如《內經》所說「諸風掉眩，皆屬於肝」，「腎虛則頭重眩搖，髓海不足，則腦轉耳鳴」是高血壓發病與肝腎的最早記載。後世醫家對本病有進一步認識，如唐代《千金方》指出：「肝厥頭痛，肝火厥逆，上亢頭腦也」，「肝厥頭痛必多眩暈」，認為頭痛、眩暈是肝火厥逆所致。金元時代劉河間認為「非外來之風，由於將息失宜而心火暴盛」，朱丹溪則提出「無痰不眩」、「無火不暈」的觀點，認為痰與火是引起本病的另一個原

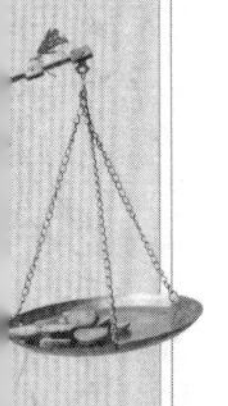

因。明代《景岳全書》更認為本病的發生「皆內傷積損，頹敗而然」，並指出飲食、起居、情志、酒色等在本病病因學上的意義。

中醫學認為，高血壓的病因病機，主要是由於情志失調、飲食不節、勞逸過度、內傷虛損和體質偏盛偏衰等因素，導致人體臟腑陰陽失衡，氣血失調，氣機升降失常，風火內生，痰瘀交阻而發病。病位主要在肝腎，其次是心脾。肝腎陰陽失調是本病的病機重點，陰虛陽亢是本病的主要證候表現。

1. 情志失調

如長期持久的情志刺激、精神緊張或惱怒憂思，可使肝氣內鬱，鬱久化火，耗傷肝陰，陰不制陽，使肝陽偏亢，上擾頭目，引起血壓升高。

肝腎兩臟關係密切，肝火亦可同時灼傷肝腎之陰，形成肝腎陰虛，肝陽偏亢，導致血壓增高。

2. 飲食不節

主要由於過食肥甘厚味，或過度飲酒，以致痰濕內生，蘊久化熱，痰熱上擾，導致血壓升高。或嗜食鹹味，過量食鹽，可使血脈凝滯，並耗傷腎陰，導致腎陰虧虛，肝失所養，肝陽上亢，亦可使血壓升高。

3. 勞逸過度

包括過度勞累和過度安逸兩個方面。如勞力過度易傷脾胃中氣，使運化無力，聚濕生痰，上擾輕竅，導致血壓升高；勞神過度則暗耗陰血，房勞過度則耗傷腎陰，使肝腎陰虛，肝陽上亢，引起血壓增高。

過度安逸指缺乏運動鍛鍊，可使人體氣血運行不暢，脾胃運化功能減弱，痰濕內生，鬱久化火，痰火衰擾，導致血壓升高。

4. 內傷虛損

如勞傷過度，久病正虛，臟腑功能失調，濕濁痰瘀內生，化熱生火，上擾清竅而血壓升高。或年老腎虧，腎陰不足，肝失所養，肝陽偏亢，血壓上升；且內風易動可引起血管意外從而合併中風病證。

5. 體質因素

高血壓的發病與體質因素有關。中醫學認為，人的體質有陰陽偏盛、偏衰的區別。一般來說，身體偏胖者，多為陽虛之體；身體偏瘦者，多為陰虛之體。陽虛體質的人，一般以脾腎陽虛為多見。

這一類形體質的人，機體陽氣虧虛，熱量不足，臟腑機能減退，脾胃運化功能降低或失調，容易導致痰飲濕濁內生，故有「肥人多陽虛痰濕」之說。

痰濕蘊久不化，易生熱化火，阻於脈絡，蒙蔽清竅而導致血壓升高。因此，身體肥胖的陽虛體質的人患高血壓病，多與痰濕內熱有關。

陰虛體質的人，一般以肝腎陰虛為多見，這種體質類型的人，體內陰液虧虛，精血津液等營養物質不足，身體偏消瘦，易導致陰不制陽，陽熱內生，故有「瘦人多陰虛火旺」之說。肝陽偏亢，日久則化熱生火而上擾清竅，引起血壓升高。所以身體偏瘦的陰虛體質的人患高血壓，多與陰虛陽亢有關。

6. 肝陽上亢

肝為風木之臟，體陰而用陽，主升主動，其性剛勁，故

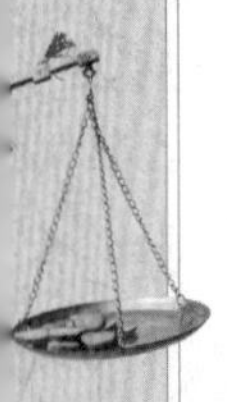

《內經》說：「諸風調眩，皆屬於肝。」素體腎陰不足，肝陽偏亢；長期精神緊張、憂思鬱怒，使肝失調達，肝氣鬱結，氣鬱化火，火耗肝陽，風陽內動。以上皆可導致肝陽亢逆，形成高血壓。早期的高血壓病患者多為此病機。

7. 肝腎陰虛

肝藏血，腎藏精，二者同居下焦，生理互為依存，病理相互影響。臨床上肝腎之陰虧虛多同時並存。由於肝腎陰虛，不能涵斂肝陽，陽氣隨即亢逆上衝，引起高血壓。肝腎陰虛是高血壓產生的基本病機。

8. 陰陽兩虛

高血壓患者，早期多為陰虛陽亢。由於陰陽互根，陰虛則陽無以化生，故高血壓病後期，病機常為陰陽俱虛，尤其當出現腎功能衰竭時。

9. 痰濁內阻

飲食不節，過食肥甘厚味，損傷脾胃，或憂思、勞倦傷脾，皆可使脾運化功能失職，導致水濕內停，濕聚成痰。肝氣不舒，氣鬱濕滯，亦可使痰濕內生。痰濁內阻，或痰隨風上擾，可出現頭痛、眩暈等高血壓症狀。

10. 衝任失調

衝任二脈均以腎精微物質基礎。人隨年齡增長，進入更年期時，腎中精氣便顯虧虛，從而引起衝任失調。素有肝腎之陰不足者更易在更年期發生衝任不調。衝任失調，則氣血虧虛或逆亂，形成高血壓。衝任失調型高血壓多見於更年期的婦女。

11. 瘀血阻絡

中醫學認為「初病在經，久病在絡」，「初病在氣，久病入血」，而「氣病則累血，血病則累氣」，故高血壓後期可見瘀血阻絡的病機。

高血壓病人約有 10%左右多年無自覺症狀，而於體格檢查時發現血壓升高。大多數的高血壓病人在血壓升高早期即出現症狀，多為腦神經系統、心血管系統和動脈硬化等方面有關的臨床表現，如頭痛、頭脹、頭暈或眩暈、後頸脹痛、面色潮紅、心悸、胸痛、失眠多夢、健忘耳鳴、手足麻木、肌肉疼痛等症狀。

⑴ **頭痛、頭脹、後頸脹痛**

頭痛是高血壓病人最常見的症狀之一。高血壓的頭痛有幾個特點：疼痛部位通常在後腦、前額和頭部兩側太陽穴處，或伴後頸項部脹痛；頭痛以白天、早晨為多；性質以脹痛、跳痛為多見；常伴有頭暈、面色潮紅或面部烘熱等症狀。

⑵ **頭暈或眩暈**

眩暈即頭暈目眩的症狀。高血壓病人病情輕的，一般只出現頭暈，或輕度眩暈，如病情重的，則頭暈目眩，頭重腳輕，甚至站立不穩。

⑶ **心悸、胸痛**

心悸是病人自覺心中發慌，感覺心臟跳動不安的一種症狀。高血壓病早期，可因外界刺激使病人出現心慌、心悸的表現，中、晚期高血壓病人伴心功能不全時，出現心律不整、氣喘、下肢水腫等症狀；若伴有冠心病，則出胸悶、胸痛等症狀。

⑷ **失眠多夢**

高血壓病人可出現失眠，輕者表現為入睡困難，或睡眠

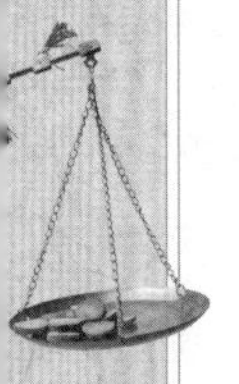

不深，睡中易醒，半夜醒來後難以入睡；重者徹夜難眠。失眠者常伴有多夢現象，甚至惡夢紛紜。長期失眠可使高血壓病情加重。

⑸ **健忘、耳鳴**

健忘是指病人的記憶力減退，耳鳴是指病人自覺耳中有響聲如蟬鳴，或腦中「嗡嗡」轟鳴。這一方面是高血壓病人由於血管硬化，腦部供血不足等直接影響的結果，另一方面可能與神經衰弱有關。

⑹ **手足麻木、肌肉痠痛**

高血壓病人可出現手足麻木和僵硬的感覺，有的則表現為腰痠背痛、肌肉痠痛。這種現象多數是由於高血壓動脈硬化等原因引起肢體局部供血不足所致。

血壓分類表

分期	收縮壓（高壓）（mmHg）		舒張壓（低壓）（mmHg）
理想血壓	小於 120	和	小於 80
正常血壓	小於 130	和	小於 85
正常高限	130 ～ 139	和 / 或	85 ～ 89
高血壓 1 期	140 ～ 159	和 / 或	90 ～ 99
2 期	60 ～ 179	和 / 或	100 ～ 109
3 期	大於或等於 180	和 / 或	大於或等於 110

根據對心、腦、腎的損害程度還可將高血壓分為三期：

I 期、無心腦腎損害；

II 期、有心腦腎損害，但功能還在代償狀態；

III 期、有腦出血、心力衰竭、腎功能衰竭等。

不太高和高血壓處理

正常人在運動、情緒波動、失眠及飲酒後可以出現血壓的一過性升高，這些都是正常的生理反應，不屬於疾病。但 55 歲血壓正常的人，未來發生高血壓的危險性很大，血壓接近正常高值或者高血壓前期的病人尤其如此。血壓在正常高值或者高血壓前期的病人，不管將來是否或者何時血壓發展到 140/90 毫米汞柱，其患心血管病的風險都增加了，應以適當方式進行干預。

首先應明確高血壓除了和遺傳有關係外，還與生活方式密切相關。不良的生活方式不但導致高血壓，還會引起糖尿病、血脂異常及高尿酸血症等，統稱為代謝綜合徵。高血壓患者除了關注血壓，還應該定期監測血糖和血脂情況，一旦發現異常，應採取綜合的防治措施，控制各種危險因素，減少心腦血管事件的發生。

如果多數情況下血壓＜140/90 毫米汞柱，偶爾超過 140/90 毫米汞柱，應尋找血壓升高的原因或者誘因，如過度的精神應激，疾病伴隨情況等。椎基底動脈供血不足、哮喘發作、睡眠呼吸暫停等都可以誘發血壓升高。如果血壓升高與睡眠或情緒相關，查體患者心率又較快，應考慮患者是否有過度的精神刺激或者緊張，或者已經患有抑鬱症，這時治療高血壓時去除誘因、鎮靜、改善睡眠及精神狀態。經過這樣的處理多數患者血壓可以恢復正常，如果仍有升高，首先考慮使用倍他受體阻滯劑。

如果血壓偏高，即超過 120/80 毫米汞柱，雖然沒有達到 140/90 毫米汞柱的高血壓標準，應開始積極調整生活方式。

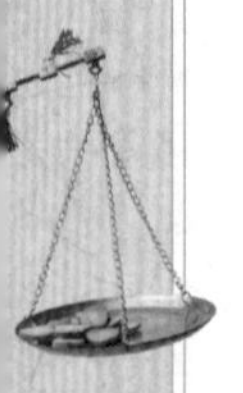

（三）高血壓病的相關檢查

高血壓病人到了醫院，醫生除了詳細詢問病史，測量血壓和進行全面的體格檢查以外，還需做如下檢查：

1. 心電圖和超聲心動圖檢查，以判斷有無左心室肥厚、心律失常和心肌缺血。

2. 胸部 X 光攝片，瞭解有無心臟擴大。必要時做血管造影檢查，以判斷有無主動脈擴張、延長或縮窄。懷疑腦中風時可做頭部 CT（電腦斷層掃描）檢查，以確定是腦出血或腦梗塞。

3. 腎功能檢查，包括尿常規（查尿比重、尿蛋白及尿顯微鏡檢查），查血肌酐、血尿素氮、血尿酸。

4. 血糖，查空腹血糖及餐後 2 小時血糖。

5. 血脂，查血漿膽固醇、甘油三酯、高密度脂蛋白、低密度脂蛋白、載脂蛋白等。

6. 眼底檢查，瞭解眼底動脈硬化程度及有無眼底出血、滲出及視乳頭水腫等情況。

7. 血鉀、鈉、氯、鈣等血清電解質檢查。

8. 年輕高血壓病人可做腎上腺超音波檢查。

對一些複雜的繼發性高血壓病人，還可選做一些特殊檢查，以尋找引起高血壓的某種可治癒的原發疾病。如懷疑為腎血管性高血壓的病人做靜脈腎盂造影、腎動脈造影、腎圖及腎靜脈血素水平和活性的測定。

血、尿兒茶酚胺及其代謝產物水平測定對嗜鉻細胞瘤的診斷具有特殊意義。血、尿皮質醇與醛固酮水平測定對鑑別內分泌性高血壓也同樣具有重要意義。

(四)高血壓病人的中醫辨證

1. 辨證要點

⑴ 頭痛辨虛實

頭痛是高血壓病常見的症狀。頭痛有外感內傷之分，高血壓病的頭痛屬內傷頭痛，論其機理又有虛實之分。實證多因於肝陽上亢，頭痛多為頭脹痛或跳痛，痛勢較劇；虛證常見於腎精不足或陰陽兩虛，頭痛不太劇烈，以頭暈為主，時輕時重。

⑵ 眩暈辨證本虛實

眩暈多屬本虛標實之證，肝腎陰虧，氣血不足，為病之本；痰、瘀、風、火為病之標，各有其特點，如風行主動，活性炎上，痰性黏滯，瘀性留著等等。高血壓病患者多有眩暈一症，其病機常是虛實夾雜，臨證當仔細辨別標本孰緩孰急，孰輕孰重，以便正確遣方用藥。

⑶ 辨痰濁瘀血

陰虛陽亢是高血壓的基本病機，但由於高血壓病程長，病因複雜，在其發展過程中，常夾雜痰濁瘀血等病理產物，治療時如不能兼顧，則影響療效。一般兼痰濁者症見頭沉重，胸悶，食慾不振，舌胖，苔濁膩或白厚而潤，脈滑或弦滑；兼瘀血者症見頭痛，部位固定，失眠健忘，面或唇色紫暗，舌有瘀點或瘀斑，脈弦澀或細澀。

2. 辨證分型

⑴ 肝陽上亢

症見頭目脹痛，心煩易怒，脅痛口苦，面紅目赤，大便乾結，小便黃赤，睡眠不寧，舌質紅，苔薄黃或少苔，脈

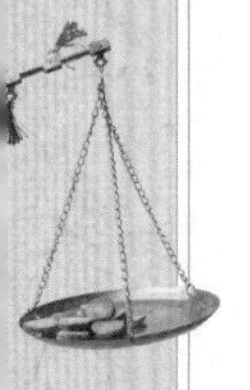

弦。陽熱上擾則頭痛頭脹，面紅目赤；肝疏洩太過，則心煩易怒，脅痛口苦；肝陽引動肝風，則見睡眠不寧；火熱內盛，則大便乾結，小便黃赤；舌脈均匀肝陽上亢徵象。

⑵ **陰虛陽亢**

症見頭暈頭痛，失眠多夢，煩躁不安，心悸氣短，腰痠乏力，舌質紅，苔黃，脈弦細無力。陰虛，陽熱上擾清竅，則頭暈、頭痛；肝失條達，木鬱不舒，則善怒煩躁；腎水不足，心火失濟，則心悸、失眠夢多；肝腎陰虛，腰無所主，則腰痠乏力；舌脈均為陰虛火旺之象。

⑶ **痰濕內盛**

症見頭暈頭痛，胸悶心悸，浮腫，四肢無力，脘腹滿悶，兩脅作脹，舌苔白膩或黃膩，脈細滑。濕濁上逆，清陽被遏，則頭暈頭痛；濕困脾土，則浮腫、四肢乏力；水濕凌心，則心慌；濕阻，胸陽不振，則脘腹滿悶；肝氣不舒，則兩脅作脹；舌脈為痰濕內盛之象。

⑷ **衝任不調**

婦女月經來潮或更年期前後，出現頭痛、頭暈、心煩失眠、周身不適和血液波動，脈弦細。衝為血海，任主胞胎，衝任功能決定著女子孕育及月經來潮。衝任功能的正常發揮依賴於心、肝、脾、腎的功能正常。女子於經期或更年期，氣血逆亂，血虛火血鬱，陽氣上衝，故可見頭痛、頭暈、心煩失眠和血液波動，而脈弦細。

⑸ **肝腎陰虛**

頭暈頭痛，眩暈耳鳴，視物模糊，腰腿痠軟，舌質紅，苔少，脈弦細。腰為腎之府，腎虧則腰腿痠軟；肝開竅於目，肝血不足，則目不得養，故視物模糊；肝腎陰虛，水不涵木，肝疏洩太過，則頭暈頭痛、眩暈耳鳴；舌質紅少苔、脈弦細，為肝腎陰虛、水不涵木之象。

⑹ 血脈瘀阻

頭痛頭暈經久不癒，痛處固定不移，舌質紫，脈澀。肝失疏洩，氣機不暢，或外傷而致血瘀；瘀阻於頭面，擾動清竅或阻於腦絡，則見頭痛頭暈、經久不癒、痛處固定，而舌質紫、脈澀。

⑺ 陰陽兩虛

頭昏眼花，耳鳴，腰痠，畏寒，陽痿，遺精，尿頻，舌質淡嫩，脈沉。肝腎陰虛，則見頭昏眼花、耳鳴、腰痠膝軟等症；腎陽不足，則見畏寒、陽痿、遺精、尿頻。舌脈亦為陰陽兩虛之象。

三 高血壓病的治療方法

（一）西醫的治療方法及服藥原則

高血壓的治療方法包括非藥物療法和藥物療法兩大類。

1. 非藥物療法

是指透過改變病人的飲食、生活方式，去除不利於高血壓病人身心健康的習慣。包括飲食、運動和精神心理治療等，如開展適當的運動鍛鍊，保持足後的睡眠，保持理想的體重，調節飲食結構（減少食鹽和脂肪攝入，增加蛋白質食物等），戒菸戒酒，保持樂觀情緒和平衡心態，克服不良的社會心理壓力的影響等等。

2. 藥物療法

包括中藥和西藥兩類。中藥治療有中藥煎劑（也稱湯

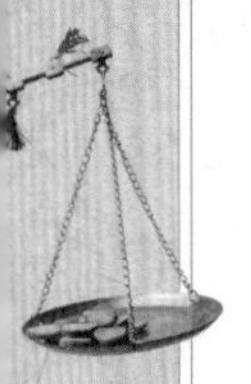

劑）處方辨證施治、中成藥治療和單驗方治療，此外還有中醫針灸、推拿按摩等療法對高血壓也有一定的作用。目前用於治療高血壓的常見西藥有以下幾個種類：

①利尿劑：如雙氫克尿塞、吲達帕胺（壽比山）等。

②β受體阻滯劑：如心得安、氫醯心安、倍他樂克等。

③鈣拮抗劑：如心痛定、尼群地平、波依定、硫氮卓酮等。

④血管緊張素轉換酶抑制劑（簡稱ACEI）：如卡托普利（開搏通）、依那普利、貝拉普利（洛汀新）等。

⑤血管緊張素II受體阻滯劑：如氯沙坦、纈沙坦等。

⑥α受體阻滯劑：如酚妥拉明、呱唑嗪等。

⑦其他藥物：如直接血管擴張劑肼笨噠嗪、硝普鈉等。

I期高血壓病人如何治療？

對一期高血壓（或輕型）病人，症狀不明顯者，應先採取非藥物治療，如控制體重，限制鈉鹽，作醫療體操，打太極拳，練氣功等。並在4週內多次複測血壓，若4週內血壓繼續升高，或持續超過21.3/12.3kPa（160－95mmHg），應開始用抗高血壓藥物治療；若4週內舒張壓降至12.8 kPa（95mmHg）以下，或收縮壓下降至21.3 kPa（160mmHg）以下，並保持這一水平，可繼續非藥物治療。

在此期間視血壓波動情況，再決定是否開始藥物治療。或舒張壓在12.0/12.8 kPa（90～95mmHg）之間，或收縮壓在18.7/21.3 kPa（140～160 mmHg）之間，例總有其他心血管危險因素，如合併高血脂症、糖尿病、冠心病，家族史中有心、腦血管病史者，也需進行藥物治療。

中草藥和針灸均有協同降壓作用，臨床上可配合應用，如療效不滿意時，再加用小劑量 β 受體阻滯劑、鈣拮劑或利尿劑治療。

II 期高血壓病人如何治療？

II 期和 III 項高血壓病人，血壓常持久而穩定地升高，且伴有心、腦、腎臟損害，在非藥物治療的基礎上，必須加用藥物治療，使血壓下降至 21.3/12.8kPa（160/95mmHg）以下。在藥物選擇時，還應考慮有利保護和恢復已有損害的臟器功能，防治其他對心血管有害的因素。這樣可心減少心腦血管疾病的發生和死亡。

III 期高血壓病人如何治療？

與 II 期高血壓病人類似，III 期高血壓病人，在選擇藥物治療時，應注意因人而異，根據患者的情況，如年齡、病史、血壓水平，靶器官損害程度，心臟血管病的危險因素，既往藥物治療情況以及有無合併症等情況綜合考慮。例如，對老年人家選用鈣拮抗劑，而對年輕者特別是心率快，脈壓差大的高動力狀態，應首選 β 受體阻滯劑。另外，對合併心衰者，可首選轉換酶抑制劑等。

總之，高血壓病人應在心血管病醫生指導下，進行有規律的抗高血壓藥物治療。

（二）中醫民間療法

1. 湯劑療法（民間偏方）

⑴ 澤瀉降壓湯

【組成】澤瀉、益母草、車前子、夏枯草、草決明、鉤藤、桑寄生、丹皮。

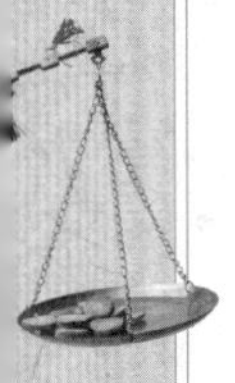

【用法】水煎服。

【功用】平肝熄風降壓。適用於肝陽偏亢的各期高血壓患者。

【療效】據有關報導，用本方治療 104 例Ⅰ～Ⅲ期高血壓病患者，大多數病人血壓及症狀得到改善。36 例隨訪 1～5 年，有 22 例血壓穩定，不穩定者再服本方後血壓仍能下降。該方中澤瀉據現代藥理研究表明具有利尿、降壓、降血脂及減輕動脈硬化、改善腦循環等作用。

⑵ **複方槐花降壓湯**

【組成】槐花 25 克，桑寄生 25 克，川芎 15 克，地龍 15 克。

【用法】水煎服。

【功用】疏肝活血，養陰潛陽。用於肝鬱血瘀、肝腎陰虛陽亢之高血患者。

【療效】據曹正中報首，150 例高血壓病人用本方治療 3 個療程（15 天為一療程）以上，結果：臨床治癒 81 例，占 54%；好轉 59 例，占 39.3%；無效 10 例，占 6.7，總有效率為 93.3%。一年後複查眼底，58 例動脈硬化者有 4 例加重，7 例減輕。

⑶ **逍遙降壓湯**

【組成】丹皮 15 克，梔子 15 克，黃芩 15 克，菊花 15 克，柴胡 15 克，白芍 24 克，茯苓 15 克，鉤藤 15 克，夏枯草 30 克，當歸 12 克，薄荷 9 克。

【用法】水煎服。

【功用】疏肝瀉熱。適用於中青年早期高血壓病患者。

【療效】據李慶升的報導，用本方加減治療 33 例高血壓病患者。結果，降壓療效 ：顯效 14 例，有效 11 例，無效 8 例；症狀療效：顯效與改善者 26 例，無效 7 例；治療後收縮與舒張壓下降 10mmHg 以上者分別為 30 例和 21 例，下降 20mmHg 以上者分別為 23 例與 10 例。

⑷ **降壓方**

【組成】生石決明、羅布麻葉、豨薟草各 30 克，白芍、益母草、漢防己各 10 克，桑寄生、丹參各 15 克。

【用法】水煎服。

【功用】適用於各型高血壓患者。

【療效】據譚錦雯等報導，用本方加減治療 103 例高血壓病患者。

結果表明：顯效（舒張壓下降 20mmHg 以上，症狀改善明顯）44 例，有效（舒張壓下降 10mmHg 以上，症狀改善明顯）52 例，無效 7 例。總有效率 93.2%。

⑸ **山楂化滯湯**

【組成】山楂 15g　菊花 20g　槐花 15g。

【用法】水煎服。

【功用】適用於各型高血壓病人。

【療效】強心、降血脂、降血壓。

山楂能顯著降低血清膽固醇及甘油三酯，有效防治動脈粥樣硬化；山楂不能由增強心肌收縮力、增加心輸出量、擴張冠狀動脈血管、增加冠脈血流量、降低心肌耗氧量等起到強心和預防心絞痛的作用。

此外，山楂中的總黃酮有擴張血管和持久降壓的作用。因此，高血脂、高血壓及冠心病患者，每日可取生山楂 15～30 克，水煎代茶飲。

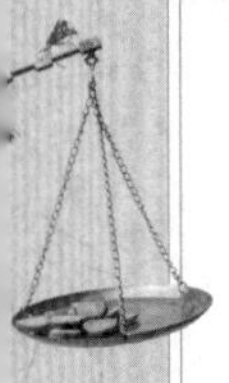

2. 丸劑療法

⑴ 蜜丸，亦稱「燒水蜜丸」。採用蜂蜜為賦形劑備的丸劑。蜜丸服用方便，並可減少藥物對胃部的刺激，是臨床最常用的丸劑劑型之一。

⑵ 糊丸：採用米糊、麥糊（今多用糊精）為賦形劑製備的丸劑，成形後經過乾燥，碾米乾燥的固體，其崩解速度慢於水丸和蜜丸。

⑶ 水丸：亦稱水泛丸，即以水作黏合劑，用人工或機械的泛丸製成，其崩解時間較蜜丸和糊丸為迅速。水丸由於不另加賦形劑，故以同樣重量比較，水丸的藥物效價大於蜜丸和糊丸。

⑷ 蠟丸：係用蜂蠟為賦形劑製備的丸劑（與僅將蜂蠟為殼包護丸藥者不同）。蠟丸方中的藥物多含有毒性物質，在普通水溶液中不能完全崩解，但在腸中能徐徐釋放並發揮其療效。

中成藥

① 牛黃降壓丸

【組成】鬱金、黨參、珍珠、明雄黃、牛黃等。

【用法】製成丸劑

【功用】清心化痰，鎮驚降壓。適用於陰虛陽亢型各期高血壓病患者。

【療效】藥理研究表明，本品對腎型高血壓大白鼠有確切的降壓作用，其降壓作用迅速，而降壓過程溫和緩慢，最後可使腎型高血壓大白鼠的動脈血壓降到接近正常水平。停藥後，能在短期內維持在用藥期間的血壓水平。另外，對大白鼠有顯著增加尿量的利尿作用。

臨床研究證明，本品能調節機體陰陽平衡，治療高血壓病總有效率 73%；對治療陰虛陽亢型高血壓病，療效尤為優異。服藥後，症狀消失快，血壓徐徐下降，患者無不舒適感覺。對高血壓而導致的頭痛、頭暈、失眠、耳鳴等症狀解除迅速，且療效持久。

② **仙靈降壓丸**

【組成】仙靈脾地上莖葉部分。

【用法】製成丸劑，每天用藥量相當生藥 30 克，分 3 次口服，1 個月為 1 個療程。

【功能】益腎壯陽，強心降壓。用於陽虛型高血壓。

【療效】治療 115 例，降壓療效：顯效 39 例（33.9%），總有效率 78.26%；主要症狀療效：頭脹好轉率 51.2%，頭痛好轉率 50%，眩暈好轉率 59.1%，心悸好轉率 61.3%，失眠好轉率 40.4%。

3. 散劑療法

⑴ **遠菊二天散**

【組成】生遠志、菊花、天麻、天竺黃、川芎、柴胡、克菖蒲、僵蠶。

【用法】研末後裝膠囊服用。

【功用】平肝降壓。適用於穩中有降期高血壓病患者。

【療效】有研究表明，以 151 例高血壓病人服用，血壓平均由 22.7/13.7kPa（170/130mmHg）降至 19.6/12 kPa（142/90 mmHg），總有效率為 92.7%，略高於用復降片（2 片，每日 3 次）進行對照治療的 54 例病人的有效率（87%）。服該方後，部分病人心電圖及腦電圖有所改善。1 年後隨訪服用該方的病人發現，其中仍有 45%未用其他降壓藥而血壓

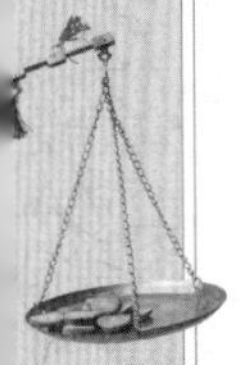

仍控制良好者。

⑵ **天石散**

【組成】天麻15克，石決明30克，炒黃芩9克，生遠志、菊花、川芎各15克，天竺黃12克，柴胡、石菖蒲、僵蠶各10克，夏枯草15克。

【用法】上藥共研極細末，貯瓶或裝入膠囊備用（每粒0.5克重）。每次服20～25克，1日服3次，飯前半小時服下。

【功用】平肝潛陽，清熱化痰，活血袪風，安神定驚。主治高血壓病。

【療效】治療250例，基本痊癒77例，顯效145例，有效20例，無效8例。

⑶ **定搖散**

【組成】東北紅參、白朮、茯神、炙甘草、薑半夏、陳皮、遠志各35克，鉤藤、僵蠶各70克，全蠍35克，炙蜈蚣17.5克，羌活35克，防風105克，麻黃、乾薑各17.5克，玳瑁、黃耆、附片各35克，天麻70克，杭白芍35克。

【用法】上藥共研細末，貯瓶備用。每次服7～10克，溫開水送服，1日服3次，連服4個月為1療程。

【功用】益氣安神，平肝熄風，溫腎健脾。主治肝陽上亢型高血壓病，

注意事項

⑴ 散劑是一種粉末狀固體製劑，其與空氣的接觸面很大，極易吸潮。此外，含芳香成分的散劑容易揮發損失，含樹脂類藥物多的散劑，受熱後易融結成塊，易吸潮的散劑也

易互相黏附成塊，某些藥物的成分容易氧化變質。因此，其保存與貯藏時以密閉不漏心氣為原則，用瓶裝、全裝、袋裝均可，並應放在暗冷乾燥的地方。有特殊氣味的散劑應單獨貯放，以免沾染其他藥物。

⑵為防止口服時散劑進入氣管，一般以少量溫開水將散劑調成糊狀為宜。

4. 各種中醫傳統特技療法

⑴ **針刺療法**

針刺療法起源於中國，已經有數千年的歷史，一般診斷以追溯至石器時代。原始的針刺工具稱作「砭石」。《說文解字》云：「砭，以石刺病也。」《左傳》曰：「美砭不如惡石。」應用砭石治病，符合原始時代廣泛使用石器的特點。古人最初是用打製的石器刺破癰瘍，排出膿血，以減輕病痛，隨著經驗的積累，便產生了專門用於醫療的工具砭石，創造了砭刺激療法。可以說，砭刺是針刺的前身。砭石的應用，《內經》中有多處記載。

在內蒙古自治區和山東省的新石器時代遺址中共發現 3 枚砭石，就是有力佐證。除砭石以外，古代可能還將骨針、竹針及陶針等應用於醫療。

療法一

【取穴】曲池、少海。

【針法】取雙側曲池穴，向對側少海穴透刺 1.5～3 寸深，得氣後，用捻轉是插手法，使針感上傳至肩，下行於腕，行針 1 分鐘，每 5 分鐘行針 1 次，30 分鐘後每 10 分鐘行針 1 次，留針 1 小時。每日 1 次，15 天為 1 療程，療程間隔 5 天。

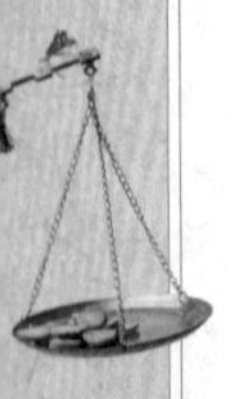

【療效】治療高血壓 56 例，顯效 40 例（71%），明顯有效 9 例（16%）。有效 5 例（9%），無效 2 例（4%）。治療前平均血壓 190/115mmHg，針刺後平均降至 156/95mmHg。

療法二

【取穴】

① 主穴：風池、三陰交、豐隆、太衝、太谿（雙側）。

② 配穴：耳鳴加翳風（患側）；嘔吐加內關（雙側）；心悸加陰郄（雙側）；胸悶加膻中；食少加足三里（雙側）；口苦加陽陵泉（雙側）。

【針法】留針 15 分鐘，隔日 1 次，10 次為 1 個療程，休息 1 週，再行第 2 療程。

注意事項

① 患者在過於飢餓、疲勞及精神緊張時，不宜立即進行針刺治療。對身體瘦弱、氣血虧虛的患者，應取臥位，針刺手法不宜過重。

② 婦女懷孕 3 個月以下者，下腹部禁針；懷孕 3 個月以上者，腹部及腰骶部不宜針刺。三陰交、合谷、崑崙、至陰等穴有通經性活血作用，孕婦禁針，即使在平時，婦女也應慎用；對有習慣性流產史者，尤須慎重。

③ 小兒囟門未合，其所在部位的腧穴，不宜針刺。

④ 有皮膚感染、潰瘍、瘢痕或腫瘤的部位，不宜針刺。

⑤ 常有自發性出血或出血不止的患者，不宜針刺。

⑥ 在位於神經幹或神經根部位的腧穴進行針刺時，如病人出現電擊樣放射感，應立即停針或退針少計，不宜再作大幅度反覆捻轉提插，以免損傷神經經組織。

⑵ **耳針療法**

①【取穴】主穴：心、肝炎區、腦點、降壓點。失眠加神門；多夢加膽；心悸加心臟點；四肢麻木加耳廓四肢相應穴；嚴重頭暈加耳尖。均取雙側。

【針法】用耳環針刺入穴，外用膠布固定。隔日 1 次，囑患者每天按壓數次，10 次為 1 療程。

【療效】治療本病 103 例，顯效 85 例（82.5%），改善 15 例（14.5%），無效 3 例（2.9%）。

② **王不留行籽耳壓法**

【取穴】降壓溝、降壓點、神門、內分泌、腦、耳後腎穴。

【用法】將王不留行籽置於菱形膠布上，壓於耳穴上。每穴壓 1 粒，每次按揉各穴 3～5 分鐘，每日按壓 3 次，每隔 3 日換壓對側穴位，1 個月為 1 個療程。

③ **磁珠耳壓法**

【取穴】角窩上、交感、降壓溝、心、神門、高血壓點、皮質下。

【用法】取 500～1000 高斯磁珠備用，再根據病情選上述穴位 4 個貼壓。每次貼壓 3～5 天，休息 3～5 天後，再貼壓第 2 次，4～5 次為 1 療程。

④ **磁療針耳壓法**

【取穴】降壓溝、神門。

【用法】用磁療針的尖部垂直按壓穴位。每穴按壓 3～5 分鐘，每日 1 次，10 次為 1 療程，療程間隔 5 日。

⑤ **草決明耳壓法**

【取穴】肝火上炎型取穴：肝、腎、角窩上、肝陽及耳

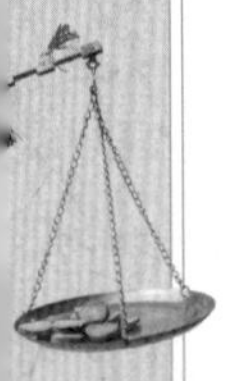

背的心、肝、腎；陰陽兩虛型取穴：心、腎及耳背的心、肝、腎；痰濕型取穴：脾、三焦及耳背的心、肝、腎。

【用法】把膠布剪成 0.8cm 見方，放 1 料草決明丸。耳廓用 75%酒精棉球擦淨後，貼壓在所選的耳穴上，由輕到重按壓數 10 下，便患者有發脹、發熱的感覺。每日壓 3～5 次，每週貼壓 3 次，10 次為 1 療程，休息 10～15 天，再做下一療程治療。

⑥ **綠豆耳壓法**

【取穴】降壓溝、降壓點、肝陽$_1$、肝陽$_2$、肝陽$_2$、肝陽$_3$、內分泌、鎮靜。

【用法】用耳穴探測儀或探棒找出敏感點，有時穴區可見黑小斑點、脫屑、小腫塊等。用圓形綠豆置於 0.8cm 見方的膠布正中，貼壓穴處，按壓以有酸、痳、脹、痛為度，手法宜重。每日按壓 3～5 次，每次 1～2 分鐘，直到疼痛減輕或消失為準。雙側貼壓，每次 3～5 穴。

⑦ **脊背療法**

【取穴】

① 主穴：胸 6 穴（第 6 胸椎棘突上緣）。

② 配穴：胸 5 穴（第 5 胸椎棘突上緣）。後合谷：第 1、2 掌骨間基底部。

【針法】取端坐位，兩臂交叉於胸前，頭部儘量前傾，兩肩下垂，使背部皮膚緊張。醫者對準穴位，右手持針，針尖向下，與皮膚呈 30～40°角，快速刺入皮膚，順脊柱向下沿皮下刺入 1.5～2 寸。

注意事項

① 脊背針具粗、刺激強，針刺前應讓病人有心理準

備，防止暈針和意外事故。

② 體位應舒適，可採取坐位或臥位針刺。坐位時可採取低頭、兩肩下垂、腰背挺直的姿勢。

③ 進針後沿皮下透刺，不可直刺深入內臟和脊髓。

④ 妊娠期及有嚴重出血傾向者，還宜採用本法。

⑶ 舌針療法

舌針療法是針刺舌體上一些特定的穴位以治療疾病的一種方法。

舌與臟腑經絡的關係，在《內經》中有很多記載，如《素問‧陰陽應象大論》說：「心主舌，……在竅為舌。」《靈樞‧脈度》篇也說：「心氣通於舌，心和則舌能知五味矣。」另外，如《靈樞‧經脈》篇云：「手少陰之別，……繫舌本。」又說：「肝者，筋之合也，盤者取於陰器，而脈絡於舌本也。」因為臟腑經脈氣血上通於舌，臟腑經脈的病變亦可心從知應出來，透過針刺舌上的穴位，可以治療全身疾病。早在《內經》已有了舌針的記載，如《靈樞‧終始》篇云：「重舌，刺舌柱以鈹針也。」《素問‧刺禁論》曰：「刺舌下中脈太過，血出不止，為。」可見古代醫家，不僅運用了舌針，而且已積累了一定的臨床經驗。

近人在歷代醫學的基礎上，透過臨床實踐，又創用一些舌針新穴，並擴大了舌針治療疾病的範圍。

【取穴】

① 神根穴：舌底舌下繫帶根部凹陷中。

② 液旁穴：在左右舌下靜脈內側距舌根部 1/3 處。

③ 支脈穴：在左右舌下靜脈內側距舌根部分處。

④ 心穴：位於舌尖部。

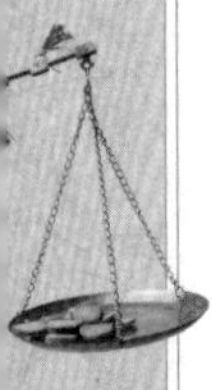

【針法】

① 舌針前，一般給予患者 3%過氧化氫或 1/5000 高錳酸鉀液漱口，以清潔口腔。

② 針舌面穴位時，患者自然伸舌於口外；針舌底穴位時，囑患者將舌捲起，舌尖抵住上門齒，將舌固定；舌尖向上反捲，用上下門齒夾住舌，使舌固定；亦可由醫者左手墊紗布敷料，固定舌體於口外，進行針刺。

③ 針刺時採用快速進針，斜刺 1 寸左右，手法採用捻轉與提插相結合的方法，留針 5 分鐘。

④ 舌穴刺血法：一般採用 26 號 1.5 寸毫針，在選用穴位上，快速淺刺放血。

⑷ **皮內針療法**

皮內針療法，又稱淺刺留針法，是應用特製的小針固定於穴位皮內或皮下並給予較長時間埋藏的一種方法，亦即皮下埋針法。

皮內針療法是古代針刺留針方法的發展，首創於 70 世紀年代，至今盛行不衰，廣泛地應用於治療各種病痛。

【取穴】

① 肝俞、心俞、安眠（雙側）；

② 曲池、足三里、風池（雙側）。

【針法】以顆粒型皮內針在肺俞、心俞進針後，垂直於脊柱方向刺入，固定。在曲池、足三里、風池進針後，針尖向下沿皮刺入，固定。兩組穴位交替進針。暑熱天每組進針 1～2 天，冬天可埋 1 週左右。

顆粒型皮內針操作法：左手拇、食指按壓穴位上下皮膚，稍用力將針刺部位的皮膚撐開固定，右手持夾著針柄的小鑷子，沿穴位皮下將針身刺入真皮內，可進入 0.5～1 公分。埋針時針身與經絡線垂直成十字型交叉，在露出皮膚外部分的針身和針柄下的皮膚表面黏貼一小塊方形膠布，然後再用一塊較前稍大的膠布覆蓋在針上，將顆粒型針柄黏貼固定。這樣可以保持針身固定在皮內，不致因活動而使針具移動或丟失。

注意事項

① 埋針宜選用易於固定和不妨礙肢體活動的穴位。

② 埋針後，患者感覺刺痛或影響肢體活動時，應改用其他穴位重新埋針。

③ 暑熱天進針不應超過 2 天，以防感染。

⑸ **穴位埋線療法**

穴位埋線療法是將羊腸線埋入穴位，利用羊腸線對穴位的持續刺激作用以治療疾病的一種方法。

本療法古書中並無記載，為近代醫家在長期臨床實踐中按照經絡原理發展起來的一種現代針灸療法。

療法一

【取穴】①心俞、血壓點；②曲池、足三里。

【用法】用植線法。在局部消毒局麻後，將 0～1 號腸線 2 公分掛於埋線針上，按針刺入穴內。心俞向脊柱方向斜刺 2 公分，餘穴直刺 2.5～3 公分，取出埋針線，使腸線留植穴內。每次埋 1 組穴位。兩組交替使用，15～20 天埋線 1 次。

療法二

【取穴】一側曲池、手三里，對側足三里、闌尾穴。

【用法】用注線法。局部消毒局麻後，將 1 號腸線 1.5

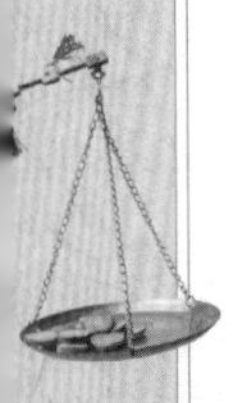

公分放入 12 號腰穿針尖端，直刺入穴內約 2 公分，推入腸線，退出腰穿穿針，用膠布固定。兩側穴交替使用，20 天進線 1 次。

療法三

【取穴】膈俞、血壓點。

【用法】膈俞穴用穿線法。穴位消毒局麻後，用穿有 2 號腸線的三角針從穴位上 1.5 公分處進針，從另下側 1.5 公分處出針，埋入 2～3 公分。血壓點用注線法。將 1 號腸線 1 公分放入 12 號腰穿針，直刺 2 公分深推入針芯，將腸線埋於肌層。15 天 1 次，5 次為一療程。

療法四

【取穴】敏感穴位。心悸、煩躁配神門；肢體麻木配曲池、陽陵泉；失眠配安眠；頸後痛配天柱；頭頂痛而暈加百會；頭側痛加頭維。

本病敏感穴位多分佈於足太陽經、手足陽明經、手足厥陰經等經脈上。臨床上以壓痛和圓形結節為主要敏感反應。

常見的敏感穴位有：足太陽經之心俞、肝俞、膽俞、膈俞、脾俞、腎俞、神堂、天柱；足陽明經之足三里、豐隆、人迎、頭維、足厥陰經之太衝、中都、期門；足太陽經之風池、陽陵泉、京門；手陽明經之曲池、手三里；手少陰經之神門、靈道、陰郄；手厥陰經之郄門、內關；足太陰經之三陰交；足少陰經之太谿、肓俞；手太陽經之天宗；任脈之石門、巨闕、膻中；督脈之筋縮、百會、風府、囟會；奇穴之血壓點、太陽等。

【用法】選取敏感反應最明顯的穴位 2～3 個進行進線。胸背部穴位用穿線法，將 1～3 號腸線 2～3 公分埋於穴位皮下。四肢穴位情況用注線法，直刺或斜刺埋入 1～2 號羊腸線 0.5～1.5 公分於穴內。

但在人迎、太谿等穴埋線時應注意避開動脈血管。埋線每次間隔 20 天，5 次為 1 療程。

療法五

【取穴】降壓溝（耳穴）、足三里、曲池。

【用法】用注線法。局部消毒麻醉後，將 00 號腸線置入 9 號穿刺針內，從降壓溝上端向下沿皮刺入，埋入腸線 1 公分。然後用 2 號腸線置於 12 號穿刺針內，分別刺入足三里、曲池各 2～3 公分，埋入腸線 1.5～2 公分，1 月 1 次。

注意事項

① 嚴格無菌操作，防止感染，三角針埋線時操作要輕、準、防止斷針。

② 埋線最好埋在皮下組織與肌肉之間，肌肉豐滿的地方可埋入肌層，羊腸線頭不可暴露在皮膚外面。

③ 根據不同部位，掌握埋線的嘗試，不要傷及內臟、大血管和神經幹，以免造成功能障礙和疼痛。

④ 皮膚局部有感染或有潰瘍時不宜埋線，肺結核活動期、骨結核、嚴重心臟病或妊娠其等均不宜使用本療法。

⑤ 羊腸用剩後，可浸泡在 75%酒精中，或用新潔爾滅處理，臨用時再用生理鹽水浸泡。

⑥ 在一個穴位上做多次治療時，應偏離前次治療的部位。

⑦ 注意術後反應。一種屬於正常反常，由於刺激操傷及羊腸線刺激，在 1～5 天內，局部出現紅、腫、熱、痛等無菌性炎症反應。少數病例反應較重，傷口處有少量滲出

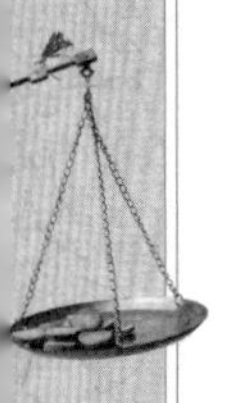

液，亦屬正常現象，一般不需要處理；若滲液較多凸出皮膚表面時，可將乳白色滲液擠出，用 70%酒精棉球擦去，覆蓋消毒紗布。施術後患肢局部溫度也會升高，可持續 3～7 天。少數病人可有全身反應，即埋線後 4～24 小內體溫上升，一般約在 38℃左右，局部無感染現象，持續 2～4 天後體溫恢復正常。埋線還可有白細胞總數及中性多形粒細胞計數的增高現象，就注意觀察。

另一種則是異常反應，有以下幾種情況：

① 少數病人因治療中無菌操作不嚴，造成感染，一般在治療後 3～4 天出現局部紅腫，疼痛加劇，並可伴有發熱，應予局部熱敷及抗感染處理。

② 個別病人對羊腸繞過敏，治療後出現局部紅腫、搔癢、發熱等反應，甚至切口處脂肪液化，羊腸線溢出，應適當作抗過敏處理。

③ 神經損傷。如感覺神經損傷，會出現神經分佈區皮膚感覺障礙。運動神經損傷，會出現神經支配的肌肉群癱瘓。如損傷坐骨神經、腓神經，會引起足下垂和拇趾不能背屈。此種現象應及時帛出羊腸線，並給予適當處理。

⑹ 磁場敷貼穴位療法

療法一

【取穴】主穴取曲池、內關、百會、足三里、三陰交，配穴取風池、太陽、太衝、神門。

【用法】用磁場強度為 600～2000 高斯的磁片敷貼穴位，亦可用交變電磁法或旋磁法，選 2～4 穴，每日治療 20～30 分鐘。對較重患者開始磁療，宜選磁性強度較低的磁片，並少貼幾個穴位，時間宜短，如反應後再逐漸增加。磁療對原發性 I、II 期高血壓病療效較好。

療法二

【取穴】第 1 組神門、心，第 2 組肝陽、腎，第 3 組降壓溝。

【用法】採用穴位磁珠敷貼治療，取直徑 3 毫米，磁場強度 400 高斯左右的磁珠，用膠布固定於穴位。第 1 週敷貼第 1 組穴位，以後每週輪換 1 組，1～3 組循環敷貼。每週測量血壓 1～2 次，直至血壓降至正常或恢復到一定程度，再繼續敷貼 1 個月以鞏固療效，治療 9 週後如血壓仍未降至有效標準者，停止治療。

注意事項

① 本療法無明顯禁忌症，對白細胞總數在 4000 以下，及體質極度衰弱、高熱等患者慎用。一般先用弱磁場磁片，少貼穴，作探索性治療，如有副作用時停止治療。

② 本療法的治療劑量，往往是由磁片的場強和數量、面積、場型、磁場梯度等量和總和所構成，而決定應用多少治療劑量，則應以患者年齡、體質、病情、病程等為依據。新生兒無論患什麼病，劑量應最小，如用 100 高斯磁片，最多不超過 4 片。具體劑量還需結合臨床靈活應用。

③ 本療法常見的副作用如頭暈、乏力、心悸、疼痛加重等。這些反應出現後，絕大多數不需要特殊處理，停止 1～2 天或改變一下磁療方法，即可消失。有少數患者，如繼續治療而致副作用持續加重，即停止磁療，副作用亦會自行消退，一般不會留下不可逆轉的後遺症。

(7) 高血壓病人的運動療法

① 調整大腦皮層的興奮與抑制過程及改善機體主要系

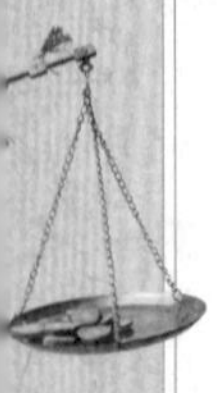

統的神經調節功能。

② 降低毛細血管、微動脈及小動脈的張力，調節血液循環，降低血壓。

③ 降低血黏度，提高血液流變性，改善微循環，增強物質代謝的氧化還原和組織內的營養過程。

④ 發展機體和血液循環的代償機能，改善和恢復患者的一般全身狀況。

⑤ 減輕應激反應，穩定情緒，抑制心身緊張，消除焦慮狀態。

運動種類和方法

高血壓病康復體育的運動類型選擇以有氧代謝運動為原則。要避免在無氧中做推、拉、舉之類的靜力性力量練習或憋氣練習。應該選擇那些有全身性的、有節奏的、容易放鬆、便於全面監視的項目。

也可利用活動跑道、自行車率計等進行運動。

較適合高血壓病康復體育的運動種類和方法有氣功、太極拳、醫療體操、步行、健身跑、有氧舞蹈、游泳、娛樂性球類、郊遊、垂釣等等。

① 氣功：以放鬆功較好，也可酌用站樁功、強壯功和運功等。練功原則強調「鬆」、「靜」、「降」。要求配合意念和簡單的動作。意念的部位宜低於心臟位置，如丹田、湧泉穴等。呼吸宜用順呼吸法，不宜採用停閉呼吸法。要適當延長呼氣，以提高迷走神經的興奮性。動作宜採用大幅度有鬆有緊，有張有弛的上下肢及軀幹的交替和聯合運動，切忌持續性緊張的長時間等長收縮運動。

氣功練習每天至少 1 次，每次 30～45 分鐘。據報導，一次練功後可使收縮下降 2.1～2.4kPa，舒張壓也有下降。一般在練功兩週左右見效。有報導，一組用藥物治療血壓仍未能很好控制的病例，加用氣功後血壓得到有效控制。在鞏固期加用氣功更為有效，常可使維持用藥量減少 1/3～1/2，並使血壓維持平穩。

② 太極拳：由於太極拳動作柔和，肌肉放鬆且多為大幅度活動，思緒寧靜從而有助於降低血壓。高血壓患者練完一套簡化太極拳後，收縮壓可下降 1.2～2.7kPa（10－20mmHg），長期練習太極拳的老人安靜時收縮壓的平均值約比同年齡老人低 2.7kPa 左右。

高血壓患者打太極拳時最重要的是注意一個「鬆」字，肌肉放鬆能反射性地引起血管「放鬆」，從而促使血壓下降。此外，打太極拳時應用意念引導動作，使意念高度集中，心境守靜，這有助於消除高血壓患者的緊張、激動、神經敏感等症狀。

③ 步行：步行可按每分鐘 70～90 步開始，約每小時步行 3～4km 的速度，持續 10 分鐘。主要適用於無運動習慣的高血壓病患者作為一種適應性鍛鍊過程。以後可逐漸加快步速或在坡地上行走。國內應用醫療步行（平地行走加上下小山波）治療高血壓取得較好療效。

【方法舉例】

第一條：1600m 平路。用 15 分鐘走完 800m，中途休息 3 分鐘。

第二條：2000m 平路，用 18 分鐘走完 1000m，中途休息 3～5 分鐘。

第三條：2000m 路程，中有兩段各長 100m，斜度 5～

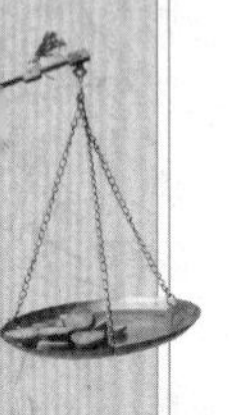

10 度的短坡，用 20～25 分鐘步行 1000m，休息 3～5 分鐘，繼續用 7～8 分鐘，走完 500m 平路，休息 3 分種然後用 20～30 分鐘上山，中間可適當休息。上山後休息 5～10 分鐘，然後下山。

④ 健身跑：在進行健身跑前要作心電圖運動試驗，以檢查心功能和血壓對運動的反應性。高血壓患者的健身跑，不要求一定的速度，運動的頻度可根據個人對運動的反應和適應程度，採用每週三次或隔日一次，或每週五次等不同的間隔週期。一般認為若每週低於二次效果不明顯。若每天運動，則每次運動總量不可過大，運動後第二天感覺精力充沛，無不適感為宜。

⑤ 按摩或自我按摩：按揉風池、太陽及耳穴，抹額及掐內關，神門、合谷、足三里，可助降壓和消除症狀。

天氣熱了，一動就出汗，這令許多高血壓患者，尤其是老年高血壓患者對運動望而卻步。事實上，運動可以提高血管臂的彈性，有效改善小血管的痙攣，讓大小血管保持良好的收縮和舒張功能。有人把運動比喻成「給血管做操」，這一點也不為過。

高血壓患者在夏天時，不管天有多熱，都應該動一動。關鍵在於控制運動的強度和運動時間。對於中老年人而言，以節奏較慢、強度較低的全身運動為主。例如，太極拳、木蘭拳、上下樓梯、騎自行車慢行等等，一些社區附設的健身器材也是不錯的選擇，如扭腰器、拉伸器等等。

⑻ 高血壓茶療十法

幾千年來，透過各種茶療實踐，人們逐步瞭解到茶具備的 27 種藥用功效；安神除煩、少寐、明目、清頭目、下氣、消食、醒酒、去膩、清熱解毒、止渴生津、祛痰、治痢、療瘡、利水、通便、祛風解表、益氣力、堅齒、療肌、減肥、降血脂、降血壓、強心、補血、抗衰老、抗癌、抗輻射。

針對高血壓有以下幾種茶療方式或供參考：

① **杜仲茶**：是目前世界上最高品質、溫和而安全的天然降壓藥物。杜仲茶溫性，適合大部分體質，適合單純性的臨界高血壓和原發性高血壓病患者，推薦怡尚茶品的杜仲茶。

② **菊花茶**：所有的菊花應為甘菊，其味不苦，尤以蘇杭一帶所生的大白菊或小白菊最佳，每次用 3 克左右泡茶飲用，每日 3 次；也可用菊花加金銀花、甘草同煎代茶飲用，其有平肝明目、清熱解毒之特效。對高血壓、動脈硬化患者有顯著療效。

③ **山楂茶**：山楂所含的成分可以助消化、擴張血管、降低血糖、降低血壓。同時經常飲用山楂茶，對於治療高血脂具有明顯的輔助療效。其飲用方法為，每天數次用鮮嫩山楂果 1～2 枚泡茶飲用。

④ **槐花茶**：將槐樹生長的花蕾摘下晾乾後，用開水浸泡後當茶飲用，每天飲用數次，對高血壓患者具有獨特的治療效果。同時，槐花還有收縮血管、止血等功效。

⑤ **首烏茶**：首烏具有降血脂，減少血栓形成之功效。血脂增高者，常飲首烏茶療效十分明顯。其製作方法為取製首烏 20～30 克，加水煎煮 30 分鐘後，待溫涼後當茶飲用，每天 1 劑。

⑥ **葛根茶**：葛根具有改善腦部血液循環之效，對因高

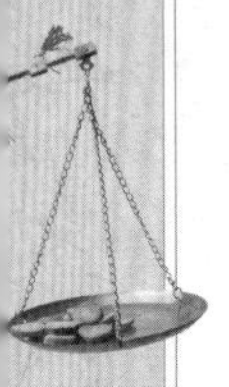

血壓引起的頭痛、眩暈、耳鳴及腰痠腿痛等症狀有較好的緩解功效。經常飲用葛根茶對治療高血壓具有明顯的療效，其製作方法為將葛根洗淨切成薄片，每天 30 克，加水煮沸後當茶飲用。

⑦ **蓮子心茶**：所謂蓮子心是指蓮子中間青綠色的胚芽，其味極苦，但卻具有極好的降壓去脂之效。用蓮心 12 克，開水沖泡後代茶飲用，每天早晚各飲一次，除了降低血壓處，還有清熱、安神、強心之特效。

⑧ **決明子茶**：中藥決明子具有降血壓、降血脂、清肝明目等功效。經常飲用決明子茶有治療高血壓之特效。每天數次用 15～20 克決明子泡水代茶飲用，為治療高血壓、頭暈目眩、視物不清之妙品。

⑨ **桑寄生茶**：中草藥桑寄生為補腎補血要劑。中醫臨床表明，用桑寄生煎湯代茶，對治療高血壓具有明顯的輔助療效。桑寄生茶的製作方法是，取桑寄生乾品 15 克，煎煮 15 分鐘後飲用，每天早晚各一次。

⑩ **玉米鬚茶**：玉米鬚不僅具有很好的降血壓之功效，而且也具有止瀉、止血、利尿和養胃之療效。泡茶飲用每天數次，每次 25～30 克。在臨床上應用玉米鬚治療因腎炎引起的浮腫和高血壓的療傚尤為明顯。

高血壓是中老年人一種常見病，除了採用藥物治療外，採用食療不失為一種簡便有效的方法，但是食療一定很堅持，才能發揮作用。中藥泡茶飲用，能起到很好的食療作用。

⑼ 高危病人拔罐療法

拔罐療法是指使罐具內形成負壓而吸附於患處或穴位

上，產生局部充血，從而達到治療目的的一種外治法。

① **火罐法**

【取穴】背部第一側線的穴位（後正中線旁開 1.5 寸足太陽膀胱經）以及肩髃、曲池、合谷、承扶、委中、承筋、承山、崑崙、湧泉、申脈、足三里等。

【用法】根據具體症狀，選擇拔罐部位。除頭部外，均可用中號或大號的火罐，一般拔 10 個左右，留罐時間約 10～15 分鐘。

② **刺絡（刺血）拔罐法**

療法一

【取穴】大椎。

【用法】局部常規消毒後，用消毒三棱針在大椎穴上橫劃 1 公分長的痕跡，以劃破皮膚並有少許血跡滲出為度，迅速將火罐放在此穴上，留罐 5～10 分鐘。取罐時內有血液 5～10 毫升，用消毒乾棉球擦淨血跡，再敷蓋消毒棉球或紗布，用膠布固定，預防感染。

每次治療時可在原劃痕跡上或稍下處操作，但不宜在原劃痕上重複。每週治療 1 次，5 次為 1 療程。若 1 療程無效者，應該改用它法。

療法二

【取穴】肺俞（雙）、筋縮。

【用法】病人取俯臥位。穴位常規消毒，用梅花針中等強度叩擊出血，叩擊面積應略小於罐口，然後用悶火法將火罐吸附於穴位上，吸拔出約 2～3 毫升血液，每次 5～10 分鐘即可。

兩穴交替使用，隔日治療 1 次。

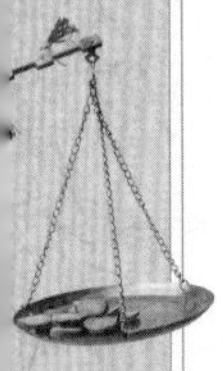

③ **針罐法**

【取穴】大椎

【用法】患者正坐垂頭，用 28 號 2 寸毫針直刺大椎穴 1～1.5 寸，不捻轉提插，待有下竄針感時，在針柄上放一酒精棉球點燃，叩上火罐，留罐 10 分鐘，隔 1 次，10 次為 1 療程，療程間隔 5～7 日。一般治療 3 個療程。

④ **綜合罐法**

【取穴】第 7 頸椎至骶尾部督脈及其兩側膀胱經內側循行線和曲池、足三里或三陰交。

【用法】先在背部督脈和膀胱經走罐至局部皮膚紫紅，有心臟或腎臟病者，起罐後於心俞、志室穴上閃罐數次，然後再在其餘穴上用毫針刺之，依情況而擇用出針後拔罐，或扣針拔罐。留罐 10～15 分鐘，每 1～2 施術 1 次。

⑤ **真空罐法**

【取穴】膀胱經的背俞穴、曲池（雙）、足三里（雙）。

【用法】真空罐由玻璃製成，內部的空間有 50～300 毫升各種規格，尾部安裝真空閥。真空系統由真空泵連接真空管道，用真空表示來控制真空度的大小。治療時根據病情，每罐吸著時間 3～5 分鐘，罐內的真空度（即負壓）為 35～80 千帕之間，吸著力大小視患者身體強弱而定，每個患者可拔 10～25 個不等。

【療效】用本法觀察治療 31 例高血壓患者，其中Ⅱ期高血壓 39 例，顯效 17 例，有效 12 例；Ⅲ期高血壓 2 例，顯效 2 例。總有效率為 100%。

注意事項

① 高熱、抽搐、痙攣等證，皮膚過敏或瘍破損處，肌

肉瘦削或骨骼凹突不平及毛髮窩的部位不宜使用；孕婦腰骶部腹部均須慎用。

② 使用火罐法和水罐法時，避免燙傷病人皮膚。

③ 針罐併用時，須防止肌肉收縮，發生彎針，並避免將針撞壓入深處，造成操作失誤。胸背部腧穴均宜慎用。

④ 起罐時手法要輕緩，以一手抵罐邊皮膚，按壓一下，使氣漏入，罐子即可脫下，不可硬拉或旋動。

⑤ 拔罐後一般臂部皮膚會呈紅暈或紫紺色瘀血斑，此為正常現象，可自行消退，如臂部瘀血嚴重者，不宜在原位再拔。由於留罐時間過長而引起的皮膚水疱，小水疱不需處理，但避免擦破而發生感染；大淚光可用針刺破，放出疱內液體，並塗以龍膽紫藥水，覆蓋消毒敷料。

⑽ 推拿療法

療法一

【坐位】一般在白天進行，最好選擇比較安靜的場所。

① 雙手點揉攢竹、魚腰、絲竹空、太陽穴，出現酸脹感後，再點揉半分鐘。

② 刮眼眶：雙食指屈曲，以橈側面輪流刮眼眶上下，時間為 1～2 分鐘。

③ 雙拇指按壓風池穴，約半分鐘後，揉按棘突兩旁的肌肉至大椎穴，反覆數遍。

④ 點揉百會、四神聰穴。各 1 分鐘。

⑤ 梳頭、叩頭。手法要求輕柔，約 2 分鐘。

⑥ 雙手握拳，沿腰椎棘突兩邊骶棘肌叩擊，或用手背拍打，自上而下，反覆數遍，至腰底部發熱為止。

⑦ 摩胸：左手摩右胸，右手摩左胸，沿肋骨走行方向

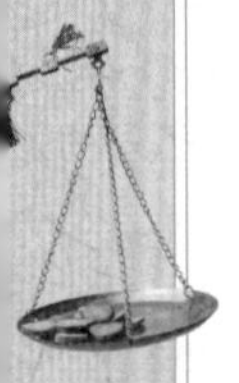

進行。約 4～5 分鐘後，拍打胸部數次。

⑧ 點按手三里、內外關、曲池穴各半分鐘。

⑨ 雙手掌相對搓擦發熱，摩擦面部，結束手法。

【臥位】一般在晨起或午休或睡前進行。要求全身放鬆，微微閉目，靜臥 3 分鐘後進行。

① 揉按攢竹、魚腰、太陽 、印堂、睛明、百會、風池諸穴，可選擇其中 3～5 個。各 1 分鐘。

② 指推眼眶，梳頭，各 1～2 分鐘。

③ 摩胸、拍胸，2 分鐘。

④ 摩腹：沿脈環形自上而下撫摩 36 遍，再按順時針方向沿腹部環形撫摩，從右至左，36 遍。

⑤ 搓擦湧泉穴 2 分鐘，活動踝部數次，結束手法。

療法二

① 揉印堂、陽白、太陽；用雙手食指第二節的指峰，1～2 分鐘。

② 推揉風池：用雙手拇指指峰同時推揉風池穴，1～2 分鐘。

③ 推降壓溝：用雙手中指指峰推降壓溝，兩指緩慢用力，推 1～2 分鐘。

④ 推百會：用雙手中指指峰推百會穴，1～2 分鐘。

⑤ 梳理風池：用兩手手指或指腹，由上向下梳理風池穴，1～2 分鐘。

注意事項

① 應用推拿療法治療疾病必須辨證論治，正確施用手法。

② 對有結核性或化膿性骨關節病症以及肌膚破損、燙

傷、腫瘤或正在出血的局部，不宜進行推拿。

③ 婦女懷孕期或月經期，在腹部和腰骶部慎用推拿手法。

④ 在病人空腹狀態下或劇烈運動之後，不宜立即用推拿手法。

⑾ 高血壓病人藥膳療法

藥膳療法是指應用具有藥性的食物及藥物，經過烹調成菜餚以防治疾病的一種治療法。

藥膳療法在中國已有數千年的歷史。自古以來，中國就有「醫食同源」的說法，許多食物即是食物也是藥物，同樣能夠防治疾病。

據《周禮》記載，周代已有分管食療和藥膳的「食醫」。《內經》也非常重視食療和藥膳，書中指出在藥物治病的同時應以「五穀為養，五果為助，五畜為益，五菜為充，氣味合而服之，以補精益氣。」《內經》中共有 13 首方劑，其中屬於藥膳的方劑就達 6 首，最典型的是「烏賊骨丸」。

張仲景也說：「凡飲食滋味，以養於生，……若得宜則益體。」並首創「當歸生薑羊肉湯」等 有名的藥膳方劑。唐代孟詵編了一本《食療本草》。孫思邈在《千金要方》中亦曾說：「夫為醫者當須先沒事曉病源，知其所犯，以食治之，食療不癒，然後命藥。」可見何等重視食療。他又創立藥膳方劑 10 餘首。

宋代的《太平聖惠方》、《聖濟總錄》中都收集了大師的藥膳處方。元代的《飲膳正要》可說是一本藥膳專書。總之，自古至今，歷代中醫都非常重視藥膳，近年來藥膳療法

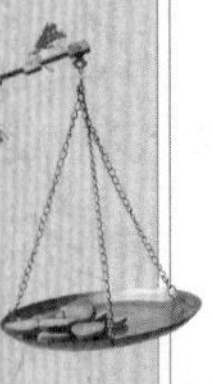

又有很大的發展。

① **芹菜粥**：芹菜連根 120 克，粳米 250 克。將芹菜洗淨，切成六分長的段，粳米淘淨，芹菜、粳米放入鍋內，加清水適量，用武火燒沸後轉用文火燉至米爛成粥，再加少許鹽和味精，攪勻即成。

② **菊花粥**：菊花末 15 克，粳米 100 克。菊花摘去蒂，上籠蒸後，取出曬乾或陰乾，然後磨成細末，備用。粳米淘淨放入鍋內，加清水適量，用武火燒沸後，轉用文火煮至半成熟，再加菊花細末，繼續用文火煮至米爛成粥。每日 2 次，晚餐食用。

③ **大雉雞蛋**：日常食用大雉雞蛋，有預防高血壓及平衡血壓作用。蒸煮食用都可。

④ **荷葉粥**：新鮮荷葉 1 張，粳米 100 克，冰糖少許。將鮮荷葉洗淨煎湯，再用荷葉湯同粳米、冰糖煮粥。早晚餐溫熱食。

⑤ **醋泡花生米**：花生米浸泡醋中，5 日後食用，每天早上吃 10～15 粒，有降壓、止血及降低膽固醇作用。

⑥ **綠豆海帶粥**：綠豆、海帶各 100 克，大米適量。將海帶切碎與其他 2 味同煮成粥。可長期當晚餐食用。

降壓食譜

① **首烏龜板**：

【成分】首烏、龜板、寄生、杜仲各 50 克，生地、枸杞、桑葚子、白芍、沙苑子各 40 克 ，生牡蠣、石決明各 100 克，蜂蜜 500 克。

【做法】將上述各種材料加水適量一起浸泡兩小時，然後加熱煎煮取汁，先後取 3 次，最後把 3 次所取的藥液合併，以文火煎至濃縮汁 1 碗時，加入蜂蜜 ，燒煮至沸停火，待藥法冷卻後裝瓶備用。

【用法】每次 1 湯勺，每日服用 2 次。

【療效】適用於高血壓和腎虛、肝旺盛者。

② **毛科青紅糖水：**

【成分】毛冬青根 50～100 克，紅糖適量。

【做法】將毛冬青和紅糖一加水用文火煎煮。

【用法】每日飯後服用，分 2 次服用。

【療效】降壓順氣。

③ **決明粥：**

【成分】石決明粉 30 克，草決明 10 克，白菊花 10 克，粳米 100 克，冰糖 6 克。

【做法】將草決明放在鍋中炒至有香味即起鍋，然後將白菊花、草決明、石決明放在砂鍋中煎汁，取汁去渣。粳米洗淨之後與藥汁一起煮成稀飯加冰糖即可食用。

【用法】每日 1 次。

【療效】清肝明目，降壓。

④ **夏枯草粥：**

【成分】夏枯草 10 克，粳米 50 克，冰糖少許。

【做法】將夏枯草洗淨放入砂鍋內煎煮，過濾後去渣留汁，再把粳米洗淨放進藥汁裏，用小火繼續煎煮至粥熟，放進冰糖調味後即可食用。

【用法】每日 2 次，溫熱服用。

【療效】清肝、降壓。

⑤ **花生殼水：**

【成分】花生殼 120 克。

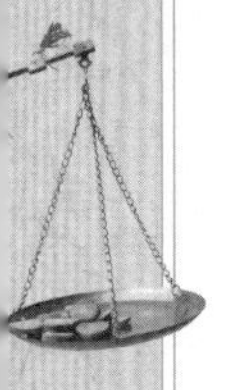

【做法】將花生殼洗淨，晾乾，然後加入水用文火煎煮，直到藥汁變成褐色即可。

【用法】每日 1 劑，分 2 次服用。

【療效】適用於高血脂和高血壓患者。

⑥ 拌菠菜

【處方】鮮菠菜 250 克，麻油、食鹽適量。

【用法】將菠菜用水洗淨切節，入沸水中燙約 2～3 分鐘撈起瀝乾水分，拌入麻油、食鹽即可食用。本品可供佐餐，宜常服。

【作用】鮮菠菜養血、潤燥；麻油滋陰。本品特點是滋陰、清熱、潤腸。

【適應症】陰虛陽亢型高血壓病。

⑦ 芹菜拌豆腐

【處方】鮮芹菜 250 克，豆腐 250 克，香油、食鹽適量。

【用法】將芹菜洗淨，放入開水鍋中微煮，涼後切節，加入香油、食鹽與豆腐拌合即成；豆腐寬中益氣、潤燥清熱。本品具有平肝清熱、祛痰和中的特點。

【適應症】陰虛陽亢型高血壓病。

⑧ 天麻煮豆腐

【處方】天麻 10 克，豆腐 250 克，鮮湯適量。

【用法】天麻打碎，加水煮沸，放入豆腐及鮮湯即成。本品可供佐餐，宜常吃。

【作用】天麻平肝、潛陽、熄風；豆腐寬中、和脾、清熱。本品具有平肝、潛陽、清熱的特點。

【適應症】陰虛陽亢型高血壓病。

⑨ **菊荊雞片**

【處方】菊花 3 朵，茉莉花 70 朵，花茶葉 15 克，雞脯肉 300 克，小白菜 500 克，清湯 750 毫升。

【用法】

① 將雞脯肉去膜，片成大小合適的板薄片，用涼水漂上；小白菜心削去幫，抽去筋，少淨，用水燙熟後，撈在涼水內透涼，再用涼水泡上；用雞蛋清 2 個兌豆粉，調成稀糊（以能抹在雞片上不流為度）；取茉莉花 50 朵，每 5 朵用鋼絲穿成一串。

② 撈出雞片瀝去水，用食鹽、味精拌勻，加入蛋糊漿好，另用鍋加水燒沸後離火，把雞片逐片下入沸水內，置火上汆熟，撈在 250 毫升清湯內。另外泡上茉莉花，用碟裝上，玻璃杯蓋上，放在盤中內。

③ 食用時，把茶葉用沸水泡上，在鍋內注入清湯，下入小白菜（擠淨水分）、食鹽、胡椒粉、味精，燒入味，撈出放在盤子周圍，同時將茶水瀝去，另沖沸水。

④ 在鍋內注入清腸，加入食鹽、味精、胡椒粉，把菊花和 20 朵茉莉花下入湯內燙一下，撈出不用，再下入雞片（原湯不用），待湯沸後，下入少許茶水（湯約 2/3，茶水約 1/3），澆在小白菜面上（湯不要流入茉莉花內）即成。

⑤ 本品可供佐餐食用。

【作用】菊花疏風清熱；茉莉化疏肝理氣；花茶葉生津、清熱、利濕、解毒；雞脯肉補中氣、益腎精；小白菜清熱除煩。本品具有祛風清熱、補中益腎的特點。

⑩ **拌綠豆芽**

【處方】綠豆芽 250 克，香油、鹽、味精適量。

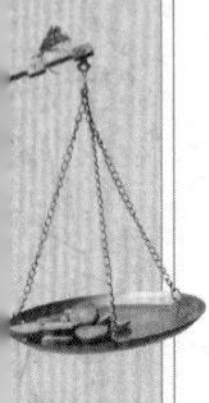

【用法】

① 豆芽去根洗淨，入沸水燙至斷生撈起，趁熱放鹽拌匀，攤開晾冷瀝乾。

② 將豆芽、鹽、味精、香油入碗拌匀即成。佐餐常吃。

【作用】綠豆芽清熱解毒、降火利尿。

【適應症】肝火型高血壓病。

⑪ 糖醋蘿蔔絲

【處方】紅元根蘿蔔 250 克，鹽、香油、白糖、蔥絲、醋適量。

【用法】

① 蘿蔔洗淨，去鬚頭，切成粗絲入盆放鹽和匀。

② 將蘿蔔絲碼鹽為 5 分鐘，至蔫，輕輕擠乾，倒去溜水，攔撒加鹽、蔥絲、白糖、紅油、醋拌匀即成。佐餐常吃。

【作用】紅蘿蔔健脾、化濕、化痰。

【適應症】脾虛痰濕型高血壓病。

⑫ 芹菜肉絲

【處方】豬肉 100 克，芹菜 250 克，鹽、味精、料酒、豆瓣、白醬油、醋、生薑、青蒜苗、水豆粉、鮮湯、混合油適量。

【用法】

① 豬肉切絲，芹菜洗淨切 3 公分長節，青蒜苗洗淨切好，薑切絲，芹菜碼上點鹽。

② 將肉絲碼上點鹽、料酒、水豆粉，再將鹽和味精、白醬油、醋、鮮湯、水豆粉在碗內兌成滋汁。

③ 鍋熱後放入混合油，燒至七成熱時放入碼好的肉

絲，劃散後下薑絲炒轉，放入芹菜、蒜苗，斷生時烹入滋汁，收汁起鍋即一成。作菜餚佐餐。宜常吃。

【作用】芹菜平肝、清熱、降壓；豬肉滋陰、潤燥。本品具有一滋陰清熱、平肝的特點。

【適應症】陰虛陽亢型高血壓病。

⑬ **滋蔥肉片**

【處方】豬瘦肉 150 克，洋蔥 250 克，鹽、料酒、味精、白醬油、鮮湯、水豆粉、混合油適量。

【用法】

① 豬肉洗淨切片；洋蔥去老皮洗淨切片，碼上點鹽。

② 將肉片碼上鹽、料酒、水豆粉，另將料酒、鹽、味精、白醬一油、鮮湯、水豆粉兌成滋汁。

③ 鍋熱後下混合油，燒至七成熱時放入肉片，炒散後下洋蔥炒至斷生，烹入滋汁，收汗起鍋即成佐餐常吃。

【作用】洋蔥和胃，下氣，化痰濕；豬瘦肉潤燥，補陰。本品具有化痰濕而不傷陰的特點。

【適應症】痰濕型高血壓病。

⑭ **爛肉芹菜**

【處方】豬肉 150 克，芹菜 250 克，鹽、料酒、味精、化豬油、水豆粉、鮮湯、薑、蒜、白醬油適量。

【用法】

① 芹菜去掉老葉和莖，洗淨切成 3 公分的長節，碼少許鹽，使用時應瀝乾水氣。

② 薑去皮洗淨剁細，蒜剁細，豬肉剁細，碼少許鹽、料酒、水豆粉。

③ 鹽、白醬油、味精、鮮湯、水豆粉兌成滋汁。

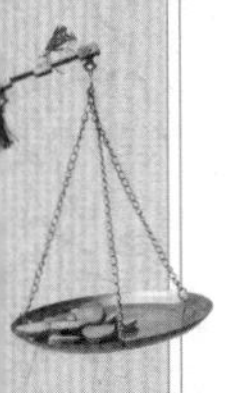

④ 鍋燒熱放化豬油，燒至七成熱時放入豬肉迅速滑散，瀝去多餘的油，烹料酒，放入薑、蒜炒香味，放芹菜煸炒，芹菜一斷生，烹入滋汁，收汁亮油起鍋即成。

⑸ 本品供佐餐，宜常吃。

【作用】芹菜平肝清熱；豬肉滋陰潤燥。本品特點為平肝熱、滋陰液。

【適應症】陰虛陽亢型高血壓病。

⑮ **山楂肉乾**

【處方】山楂 100 克，豬瘦肉 1000 克，菜油 500 克（蠔油 100 克），薑汁 30 克，香油 15 克，蔥節 30 克，花椒 2 克，紹酒 30 克，醬油 50 克，味精 2 克，白糖 15 克。

【用法】

① 將山楂除去雜質洗淨，豬肉洗淨，瀝乾水分待用。

② 將山楂 50 克加水約 2000 毫升，燒沸後下入豬肉，共同煮熬至六成熟，撈出豬肉稍晾後，切成 5 公分左右的粗條，加醬油、蔥節、薑片、紹酒、花椒，將肉條拌勻醃漬 1 小時，再瀝去水分。

③ 將鍋燒熱，倒入菜油煉熟，投入肉條榨乾水分，色微黃時用漏勺撈起，瀝去油，鍋內留少許油再置火上，投入餘下的山楂，略炸後。

將肉乾再倒入鍋中，反覆翻炒，微炒烘乾，裝在方盤內，淋入香油，撒入味精、白糖和勻即成。供佐餐食用，宜常吃。

【作用】山楂活血行瘀、消積化滯；豬肉滋陰補血。本品特點是滋陰、活血、消積。

【適應症】陰虛兼血瘀之高血壓病。

⑯ **天麻燜雞塊**

【處方】母雞 1 隻，天麻；15 克，水發冬菇 50 克，清湯 500 毫升，料酒、鹽、味精、白糖、豆粉、蔥、薑、雞油、菜油適量。

【用法】

① 將天麻洗淨，切片，入碗上籠蒸熟。

② 將雞宰殺後，除毛去內臟，洗淨，去骨，切成小方塊，入油鍋氽一下，再將蔥薑用油煸出香味，加入清湯和調料，再倒入雞塊，用文火燜 40 分鐘，加入天麻片，再燜 5 分鐘，用豆粉勾汁，淋上雞油即成。本品可供佐餐食用，宜常吃。

【作用】天麻平肝祛風，母雞補氣益精。本品特點為補虛益精、平肝祛風。

【適應症】肝炎上亢型高血壓病。

注意事項

① 食慾不振、消化不良者，慎用本法。

② 注意服藥食忌。

⑿ 敷貼療法

敷貼療法又稱外敷法，是將藥物研為細末（可與各種不同的液體調製成糊劑）敷貼於體表的特定部位（穴位或患部）以治療疾病的一種方法，是中醫常用的外治法之一。

療法一

【取穴】湧泉（雙側）。

【藥物】吳茱萸、菊花、肉桂各等份，雞蛋 1 枚。

【用法】將上方前 3 味藥共研細末，於睡前洗腳後，取 10 克藥末以雞蛋清調和，敷雙足湧泉穴，外和紗布包紮固

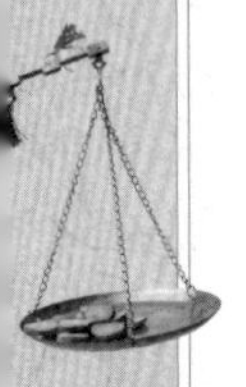

定，翌晨去藥。連用 5～10 次顯效。適用於肝陽上亢型高血壓之眩暈。

療法二

【取穴】湧泉（雙側）。

【藥物】吳茱萸適量，食醋適量。

【用法】將吳茱萸研為細末，每次 15～30 克，用食醋適量調成糊狀，於睡前敷於兩足湧泉穴，用紗布包紮，膠布固定。每天換藥 1 次，輕症敷 1 次即可，重症可連用 3～5 次。適用於肝陽上亢型高血壓。

療法三

【取穴】湧泉（雙側）。

【藥物】杏梔膏：桃仁、杏仁各 10 克，梔子 3 克，胡椒 7 粒，糯米 14 粒，雞蛋清適量。

【用法】將前 5 味藥共搗爛，加 1 個雞蛋清調成糊狀，分 3 次用，於每晚睡前敷貼於兩足心湧泉穴，晨起除去。每夜敷 1 次，6 次為 1 療程。適用於高血壓病。

療法四

【取穴】湧泉（雙側）。

【藥物】外敷膏：蓖麻仁 50 克，吳萸 20 克，附子 20 克，生薑 150 克，冰片 10 克。

【用法】將前 3 味藥研末，生薑搗如泥，加入藥末中，並加入冰片，調成膏狀。每晚貼敷雙側湧泉穴，晨起除去，7 日為 1 療程。適用於高血壓病。

療法五

【取穴】主穴：湧泉。配穴：太衝、足三里。

【藥物】肉桂、吳茱萸、磁石各等份。

【用法】將上藥研細末，密封保存。每次用藥末 5 克，調蜂蜜為藥餅，貼於湧泉穴。陽亢者加太衝；陰陽不足者配足三里。每次貼 2 穴，輪流使用，每天於臨睡前換藥 1 次，貼藥後膠布固定，艾捲懸灸 20 分鐘。用治高血壓病。

注意事項

① 在應用過程中，如出現皮膚過敏，瘙癢潮紅，發出小水泡，應立即停用。

② 外敷時注意調節乾濕度，過濕容易外溢流失；若藥物變乾，須隨時更換，或加調和劑濕潤後再敷上。

⒀ 高血壓病人敷臍療法

敷臍療法簡稱「臍療」，是將藥物敷置於臍眼或臍部以治療疾病的一種外治方法。

早在晉代葛洪《肘後備急方》中就有用鹽納臍中灸之，以治療霍亂的記載。唐代孫思邈《千金要方》載有用東壁土敷臍，或用蒼耳子燒灰敷臍，或用露蜂房燒灰敷臍，以治臍瘡流水不止。清代更有所發展，如吳尚先《理瀹駢文》中用本療法治病的方藥就有數百處之多。

療法一

【藥物】膽汁製吳茱萸 500 克，龍膽草醇提取物 6 克，硫黃 50 克，醋製白礬 10 克，朱砂 50 克，環戊噻嗪 175 毫克。

【用法】混合研極細粉末備用。臍部先用溫水洗淨擦乾，每次用藥粉 200 毫克左右，倒入臍窩內，敷蓋棉球，外用膠布固定。每週更換 1 次，連用 4 次。

【療效】治療 116 例，顯效 34 例，有效 56 例，無效 26 例，總有效率為 77.58%，顯效占 29.31%。

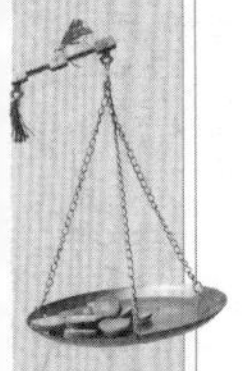

療法二

【藥物】吳茱萸、川芎各等份。

【用法】混合研為細麵，密貯備用。將神闕穴用酒精棉球擦乾淨，取藥粉 5～10 克納入臍中，上蓋麝香虎骨膏固定。3 天換敷 1 次，1 月為 1 療程。

【療效】治療 84 例（I 期 3 例，II 期 74 例，III 期 7 例），顯效 42 例，有效 36 例，無效 6 例，總有效率為 93%。

療法三

【藥物】利眠寧 2.5 毫克，雙氫克尿塞 5 毫克，地巴唑 4 毫克，利血平 0.06 毫克，硫酸胍生 1 毫克，澱粉 25 毫克。

【用法】混合研成細麵。先將肚臍用溫水擦洗乾淨，取藥粉 100 毫克敷入，蓋以軟紙片、棉球，按堅，再用普通膠布固定，每週換藥 1 次。

【療效】治療 51 例，顯效 33 例，有效 9 例，無效 9 例，總有效率 82.35%。

注意事項

① 在治療過程中有皮膚過敏，應暫緩使用；如出現皮膚潰瘍或應用 7 天以上仍無效者，應停止敷臍，改用他法。

② 在應用本療法加用熱敷或灸法時，要注意溫度適宜，防止燙傷。如見臍眼感染者，應立即停止，宜先控制感染。

③ 小兒應用本療法時，宜以繃帶紗布等固定，防止脫落。

④ 此法收效慢，可配合藥物內服、針灸、推拿等，以

提高療效。

⒁ **薰洗療法**

療法一

【藥物】磁石、石決明、黨參、黃耆、當歸、桑枝、枳殼、烏藥、蔓荊子、白蒺藜、白芍、炒杜仲、牛膝各 6 克，獨活 18 克。

【用法】上藥水煎，取汁浸泡雙腳。每日 1 次，每次 1 小時，10 次為 1 療程。

療法二

【藥物】鉤藤 20 克，少量冰片。

【用法】布包，放入盆內，加溫水浸後浴腳。每次 30～45 分鐘，每日 2 次。

療法三

【藥物】桑枝、桑葉、茺蔚子各 15 克。

【用法】上藥加水 1000 毫升，煎成 600 毫克，睡前洗腳 30～40 分鐘

療法四

【藥物】吳茱萸 15 克，黃柏 15 克，知母 15 克，生地 15 克，牛膝 30 克，生牡蠣 50 克。

【用法】水煎上藥，取汁，倒入盆內，浸洗足脛 10 分鐘，1～2 週為 1 療程。

療法五

【藥物】薄荷 6 克，防風 6 克，白芷 6 克，蘇葉 3 克，明天麻 6 克，藁本 6 克，甘菊 6 克。

【用法】上藥水煎，去渣，沐頭。

治頭暈頭痛。

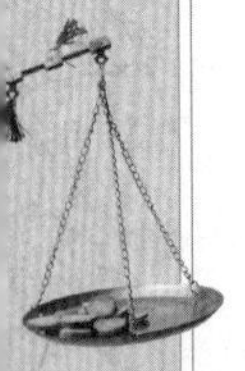

療法六

【藥物】甘菊花 6 克，薄荷 6 克，桑葉 6 克，明天麻 6 克，炒僵蠶 9 克，藁本 6 克，赤芍 9 克，全當歸 9 克。

【用法】上藥水煎，去渣，沐頭。

療法七

【藥物】明天麻 6 克，薄荷 6 克，甘菊 6 克，桑葉 3 克。炒蔓荊 9 克，川芎 6 克，藁本 16 克。

【用法】上藥水煎，去渣沐頭部。治眩暈頭痛。

療法八

【藥物】鬼針草 50 克。

【用法】水煎，去渣，洗浴雙足。每日 1 次，每次、20 分鐘。

療法九

【藥物】磁石 30 克，夏枯草、益母草各 20 克，龍膽草 10 克，天麻 10 克。

【用法】水煎取汁，浸洗雙足。

療法十

【藥物】吳茱萸、牛膝、菊花、肉桂、茵陳、茺蔚子、桑葉、茯苓各等分。

【用法】水煎洗腳。

注意事項

① 煎煮加水要適量，太多則濃度降低。蒸煮時間據藥物性質而定。芳香性藥物一般煮沸 10～15 分鐘，塊狀和根莖類藥物則須煮沸 30 分鐘。

② 應用時藥液溫度要適宜，防止燙傷皮膚。

③ 薰洗後要用於毛巾擦乾患部，並注意避風和保暖。

④ 婦女經期和妊娠期不宜坐浴和薰洗陰部。

⑤ 薰洗藥不可內服。

⒂ 高血壓病人洗足療法

洗足療法也稱浴腳療法，是用藥液浸泡洗腳以治療疾病的一種方法。

本療法流傳較久。歷代醫家總結認為：春天洗腳，升陽固脫；夏天洗腳，濕邪乃除；秋天洗腳，肺腑養育；冬天洗腳，丹田暖和。清代吳尚先《理瀹駢文》載：「臨臥濯足，三陰皆起於足指，寒又從足心入，濯之所以溫陰而卻寒也。」

① 磁石降壓煎

【藥物】磁石、石決明、黨參、黃耆、當歸、桑枝、枳殼、烏藥、蔓荊子、白蒺藜、白芍、炒杜仲、牛膝各6克，獨活18克。

【用法】上藥水煎取汁。浸泡雙腳，每日1次，每次1小時，10日為1療程。

② 雙桑降壓湯

【藥物】桑枝、桑葉、茺蔚子各15克。

【用法】上藥加水1000毫升，煎成600毫升。睡前洗腳30～40分鐘，洗完睡覺。

③ 洗足方

【藥物】鉤藤20克。

【用法】上藥節碎，加少量冰片，布包，放入盆內加溫水浸腳，每次30～45分鐘，每天晨起及晚睡前各1次。每包用1天，10天為一療程。

為保持水溫，可不斷加水。

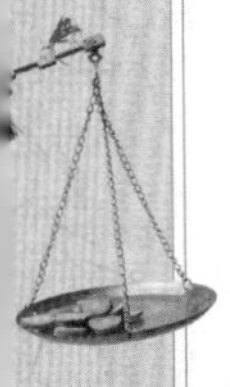

④ **高血壓藥浴方**

【藥物】吳茱萸 15 克，黃柏 15 克，知母 15 克，生地 15 克，牛膝 30 克，生牡蠣 50 克。

【用法】上藥加水煎煮，去渣，傾入盆內。浸洗足脛 10 分鐘，1～2 週為 1 療程。治療陰虛水虧、木少滋榮、肝陽上亢之高血壓。

注意事項

① 凡狂犬病、藥物過敏者禁止用本療法。

② 要掌握好水溫，不宜太熱或太冷，以患者能夠耐受為度，避免燙傷。

③ 要根據病情，適當選擇藥物，凡有強烈刺激性或腐蝕性的藥物不宜作外洗藥液。

④ 老人、兒童及活動不便的患者應用本療法，應有人一旁相助。

⒃ 高血壓病人醋蛋療法

醋蛋療法是用醋蛋以防治疾病的一種治療方法。

以雞蛋及醋為主藥配方治病，在我國有悠久的歷史。早在漢代張仲景的《傷寒論》中就載有以醋及雞蛋為主藥的「苦酒（醋）湯」，即以「半夏（洗、破如棗核）14 枚、雞子 1 枚（開孔去黃），納半夏著苦酒中，以雞子殼安火上，令三沸，去滓，少少含咽之，不瘥，更作三劑」，用以治療少陰病「咽中傷生瘡，不能語言，聲不出者」，可認為是最早而最有名的醋蛋處方。

醋在古代又名苦酒、酢、酢酒等，應用醋治病在中國有數千年的歷史。歷代醫學典籍如《千金要方》、《肘後備急方》、《食療本草》、《普濟方》、《本草綱目》中都有關於醋的性能、功效、臨床應用方面的論述，以醋組成的方劑多達上千首。而歷代醫學典籍如《千金要方》、《太平聖惠方》、《世醫得效方》、《活幼新書》、《本草綱目》等關於雞蛋的性能、功效、臨床應用方面的論述亦甚多，用蛋治病在中國也有數千年的歷史了。

近年來，醋蛋療法在民間有很大的發展，廣泛應用於保健強身及內、外、婦、兒各科病症的治療，方便易行，深受歡迎。

① 取雞蛋 1 個，打入 30 毫升醋內，再加入少量的水，攪勻，煮熟後每日清晨服 1 次。

② 取松花蛋 1 個，先剝去殼，洗淨後放入碗內，再倒入鎮江醋 15 毫升，食用，每日清晨服 1 次。

③ 取銀耳 5 克，先煮爛，取雞蛋 1 個，打入銀耳羹內，再加入醋 10 毫升、糖適量調勻，煮沸後服用。

注意事項

① 對醋和雞蛋過敏者，不宜應用本療法。

② 潰瘍病和胃酸過多患者，不宜應用本療法。

③ 每日食用的醋蛋液要適度，不宜過量，過量食用反而對健康不利。

④ 本療法所用的醋，應選用優質食用醋；所用的蛋類應為新鮮者。

⑤ 配製好的醋蛋液應妥善保管，及時食用，防止變質。

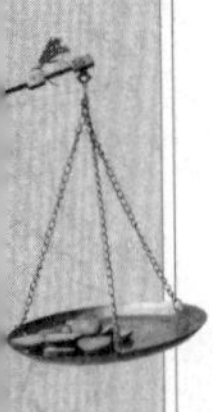

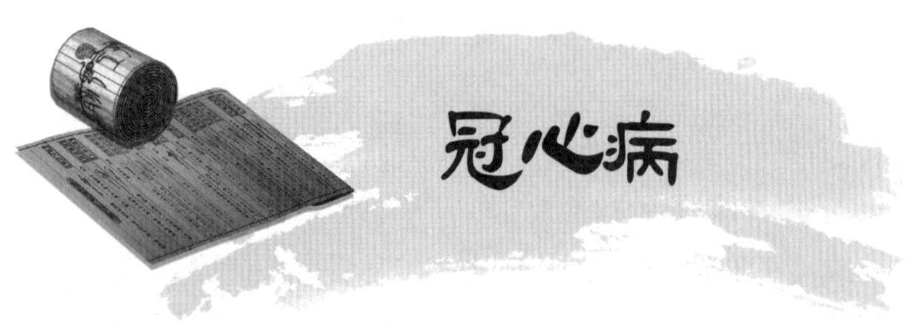

冠心病

一 什麼是冠心病

冠心病是動脈粥樣硬化導致器官病變的最常見類型，也是危害中老年人一健康的常見病。本病多發生在 40 歲以後，男性多於女性，腦力勞動者多於體力勞動者，城市多於農村，平均患病率約為 6.49%，而且患病率隨年齡的增長漸漸增高，是老年人最常見的一種心血管疾病。隨著人民生活水準的提高，目前冠心病在中國的患病率呈逐年上升的趨勢，並且患病年齡趨於年輕化，因此，21 世紀中國面臨心血管疾病的挑戰，能否扼制危害人類健康的「第一殺手」，關鍵在於預防。

冠心病是冠狀動脈粥樣硬化性心臟病的簡稱，又稱缺血性心臟病，是由於冠狀動脈粥樣硬化，使血管腔狹窄或阻塞引起心肌缺血缺氧的一種心臟病。

過去缺血性心臟病和冠狀動脈粥樣硬化性同心臟一樣是同義詞，兩者是一種病，同時將冠狀動脈粥樣硬化性心臟病分為五類，即原發性心臟驟停、心絞痛、心肌梗塞、心力衰竭和心律失常。其中心絞痛又分初發勞累性心絞痛、穩定型勞累性心絞痛和惡化型勞累性心絞痛三類，心肌梗塞又分為急性心肌梗塞和陳舊性心肌梗塞。

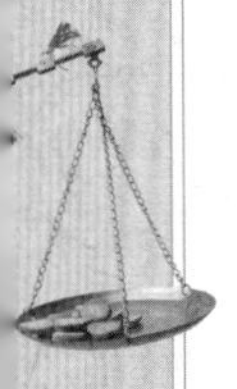

冠心病是冠狀動脈性心臟病的簡稱，它是由於供應心臟營養物質的血管——冠狀動脈發生了粥樣硬化所致。這種粥樣硬化的斑塊，堆積在冠狀動脈內膜上，久而久之，越積越多，使冠狀動脈管腔嚴重狹窄甚至閉塞，如同自來水管或水壺嘴被長年逐漸堆積的水鹼堵塞或變窄一樣，從而導致了心肌的血流量減少，供氧不足，使心臟的正常工作受到不同程度的影響，由此產生一系列缺血性表現，如胸悶、憋氣、心絞痛、心肌梗塞甚至猝死等。因此，冠心病又稱缺血性心臟病。

中醫文獻中並無冠心病這一病名，但類似冠心病證候的記載卻是非常豐富的。從臨床表現來看，冠心病與中醫學中「心痛」、「胸痺」很接近。

「心痛」一詞最早見於馬王堆漢墓出土的《五十二病方・足臂十一脈灸經》。《內經》中有多處論及心痛，如《素問・標本病傳論》有：「心病先心痛」；《素問・繆刺論》又有「卒心痛」、「厥心痛」之稱；《靈樞・厥病論》把心痛嚴重，並迅速造成死亡稱之為「真心痛」，謂：「真心痛，手足青至節，心痛甚，旦發夕死，夕發旦死。」

《難經》在繼承《內經》的基礎上，據心痛的病因病機、病變部位、程度及預後的不同，將心痛分為「厥心痛」和「真心痛」兩種。厥心痛是由於五臟病變影響於心而致，真心痛是由於病邪直犯心脈引起。真心痛的程度較厥心痛為劇，可伴有手足青冷，其預後極差。

漢・張仲景《金匱要略》稱本證為「胸痺」，將病因病機歸納為「陽微陰弦」，即上焦陽氣不足，下焦陰寒氣盛，認為本病為本虛標實之證，對症狀的描述也較《內經》更為明確，如有胸一背痛、心痛徹背、背痛徹心、喘息咳唾、短氣不足以息、胸滿、氣塞、不得臥等。治療上創瓜蔞薤白白酒湯等九張方劑，至今仍常在臨床上應用。

晉・葛洪《肘後備急方》首先提出「久心痛」的名稱，並列出治療心痛的方劑。隋・巢元方《諸病源候論》對本證作了進一步的探討，將「久心痛」與「真心痛」作了區別，認為真心痛發病急促，病情嚴重，預後極差，死亡迅速，而久心痛預後較真心痛為佳。

唐、宋、元、明、清歷代醫家對心痛的病因病機、辨證治療等都有諸多發揮，極大地豐富了心痛的內容。目前，中西醫結合的開展，尤其是對活血化瘀的研究，冠心病的治療效果有了很大的提高。

總之，中醫對冠心病的認識是非常深入的，臨床治療中也取得了很好的療效。

二 冠心病的發病機理

（一）病　因

冠狀動脈硬化性心臟病的病因是多方面的，常見的因素有以下一些：

1. 高血壓

冠狀動詠粥樣硬化性心臟病病人 60～70％有高血壓，血壓病人患冠心病的概率是血壓正常者的 4 倍。高血壓可促使血管壁平滑肌細胞增生，血管壁內膜層和內皮細胞層損傷，使膽固醇和低密度脂蛋白容易侵入血管壁。血管壁平滑肌細胞的增生使動脈壁彈力素、粘多糖及膠原增多，並使平

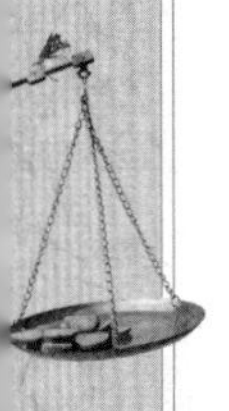

滑肌細胞內溶酶體增多，後者還影響動脈壁上膽固醇的清除。冠心病的發病率隨血壓增高而上升，特別是發生心肌梗塞的機會為正常血壓者的 5.5 倍。

流行病學調查資料證實，高血壓組合併冠心病者較血壓正常組高 2～4 倍，冠心病者 70%以上合併高血壓。

高血壓容易導致冠心病發病的機理是十分複雜的，概括起來有以下兩方面的內容：

其一，高血壓患者，由於高壓血流長期衝擊血管壁，必然引起動脈血管內膜的機械生損傷，血管張力的增高，也易導致彈力纖維斷裂，並且血壓越高，這種損傷就越嚴重，血管內膜損傷和彈力纖維斷裂是脂質沉積於血管壁和附壁血栓形成的前提，因此，它是動脈粥樣硬化形成的基礎。

其二，高血壓病時，高級神經中樞功能紊亂，大腦皮層長期處於興奮狀態，引起交感神經興奮，釋放兒茶酚胺過多。兒茶酚胺增多可直接損傷動脈血管壁，還可引起冠狀動脈痙攣，同時，心血管系統對兒茶酚胺的敏感性增加，從而加速冠狀動脈粥樣硬化的進程。

2. 高血脂

脂質與冠狀動脈硬化性心臟病有密切的關係。許多報導都證明，血脂高的人群，冠心病的患病率高。異常升高的血脂是低密度脂蛋白。流行病學調查發現，芬蘭人血清膽固醇水平最高，他們冠心病的發病率和死亡率也居世界首位；美國人次之；歐洲其他國家人又次之；亞洲國家血清膽固醇水平較他們為低，冠心病的發病率及死亡率也較低。

血脂對冠心病的影響也不完全一致，高密度脂蛋白有防止或對抗動脈粥樣硬化的作用，低密度脂蛋白和膽固醇則加速動脈粥樣硬化的形成。因而高膽固醇血症和低高密度脂蛋白血症者最易患冠心病。

血脂指的是血漿中所含有的脂類物質，主要包括：膽固醇、甘油三酯、磷脂（卵磷脂、腦磷脂、絲氨酸磷脂等）和游離脂肪酸。

血脂的來源有兩條途徑：一路屬外源性，來自於食物中；另一路為內源性，由肝、小腸合成。正常人的血脂透過自身調節，在體內保持一定範圍的動態平衡。一般正常人群空腹時血脂含量為：①總膽固醇 3.37～6.22mmol/L（130～240mg/dl）；②甘 油 三 酯 0.68～1.47mmol/L（60～130mg/dl）。當空腹血漿中膽固醇及或甘油三酯濃度超過正常上線，即可診斷為高血脂症。

但是血脂濃度是受許多因素影響的，如飲食、大量飲酒、情緒激動、精神緊張、妊娠、月經前期等等，因此必須是空腹血脂待續高於正常水平方可診斷高血脂症。

血脂通常隨年齡增長而增高，這是因為老年人血脂和脂蛋白的代謝全面降低的結果。一般男性到 50 歲，女性到 65 歲膽固醇和甘油三酯達到峰值。此外還有進食過多的動物脂肪或有先天性代謝異常的人易患高血脂症。

3. 高血糖

糖尿病病人比無糖尿病者冠心病的發病率高約兩倍。血Ⅷ因子由動脈壁內的細胞產生，若Ⅷ增高，則說明內膜有病變。血小板活力增強，可使其易在動脈壁上集聚，加速動脈粥樣硬化血栓形成，引起動脈堵塞。

而糖尿病常伴血Ⅷ因子增高及血小板活力增強、高血脂症，故冠心病發病率明顯增加。

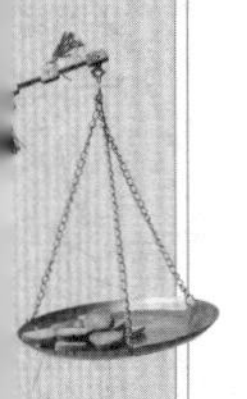

大規模的流行病研究表明：糖尿病病人發生心血管疾病的風險是非糖尿病病人的 2～4 倍。且 I 型糖尿病和 II 型糖尿病病人的患病風險均明顯增加，對於 I 型糖尿病病人在糖尿病病程的早期就存在心血管疾病風險的增高趨勢。對於 II 型糖尿病 90%以上的病人這種風險的增高在診斷糖尿病時就表現出來了，而且和已診斷糖尿病時間的長短無關，這可能是由於 II 型糖尿病病人以往就有 5 年～10 年的糖尿病病史未被診斷，而且此前又可能有較長一段時間的血糖輕度升高，但低於糖尿病診斷標準的時期。

而血糖與心血管疾病的關係是非常密切的，血糖代謝障礙可以引起血脂代謝紊亂，再加上一些已被承認的危險因素的聯合作用（高血壓、腹型肥胖、腎損害和凝血功能異常）促發動脈粥樣硬化的發生。

糖尿病是冠心病的重要易發因素，已患冠心病的糖尿病病人應當在控制冠心病的同時進行血糖的嚴格控制。家庭護理重要的是做好冠心病護理的同時要重點監測血糖，一天做多次血糖測定，使血糖穩定，不要發生大起大落的現象，因血糖的瞬間增高對人體是有害的。

嚴格的飲食控制是治療糖尿病的第一步，有效的方法是合理安排飲食。保證足夠熱量的均衡飲食，以穀物為主的飲食原則，做到少食多餐、低脂低鹽、蔬菜要多、營養足量。在控制飲食的同時積極地抓緊時間使用藥物進行治療。合併糖尿病的冠心病病人一定要注意其發生心絞痛時症狀不典型，無症狀心肌梗塞發生率高，同時易發生缺血性心肌病。

缺血性心肌病的主要表現是心臟全心擴大，心肌收縮功能減退，容易發生心功能衰竭。糖尿病將影響冠心病的藥物治療，硝酸甘油類藥物的用量要大，同時其他治療心絞痛的藥物以及心功能不全的藥物可使血糖增高，所以降糖藥物的劑量應增大。

冠心病合併糖尿病時，一定要經常對病進行各種檢查，做到心中有數防止病情的進一步惡化。

4. 肥　胖

超標準體重者易患本病，體重迅速增加者尤其如此。調查資料表明，肥胖者患冠心病的機率是瘦小型者的 5 倍。肥胖指體內脂肪積聚過多，導致身體超重，若脂肪含量超過標準體重的 25%（男性）或 30%（女性）稱做肥胖。

目前只有間接測量肥胖的方法，首先計算出標準體重是多少，即：

身高（公分）－105＝標準體重（公斤）

肥胖的原因除一小部分是由於內分泌紊亂或其他疾病引起的以外，大多數單純性肥胖者都是吃得過多而又減少活動，使得熱量消耗減少都轉化為脂肪，積聚於皮下組織，尤以腹部、臀部多見，不但影響體型，更影響健康。

肥胖者多餘的脂肪造成了身體的額外負擔，增加了身體對氧氣的消耗量，當運動時，在相同情況下，肥胖者的氧耗量將二倍於正常體重者，故肥胖者易發作勞力性心絞痛。腹部脂肪、內臟脂肪堆積者，使橫膈上升，壓迫雙肺，呼吸運動受到了限制。因此，運動時胖人常感到勞累氣短，所以越胖的人越不愛運動，這就形成了惡性循環。因為體力活動減少，當冠狀動脈形成斑塊後不容易建立側支循環以幫助緩解心絞痛的發生。

美國人壽保險和流行病的資料表明，肥胖者攝取過多熱

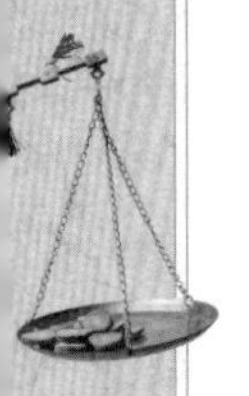

量，在體重增加的同時，增加血膽固醇，使動脈粥樣硬化病變加重，而肥胖最容易引起高血壓，高血壓又是冠心病的發病原因，所以肥胖對冠心病是不利的。

5. 年　齡

冠心病是中老年人的疾病，和年齡有著密切的關係。一般 40 歲以前患病率低，40 歲以後增高，每增加 10 歲，患病率遞增一倍。

急性心肌梗塞的發生率在男性中從 30 歲開始，大約也是每增加 10 歲而上升一倍。年齡因素說明動脈粥樣硬化是逐步形成的。

6. 性　別

本病發病男性多於女性，據統計男女之比約 2：1。男女的差別主要在 50 歲以前。屍檢證明，50 歲以前的冠狀動脈硬化病變，女性較男性輕，進展緩慢；50 歲以後發展較快，迅速趕上男性。

一般認為，這種差別和女性激素有關，女性在 50 歲以後病變發展較快，是因為更年期後失去女性激素的保護作用。研究證實，雌激素有降低血脂的作用。

7. 飲　食

飲食對冠心病發病有著肯定的影響，一般高膽固醇、高脂肪、高糖飲食可加速動脈硬化的過程，增加冠心病發病機率，而攝入磷脂可降低血膽固醇，改善血脂。新疆調查表明，牧民飲食中動物脂肪占膳食總熱量的 1/3，農民僅占 14.3%，所以牧民血膽固醇含量較高，患病率亦極高。

和運動一樣，科學合理均衡的飲食和其他方法配合，可以使與冠心病發生有關係的肥胖、高血脂症和糖尿病得到有效地控制。透過避免這些疾病或者改善這些疾病的病情，得冠心病的危險可以降低。

例如，對於輕度的或早期的高血壓病人來說，僅在做飯時少放鹽就可使他們的血壓下降，甚至恢復正常。面對中、重度高血壓病人來說，做飯時少放鹽不但可以使降壓藥的療效提高，還可使服用的降壓藥劑量減少，這樣既減少了降壓藥毒副作用，也節省了藥費開支。

每天少吃 2.4 克鹽，健康人的平均收縮壓（俗稱「高壓」）可下降 2.3 毫米汞柱，舒張壓（俗稱「低壓」）可降低 1.4 毫米汞柱；而高血壓病人的平均收縮壓可降低 58 毫米汞柱，舒張壓可降低 2.5 毫米汞柱。

再例如，多吃蔬菜水果，同時少吃脂肪含量高的食物（蛋黃、肉類、動物內臟等）可有效講低血壓，是總膽固醇水平下降，使患糖尿病和發生肥胖的人減少，從而使患冠心病的人減少。

研究表明：每增加一份蔬菜水果，冠心病的發病可降低 4%。相反，吃得過多；喜歡吃高脂肪、高膽固醇、高糖的食品，如肥肉、洋速食、油炸食品、動物內臟、甜食等；經常吃夜宵；大量吃零食，喝甜飲料；工作和生活中的大部分時間用於吃喝應酬；吃飯太快，狼吞虎嚥；再加上運動少，不活動，吃得多消耗得少，就容易發生肥胖、高血脂症和糖尿病，得冠心病的危險就要大得多。

酒是一種世界範圍普遍信用的飲料，酒對中國人而言不僅是飲品，也是一種文化。《本草綱目》中提到酒的功效時說：「少飲則和血行氣、壯神御風；痛飲則傷神耗血、損胃亡精、生痰動火。」由此可見酒並不像菸那樣一定要被封殺

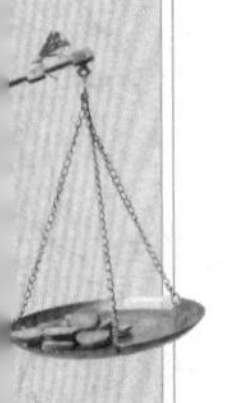

掉。酒中的主要成分是酒精（**化學名稱乙醇**），一般白酒含有 38%～53%的酒精，黃酒含有 12%～18%的酒精，啤酒為 1.5%～4.5%，但是啤酒的熱量較高，一瓶啤酒可產熱 500 卡，長期服用會發胖。

長期大量飲酒尤其是烈性高度酒對冠心病是有害的。有研究表明冠心病病人死亡率在不飲酒者和每日飲酒大於 30 毫升者，分別是 7.30%、22.15%。過量飲酒對心血管系統損害的主要機制是引起血壓升高，心率增快，心臟氧耗增加，這些都是導致冠心病的危險因素。所以，大量飲酒對冠心病的發生和發展都是有害無益。但是偶爾少量的飲酒，特別是一些果酒、啤酒，對健康還是有些益處的。在這裏我們建議飲酒應慢品而不急飲，飲前應吃些食物，這樣可以延續酒精的吸收，減少對身體的傷害。

國內曾報導一組 25～64 歲男性，每月飲白酒 0.55～1.5kg 時，HDL－C（低密度脂蛋白）含量顯著高於非飲酒組，如繼續加大酒量時，則 HDL－C 也不再升高，且隨飲酒量增加使血清總膽固醇水平升高，冠心病的死亡率增加 2 倍。

8. 吸　菸

吸菸對心血管有不良影響，被認為是冠心病的三大因素之一。

吸菸時，動脈血中一氧化碳含量升高。一般吸菸者的碳氧血紅蛋白為 5%左右，吸菸多的人可高達 15%。一氧化碳同血紅蛋白結合，就會減少氧同血紅蛋白的結合，從而降低組織氧供，特別是心肌的氧供，導致心肌缺氧。一氧化碳所造成的缺氧，可損傷動脈內皮，使血管內皮滲透性增強，給血小板的聚集和脂質的沉著創造條件，促進動脈硬化病變的發生。

吸菸時，煙中的尼古丁隨煙霧進入肺泡，進入血液循環。尼古丁使血中兒茶酚胺升高，增加心率和升高血壓，從而加重心臟負荷，並可損傷動脈內皮，誘發動脈痙攣、斑塊脫落和血栓形成。

有調查資料顯示，大量吸菸的人比不吸菸的人冠心病發病率高 2.6 倍以上，心絞痛的發生率也高 3.6 倍以上。國外有觀察結果表明，男性中吸菸者心血管病的發病率和死亡率比不吸菸者高 1.6 倍。因此吸菸被認為是引起冠心病的主要危險因素。吸菸對冠心病具有以下幾方面的影響：

消耗體內的維生素 C：一項研究指出，一個每天吸菸超過 20 支以上的人，和不吸菸的人比較，血液中的維生素 C 的含量明顯減少，這是因為吸菸使體內的維他命消耗量劇增的原故。另一項報導顯示，當你吸一支香菸，就會消耗你身體內 25 毫克的維他命 C。根據現代人的飲食來看，我們每天從日常飲食中攝取約 100 毫克的維它命 C。那麼，一天只要吸 4 支香菸，就已經把你一天所攝取的維他命 C 耗盡了！而維生素 C 與膽固醇代謝關係非常密切，維生素 C 減少，膽固醇代謝紊亂，容易引起冠心病。

損傷血管壁：香菸中一氧化碳對冠狀動脈的血管壁具有毒性，並容易因其致炎性物質在受損的血管局部堆積，進而導致血管硬化。

（二）中醫對冠心病的認識

中醫認為本病的發生主要是由七情內傷、飲食不節、年

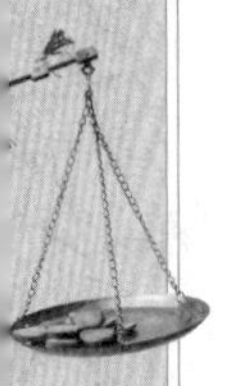

老體衰等引起。其始於胸中陽氣不足，繼則氣滯，痰濁、瘀血內生，導致筋脈阻滯，血瘀不通。不通則痛，故出現一系列冠心病的症候。其內因是心、脾、肝、腎等臟腑的虧損，再加之外因，如情緒波動、疲勞、受寒等而誘發。臟腑虧損為本，氣滯、痰濁為標，故本病為虛實夾雜之症。

冠心病的一般病因如下：

1. 七情內傷

七情指喜、怒、憂、思、悲、恐、驚七種情志變化。正常情況下，七情在人體對外界客觀事物的不同反映，但突然、強烈或持久的情志刺激，超過了機體本身的調節能力，就會導致疾病的發生。七情之中，除喜使氣散之於外，餘皆可令心肝之氣鬱滯，血脈運行不暢，從而引起胸悶、心痛等症狀。

2. 飲食失節

恣食膏粱厚味，或飢飽無常，日久損傷脾胃，運化失司，飲食不能生化氣血，聚濕生痰，上犯心肺清曠之區，清陽不展，氣機不暢，心脈閉阻，遂致本病。痰濁留戀日久，則可成痰瘀交阻之症，病情轉頑。

3. 氣血虧虛

年老體衰，勞倦內傷，或久病之後脾胃虛弱，氣血生化乏源，以致心臟氣血不足。氣虛及陽，心陽鼓動血行乏力，則血滯；血虛，心脈失養，皆可引起心悸、胸悶、胸痛等冠心病的常見症狀。

4. 寒邪外侵

寒邪是誘發冠心病心絞痛最為常見的外因。寒性收引，凝結阻滯，故寒邪侵犯人體則易傷陽，使氣血阻滯不通，又能收引血脈，心脈不通則引起心痛。《素問・舉痛論》言：「寒氣入經則稽遲，泣而不行，客於脈外則血少，客於脈中則氣不通，故卒不然而通。」

（三）冠心病的臨床典型症狀

冠心病的臨床表現比較複雜，主要表現為心絞痛、心肌梗塞、心律失常及猝死。

心絞痛型冠心病：常表現為發作性胸骨體上段或中段之後出現壓榨樣或緊縮樣疼痛，可波及心前區，其發作頻率可 1 日多次，亦可數天或數週 1 次。

心肌梗塞型冠心病：表現為心肌的缺血性壞死，大約有 50%～81.2%病人在發病前會有周身乏力、胸部不適的症狀。也有的病人突然起病，起病的方式以新發的心絞痛或有的心絞痛突然加重為常見，有的病人以胃痛腹痛為首發症狀。

心律失常型冠心病：由於心肌的血液長期供應不足，以致纖維組織增生所致。主要表現為自覺心慌、心悸、自己常可聽到心跳等。

心力衰竭型冠心病：常出現於心肌梗塞時或心肌梗塞後，也可因心肌本身的纖維組織增生而至慢性心功能不全，最終發展為心力衰竭。

猝死型冠心病：是冠心病中危害最大的一種類型。即冠心病猝死無明顯誘因突然因心臟驟停而死亡。通常是嚴重的心律失常所致。

1. 心絞痛

冠心病性心絞痛是指發生與胸骨上段或中段後的疼痛。

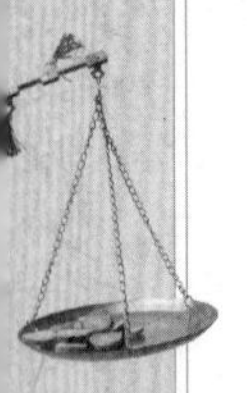

疼痛程度可輕可重，是一種帶有壓迫或緊縮感的疼痛，與平滑肌痙攣引起的絞痛如膽絞痛、腎絞痛、腸絞痛等有明顯不同。發作時疼痛和不適常較輕，以後則迅速變為難受的感覺，疼痛一般並不劇烈，卻常伴有窒息的感覺，嚴重時有瀕死的恐懼感，迫使患者立即停止動作而靜下來休息，不願說話或活動。

疼痛部位多在胸骨後，有時可稍偏左，也可較為廣泛而涉及心前區的大部分或橫貫前胸，少數病例痛在胸骨下段，甚至在上腹部。疼痛可從左肩沿左臂前面內側，經前臂到達小指或無名指，有時則放射至頸部（大多在前頸，偶爾在後頸）、咽部及下頷部和牙齒，或向後放射至左肩胛骨部。

一般心絞痛發作持續幾分鐘，多在 5 分鐘以內迅速停止，經休息與安靜後或除去有關的原因後即迅速消失。夜間發作的心絞痛常在坐起後得以緩解。舌下含化硝酸甘油能使發作在 2～3 分鐘內消失。

心絞痛常在一定條件下發作。最常見的誘發因素是體力勞動，其次是情緒激動。患者常在走急步、上下樓梯或上坡時發生疼痛或不適，停止動作後多可很快消失。決定發作的因素是行動的速度和勞動的強度，而與勞動的時間或總量關係較小。精神不佳或情緒不穩時也容易發生疼痛。

2. 急性心肌梗塞

疼痛是急性心肌梗塞最常見與最早出現的症狀。與心絞痛不同，急性心肌梗塞引起的疼痛有以下特點：多發生在休息時，無明顯激發因素；疼痛為壓榨性，劇烈而難以忍受，休息和含化硝酸甘油不能緩解；疼痛時間長，多在 1～2 個小時，呈持續性，甚至數十小時至幾天；疼痛的同時常伴煩躁不安、出冷汗、恐懼，甚至有瀕死感。

心肌梗塞引起的疼痛一般在胸骨後、心前區，但也有一些不典型，如位於劍突或上腹部，與胃痛、胃潰瘍穿孔或急性胰腺炎等急腹症相似，在下頜或頸部，與骨關節病相似，當仔細鑑別。

急性心肌梗塞時通常還有一些其他症狀，如發熱、心動過速、白細胞增高和血沉增快等全身表現，噁心、嘔吐和腹痛等胃腸道症狀以及心力衰竭、心律失常等。

（四）冠心病的檢查和經驗診斷

1. 心絞痛

血膽固醇、甘油三酯、β 脂蛋白增高，脂蛋白電泳圖異常，高密度脂蛋白降低，且與膽固醇比值降低（正常值 >0.2）。

2. 急性心肌梗塞

發病 1 週內，白細胞明顯增高，可達 1～2 萬/mm^3，75～90%嗜酸性粒細胞減少或消失，紅細胞沉降率快，可持續 1～3 週。梗塞 6～48 小時內，肌酸磷酸激酶（CPK）、穀草轉氨酶（GDP）和乳酸脫氫酶（LDH）增高。尿紅蛋白在梗塞後 5～40 小時開始排泄，平均持續達 83 小時。血清肌紅蛋白的升高出現較 CPK 略早，在發病後 4 小時左右，高峰消失較快，CPK 多數 24 小時恢復正常。

3. 心電圖

大部分心絞痛患者平時的心電圖在正常範圍內，部分可見 T 波改變，少數有 S－T 段低平或 QRS 電壓過低，也可出現過早搏動、心房顫動及房室或束支傳導阻滯等改變。伴

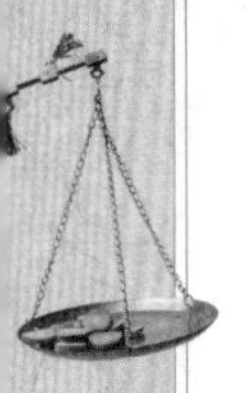

高血壓者，心電圖可顯示左心室肥大。急性心肌梗塞患者，特異心電圖改變是出現異常、持久的 Q 波或 QS 波（Q 波 >1/4R 波，Q 波時限>0.04sec），並伴持續 1 天以上的演進性損傷電流。動態心電圖比一般心電圖檢查更可靠一些。

4. 超聲心動圖

急性心肌梗塞時，心肌振幅呈階段性降低，下壁梗塞常有左室後壁活動度降低，而室間隔和前壁振幅增加；前壁梗塞多有室間隔和前臂活動幅度降低，而後壁振幅增加。

5. 冠狀動脈造影

造影時發現冠狀動脈主支有一支以上管腔狹窄，狹窄 >75%者則有確診價值。

血清酶：肯定性改變包括心肌酶濃度的變化，開始升高和隨後降低。這種變化，必須與特定的酶以及症狀發作和採取血樣的時間間隔相聯繫。心臟特異性同工酶的升高亦認為是肯定性變化；不肯定改變為開始時濃度升高，但不伴有隨後的降低，不能取得酶變化的曲線。

如果出現肯定性心電圖改變（和 / 或）肯定性酶學變化，即可診斷為明確的急性心肌梗塞。病史可典型或不典型。

陳舊性心肌梗塞：根據肯定性心電圖改變，沒有急性心肌梗塞病史及酶變化而作出診斷。如果沒有遺留心電圖改變，可根據早先的典型心電圖改變或根據以往你由血清酶改變而診斷。

缺血性心臟病中的心力衰竭：缺血性心臟病可因多種原因而發生心力衰竭，它可以是急性心肌梗塞或早先心肌梗塞的併發症，或可由心絞痛發作或心律失常所誘發。在以往沒有缺血性心臟病臨床或心電圖證據的心理衰竭（排除其他原因），缺血性心臟病的診斷仍屬推測性的。

心律失常：心律失常可以是缺血性心臟病的唯一症狀。在這種情況下，除非進行冠狀動脈造影證明冠狀動脈阻塞，否則缺血性心臟病的診斷仍是推測性的。

冠心病分為五種臨床類型：①無症狀型；②心絞痛型；③心肌梗塞型；④心力衰竭和心律失常型；⑤猝死型。

（五）中醫對冠心病的整體認識，如何辨症施治

1. 辨證要點

⑴ **辨心痛部位**

疼痛侷限於胸部者，多為氣滯和血瘀；疼痛放射至肩臂、咽喉、脘腹，甚至前臂和手指者，多為虛損已甚，邪阻已著。

⑵ **辨新疼痛**

心痛有悶重、隱痛、刺痛、絞痛、灼痛之別，臨床上當結合伴隨症狀，辨明心痛的屬性。

悶痛：悶重而痛輕，痛無定處，兼見脅肋脹痛、善太息者，屬氣滯者多；若兼見多唾痰涎、陰天易作、苔膩者，屬痰濁為患。

隱痛：心胸隱痛，時作時休，纏綿不止，舌淡苔紅，脈沉細數，常因氣陰兩虛或心血不足。

灼痛：灼痛，伴煩躁、氣粗、舌紅苔黃、脈數，而虛象不明顯者，為邪熱犯心；灼痛陣作，伴胸悶、痰稠、苔黃膩者，為痰熱；伴心悸、眩暈、舌紅少津者，為心陰不足。

刺痛：痛處固定，舌紫暗或有瘀斑，脈澀者為血瘀。但

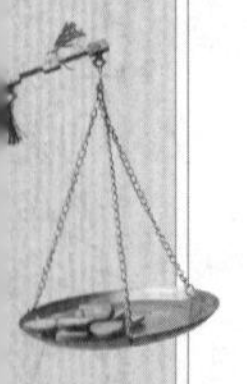

由於引起血瘀心脈的原因很多，病因不同，心痛的性質也常有不同，故血瘀之心痛又不限於刺痛。

絞痛：疼痛如絞，遇寒則發，得冷痛劇，伴畏寒肢冷、脈澀者，為寒凝；若脈細欲絕，冷汗自出者，多為陽虛欲脫之象。

⑶ **辨心痛輕重**

一般情況下，心痛病情輕重的判別，大致可根據以下幾個方面：

發作次數：發作頻繁者重；偶發者輕。

持續時間：瞬息即逝者輕；持續時間長者重；若持續數次時或數天不止者更重。

疼痛部位：疼痛部位固定者，病性較深、較重；不固定者，病性較淺、較輕。

證候虛實：證候屬實者較輕；證候屬虛者較重。

病程長短：一般而言，初發者較輕；遷延日久者較重。

⑷ **辨心痛順逆**

辨心痛順逆，關鍵在於防厥、防脫，辨證時注意以下幾點：

① 無論陰虛或陽虛都可能引起厥脫，但陽虛者較陰虛者更容易發生。

② 神萎和煩躁是冠心病常見的精神症狀。如精神萎靡逐漸有所發展，或煩躁不安漸見加重，應引起充分注意。如出現神識模糊不清，則病已危重。

③ 易汗出或自汗是冠心病常見的症狀。如汗出增多，須防發生厥之變證。

④ 劇烈的疼痛可以致厥，冠心病心絞痛尤其如此。如

心疼痛劇烈，而持續不緩解者，應謹防其變。

⑤ 手足溫度有逐漸下降趨勢者，若四肢厥冷過肢而青紫者表明已垂危。

2. 辨證分型

⑴ **瘀血阻脈**

心疼痛較劇，如刺如絞，痛有定處，伴有胸悶，日久不癒，或可由暴怒而致心胸劇痛。苔薄，舌暗紅、紫暗或有瘀斑，或舌下血脈青紫，脈弦澀或結代。血瘀停著不散，心脈不通，故疼痛如刺如絞，而疼痛固定不移。

血為氣母，瘀血痺阻，則氣機不運，而見胸悶；暴怒則肝氣上逆，氣與血交阻心脈，故作猝然而痛；痛則脈弦，舌紫暗、瘀斑，均瘀血之候。

⑵ **痰濁閉阻**

痰濁閉阻細分又有痰飲、痰濁、痰火之不同。痰飲者，胸悶痛而心痛輕，遇陰天易作，咳唾痰涎，苔白膩或白滑兼濕者，則可見口黏，噁心，納呆，倦怠，或便軟。痰濁者，胸悶而兼心痛時作，痰黏，苔白膩帶乾或淡黃膩，脈滑；若痰稠，色或黃，大便偏黏，苔膩或黏，或黃膩，則為痰熱。痰火者，胸悶，心胸時作灼痛，痰黃稠厚，心煩，口乾，大便乾或秘，苔黃膩，脈滑數。

痰為陰邪，其性黏滯，停於心胸，則窒塞陽氣，絡脈阻滯，釀成是證。痰飲多兼寒，故其痰清稀，遇陰天易作；「脾為生痰之源」，脾虛運化無權，既能生痰，又多兼濕。濁者厚濁之意，故病痰濁者，其胸悶心痛可比痰飲者重。痰濁蘊久，則可生熱，見痰稠、便乾、苔黃膩等痰熱之象。痰之兼有鬱火或陰虛火旺者，可為痰為之證。傷於脈絡則灼

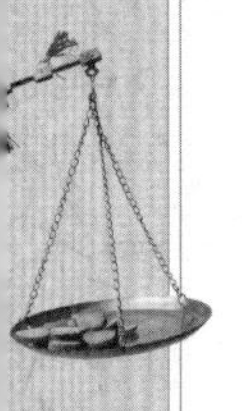

痛，擾於神明則心煩，熱傷津液則口乾、便秘。此處痰之為患，也常因惱怒氣逆，而致痰濁氣結互阻於胸中，故猝然而作心胸疼痛。

⑶ **寒凝血脈**

猝然心痛如絞，形寒，天時寒冷或迎寒風則心痛易作或加劇，甚則手足不溫，冷汗出，短氣心悸，心痛徹骨，背痛徹心，脈緊，苔薄白。諸陽受阻於胸中，心陽不振，復受寒邪，以致陰寒有盛於心胸，陽氣失展，寒凝心脈，營血運行失暢，發為本證。心脈不通，則心痛徹背；寒為陰邪，本以心陽不振，感寒則陰寒越盛，故易作心痛；陽氣失展，營血運行不暢，故見心悸氣短、手足不溫、冷汗出等症，苔白脈緊為陰寒之候。

⑷ **氣滯心胸**

心胸滿悶，隱痛時作，痛無定處，時欲太息，遇心情不暢則誘發、加劇，或可兼有脘脹，得噯氣、矢氣則舒等症，苔薄或薄膩，脈細弦。

情志抑鬱，胸陽不振，血脈不通，故胸隱痛，時欲太息；氣走無著，故痛無定處；肝氣鬱結，木失條達，每易橫逆犯及中焦，故有時可兼有脾胃氣滯之症。若見口乾、心煩易怒、面頰時紅等，為氣鬱化熱之象。

⑸ **火邪犯心**

心中灼痛，口乾，煩躁，氣粗，痰稠，或有發熱，大便不通，舌紅苔黃或糙，脈數或滑數。氣鬱化火，或濕濁日久化火，或外受炎熱，致熱結於內，火邪犯心。熱灼津液而為痰，熱與血結而成瘀，閉阻心脈而為心中灼痛。炎熱擾心故心煩；津熱灼傷，則口乾，便秘，舌糙；熱邪內盛，則發熱，脈數。

⑹ **心氣不足**

心胸陣陣隱痛，胸悶氣短，動則氣喘，心悸且慌，倦怠乏力，或懶言，面色蒼白，或易出汗，舌淡紅體胖，有齒痕，苔薄，脈虛細緩或結代。思慮傷神，勞心過度，勞損心氣。心氣不足，胸陽不振，則運血無力，血滯心脈，故發心痛，胸悶，氣短，喘息；心氣鼓動無力，則心悸且慌；汗為心之液，氣虛不攝，故易自汗；動則耗氣，故心氣不足諸證，易由動而誘發。

⑺ **心陰不足**

心胸疼痛時作，或灼痛，或兼胸悶，心悸怔忡，心煩不寐，頭暈，盜汗，大便不爽，或有面紅逢火之象，舌紅少津，苔薄或剝，脈細數，或結代。

素體陰虛，或思慮勞心過度，耗傷營陰，或邪熱、痰火灼傷營陰，以致心陰虧虛，心失所養，虛火內熾，營陰涸澀，心脈不暢，而心胸灼痛，心悸怔忡，脈細數或結代；陰不斂陽，心神不寧，故心煩不寐，或有面紅生火之象；心火灼津，則口乾，大便不爽，舌紅而剝；汗為心之液，陰虛火劫，逼液外洩而為盜汗。

⑻ **心陽不振**

心悸動而痛，胸悶，神倦畏寒，遇冷則心痛加劇，氣短，動則更甚，四肢欠溫，自汗，舌質淡體胖，苔白或膩，脈虛細遲或結代。

心陽虧虛，失於溫振鼓動，故心悸動而胸悶，神倦氣短，脈虛細遲或結代；陽虛生內寒，寒凝心脈，不通則痛，故心痛，遇冷加劇；陽氣不達於四肢，不充於肌膚，故四肢

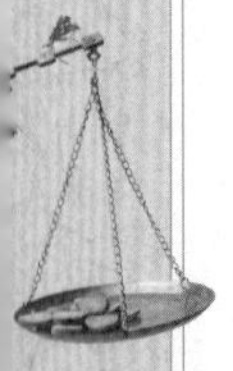

欠溫而畏寒；舌質淡體胖，苔白或膩，為陽虛寒盛之象。

⑼ **心陽暴脫**

猝然胸痛，甚則心痛徹背，背痛徹心，發作頻繁，四肢厥冷，大汗淋漓，面色蒼白或青，表情淡漠，舌質淡胖苔白，脈微欲絕。本型多屬於急性心肌梗塞合併心源性休克或低血壓狀態。

心陽虛至極，正不敵邪，而暴脫。陽脫則固血無源，心脈嚴重瘀阻難解，故猝然劇烈心痛，胸痛徹背，背痛徹心，頻繁發作；陽脫不能溫養軀體，故見四肢厥冷；陽脫不能固陰，則大汗淋漓，且為冷汗；陽虛則面蒼白，痛甚則青；舌脈為陽脫之象。

三 冠心病的治療及預防方法

（一）西醫的治療方法及預防手段

常用的藥物有硝酸酯類、β-受體阻滯劑和鈣離子拮抗劑。

1. 硝酸酯類

硝酸甘油是緩解和終止心絞痛最有效的藥物，主要透過其擴血管效應，減低心臟的前後負荷，增加心室的順應性，是心肌供血改善，發揮其抗心絞痛作用。

硝酸甘油可在短時間內使冠狀動脈充分擴張，含化 2 分鐘血藥濃度可達高峰。所以心絞痛病人應隨身攜帶硝酸甘油，藥應置於外衣口袋中，以防止體溫對硝酸甘油產生影響，使藥效降低或失效，每隔半年應更換一次新藥。其他常用的硝酸酯類藥物有硝酸異山梨酯（消心痛），常用劑量 10

毫克，每日 3 次，口服。

2. β - 受體阻滯劑

或降低心率，減弱心肌收縮力，降低心肌張力，從而降低心肌耗氧量，改善心肌缺血、缺氧，使心絞痛得以控制。β- 受體阻滯劑不僅可縮小梗塞範圍，改善病人遠期預後，急性阻塞性肺部疾患、嚴重周圍血管疾病及難以控制的胰島素依賴性糖尿病，同時心率高於 60 次 / 分，無房室傳導阻滯等存在就應儘早應用 β- 受體阻滯劑。常用的 β- 受體阻滯劑有心得安、噻嗎心安、氨醯心安。

3. 鈣離子拮抗劑

主要是阻滯鈣離子進入平滑肌細胞內而產生強烈的保護血管作用。此外，鈣離子拮抗劑還具有不同程度的減弱心肌收縮力的作用。因而可降低心肌耗氧量，控制心絞痛發作。目前，臨床上常用的有心痛定、異搏定、硫氮唑酮。

⑴ **心痛定**

其突出的作用是擴張周圍動脈，降低全身血管阻力，因而可用於治療高血壓。同時，因為該藥也可擴張冠狀動脈，所以可解除冠狀痙攣，治療心絞痛。

⑵ **異搏定**

可減弱心肌收縮力，抑制房室傳導的作用較強，故對急性心肌梗塞後發作的陣發性心動過速，有肯定的療效。

⑶ **硫氮唑酮**

對周圍動脈的擴張作用較弱，但對心肌抑制作用較強，故可減慢心率，對血壓的影響較小。也可選擇性地擴張較大的冠狀動脈及側支循環血管，因而對冠脈痙攣引起的心絞痛效果最好。

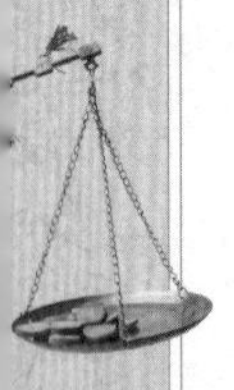

鹽酸地爾硫卓：又名合心爽片。本品能擴張冠狀動脈及周圍血管，改善心肌缺血，降低血壓，還能延長房室傳導時間，具有抗心律失常的作用。用於冠心病心絞痛、室上性心律失常及高血壓病。緩釋片劑：30 毫克 / 片。每次 30 毫克口服，每日 3 次。不良反應有低血壓、心動過緩、房室傳導阻滯、嚴重充血性心功能不全患者及孕婦禁用。注意片劑易吞服，勿嚼碎。

鹽酸普萘洛爾：幽明心得安。本品因減慢心率，降低心肌耗氧量而預防及減輕心絞痛。片劑：10 毫克 / 片。每天 3～4 次，每次 10 毫克，可逐步增量，用到每天 100 毫克～200 毫克。心動過緩、嚴重心功能不全、過敏性鼻炎、重度房室傳導阻滯、心源性休克及支氣管哮喘患者不宜用。若突然停藥可能誘發心肌梗塞，停藥時要逐漸減量，一般於 2 週內停藥。

二硝酸異山梨醇：又名消心痛。消心痛主要擴張冠狀動脈，增加關冠脈血流量。可用於防治心絞痛急性發作。片劑，5 毫克 / 片，10 毫克 / 片。用 5 毫克～10 毫克舌下含服，2 分鐘～5 分鐘見效，作用持續 2 小時～3 小時，也可用噴霧劑噴入口腔，約 1 分鐘見效。用於預防發作，每次 5～10 毫克，每天 3 次。

亞硝酸異戊酯：為極易氣化的液體，裝於小瓶內，每瓶 0.2 毫升。

用時用手怕包裹敲碎，立即蓋於鼻部吸入。作用時間快而短，約 10 秒～15 秒鐘起效，幾分鐘即消失。可用於心絞痛急救，擴張冠狀動脈。本品降血壓作用較明顯，有低血壓傾向的患者慎用。

長效硝酸甘油片劑：每次 2.5 毫克，可每 8 小時 1 次，口服後半小時起作用。

冠心病的一級預防針對的是沒有患冠心病的人，透過公共衛生保健，預防冠心病各種危險因素的發生，只有一級預防才能從根本上降低冠心病的發病率，從少年兒童就應該開始預防冠心病的危險因素以減少冠心病的發病率，因不良生活方式使冠狀動脈粥樣硬化發展成為臨床表現的冠心病，至少需要 5 年～10 年，死亡率的增高則更晚。來自流行病學和臨床試驗的證據已表明，在冠心病的成因上是多因素的。一旦危險因素已經被識別，明確的主要危險因素，如吸菸、血膽固醇升高、糖尿病、高血壓到新近調查的因素如同型半胱氨酸和載脂蛋白 A 等。冠心病的易患因素是體力活動的減少，健康成年人（無論男性或女性）進行輕到中等量的體力活動可以減少各種原因的死亡和心血管疾病。體力活動缺乏是一個嚴重的健康問題。

預防措施可以分成兩個群體，一個群體是無易患因素的。無易患因素的可以提高健康一是通用宣教活動；有易患因素的是高危人群透過健康宣教改變不良生活習慣或必要時給予一定的治療，從而減少發病率。

4. 不穩定性心絞痛如何治療

不穩定性心絞痛是指 2 月內新發生的心絞痛、穩定性心絞痛加重（發作頻繁和胸痛持續時間延長）及心肌梗塞後心絞痛（急性心肌梗塞 2 週內發生的心絞痛）。不穩定性心絞痛患者均應控制症狀，防止發生心肌梗塞。不穩定性心絞痛長期治療目標是治療促發因素，治療冠心病的危險因素，預防反覆住院，採取經濟有效的治療方案。

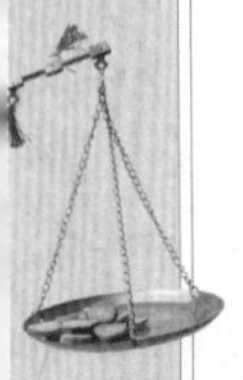

⑴ **常規治療**

心絞痛發作時應口含硝酸甘油，心絞痛症狀嚴重時可一次含服 2 片，若連續含服 3～4 片仍不緩解，需用強鎮痛劑來緩解疼痛，並靜脈滴注硝酸甘油或硝酸異山梨酯，從小劑量開始，每 5～10 分鐘根據症狀調節劑量，直到心絞痛緩解或出現不良反應。較長時間應用硝酸甘油應注意避免耐藥發生。心絞痛緩解 24 小時後，可改為硝酸酯類藥物口服製劑。對於頻繁發作的不穩定性心絞痛患者，口服硝酸異山梨指短效藥物的療效優於服用 5- 單硝類的長效硝酸酪藥物，若患者反覆口含硝酸甘油不能緩解症狀，常提示患者有極為嚴重的冠狀動脈阻塞病變。

β- 受體阻滯劑：口服劑量應調整到使休息狀態時心率 50～60 次 / 分，房室傳導阻滯、哮喘和嚴重左心功能不全者禁用。

鈣拮抗劑：治療不穩定性心絞痛的適應症。用硝酸甘油和 β- 受體阻滯劑仍有心絞痛發作，已用 β- 受體阻滯劑但血壓仍高，冠狀動脈痙攣。有肺水腫或左心功能不全不用鈣拮抗劑。

⑵ **抗血小板藥物**

① **阿司匹林**：仍為抑制血小板聚集的首選藥物，急性期使用的劑量應較大，3 天後改為小劑量。

② **抵克力得和氯吡格雷**：抑制血小板聚集的作用比阿司匹林強，藥物起效晚，48～72 小時起效，一週後作用消失。主要不良反應腹瀉、皮疹。氯吡格雷 75mg / 日的劑量相當於抵克力得 250mg，2 次 / 日的劑量。安全性和阿司匹林一樣。氯吡格雷＋阿司匹林療效優於單用阿司匹林。

⑶ **肝素治療**

普通肝素抑制凝血酶的生成，低分子肝素抑制凝血因子Xao 低分子肝素優於普通肝素是生物利用度高，出血少，使用方便。低分子肝素＋阿司匹林療效優於單用阿司匹林。

⑷ **降脂治療**

他汀類藥物快速、早期、強化降脂治療，有助於改善血管內皮功能，抑制炎症反應，穩定斑塊，降低死亡率和冠心病事件。

⑸ **血管重建**

阿司匹林、肝素和 β- 受體阻滯劑對不穩定性心絞痛有一定的治療作用，但有一些患者仍發展為頑固性心絞痛需介入治療。特別是左主幹病變或左室功能不全伴三支病變者，經皮腔內冠狀動脈成形術和冠狀動脈搭橋術均能有效減輕心絞痛症狀。

不穩定性心絞痛的緊急介入治療的風險一般高於擇期介入治療，除少數不穩定性心絞痛患者外，大多數患者的介入治療，宜放在病情穩定至少 48 小時後進行。

不穩定性心絞痛患者出院後仍需定期到醫院門診隨診，無論患者是否行介入治療都應 1 個月隨訪 1 次，如果病情無變化，半年隨訪 1 次。仍需繼續服用阿司匹林、β- 受體阻滯劑、降脂藥物、硝酸酯類和鈣拮抗劑等藥物。而阿司匹林和降脂藥物治療是最重要的，不主張突然減藥、停藥。

對於已做了介入治療或冠狀動脈搭橋術患者，術後可在醫生的指導下減少擴血管藥物或 β- 受體阻滯劑的用量。還要戒菸，治療高血壓，控制血糖，改變不良生活習慣，合理安排膳食，適當增加活動量，減輕體重。

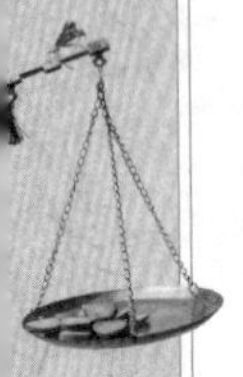

(二)中醫民間療法

1. 湯劑療法(民間偏方)

由於中草藥多數原植物，透過湯法水煎煮後，可使有效成分易於溶解，飲服後易於吸收，取效也較迅速。各類方劑具有不同的治療作用，故可廣泛適用於臨床各科多種疾病，靈活性極大。

不僅歷代醫家創造了大量的有效湯劑，臨床處方時還可以因人、因時、因地制宜，靈活加減，故治療疾病的針對性較強。特別在病情複雜、急、危時可用湯劑療法。

⑴ **茵朮湯**

【組成】茵陳 30 克，蒼朮 15 克，莪朮 15 克，雞血藤 30 克。

【用法】水煎服。

【功用】功能蠲濁暢氣，活血止痛。主治冠心病。

【加減】陽虛加附子 15 克；陰虛加玄參 15 克。

【療效】治療心絞痛 51 例，顯效 13 例，改善 27 例，基本無效 11 例。有效病例的療效多出現在治療後 1 個月，少數在半月或 2 個月。

⑵ **開封冠心方**

【組成】木通 9 克，劉寄奴 9 克，王不留行 9 克，瓦楞子 15 克，萊菔子 9 克，白芥子 6 克，遠志 6 克。

【用法】水煎服。

【功用】功能化痰通脈，行瘀止痛。主治心脈瘀阻型冠心病。

【加減】兼陰虛者加生地 15 克、枸杞子 9 克、麥冬 9

克、女貞子 9 克、菊花 9 克、杜仲 9 克、生龍骨 15 克、生牡蠣 15 克；兼陽虛者加仙靈脾 15 克、巴戟天 9 克、乾薑 6 克、黨參 15 克、桂枝 9 克、紫河車 9 克。

⑶ **二仙湯**

【組成】桃仁（去眼尖）、核桃仁各等分。

【用法】二藥搗料和勻，加紅糖適量調製成膏，收貯備用。每次服 10 克，1 日服 3 次，沸水送服。

【功用】活血祛瘀，補腎納氣。主治高血壓性心臟病、冠狀動脈硬化性心臟病、肺原性心臟病等。

⑷ **強心大補湯**

【組成】人參 20 克，黃耆 300 克，當歸 150 克，川芎 100 克，麥冬 150 克，玉竹 150 克，五味子、桂枝各 50 克，仙靈脾 200 克，山楂、益母草各 150 克，茯苓、澤瀉各 200 克，葶藶子 250 克。

【用法】上藥水煎 3 次，取汁文火濃縮，加蜂蜜收膏收貯備用。每次服 2 湯匙，1 日服 3 次。

【功用】益氣養陰，溫陽活血，強心利尿。主治心臟病慢性心功能不全。

⑸ **強心飲**

【組成】附子 9～15 克，黃耆 15 克，麥冬 15 克，茶樹根 30 克，益母草 30 克，仙靈脾 12 克，甘草 6 克，黨參 15 克，丹參 15 克，黃精 12 克。

【用法】水煎服。

【功用】功能溫陽益氣，活血強心。主治冠心病。

【療效】臨床應用治療冠心病數例，症狀緩解明顯，對心電圖的改善亦有一定的作用。

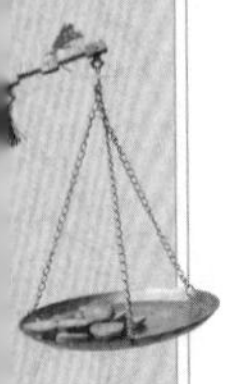

⑹ **寧心湯**

【組成】孩兒參9克，當歸6克，川芎3克，赤芍9克，白芍9克，生地9克，桃仁9克，紅花5克，廣木香5克，陳皮3克，甘草3克。

【用法】水煎服。氣陰兩虛型每日1劑，每晚睡前服第一煎，次日凌晨4時服第2煎。

【功用】功能益氣養陽，活血化瘀。

主治冠心病。

【加減】陽虛型加桂枝4.5克，見有浮腫可加熟附片4.5克；陰虛型加玄參9克、麥冬9克；痰濕型去生地、當歸、川芎，加蒼朮9克、製半夏9克、焦山楂9克、焦神麴9克、澤瀉9克。

【療效】治療冠心病85克，對心絞痛者顯效為50.6%，改善為45、7%，基本無效3.7%，總有效率為96.3%；對心電圖改變者顯效為37.8%，改善為24.2%。療效與療程有關，療程越長其療效越顯著，在心電圖方面尤為突出。

⑺ **虻陳煎**

【組成】虻蟲6～12克，陳皮12克。

【用法】水煎服。30天為一療程。

【功用】功能破瘀行氣，通利脈絡。主治心絞痛。

【加減】氣虛加黨參15克；陰虛加玉竹12克。

【療效】治療心絞痛例，對心絞痛症狀緩解，顯效12例，好轉6例，並能改善心電圖S－T段，降低T波，對室性早搏及完全性後束支傳導阻滯、房室傳導阻滯療效明顯。

⑻ **化死血方**

【組成】當歸尾15克，川芎9克，丹皮9克，蘇木9

克，紅花 9 克，玄胡 9 克，桂枝 9 克，桃仁 9 克，赤芍 9 克，降香 3 克，通草 3 克，炒麥芽 6 克，穿山甲 9 克。

【用法】水煎，入童便及酒，韭汁飲之。

【功用】功能活血化瘀，通常行氣。主治心絞痛。

【療效】臨床應用多例，對瘀血型的心絞痛療效滿意。

⑼ **附痰化瘀湯**

【組成】製半夏 9 克，麥冬 9 克，五味子 9 克，炒積實 15 克，丹參 15 克，北沙參 15 克，雲茯苓 30 克，大川芎 12 克，赤芍藥 12 克，絲瓜絡或小麥為引。

【用法】水煎服。重症患者每日 2 劑，分 4 次服用。30 劑為 1 療程。

【功用】功能除痰化瘀。主治心絞痛。

【加減】血壓高加杯牛膝、夏枯草；心悸失眠加酸棗仁、柏子仁或琥珀、朱砂；心痛甚加三七粉（沖服）；心氣虛加人參；心陽欲脫加人參、附子。

【療效】治療 80 例，顯效 11 例，有效 61 例，無效 8 例。

⑽ **補還方**

【組成】黃耆 30 克，歸尾 6 克，赤芍 4.5 克，桃仁 3 克，紅花 3 克，地龍 3 克，川芎 3 克。

【用法】水煎服。

【功用】功能益氣活血，理氣止痛。主治缺血性心臟病。

【療效】治療冠心病 41 例，其中伴有心絞痛者 20 例，顯效 5 例，改善 13 例，無效 3 例，總有效率 85.71%；心電圖改善總有效率 53.36%；主要症狀改善有效率 71.05%。

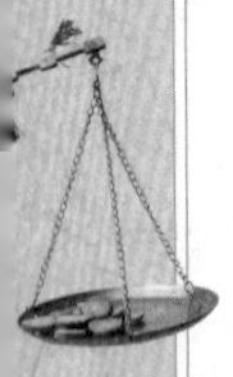

⑾ 心痛寧

【組成】衛矛。

【用法】以衛矛生藥乾燥後粉碎成粗粉，加水煎煮 2 次，首次煎煮 2 小時，兩次煎得藥汁合併過濾，再濃縮至每毫升約含生藥 1 克。此時取藥作藥理療效試驗，合格後加入白糖及防腐劑（尼泊金乙酯），並趨熱再過濾，分裝成瓶。每次 10～30 毫升，飲前 30 分鐘口服。

【功用】功能活血化瘀。主治冠心病心絞痛。

【療效】治療 100 例，顯效為 37.8%，總有效率為 80.7%；心電圖改善總有效率為 42%。

⑿ 心梗恢復方

【組成】黃耆 15 克，太子參 15 克，麥冬 10 克，五味子 9 克，丹參 15 克，赤芍 15 克，紅花 10 克，仙靈脾 10 克，川芎 15 克，石菖蒲 15 克，三七粉（沖服）1.8 克。

【用法】水煎服。

【功用】功能益氣強心，活血通脈。主治急性心肌梗塞恢復期。

【加減】心陽不振者加刺五加 15 克、熟附片 9 克、桂枝 9 克、人參 6 克、黃精 15 克、白朮 12 克；心陰不足者加玉竹 15 克、百合 15 克、女貞子 15 克、生地 10 克、白芍 15 克；心絞痛發作頻繁者加玄胡 9 克、乳香 9 克、沒藥 6 克、蒲黃（包）9 克、罌粟殼 9 克；伴心律不整（以快速為主）加珍珠母 30 克、炒棗仁 15 克、萬年青 9 克、甘松 9 克、穿山龍 15 克；伴高血壓者加桑寄生 15 克、鉤藤（後下）15 克、天麻 9 克、生龍骨（後煎）15 克、生牡蠣（先煎）15 克、決明子 15 克。

【療效】治療 64 例，多有效，5 年累積病死率僅 1.6%。

2. 丸劑療法

⑴ **冠心丹參丸**

【組成】參三七、丹參、降香各等份。

【用法】製成丸劑，每次 3 丸，每日 3 次。30 天為 1 療程。

【功用】功能活血化瘀理氣。主治冠心病。

【療效】治療心絞痛 55 例，顯效 26 例，改善 22 例，無效 7 例，一般 1～7 天左右症狀緩解或消失；治療心律失常、早搏 21 例，顯效 7 例，改善 3 例，無效 4 例；治療竇性心動過緩 6 例，顯效 5 例，改善 1 例；治療高血壓 30 例，顯效 4 例，改善 13 例，無效 13 例；治療心悸 72 例，顯效 35 例，改善 27 例，無效 10 例；治療左右束支傳導阻滯 10 例，顯效 3 例，改善 3 例，無效 4 例。

⑵ **銀密丸**

【組成】銀耳 0.125 克，密環菌發酵物 0.125 克。

【用法】製成蜜丸。每次 5～6 丸，每日 2～3 次。

【功用】功能活血化瘀。住址冠心病心絞痛。

【療效】治療 104 例，總有效率為 97%。

⑶ **黃楊方**

【組成】黃楊。

【用法】從黃楊中提取黃楊鹼即環常綠楊鹼，製成片劑，每片含量為 0.5 毫克。第 1 個月每次 2 片，每日 3 次；第 2 個月每次 2 片，每日 2 次。

【功用】功能理氣止痛，祛風濕。主治冠心病。

【療效】治療冠心病 198 例（合併有高血脂者 126 例，

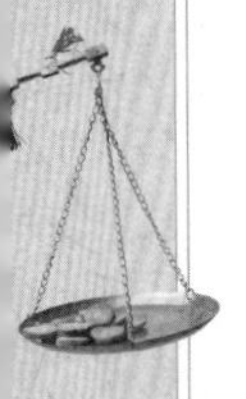

高血壓者 55 例，糖尿病者 6 例），伴有心絞痛 98 例中，顯效 32 例，改善 49 例，無效 17 例；伴有心電圖改變 190 例中，顯效 41 例，改善 73 例，無效 76 例。總有效率 60%。

⑷ **雷氏通竅方**

【組成】生曬參 0.045 克，冰片 0.05625 克，蟾酥 0.0045 克，琉梅草 9.375 克。

【用法】上方為 1 日量，製成 9 丸，每日次，每次 3 丸，口服。當心絞痛發作時，可臨時服藥，咀嚼或舌下含均可。1 個月為 1 療程。

【功用】功能益氣通竅。主治冠心病心絞痛。

【療效】治療 30 例，總有效率 76.7%，尤以輕、中度心絞痛療效為好。

⑸ **豨薟健心方**

【組成】毛冬青根 2500 克，豨薟草 500 克，川紅花 90 克，丹參 90 克，參三七 120 克，降香 30 克，冰片 6 克。

【用法】研末混合，水泛為丸。每日 3 次，每次 6 克。配用毛冬青根 25 克、豨薟草 5 克、延胡索 2 克、川紅花 1 克製成的注射液。每次 2 毫升，每日 1～2 次肌注。每週肌注 6 天，120 毫升 1 療程。

【功用】功能補脾胃，益元氣，通胸痺。主治冠心病心絞痛。

【療效】治療冠心病心絞痛 10 例，第 1 療程，顯效 43.5%，有效 82.6%；到第 3 療程，顯效 75.5%，有效 95.9%。

臨床除選用上述藥物外，還可根據病情選用速效救心丸、心靈丸、蘇水滴丸、冠心蘇合丸等中成藥丸劑。

3. 散劑療法

散劑療法是中醫傳統的獨特療法之一。所謂「散者散也，去急病用之」。早在《黃帝內經》中就有散劑治療疾病的記載。漢代張仲景《傷寒論》、《金匱要略》所載的五苓散、硝石礬石散等，一直延用至今。唐朝孫思邈《備用千金要方》、王燾《外台秘要》等也載有不少散劑。及至宋代，散劑療法更日趨發展。《太平惠民和劑局方》中藿香正氣散、參苓白朮散、失笑散、平胃散等對某些疾病均具有非常顯著的療效。

在散劑的製備方法上，《名醫別錄》對其粉碎方法已有「先切細，曝燥乃搗，有各搗者，有合搗者」的論述。外用散劑以明代陳實功《外科正宗》記載最為豐富。清代醫家亦有諸多創新。由於散劑表面積較大，具有易分散、便於吸收、奏效較快的特點，至今仍是中醫常用的治療劑型。

⑴ 舒心散

【組成】三七 1 克，赤芍 15 克，鬱金 31 克，心可定 45 毫克。

【用法】上藥經水煎和乙醇提取，製成沖劑備用。每日服 2 次，每次服 1 包（約 10 克），開水沖服。

【功用】活血散瘀，通絡止痛。主治冠心病心絞痛。

【療效】治療 146 例，心絞痛症狀消失 129 例，顯著減輕 98 例。

心電圖檢查記錄全的 57 例，正常 3 例，好轉 12 例，無效 42 例；血壓記錄全的 35 例，藥前血壓高者 31 例，藥後 9 例血壓降至正常，3 例服藥初期有顯著降低。43 例記錄完全的，41 例出現療效的時間在服藥後 5～7 天。

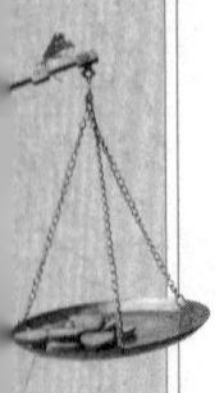

⑵ **薤白心痛散**

【組成】瓜蔞實 18 克，薤白 9 克，煮半夏 6 克，丹參 9 克，歸尾 5 克，川芎 4.5 克，檀香 6 克（或用降香等量代）。

【用法】上藥研為粗末加水 300 毫升浸泡，用文火煮煎至 250 毫升，加白酒 20 毫升分沖；飲酒者以 2 毫升分沖為引即可。渣再煎 1 次服。

【功用】活血理氣，溫陽通痺。主治心絞痛。

⑶ **人參三七沉香散**

【組成】人參、三七、沉香各等份。

【用法】上藥共研極細末，貯瓶備用。每次服 3～5 克，每日服 3 次。

【功用】益氣化瘀，止痛消脹。主治心絞痛，年邁體弱，以氣虛為主，有較重度瘀血及腹脹者慎用。

⑷ **活血止痛散**

【組成】乳香、沒藥、血竭、冰片。

【用法】上藥共研極細末，貯瓶備用。每次服 6 克，每日服 2～3 次，黃酒為引。

溫開水送服。

【功用】理氣活血，通絡止痛。主治心絞痛。

⑸ **保心止痛散**

【組成】蘇合香 5 克，三七 30 克，薤白 15 克，桂枝、廣鬱金 10 克，玄胡索 60 克。

【用法】上藥共研極細末，貯瓶備用，勿洩氣。每次服 6～10 克，每日服 2～3 次，黃酒為引，溫開水送服。

【功用】溫陽通痺，理氣活血，通絡止痛。主治胸痺（冠心病）、心絞痛、心腹痛。

4. 中醫各種經驗特技療法

⑴ 氣霧吸入療法

氣霧吸入療法包括中藥蒸氣吸入法和霧化吸入法，是由口鼻吸入中藥蒸氣、氣霧以治療疾病的一種方法。

本療法最初是在封閉的室內，將藥物用水煮沸，形成氣霧，使室內充滿藥蒸氣。然後患者入室，邊進行蒸氣浴，邊氣霧吸入。早在第唐代，名醫許胤宗已有用中藥蒸氣形成的氣霧，治癒中風口禁不語的記載。後來，治療方法有了改進，將藥物入有嘴的壺中和小開口的陶罐中加水煎煮，讓病人用口、鼻吸入從壺嘴或罐口中冒出的氣霧。此法在清代已經廣泛流行。如吳尚先《理瀹駢文》載：「用熱茶一壺，口含壺口呼吸之，令熱氣蒸騰於喉，使喉濕潤，外用布巾浸熱液按喉上」，以治療咽喉疼痛。

由於本療法應用方便，無副作用，無痛苦，特別對口鼻、咽喉等局部性疾病，療效迅速，往往 1～2 次就能減輕或消除病痛，並可廣泛應用於其他多種疾病，所以一直為醫家和民間所重視，方法不斷有所改進，治療範圍漸有擴大，療效也不斷提高。

① 熱證心痛氣霧劑

【組成】丹皮、川芎、冰片各等份。

【用法】氣霧劑。在舌下黏膜按壓噴霧 1～3 下，藥量約 0.30～0.90 毫升，相當於生藥 0.10～0.30 克。

【功用】清熱活血通脈。適用於冠心病心絞痛中醫辨證為熱證者。

【療效】全國胸痺心痛協作組臨床驗證 303 例、485 例次，結果 3 分鐘止痛 54.02%，3～5 分鐘內止痛 19.79%，總

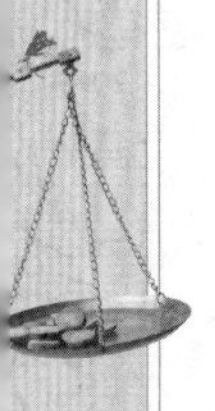

有效率73.81%，心電圖有效率36.5%。經用美國硝酸甘油片自身對照，療效相仿（P>0.3）；同空白氣霧劑自身對照，療效差異非常顯著（P<0.01）。其速效止痛作用同心絞痛程度關係密切，有顯著差異（P<0.05）；輕中度療效較好，重度療效差。同西醫心絞痛分型關係不大，無顯著差異（P>0.05），表明其對不穩定型和變異型心絞痛同樣有效。

② 寒證心痛氣霧劑

【組成】肉桂、香附各等份。

【用法】氣霧劑。在舌下黏膜按壓噴霧1～3次，藥量約0.30～0.90毫升，相當於生藥0.10～0.30克。

【功用】散寒活血通脈。適用於冠心病心絞痛中醫辨證為寒證者。

【療效】據全國胸痺心痛協作組觀察，臨床驗證237例、366例次，結果3分鐘內止痛50.55%，3～5分鐘內止痛21.86%，總有效率為72.41%，心電圖有效率為28.6%。經同美國硝酸甘油片自身對照，療效相仿（P>0.3）；同空白氣霧劑自身對照，療效差異非常顯著（P<0.01）。其速效止痛作用同心絞痛程度關係密切，有顯著差異（P<0.05）；輕、中度療效較好，重度療效差。同西醫心絞痛分型關係不大，無顯著差異（P>0.05），表明對不穩定型和變異型心絞痛同樣有效。

③ 複方細辛氣霧劑

【組成】細辛、冰片各等份。

【用法】細辛揮發油加冰片，製成氣霧劑。舌下噴霧給藥。

【功用】芳香溫通止痛。用於冠心病心絞痛急性發作。

【療效】西苑醫院用本品觀察 281 例次，5 分鐘內止痛有效率為 64.77%。

④ **寬胸氣霧劑**

【組成】畢撥、細辛、麝香、冰片、良薑各等份。

【用法】製成氣霧劑，舌下噴用。

【功用】溫通血脈，理氣止痛。用於緩解冠心病心絞痛急性發作。

【療效】治療冠心病心絞痛總有效率可達 50～70%。寬胸氣霧劑曾經全國 16 家醫院臨床交叉驗證，共觀察 317 例、2924 例次，中止冠心病心絞痛急性發作的有效率（3 分鐘以內止痛）為 47.6～58.07%，與硝酸甘油無顯著差別。用同一組方製成寬胸酥糖及溫通滴丸口服治療心絞痛，與硝酸甘油進行對比觀察，結果緩解心絞痛作用亦相仿。

⑵ **體針療法**

體針療法，又稱「毫針療法」，是以毫針為針刺工具，透過在人體經絡上的腧穴施以一定的操作方法，以通調營衛氣血，調整經絡、臟腑功能而治療相關疾病的一種方法。體針療法，是我國傳統針刺醫術中最主要、最常用的一種療法，是針刺療法的主體。

療法一

【取穴】內關

【針法】刺入穴位 2～2.5 公分深，快速捻轉 2 分鐘，使之出現酸、麻、重、脹感，並激發針感向肘、腋、胸部傳導。若針感侷限於內關穴，可附加壓指手法，再次運針，誘發感傳；若針感向指端放散，提示此中正中神經，可將針體退於皮下，調整針尖方向，使之向上。待有針感後，留針

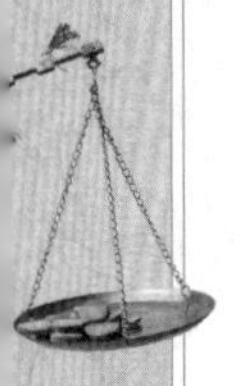

30 分鐘，中間行針 1 次。每日 1 次，每週 6 次，10 次為 1 療程，共治 3 個療程。

【療效】共治本病 36 例，實證 16 例，主症全部消失；虛證 20 例，18 例主症消失。其他心功能、血流變、血脂等檢查均有改善。

療法二

【取穴】

① 主穴：心俞（雙）、厥陰俞（雙），交替使用；內關、陽陵泉、郄門、三陰交，單側取穴，交替應用。

② 配穴：心絞痛加神堂、膻中；陣發性房顫、早搏加陰郄、內關；心動過速加下俠白、手三里；心動過緩加通里、內關。

【針法】平補平瀉留針 15 分鐘。虛性病人用緊按慢提補法，刺激輕些；陣發性房顫用補法，刺激較強些，留針時間長些。每週 3 次，15 次為 1 療程。

【療效】治療冠心病 169 例，近期心絞痛緩解率 90%，心電圖好轉率 69%，超聲心動圖左室功能好轉率 80%。

注意事項

① 患者在過於飢餓、疲勞及精神緊張時，不宜立即進行針刺治療。對身體瘦弱、氣血虧虛的患者，應取臥位，針刺手法不宜過重。

② 婦女懷孕 3 個月以內者，下腹部禁針；懷孕 3 個月以上者，腹部及腰骶部不宜針刺。三陰交、合谷、崑崙、至陰等穴有通經活血作用，孕婦禁針；即使在平時，婦女也應慎用；對有習慣性流產史者，尤須慎重。

③ 小兒囟門未合，其所在部位的腧穴，不宜針刺。

④ 有皮膚感染、潰瘍、瘢痕或腫瘤的部位，不宜針刺。

⑤ 常有自發性出血或出血不止的患者，不宜針刺。

⑥ 在位於神經幹或神經根部位的腧穴進行針刺時，如病人出現電擊樣放射感，應立即停針或退針少許，不宜再作大幅度反覆撚轉提插，以免損傷神經組織。

⑶ 頭針療法

頭針療法，又稱頭皮針療法、顱針療法，是根據大腦皮層的功能定位的理論，在頭皮畫分出皮層功能相應的刺激區，在有關刺激去進行持續、快速撚轉以治療疾病的一種方法。

本療法是在傳統的針灸醫學理論基礎上發展起來的。《素問・脈要精微論》指出：「頭為精明之府。」明代張介賓謂：「五臟六腑之精氣，皆上升於頭。」說明頭部與人體內的各臟腑器官的功能有密切的關係，頭面部使經氣彙集的重要部位。本療法 1972 年首見報導。經過 10 多年的臨床時間，醫家對頭針刺激區的定位、適應範圍和刺激方法等，積累了豐富的經驗，充實和發展了傳統的針灸方法，並逐漸成為一些國家臨床醫生常用的治病方法之一。

【取穴】額旁 1 線：定位在額中線外兩旁直對目內眥角，髮際上下各 0.5 寸，即自眉衝穴沿經向下針 1 寸，屬足太陽膀胱經。

【針法】

① 體位：患者取坐位或臥位。局部常規消毒。

② 進針：一般選用 28～30 號、長 1.5～2.5 寸的毫針，針與頭皮呈 30° 左右夾角，快速將針刺入頭皮下，當針達

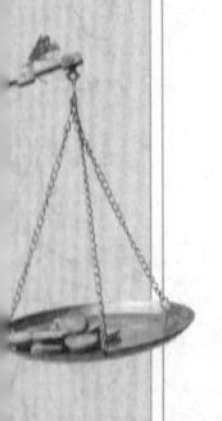

到帽狀腱膜下層時，指下感到阻力減小，然後將針與頭皮平行繼續捻轉進針。根據不同標準線，可刺入 0.5～2 寸，然後運針。

③ 運針：術者肩、肘、腕關節及拇指固定，食指半屈曲狀，用拇指第 1 節的掌側面與食指橈側面夾持針柄，以食指的掌指關節快速連續屈伸，使針體左右旋轉，旋轉速度每分鐘應在 200 次左右，捻轉持續 2～3 分鐘，然後留針 5～10 分鐘，再重複捻轉。用同樣的方法再捻轉 2 次，即可起針。偏癱患者留針或捻轉時囑其活動肢體（重患者可作被動活動），加強患肢功能鍛鍊，有助於提高療效。一般經 3～5 分鐘刺激後，部分患者在病變部位出現熱、麻、脹、涼、抽動等感應，這種病人的療效通常較好。也可用電針代替手捻進行治療。

④ 出針：刺手夾持針柄輕轉鬆動針身，拉針下無緊澀感，即可快速抽拔出針，也可緩緩出針。出針後須用消毒乾棉球按針孔片刻，以防出血。

注意事項

① 治療時需掌握適當刺激量，防止暈針。

② 注意頭皮血管出血。如有出血，則應用消毒棉球壓迫針孔片刻，直到血止。

⑷ 耳壓療法

耳壓療法是在耳穴表面貼敷顆粒狀藥物或磁珠等，刺激耳廓穴位以防治疾病的一種方法。

選用耳穴診治疾病，早在《靈樞・厥病》中就有記載：「厥頭痛，頭痛甚，耳前後脈湧有熱，瀉出其血，後取足少陽。」《靈樞・五邪》篇云：「邪在肝，則兩脅中痛……取耳間青脈以去其掣。」歷代醫學文獻都有不少介紹用刺激耳穴方法來治療疾病、透過望觸耳廓穴位來診斷疾病的記載，說明利用耳穴來診治疾病的歷史已相當悠久。近年來耳壓療法又有很大的發展，臨床應用日趨廣泛。

療法一　王不留行籽耳壓法

【取穴】心、冠狀動脈後（位於三角窩內側和耳輪腳末端）、小腸、前列腺後穴。

【用法】患者取坐位或臥位，用耳穴探測儀或探棒找出穴位敏感點後，取王不留行置於菱形膠布上，貼 1 側耳的上述穴位，囑病人每日按壓 4 次，每次每穴按壓 40 次。5 天換 1 次，10 天為 1 療程。

療法二　白芥子耳壓法

【取穴】

① 主穴：心、小腸、交感、丘腦、前列腺。

② 配穴：神門、皮質下、內分泌。血壓高加降壓溝；頭暈加肝、腦點；睡眠不佳加神門、失眠穴。

【用法】每次選主穴 3 個，配穴 2 個，將白芥子用 0.5cm 見方的膠布貼壓耳穴處，每日按壓 5～7 次，每次至少 5 分鐘。3 日更換，7 次為 1 療程。休息 3 天，貼第 2 療程。

療法三　油菜籽耳壓法

【取穴】心、腎、小腸、交感、胸、內分泌、神門、腎上腺、皮質下。

【用法】每次選穴 3～5 個，將油菜籽置於 0.5cm 見方的膠布中心。用探針找出敏感點後，將置油菜籽的膠布對準穴位貼壓，每日按壓數 10 次，每次每穴 2 分鐘。隔日 1

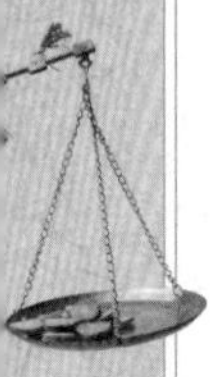

換，7 日為 1 療程。

療法四　綠豆耳壓法

【取穴】心、肝、膈、腎、皮質下、三焦、神門、交感。

【用法】每次選用 3～5 穴，兩耳同壓。將綠豆置於 0.8cm 見方的膠布中間，選出穴位敏感點後畫點為號，將置綠豆的膠布對點準確地貼壓耳穴上。3 日 1 換，每日按壓 10 數次，每次 2～3 分鐘，10 次為 1 療程。

注意事項

① 使用中應防止膠布潮濕或污染，以免引起皮膚炎症。

② 個別病人可能對膠布過敏，局部出現紅色粟粒樣丘疹並伴有癢感，可加用下屏尖穴或改用毫針治療。

③ 一般孕婦可以用耳壓法。

④ 耳廓皮膚有炎性病變、凍瘡等不宜採用。

⑸ 穴位埋線療法

療法一

【取穴】①心俞、巨闕、郄門；②厥陰俞、膻中、內關。

【用法】

①胸背部穴用穿線法。穴位局部消毒局麻後，用穿有 2 號腸線的三角針從上到下順經穿線，埋入腸線 2 公分於穴位皮下；

②上肢穴用注線法，用 00 號羊腸線 1 公分及 9 號穿刺針向上斜刺 1.5～2 公分，注入腸線。15～20 天埋線 1 次，5 次為 1 療程。

療法二

【取穴】敏感穴位。陰虛型配三陰交；陽虛型配內關；氣虛配氣海；痰阻型配中脘；血瘀型配膈俞。

本病敏感穴位主要分佈於胸背部及上肢部的任、督脈、足太陽和手少陰、手厥陰經脈，多在與心臟所屬脊髓節段分佈區。據觀察，心絞痛患者按壓至陽陽性率達 99%，約93%在靈道穴有明顯壓痛反應，內關穴亦是最常見的敏感穴位之一。按診可發現酸脹、痛感和觸及條索狀物。

其常見敏感穴位有：足太陽經之心俞、督俞、厥陰俞、膈俞、神堂；足少陰經之至陽、神道；任脈之巨闕、膻中；足陽明經之乳根、膺窗；足少陰精之神封、靈墟、復溜、步廊；足少陽經之輒筋、丘墟；奇穴之心臟點（前臂屈側尺側線，肘橫紋下 3 寸處）、胸甲骨$_{3\sim7}$、郄上、血壓點、心平。

【用法】先在胸背部及四肢部有關經絡上探測出最敏感的穴位各 1～2 個進行埋線。胸背部穴位用穿線法，埋入 2 號腸線 3 公分，注意穿過皮下組織時，需用手捏起皮膚，將腸線穿於皮下，不能刺入過深免傷內臟；四肢穴及背脊穴用注線法，後者將針尖向脊柱方向刺入，有針感後，後退 0.5 公分，注入 0 號腸線 1 公分，餘穴埋入 0～2 號腸線 0.5～1 公分。一般 15 天埋線 1 次，連續 4～5 次。

療法三

【取穴】中庭透玉堂，左少海，阿是穴（左胸、左肩臂、背部痛處的壓痛點）。

【用法】用植線法。消毒局麻後，將 00 號羊腸線剪成 4～8 公分長，折成雙折，掛於埋線針上，刺入穴內，待線頭沒入皮內 0.5 公分後退出埋線針。一般穴位作垂直埋植，中

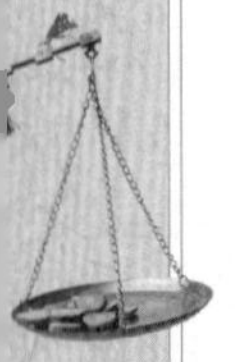

庭透玉堂及阿是穴作皮下橫行埋植。1月1次。

注意事項

① 嚴格無菌操作，防止感染，三角針埋線時操作要輕、準、防止斷針。

② 埋線最好埋在皮下組織與肌肉之間，肌肉豐滿的地方可埋入肌層，羊腸線頭不可暴露在皮膚外面。

③ 根據不同部位，掌握埋線的深度，不要傷及內臟、大血管和神經幹，以免造成功能障礙和疼痛。

④ 皮膚局部有感染或有潰瘍時不宜埋線，肺結核活動期、骨結核、嚴重心臟病或妊娠期等均不宜使用本療法。

⑤ 羊腸線用剩後，可浸泡在75%酒精中，或用新潔爾滅處理，臨用時再用生理鹽水浸泡。

⑥ 在一個穴位上作多次治療時，應偏離前次治療的部位。

⑦ 注意術後反應。一種屬於正常反應，由於刺激損傷及羊腸線刺激，在1～5天內，局部出現紅、腫、熱、痛等無菌性炎症反應。少數病例反應較重，切口處有少量滲出液，亦屬正常現象，一般不需要處理；若滲液較多凸出皮膚表面時，可將乳白色滲液擠出，用70%酒精棉球擦去，覆蓋消毒紗布。施術後患肢局部溫度也會升高，可持續3～7天。少數病人可有全身反應，即埋線後4～24小時內體溫上升，一般約在38℃左右，蟬聯無感染現象，持續2～4天後體溫恢復正常。埋線還可有白細胞總數及中性多形粒細胞計數的增高現象，應注意觀察。

另一種則是異常反應，有以下幾種情況：

① 少數病人因治療中無菌操作不嚴或傷口保護不好，

造成感染，一般在治療後 3～4 天出現局部紅腫，疼痛加劇，並可伴有發熱，應予以局部熱敷及抗感染處理。

② 個別病人對羊腸線過敏，治療後出現局部紅腫、瘙癢、發熱等反應，甚至切口處脂肪液化，羊腸線溢出，應適當作抗過敏處理。

③ 神經損傷。如感覺神經損傷，會出現神經分佈區皮膚感覺障礙。運動神經損傷，會出現神經支配的肌肉群癱瘓。如損傷坐骨神經、腓神經，會引起足下垂和拇趾不能背屈。發生此種現象應及時抽出羊腸線，並給予適當處理。

⑹ 艾條灸療法

療法一

【取穴】膻中、天井。

【用法】按艾條懸灸法施術。每次每穴 10 分鐘左右，以皮膚微紅為度。每日 1 次。

療法二

【取穴】內關、膻中、心俞、關元、厥陰俞、足三里。

【用法】按艾捲溫和灸法常規操作。每次選用 2～4 個穴位，每穴每次灸治 15～30 分鐘，每日灸治 1 次，10 次為 1 療程，療程間隔 5 天。

注意事項

① 艾條灸療法雖屬灸法一類，但其施灸時遠離皮膚，因此即使在顏面、五官、大血管處，也可酌情使用本療法，故臨床上使用範圍較廣。

② 施灸時要注意避免燃燒後的殘灰掉落在皮膚上而導致燙傷。

③ 對一些皮膚感覺遲鈍的患者以及小兒患者，治療過

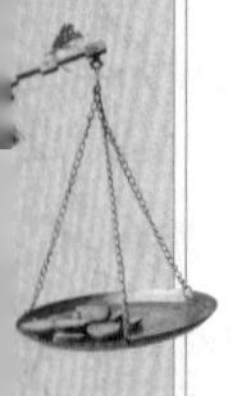

程中要不時用手指置於施灸部位，以測知患者局部的受熱程度，便於隨時調節施灸的距離，避免燙傷。

⑺ **推拿療法**

療法一

【基本手法】

① 患者坐或俯臥，醫者用拇指按揉心俞穴並擠推至膈俞穴，各1～3分鐘。

② 對心絞痛劇者，加按至陽穴（背部中線，第7、8胸椎棘突之間）1～3分鐘。

③ 醫者以空掌拍打患者肩背部1分鐘，手法要輕柔適當。

④ 按揉雙側內關穴各1分鐘。

⑤ 患者仰臥，醫者用手掌置患者胸上部，經肩前至上肢內側做推法各10次，然後以掌在心前區做快速的揉搓3～5分鐘。

⑥ 拿揉上肢內側肌肉3～5次，並以食、中指點按極泉穴1分鐘。

【隨症加減】

① 如心慌、胸悶、失眠嚴重者，基本手法加：ⓐ點按神門、通里穴各1分鐘。ⓑ按揉膻中穴1～3分鐘，並配合掌摩法。ⓒ按揉並搓擦湧泉穴，以熱為度。

② 如頭暈欲嘔、食慾不振者，基本手法再加：ⓐ按揉中脘穴1分鐘。ⓑ順、逆時針摩腹3～5分鐘。ⓒ按揉太陽、印堂、足三里穴各1分鐘。

冠心病常於夜間發作，故每睡前可輕拍心前區20～30次，點按極泉、內關穴各1～3分鐘，作為預防。

療法二

【基本手法】

① 當有胸悶，心前區悶痛，心中煩躁時，患者可自行點按膻中、內關穴。膻中穴多為局部脹疼感，內關可有感應向手上傳導。

② 患者取俯臥位，在脊柱兩側胸背部用㨰法，使局部溫熱舒適，然後用雙手大指點按心俞、厥陰俞、膈俞等，以局部酸脹為準。再擦搓整個背部，尤左胸背部，使局部透熱。最後讓患者坐起，用拿法拿胸大肌，手法不宜過重。

【作用】防治冠心病

療法三

蓋國才報導：靈道穴按摩治療冠心病心絞痛 48 例。發現約 93%的本病患者左側靈道穴有明顯壓痛反應，故用本法治療並取得較好效果。用拇指指腹於靈道穴先輕揉 1.5 分鐘，然後重壓按摩 2 分鐘，最後輕揉 1.5 分鐘。每天 1 次，15 次為 1 療程，療程間隔 3 天。醫者每週操作 3 次，餘均由患者自己按摩，半月複查 1 次心電圖。結果：顯效 20 例，改善 17 例，無效 10 例，加重 1 例。治療前口服硝酸甘油者 38 例，治療後停者 21 例，心電圖改善者 16 例。

療法四

張炳然報導：穴位按摩治療冠心病 150 例。取左側靈墟、屋翳、天池和心俞穴，採用掌摩法、復合震顫手法，每分鐘 200 圈左右，前 3 穴共按摩 12 分鐘，心俞按摩 4 分鐘。按摩中部分患者感到心前區發熱並逐漸延及四肢和腰背；對未出現熱傳感者宜酌情延長按摩 5～10 分鐘。甲組 110 例，每日按摩 1 次，酌加服擴冠藥；乙組 40 例，每日

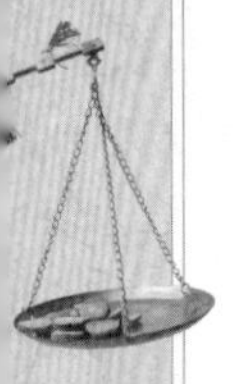

按摩 2 次，不加擴冠藥。丙組 37 例，單純藥物治療。均 20 日為 1 療程。結果：甲乙兩組 150 例中，顯效率 38.5%，總有效率 65.9%。甲乙組心電圖療效無顯著差異，甲丙組差異顯著，說明按摩加藥物優於單純投藥者。隨訪 1～4 年（平均 2 年 8 個月）者 95 例中，症狀療效穩定 57 例，心電圖療效穩定 48 例。

療法五

藏福科報導：推拿對冠心病們左心功能不全的影響並附 9 例臨床病例分析。本組病程 1～11 年，均有心絞痛發作史，並多伴高血壓病。

【方法】用拇指按揉法、肘推法、一指袢推法。

【選穴】內關、肺俞、心俞、厥陰俞、膻中及後背兩側膀胱經（胸段）。每次 30 分鐘，隔日 1 次，15 次為 1 療程。均 1 療程後隨訪 2 個月。治療期間停服洋地黃類或其他影響心功能的藥物。

(8) 敷貼療法

敷貼療法又稱外敷法，是將藥物研為細末（可與各不同的液體調製成糊劑）敷貼於體表的特定部位（穴位或患部）以治療疾病的一種方法，是中醫常用的外治療法之一。

本療法源遠流長。在遠古時期，古人就已學會用泥土、草根、樹皮外敷傷口止血。馬王堆漢墓出土的《五十二病方》載有許多外敷方劑，用以治療創傷、外病等。晉代葛洪《肘後備急方》載用雞子白、醋、豬脂、水蜜、酒等作為外敷藥的調和劑；南北朝龔慶宣《劉涓子鬼遺方》用豬膽汁外敷治療痈腫；唐代孟詵《食療本草》用胡桃研泥外敷治療白髮；宋代《太平惠民方》以地龍糞研餅敷在小兒囟門，治療小兒頭熱、鼻塞不通；明代《普濟方》用生附子研末和蔥涎為泥，敷湧泉穴，治療鼻淵等，說明本療法相沿習用甚久。清代吳尚先《理瀹駢文》集敷貼療法之大成，標誌著本療法的臨床應用達到了更為完善的水準。

療法一

【取穴】心前區。

【藥物】梔子、桃仁各 12 克，蜂蜜 30 克。

【用法】將梔子、桃仁共軋成細末，加煉蜜 30 克（或蛋清）調成糊狀。將藥攤在心前區，敷藥範圍為右側至胸骨右緣第 3～5 肋間，左側達心尖波動處，其面積約長 7 公分、寬 15 公分，外用紗布覆蓋，膠布固定。開始每 3 天換 1 次，2 次後 7 日換藥 1 次，6 日為 1 療程。

【功用】活血化瘀。主治冠心病心絞痛。

療法二

【取穴】膻中、內關。

【藥物】心舒散：白檀香、製乳沒、川鬱金、醋炒延胡各 12 克，冰片 2 在。

【用法】將上藥研細末，另加麝香 0.1 克，調勻備用。用時取少許，用二甲亞礬調成軟膏狀置膏藥（或傷濕止痛膏）中心，貼膻中、內關（雙），每日換藥 1 次。

【功用】行氣活血。主治氣鬱血瘀引起的心胸痛。

療法三

【取穴】心俞、膻中、內關。

【藥物】麝香止痛散：降香 10 克，檀香 10 克，田七 10 克，冰片 0.25，胡椒 10 克，麝香 0.1 克。

【用法】將上藥研末，密封備用。臨用時取藥末 2 克，

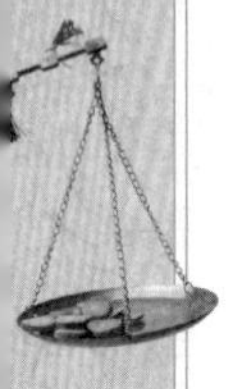

調酒成藥餅，分成 5 小塊，貼於膻中、雙內關、雙心俞穴。2 天換藥 1 次，5 次為 1 療程。

【功用】行氣止痛。主治心絞痛。

療法四

【取穴】心俞、厥陰俞、膻中。

【藥物】通心膏：徐長卿、當歸、丹參、王不留行、雞血藤、葛根、玄胡、紅花、川芎、桃仁、薑黃、鬱金、參三七、血竭、椿皮、穿山甲、乳香、沒藥、樟腦、冰片、木香、人工麝香、硫磺鎂、透骨草各適量。

【用法】將上藥熬製成軟膏，貼敷心俞、厥陰俞或膻中。

【功用】活血化瘀。主治各種原因引起的心絞痛發作期，貼敷後可迅速止痛。

療法五

【取穴】心前區。

【藥物】心絞痛寧膏：丹參、紅花各適量。

【用法】上藥依法製成流浸膏，塗於布面上即可。心絞痛發作時，將藥膏敷貼於患者心前區，24 小時更換一次，2 週為 1 療程。

【功用】活血化瘀。主治心絞痛。

注意事項

① 在應用過程中，如出現皮膚過敏，瘙癢潮紅，發出小水泡，應立即停用。

② 外敷時注意調節乾濕度，過濕容易外溢流失；若藥物變乾，須隨時更換，或加調和劑濕潤後再敷上。

③ 某些皮膚過敏的患者貼上膏藥後，會出現皮膚紅

腫、丘疹、瘙癢，甚至潰爛，須改用其他法。

⑼ **敷臍療法**

敷臍療法簡稱「臍療」，是將藥物敷置於臍眼或臍部以治療疾病的一種外治方法。

早在晉代葛洪《肘後備急方》中就有用鹽納臍中灸之以治療霍亂的記載。唐代孫思邈《千金要方》載有用東壁土敷臍，或用蒼耳子燒灰敷臍，或用露蜂房燒灰敷臍，以治臍瘡流水不止。清代更有所發展，如吳尚先《理瀹駢文》中用本療法治病的方藥就有數百處之多。

療法一

【藥物】冠心糊：山楂浸膏 20 克，甘草浸膏 8 克，葛根浸膏 10 克，白芍 270 克，厚朴 100 克。

【用法】上方共研細末，加入雞矢藤揮發油 6 毫升，細辛揮發油 1 毫升，乳香、沒藥醇浸液 70 毫升，冰片 5 克，共混合，陰乾，密閉保存備用。用時每次取藥粉 200 毫克，用黃酒調為糊狀，放入臍內，上蓋膠布，每 3 天換藥 1 次。

【功用】活血理氣。主治冠心病心絞痛，對控制心絞痛有顯著作用。

療法二

【藥物】寧心散：川芎 12 克，冰片 7 克，硝酸甘油片 10 片。

【用法】上方研細粉備用。用時每次取藥粉 0.5 克，用丹參注射液調為糊狀。

【功用】活血止痛、擴冠。主治心絞痛。

注意事項

① 在治療過程中有皮膚過敏，應暫緩使用；如出現皮

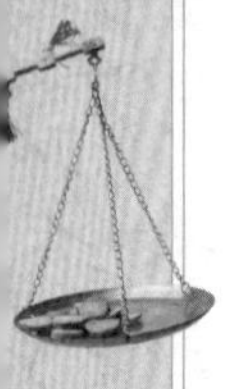

膚潰瘍或應用 7 天以上仍無效者，應停止敷臍，改用他法。

② 在應用本療法加用熱敷或灸法時，要注意溫度適宜，防止燙傷。如見臍眼感染者，應立即停止，宜先控制感染。

③ 小兒應用本療法時，宜以繃帶紗布等固定，防止脫落。

④ 此法收效慢，可配合藥物內服、針灸、推拿等，以提高療效。

⑽ 飲食療法

① 所有類型的冠心病病人都可以根據自己的喜好選用下列食療方：

【粥類】

玉米粥：玉米粉 50 克用冷水調和，煮成玉米粥，粥成後加入蜂蜜 1 匙服食。每日 2 次。

葛根粥：將鮮葛根切片磨碎，加水攪拌，沉澱取粉。以葛根粉 30 克、粳米 100 克煮粥，每日早晚服食。

薤白粥：薤白 10 克～15 克（鮮者 30 克～60 克），蔥白 2 莖，白麵粉 100 克～150 克或粳米 50 克～100 克。將薤白洗淨切碎，與白麵粉用冷水和勻後，調入沸水中煮熟即可；或改用粳米一同煮為稀粥。每日均分 2～3 次溫熱服，3 日～5 日為一療程。

首烏粥：粳米 100 克，紅棗 3 枚～5 枚，製首烏 30 克～60 克，紅糖或冰糖適量。將製首烏煎取濃汁，去渣，與粳米、紅棗同入砂鍋內煮粥，粥將成時放入紅糖或冰糖調味，再煮沸即可。每日服 1～2 次，7 日～10 日為一療程，間隔 5 日再服。

桃仁：桃仁10克，粳米50克～100克。將桃仁煮熟去皮尖，取汁與粳米同煮成粥即可。

山楂粥：山楂30克（或鮮山楂60克），粳米100克，砂糖適量。先將山楂入砂鍋內煎取濃汁，去渣，加入粳米、冰糖，煮粥。

薤蔥粥：薤白10～15克（鮮者30～60克），蔥白2根，白麵粉100～150克，調混勻後水中煮沸即可。

檸檬玉米粥：檸檬1個，切成片，用蜂蜜3匙漬透，每次5片，加入玉米粥內服食。每日服2次。

【湯類】

芹菜湯：芹菜根5個，紅棗10個，水煎服，食棗飲湯。每日2次。

荷葉湯：荷葉、山楂葉各適量，水煎或開水沖浸，代茶隨飲或每日3次。

冬蟲鴨湯：冬蟲夏草10克，白公鴨1隻，用水燉熟，酌量食肉喝湯，1日2次。

木耳湯：黑木耳10克，白木耳10克，紅棗15枚。以溫水將木耳泡發洗淨後放入碗中，加水和少量冰糖，隔水蒸1小時，連湯服食，1日2次。

龍眼湯：龍眼肉20個，紅糖適量，水煎湯，每晚1次。

補心薤白湯：豬心1個，薤白15克，川芎15克，橘絡6克。加水共煮，待豬心煮熟後調味。吃豬心、喝湯。

葛根木耳湯：瘦豬肉200克，木耳30克，葛根300克，木耳地透後同諸藥共煮，燉熟後食肉飲湯，不拘次數。

王不留行湯：王不留行根30克，母豬五花肉50克。將

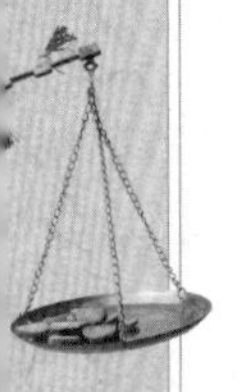

前二味同入土罐內，加入適量水煮至肉熟，連湯分服。

海帶藕片湯：海帶 30 湯：海帶 30 克，生藕片 50 克，冰糖 20 克，水煎煮熟，每日 1 次，連服 30 日為 1 療程。

【菜餚類】

兔肉陳皮丁：兔肉 200 克，食油 100 克，陳皮 5 克，醬油、鹽、醋、料酒、蔥、薑、乾椒、白糖、味精適量。將兔肉切做肉丁，加鹽、食油及料酒、蔥、薑等，拌勻，乾椒切絲。陳皮溫水浸泡後，切成小塊，味精、白糖、醬油加水兌成汁；鐵鍋置火上，倒入食油燒至七成熟，入乾椒絲炒成焦黃色後，放入兔肉丁炒，再加陳皮、薑、蔥，繼續炒至兔肉丁發酥後，烹汁和醋，將汁收乾，起鍋即可食用。

韭菜蛋包：馬齒莧、韭菜各等量，蔥、薑、豬油、醬油、鹽、雞蛋適量。將，馬齒莧、韭菜洗淨，陰乾 2 小時，切成碎末；將雞蛋炒熟弄碎，將前三味拌在一起，加上精鹽、醬油、豬油、味精、蔥、薑末為餡，和麵製成包子，蒸熟即可。

九里光蛋：雞蛋 3 枚，九里光根 30 克。將九里光根洗淨搗細，打入雞蛋，共調勻後，放鍋內蒸熟分服。

木耳瘦肉片：嫩豆腐 200 克，小白菜 50 克，冬筍 30 克，黑木耳 30 克，瘦肉 50 克。將小白菜洗淨，放入沸水中燙一下。將豆腐塊放入砂鍋內，擺上瘦肉片，加入小白菜、木耳、冬筍、旺火煮沸，改用小火燜 20 分鐘，加入佐料、熟豆油等，再燜 5 分鐘～10 分鐘即可。

當歸心：豬心 1 個，石菖蒲 10 克，全當歸 30 克。將佐料加水放入砂鍋內，燉熟，再放入蔥、薑、鹽調味，食心飲湯。

【飲料類】

花生茶：花生葉、花生殼各適量。開水煎，當茶飲。

菊花飲：白菊花 300 克，將白菊花加溫水浸泡過夜，次日用砂鍋煎煮 2 次，每次半小時，待沉澱後，濾去沉渣，再濃縮至 500 毫升，每日服 2 次，每次 25 克，2 個月為 1 療程。

楂荷飲：山楂 15 克，荷葉 12 克。水煎，代茶飲，不拘時。

菊花山藥茶：菊花 20 克，生山藥 20 克。水煎，每服 1 劑，代茶飲。

石榴飲：酸石榴 1 個，甜石榴 1 個。將石榴，切開取籽壓汁，內服，每日 2 次，每次 10 毫升～20 毫升。多用於心絞痛。

靈脂茶：五靈脂（醋製）10 克，生薑 5 克，酒適量。水煎，每日 1 劑，分 3 次服。

黑豆飲：黑豆 30 克，紅花 6 克，紅糖 30 克。將黑豆洗淨，與紅花、紅糖一同放入鍋內，加水適量，煮沸數分鐘即可飲用。

【酒類】

靈丹酒：靈芝 30 克，丹參 10 克，三七 5 克，白酒 500 克。將前三味洗淨，切片，一同放入酒罈內，加入白酒，蓋上蓋，每天攪拌一次，再蓋好蓋。浸泡 15 天即成。根據自己酒量，每天飲一小杯。

紅花酒：紅花 100 克，白酒 500 克，紅糖適量。將紅花和紅糖裝入紗布袋內，紮緊口，放入酒罐內，將白酒倒入酒罐，蓋上蓋，浸泡七天即成。根據自己酒量，每天小飲一

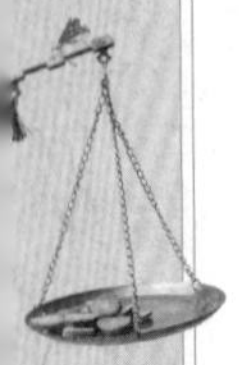

杯。

【其他】

ⓐ 花生米、桂花適量，放入瓶中，用食醋浸泡 3 天，每起床、睡覺前吃 10 粒～15 粒，飲 1 湯匙醋汁。

ⓑ 山楂 250 克，桃肉 50 克。將前二味搗碎，浸在蜂蜜 500 克中，一週後即可食用，每日 3 次，每次 1 湯匙，開水沖服。

ⓒ 將新鮮大蒜洗淨，放入米醋中浸泡 1 週後食用，每日 3 次，每次 3 瓣～5 瓣。

ⓓ 陳醋 200 克，雞蛋 2 個。將陳醋放入帶蓋的茶杯中，再將雞蛋放入醋內，蓋上杯蓋，密封 4 天後，將蛋殼取出，把雞蛋與醋攪勻，再蓋上密封 3 天後即可食用。1 日 3 次，每次 5 毫升～10 毫升。

② 冠心病伴高血脂症者可用哪些食療方

【粥類】

蒜粥：紫皮蒜 30 克，置沸水中煮 1 分鐘後撈出蒜瓣，再將粳米 100 克煮粥，待粥煮好後，將蒜再放入粥中略煮。可早晚食用。

海帶粥：水發海帶 25 克，與粳米同煮粥，加鹽、味精、麻油適量，調味服食。每日早晚服食。

海帶綠豆粥：海帶 150 克，綠豆 150 克，紅糖 150 克。將海帶浸泡洗淨，切塊，與綠豆共煮至豆爛，用紅糖調服。每日 2 次。

芝麻粥：黑芝麻 60 克，桑葚 60 克，白糖 10 克，大米 30 克。將黑芝麻、桑葚、大米分別洗淨，同放入罐中搗爛。砂鍋內加清水 1000 毫升，煮沸後加入白糖，待糖溶化、水再沸後，徐徐放入搗爛的三味，煮成糊狀即可。

製首烏粥：製首烏 30 克～60 克，粳米 100 克，紅棗 3 枚～5 枚，紅糖適量。製制首烏煎取濃汁，去渣，同粳米、紅棗同入沙鍋內煮粥，粥將成時，放入紅糖少許，再煮一、二、沸即可。早晚溫熱分服。

山茱萸粥：山茱萸 15 克～20 克，粳米 100 克，白糖適量。先將山茱萸洗淨去核，與粳米同入砂鍋煮粥，待粥快熟時，加入白糖稍煮即可。

【湯類】

海藻湯：昆布、海藻各 30 克，黃豆 150 克～200 克，煮湯後加適量調味品服。

首烏湯：首烏 30 克，靈芝 30 克，紅糖適量。煎湯早晚分服。

大棗山楂湯：大棗 15 枚，山楂 30 克，山楂葉 30 克，檸檬 30 克。煎湯，早晚分服。

山楂桃仁湯：大棗 30 克，山楂 30 克，核桃仁 30 克。燉湯食用，每晚 1 次。

鮮藕三七湯：鮮藕 1 段，三七粉 5 克，生雞蛋 1 個，食鹽、香油適量。將鮮藕搗碎，用紗布絞汁 1 小杯，加水少許，煮沸。將三七粉與雞蛋調勻，放入藕汁鍋內，加入食鹽、香油即可。

【菜餚類】

首烏山甲肉：首烏 30 克，黑豆 60 克，穿山甲肉 250 克，油、鹽適量。將穿山甲肉洗淨切碎，放入瓦鍋內熗汁炒透，加入首烏、黑豆，再加清水約 1000 毫升，先用旺火，後用文火煮湯，最後加入鹽、油即可。飲湯吃肉。

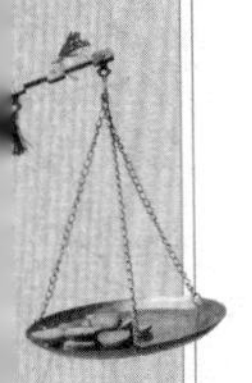

山楂瘦肉條：山楂 30 克，豬瘦肉 250 克，菜油 100 克，生薑、蔥、花椒、紹酒、醬油、味精、白糖適量。將山楂 15 克加水約 1000 毫升，在大火上燒沸後，下入豬肉，同煮至六成熟，撈出豬肉稍晾後切成 5 公分左右的粗條，加入醬油、薑片、蔥、酒、花椒、將肉條拌勻醃漬 1 小時，再瀝去水分。將油在鐵鍋內燒熱，投入肉條炸乾水分，色微黃時，即用漏勺撈起，瀝去油。將鐵鍋內油倒出，留點餘油，再置火上，放入餘下料和山楂，略炸後，將肉乾再倒入鍋內，反覆翻炒，微火烘乾。裝入盤內，放入芝麻油，撒入味精、白糖、和勻即成。

洋蔥炒肉：瘦豬肉 60 克，洋蔥 50 克，醬油、植物油、味精適量。將植物油少許倒入鍋內，燒至八成熟，放入豬肉煸炒，再將洋蔥下鍋與肉同炒，入調佐料拌勻即可。

首烏羊肉片：首烏 60 克，黑豆 50 克，羊肉 250 克，油適量。將羊肉切碎，放入瓦鍋內熗汁炒透，加入首烏、黑豆，再加清水約 1000 毫升。先用旺火燒開，後用小火煮湯，最後加鹽、油調味。可飲湯食肉，每天 2 次，每次 1 碗。

蓮子瘦肉片：蓮子 40 克，腐竹 100 克，龍鬚菜 45 克，豬瘦肉 100 克，鹽、味精適量。將腐竹、龍鬚菜水發後，切細，豬肉切片，同蓮子共入鍋中，加水適量煮湯，調入鹽、味精即可。兩天食完，連用 20 天～30 天。

【飲料類】

山楂菊花茶：山楂 250 克，菊花 250 克，蜂蜜 250 克，食用香精 10 毫升。將山楂、菊花洗淨，一同放入鍋內，注入清水（15 公斤）用小火燒沸，約煮 30 分鐘，即可起鍋，瀝出藥汁。

將蜂蜜倒入乾淨的鍋內，用小火加熱，保持微沸，燒至色微黃，黏手成絲即可。將煉製過的蜂蜜緩緩倒入上面熬成的藥汁內，攪拌均勻，待蜂蜜全部溶化後，用紗布一層過濾去渣，冷後即可食用。

山楂麥芽茶：生山楂 10 克，炒麥芽 10 克。將生山楂洗淨，切成薄片，與炒麥芽一同放入杯中，將沸水衝入杯中，蓋好蓋，泡 3 分鐘即可飲用。

桃仁山楂飲：核桃仁 150 克，白糖 200 克，山楂 50 克。將核桃仁加入適量水，浸泡 30 分鐘，洗淨後，重新加入少量清水，用石磨將其磨成茸（愈細愈好）茸漿裝入容器中，再加適量清水稀釋調勻（大約 2000 毫升），待用。將乾淨山楂拍破，放入鍋內，加入清水適量，置火上煎熬成汁（大約 1000 毫升）。將鍋置火上，倒入山楂汁，加入白糖攪均勻，待熔化後，再緩緩倒入核桃漿，邊倒邊攪均勻，燒至微滾，出鍋裝碗即成。

【酒類】

茵陳酒：茵陳蒿 250 克，秫米、酒麴適量。將茵陳蒿炙黃，切成 1 公分長的細節，置鍋內熬成汁，每次加水適量共熬 3 次，去渣，合併煎液，備用。

將秫米淘洗乾淨，放入藥液內，加水適量，煮成七成熟，用竹箕瀝乾水分。將煮過的秫米放入蒸鍋內蒸，待 15 分鐘時取出，稍晾冷，即將酒麴均勻放入秫米飯中。

將秫米裝入瓷壇內，四周用棉絮等保溫，發酵 5 天～7 天即成（夏天時間短些，冬天時間要長些）。根據自己酒量，每天飲一小杯。

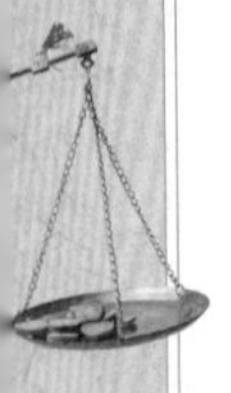

③ 冠心病伴高血壓者可用哪些食療方

【粥類】

海帶粥：水發海帶 25 克，與粳米同煮粥，加鹽、味精、麻油適量，調味服食。每日早晚服食。

菊花粥：菊花粉末 10 克～15 克，粳米 50 克～100 克。先將粳米煮粥再將菊花粉末放入，再煮一、二沸即可，早晚溫熱分服。

芹菜粥：芹菜（連根）120 克，大米適量。將芹菜連根洗淨，切碎，與大米一起加水煮粥。每天 1 次，可常服。

葛根粥：葛根 30 克，粳米 60 克。將葛根洗淨切片，加水磨成漿，取澱粉曬乾。將粳米放入鍋內，加水適量，煮至半熟時，加入葛根粉，繼續煮即可。

【菜餚類】

爆炒海帶：浸發海帶 200 克，香油、綿白糖、精鹽少許。先將海帶放入鍋內煮透撈出，用清水洗去黏液，瀝乾水分後，把海帶切成細絲。然後在鍋內放入香油，油溫七成熱時，再把海帶絲稍加煸炒，蓋上鍋蓋，略經油炸，炸海帶發硬、鬆脆時，撈出，入盤，加入綿白糖、精鹽拌勻即可食用。

菊花雞片：嫩雞肉 1.5 公斤，菊花瓣 50 克，雞蛋 3 個，鹽、味精、白糖、胡椒麵、料酒、豆油、麻油、薑、蔥、玉米粉、濕澱粉適量。將雞、菊花洗淨。將雞肉去皮去筋，切成薄片；雞蛋去黃留清。雞片用蛋清、鹽、料酒、胡椒麵、玉米粉調勻拌好。將鹽、白糖、味精、胡椒麵、麻油兌汁。

鍋燒熱，倒入豆油 2 斤，待油五成熱時，放入雞片滑散滑透，撈出，瀝油。再將鍋燒熱，放入 30 克熱油，入蔥、薑炒，倒入雞片，烹入料酒熗鍋，再把兌好的汁倒入鍋內翻炒幾下，隨即把菊花瓣放入鍋內，翻炒均勻即可。

菊花蛋：菊花、雞蛋各適量。菊花洗淨，涼乾，拌雞蛋液，入鍋炸熟即可食用。

枸杞肉：豬裡脊肉 500 克，枸杞 300 克，1 個雞蛋清，麻油 100 克，酒、糖、鹽、味精、水澱粉適量。將豬肉切絲放入碗內，用酒、蛋清、鹽、味精上漿，旺火鍋熱，下麻油，炒到六成熟時，原鍋內留少許油，放入枸杞微炒，加入糖，酌加湯、味精，水澱粉著芡，倒入肉絲翻炒，淋上麻油即可。

醃泡茄子：茄子 200 克，味精、鹽、香油、醋、醬油醃泡半小時，再加入味精、香油拌勻即可。

天麻鯉魚頭：天麻 25 克，川芎 10 克，茯苓 10 克，鮮鯉魚 1250 克，醬油 25 克，紹酒 45 克，食鹽 25 克，白糖 5 克，味精 1 克，芝麻油菜 5 克，胡椒粉 3 克，水豆粉 50 克，生薑 10 克，蔥 10 克。

將鮮鯉魚除去鱗，剖腹去內臟後，沖洗乾淨，從魚背宰開，每一半砍成 3～4 節，每節上切 3～5 刀，分別放在 8 個蒸碗內，鯉魚頭也分切成 8 份，分別放入碗內。將川芎、茯苓切成大片，用二泔水泡上，將天麻放入二泔水中，浸泡 4 小時～6 小時，撈出天麻放在米飯上蒸透，趁熱切成薄片待用。將鯉魚蒸好後，揀去蔥、薑塊，把魚肉和天麻一起扣入碗肉用，原湯倒入勺內調入白糖、食鹽、味精、胡椒粉、芝麻油、水豆粉、清湯、醬油，燒沸打去浮沫，澆在各份魚肉的上面即可食用。

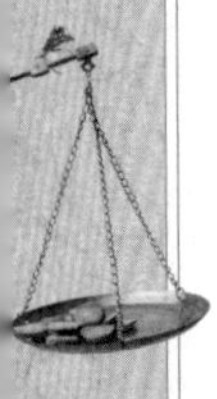

【飲料類】

香蕉飲：香蕉 50 克，蜂蜜少許。香蕉去皮研碎，加入等量的茶水中，加蜜調勻代茶飲。

菊花飲：菊花、生山楂各 15 克～20 克，水煎或開水沖浸，每日 1 劑，代茶飲用。

芹菜飲：芹菜汁 200 克，蜂蜜 200 克。取鮮芹菜，去根擠汁，加入等量蜂蜜，每日 3 次，每次 50 毫升。

山楂飲：鮮山楂 50 克，紅糖 50 克。將山楂打碎，加紅糖，水煎，代茶飲。

橘荷茶：橘皮 10 克，荷葉半張，炒山楂 6 克，生麥芽 20 克白糖少許。將前四味一同放入砂鍋內，加水適量，用小火煮熬約 30 分鐘，去渣留汁，加入白糖，攪勻即可飲用。

【酒類】

高血壓病人飲酒要注意，不能貪杯，不能引起血壓增高。

菊花地黃酒：乾菊花 30 克，乾地黃 20 克，當歸 10 克，枸杞子 20 克，白酒 500 克。將菊花去蒂，洗淨，地黃、當歸洗淨，與枸杞一齊裝入紗布袋內，紮緊口，放入酒罐中。將白酒倒入罐內，蓋好蓋，浸泡 7 天即成。根據自己酒量，每天飲一小杯。

首烏地黃酒：製首烏 30 克，生地黃 30 克，白酒 1000 克。將首烏揀去雜質，洗淨悶軟，切成約 1 公分見方的小塊，生地黃淘洗乾淨後，切成薄片，待乾水氣，一同下入酒去中，再加入白酒，攪勻後封嚴壇。每隔 3 天，開壇攪拌一次，浸泡 10 天～15 天後，開去濾去藥渣即成。根據自己酒量，每天飲一小杯。

⑾ 藥茶（飲）療法

藥茶療法是指應用某些中藥或具有藥性的食物，經加工製成茶劑以及湯、飲、乳、露、汁、漿、水等飲料，用於防治相關疾病的一種方法。

「茶劑」是中國傳統的特色飲料形式，也是藥茶療法的主要劑型之一。茶劑的基本原料為茶葉。茶葉既是飲料，也是藥物，作為藥物已有數千年的歷史。距今二千年前的《神農本草經》中就已將茶作為一味重要的藥物，認為「茶味苦，飲之使仍益思、少臥、輕身明目。」傳說神農氏嘗草，日遇七十二毒得茶而解之。唐代顧況在《茶賦》中總結茶葉的功效為「滋飯蔬之精素，攻肉食之膻膩，發當暑之輕吟，滌通宵之昏寐。」李時珍在《本草綱目》中指出茶最能降火。總之，歷代醫家都非常重視茶葉，認為它具有清熱解毒、止渴利尿、提神醒腦、清心明目、消食助運等功效。

藥茶除用茶葉作為基本原料外，更廣泛地應用其他食物及中藥作為原料，如菊花、決明子、生薑、紫蘇、薄荷等。以複方形式製成，近代的各種減肥茶和廣東的各種涼茶等，也屬於藥茶範圍。

① 菊楂決明飲

【處方】菊花 3 克，生山楂片、草決明各 15 克。

【用法】將上三物放入保溫杯中，以沸水沖泡，蓋嚴，溫浸半小時即成。取汁代茶飲服。

【作用】菊花、草決明平肝、祛風、潛陽；山楂活血、祛瘀。本品具有平肝潛陽、活絡通瘀的特點。

【適應症】冠心病胸部懋悶，或疼痛，心煩易怒，頭暈

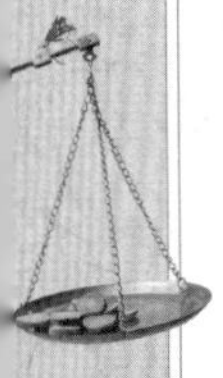

頭痛，目乾澀，舌紅脈弦數。

② **山楂飲**

【處方】新鮮山楂 60 克（或乾品 30 克）。

【用法】新鮮山楂切片，加水煮取汁，代茶喝。

【作用】鮮山楂活血通絡，止痛生津。

【適應症】冠心病胸腹痛時作時業，伴咽乾口渴、唇紫、舌暗、血壓升高等。

③ **首烏飲**

【處方】何首烏生熟各半。

【用法】煎湯代茶，不拘時服，常飲之。

【作用】首烏滋補肝腎、潤腸。

【適應症】冠心病胸部隱痛時作，伴見頭暈、目澀、腰膝痠軟、大便乾結、咽乾口燥等。

④ **玉竹飲**

【處方】玉竹 12 克。

【用法】玉竹加水煮取汁，代茶頻飲。

【作用】玉竹滋陰生津。

【適應症】冠心病咽乾舌燥，納少便乾，口渴喜飲，舌紅少津。

⑤ **香櫞漿**

【處方】鮮香櫞 2 個，麥芽糖適量。

【用法】將香櫞切碎與麥芽糖一同放入帶蓋的碗中，隔水蒸數小時，以香櫞稀爛為度。每日分 2 次服。

【作用】鮮香櫞疏肝、理氣、止痛；麥芽糖疏肝、和胃。本品具有疏肝理氣、消脹的特點。

【適應症】冠心病胸肋脹痛不舒，噯氣頻頻，矢氣則緩，性情憂鬱。

⑥ **雙枯茶**

【處方】金銀花 10 克，夏枯草 30 克。

【用法】開火沖浸，待晾涼後飲之，若不欲涼飲，亦可溫飲。宜經常代茶頻頻飲之。

【作用】清熱瀉火、降壓。

【適應症】冠心病動脈硬化症，尤其是對高血壓患者效果更佳。

⑦ **田七丹參茶**

【處方】田七 100 克，丹參 150 克，白糖適量。

【用法】加工成棕黃色顆粒，每袋 20 克。開水沖服，每次 1 袋，每日 3～5 次，代茶緩飲。

【作用】活血擴冠。

【適應症】冠心病心絞痛。

⑧ **銀杏葉茶**

【處方】銀杏葉 5 克。

【用法】將上藥洗淨，切碎，置保溫杯內，用沸水悶泡半小時即成。代茶飲，每日 1 次。

【作用】活血降脂。

【適應症】冠狀動脈粥樣硬化性心臟病、心絞痛、血清膽固醇過高症、痢疾、腸炎等。

⑨ **柿汁茶**

【處方】七成熟青柿子 100 克，蜂蜜 2000 克。

【用法】將青柿子洗淨去柄蒂，切碎搗爛，用消毒紗布絞汁，再將汁放入沙鍋內，先用大火後改小火煎熬至濃稠時，加入蜂蜜，再熬至黏稠，停火，冷卻，裝瓶備用。開水

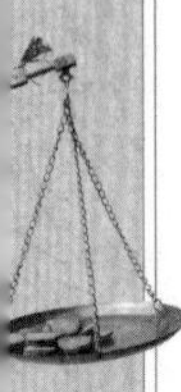

沖飲，每次1湯匙，日服3次。

【作用】活血、清熱。

【適應症】冠心病、動脈硬化、高血壓病等。

⑩ 還童茶

【處方】槐角1公斤。

【用法】秋季採摘飽滿壯實之莢果為原料，洗淨，常溫晾乾，烘烤至深黃色，上籠蒸，出鍋後再烘乾至棕紅色，除盡水份，最後將槐角軋破，將其內黑色種子脫去，取乾燥之果皮軋碎，過篩，分袋裝，每袋10克。用白開水沖泡飲用，每次3克，每日2次。本品可連泡2次，顏色以棕紅色至淺黃色為宜。

【作用】清熱涼血。

【適應症】老年性血管硬化、冠心病、高血壓病、神經衰弱、肝炎、腸炎、痔漏出血等症。

⑪ 菊決茶

【處方】菊花3克，生山楂片、草決明各15克。

【用法】用開水浸泡，燜30分鐘後，即可代茶頻飲。

【作用】清熱、活血。

【適應症】防治冠心病，並有降壓作用，有利於軟化血管。

⑫ 參果茶

【處方】丹參、紅果片（山楂片）各10克，麥冬5克。

【用法】用沸水浸泡，燜30分鐘後，待晾溫即可飲用。代茶頻飲。

【作用】活血降脂。

【適應症】冠心病及高血壓病。

注意事項

① 辨證施茶。

② 應長期少量飲用，不可一次大量飲用，否則有害無益。

⑿ 藥酒療法

藥酒療法是將藥物與酒一起經加工製成含藥的酒劑，由內服或外用以防治有關疾病的一種治療方法。

酒是一種極為古老的食物和藥物。我國釀酒的歷史可以追溯到數千年前。《戰國策》載稱夏禹時代（公元前二千年）的儀狄就開始造酒。酒具有宣散藥力、溫通氣血、舒經活絡的作用，能達四肢百骸、五臟六腑。釀酒用的酒麴，具有和胃助運的功效，可以用於胃失降和、脾失健運及傷食所致的腹腔痞脹、消化不良等症，因其效果確切，故名神麴。酒變酸即成醋，古時叫醯或酢，又稱苦酒，應用廣泛。

《內經》中有用醪藥（即藥酒）與按摩法合用治療經絡不通的記載。漢代的《傷寒雜兵論》已有較為豐富的藥酒療法內容，如水酒並煎的「當歸四逆加吳茱萸生薑湯」，用酒加強其溫通血脈的療效；「栝蔞薤白白酒湯」則單用酒煎治療心痺症：「防已地黃湯」是一張藥酒方等。

歷代醫藥典籍和《肘後備急方》、《千金要方》、《太平聖惠方》、《聖濟總錄》、《養老奉親書》、《本草綱目》等，載有大量的藥酒療法方面的內容，留下了豐富的資料。尤其是《本草綱目》列有麴酒、葡萄酒、燒酒、糟等酒類物品，詳述了酒的來源及釀造方法載列藥酒方數以百計，廣泛應用於避疫以及內、外、婦、兒、五官等各科臨床。清代《飲食辨錄》分析了藥酒的獨特功效，以及藥粥與藥酒的異同，認

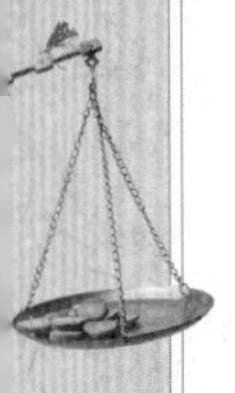

為：「凡可入粥者，均可入酒，入酒者均可入粥。……入血宜酒，入氣宜粥，因病而變通之可也。」意思是說「藥酒」總的功效是使藥性入血分，以增加藥物養血、補血、活血、散寒、溫通的功效。在民間和中醫臨床各科中都廣泛地應用藥酒療法來防治疾病和積分強身，影響深遠。

① **治猝得心痛酒方**

【處方】東引桃枝一把（切）。

【用法】以酒一升，煎半升。頓服大效。

【作用】溫通血脈。

【適應症】猝得心痛，冠心病心絞痛之初起者。

② **靈脂酒**

【處方】五靈脂、元胡、沒藥各等份。

【用法】上藥炒，研細末，每服6克，溫酒調下。

【作用】活血通脈。

【適應症】熱氣乘心而致的心絞痛。

③ **桂心酒**

【處方】桂心末一兩，清酒六合。

【用法】上酒溫令熱，即下桂心末調之，頻服。

【作用】溫通心脈。

【適應症】冷氣乘心而致的心絞痛。

注意事項

① 辨證用藥，不可過量飲用。

② 凡有濕熱及陰虛陽亢者禁用。

⒀ **藥枕療法**

藥枕療法是將藥物作為枕芯裝入枕中，或自製薄型藥袋置於普通枕頭上，睡時枕用的一種治療方法。

本療法流傳很久。晉代葛洪《肘後備急方》中就有用蒸大豆裝枕治失眠的記載。唐宋時期始有了較大的發展，孫思邈《千金要方》載：「治頭項強不得四顧方，蒸好大豆一斗，令變色，內囊中枕之。」李時珍《本草綱目》載：「綠豆甘寒無毒，作枕明目，治頭風頭痛。」清代劉灝《廣群芒譜》載：「決明子作枕，治頭風明目勝黑豆。」吳尚先《理瀹駢文》則記述各類藥枕的臨床應用。近年來，藥枕療法更受重視，發展很快，並出現了磁療枕、催眠枕、抗衰老枕、維康保健枕等。

療法一

【藥物】芎菊藥枕：用川芎、菊花、紅花各適量。

【製法】諸藥研粉，裝入枕芯，製成藥枕。

【用法】令病人枕之。

【功用】活血通脈。主治瘀血阻脈型冠心病。

療法二

【藥物】化瘀開痺枕：明礬 1000 克，全瓜蔞 1000 克，枳實 500 克，薤白 500 克，薑半夏 500 克，旋覆花 200 克。

【製法】先將明礬打碎，餘藥烘乾，共研粗末，混勻，裝入枕芯，製成藥枕。

【用法】令病人側臥枕之。

【功用】通陽開結，化瘀通絡。主治痰濁阻滯型冠心病。

療法三

【藥物】強真保元枕：巴戟天 1000 克，大附子 500 克，炮薑 500 克，黃精 500 克，細辛 100 克。

【製法】上藥分別烘乾，共研粗末，混勻，將入枕芯，

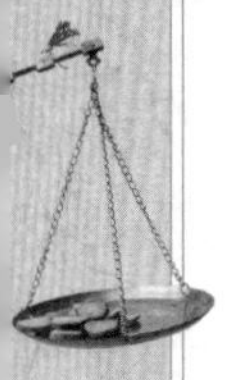

製成藥枕。

【用法】令病人枕之。

【功用】通陽散寒，開痺止痛。主治陰寒阻滯型冠心病。

療法四

【藥物】丁香桂心枕：公丁香 500 克，肉桂心 500 克，大附子 200 克，麻黃 150 克，細辛 100 克。

【製法】上藥分別烘乾，共研粗末，混勻，將入枕芯，製成藥枕。

【用法】令病人睡時枕之。

【功用】同療法三。

療法五

【藥物】黑豆磁石枕：黑豆 1000 克，磁石 1000 克。

【製法】上藥分別打碎，混勻，裝入枕芯，製成藥枕。

【用法】令病人睡時枕之。

【功用】滋陰安神，交通心腎。注意腎陰虛型冠心病。

注意事項

① 如有藥物過敏者停用。

② 需長期應用方有效。

③ 急、重病應配合其他療法。

⒀ 醋蛋療法

醋蛋療法是用醋蛋以防治疾病的一種治療方法。

以雞蛋及醋為主藥配方治病，在我國有悠久的歷史，早在漢代張仲景的《傷寒論》中就載有以醋及雞蛋為主藥的「苦酒（醋）湯」，即以「半夏（洗、破如棗核）十四枚、雞子一枚（開孔去黃），納半夏著苦酒中，以雞子殼安火上，令三沸，去滓，少少含咽之，不瘥，更作三劑」，用以治療少陰病「咽中傷生瘡，不能語言，聲不出者」，可認為是最早而最有名的醋蛋處方。

醋在古代又名苦酒、酢、酢酒等，應用醋治病在中國有數千年的歷史。歷代醫學典籍如《千金要方》、《肘後備急方》、《食療本草》、《普濟方》、《本草綱目》中都有關於醋的性能、功效、臨床應用方面的論述，以醋組成的方劑多達上千首。而歷代醫學典籍如《千金要方》、《太平聖惠方》、《世醫得效方》、《活幼心書》、《本草綱目》等關於雞蛋的性能、功效、臨床應用方面的論述亦甚多，用蛋治病在中國也有數千年的歷史了。

近年來，醋蛋療法在民間有很大的發展，廣泛應用於保健強身及內、外、婦、兒各科病症的治療，方便易行，深受歡迎。

注意事項

① 對醋和雞蛋過敏者，不宜應用本療法。

② 潰瘍病和胃酸過多患者，不宜應用本療法。

③ 每日食用的醋蛋液根適度，不宜過量，過量食用反而對健康不利。

④ 本療法所用的醋，應選用優質食用醋；所用的蛋類應為新鮮者。

⑤ 配製好的醋蛋液應妥善保管，及時食用，防止變質。

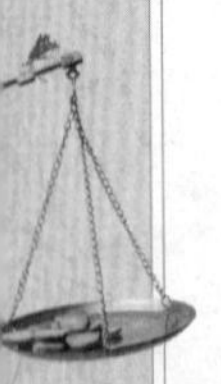

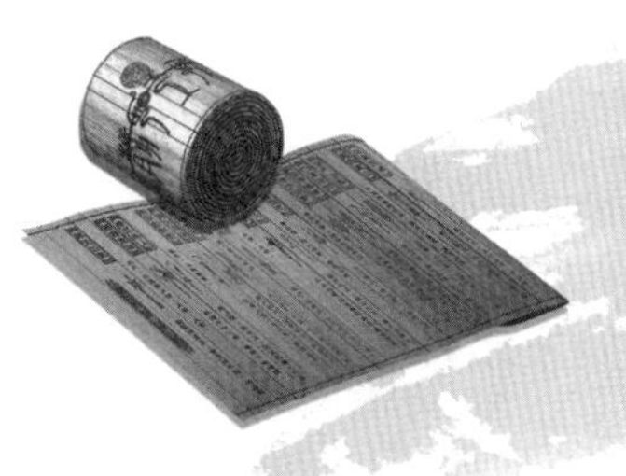

頭痛

一 什麼是頭痛（概念）

（一）頭痛是臨床上最常見的症狀之一

痛的區域泛指額、頂、顳及枕部，是傷害性刺激（致病因素）作用於機體所產生的主觀感受；也可以是痛覺傳導纖維或痛覺各級中樞或調節痛覺的陣痛結構發生病變所致。此外，面部或頸部病變也可以引起牽涉性頭痛。

頭痛的病因十分複雜，發病率高。流行病學調查結果表明：70%的人曾有過頭痛，20%的人曾因頭痛而就診，一生沒有頭痛經歷的人可以說是絕無僅有的。有人稱頭痛是僅次於感冒的常見病。其實頭痛是一種症狀，而不是一種疾病。

（二）哪些疾病可導致頭痛？

1. 顱腦病變

① 感染：如腦膜炎、腦膜腦炎、腦炎、腦膿腫等。

② 血管病變：如蛛網膜下腔出血、腦出血、腦血栓形成、腦栓塞、高血壓腦病、腦供血不足、腦血管畸形、血栓閉塞性脈管炎等。

③ 占位性病變：如腦腫瘤、顱內轉移瘤、顱內白血病

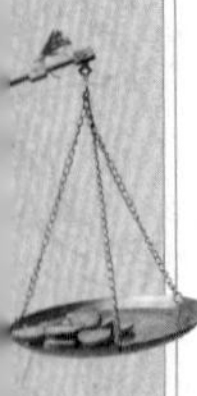

浸潤、顱內囊蟲病或包蟲病等。

④ 顱腦外傷：如腦震盪、腦挫傷、硬膜下血腫、顱內血腫、腦外傷後遺症。

⑤ 其他：如偏頭痛、叢集行頭痛、頭痛型癲癇。

2. 顱外病變

① 顱骨疾病：如顱底凹入症、顱骨腫瘤。

② 頸椎病及其他頸部疾病。

③ 神經痛：如三叉神經、吞咽神經及枕神經痛。

④ 眼、耳、鼻和齒疾病所致的頭痛。

3. 全身性疾病

① 急性感染：如流感、傷寒、肺炎等發熱性疾病。

② 心血管疾病：如高血壓病、心力衰竭。

③ 中毒：如鉛、酒精、一氧化碳、有機磷、藥物（如顛茄、水楊酸類）等中毒。

④ 其他：尿毒症、低血糖、貧血、肺源性腦病、系統性紅斑狼瘡、月經期及絕經期頭痛、中暑等。

4. 神經官能症

如神經衰弱及癔症性頭痛。

（三）頭痛的發生機制有哪些？

頭痛的發生機制有：

① 血管因素：各種原因引起的顱內外血管的收縮、擴張以及血管受牽引或伸展（顱內占位性病變對血管的牽引、擠壓）；

② 腦膜受刺激或牽拉；

③ 具有痛覺的顱神經（5、9、10 三對顱神經）和頸神

經被刺激、擠壓或牽拉；

④ 頭、頸部肌肉的收縮；

⑤ 五官和頸椎病變引起；

⑥ 生化因素及內分泌紊亂；

⑦ 神經功能紊亂。

二 中醫對頭痛的認識

「頭為諸陽之會」、「清陽之府」，武藏精華之血，六腑清陽之氣，皆上注於頭。故凡氣血虧虛，陰陽升降失常，或外協侵襲，皆可擾亂清空導致頭痛。然頭痛病因雖多，概論之不過外感、內傷兩類。

（一）外感六淫

起居不慎，風寒濕熱之邪外侵，均可導致頭痛。《素問・太陰陽明論》云：「傷於風者，上先受之」，故頭痛以風邪所致者最為常見。且風為百病之長，多夾時氣為患，若風寒襲表，寒凝血澀，則頭痛而惡寒顫慄；風熱上犯清空，則頭痛而身熱心煩；風濕襲表，上蒙清陽，則頭痛而重。濕邪中阻，清陽不升，濁陰不降，亦可引起頭痛。

（二）內傷不足

「腦為髓之海」，主要依賴肝腎精血及脾胃運化水穀精微、輸布氣血以濡養，故風傷頭痛，其發病與肝、脾、腎三臟關係密切。

因於肝者，或肝陰不足，肝陽偏亢；或肝氣鬱滯，久鬱化火，上擾清空而為頭痛。

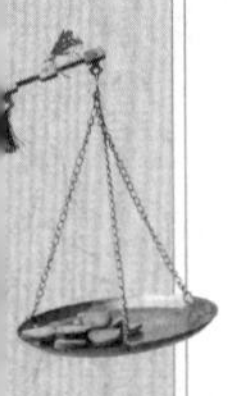

因於脾者，或脾虛生化無權，氣血虧虛，氣虛則清陽不升，血虛則腦髓失養而致頭痛；或脾失健運，痰濁內生，以致清陽不升，濁陰不降而發生頭痛。因於腎者，多由房勞過度，耗損腎精中，以致髓海空虛；或腎陽衰微，寒多內生，清陽失曠；或腎陰不足，水不涵木，風陽上擾而致頭痛。

凡頭痛日久不癒，其痛如錐如刺者，則因久病入絡，血瘀絡痺之故。

三 頭痛的臨床典型症狀

1. 脹　痛

為一種鈍性疼痛，多呈持續性全頭痛，頭痛的同時常伴有頭脹大感，或伴以頭暈、頭沉。常見於神經性頭痛、普通性偏頭痛、腦積水、頭部器官疾病所致頭痛以及高血壓、慢性腦病供血不足所致頭痛等。

2. 鈍　痛

病勢緩慢，呈持續性，是多種疼痛的概括（如脹痛、緊壓痛），多見於慢性疾患所致頭痛，係由敏感的致病組織所致。

3. 跳　痛

疼痛呈規律的振動性。常見於血管性頭痛及感染、中毒、中暑及頭部血管疾患所引起的頭痛。

4. 緊壓痛

頭痛伴有束緊感、壓迫感。多見於肌緊張性頭痛及頸椎性頭痛等。

5. 鑽痛、刺痛

在持續性隱痛的過程、出現的尖銳的、不連續的快速疼痛，重者如鑽，輕者如刺。多見於神經血管性頭痛、神經痛等。

6. 灼痛

在尖銳疼痛的同時伴有灼熱感。見於顱神經痛、偏頭痛等。

7. 牽扯痛

頭痛連及周圍組織，如有鉤牽拉，相互加重，甚至有抽動樣痛。見於肌緊張性頭痛、占位性病變所致壓迫性頭痛等。

8. 刀割樣痛

係尖銳的連續性劇痛，似刀割樣，呈持續性疼痛陣發性加劇。見於蛛網膜下腔出血、急性腦膜炎等病之早期。

9. 電擊樣痛

為短促的劇烈的銳利疼痛，持續數秒至數分不等。見於顱神經痛，如三叉神經痛、舌咽神經痛、枕大神經痛等。

10. 撞擊痛

為一種不連續的、似重物敲打一樣的鈍性疼痛，較之搏動性頭痛頻率更慢，程度更重。見於高血壓性頭痛、月經期頭痛、偏頭痛等血管性頭痛。

四 頭痛病人的實驗室檢查有哪些項目？

臨床上對頭痛病人除需要詢問有關的頭痛病史進行常規的內科系統檢查和神經科檢查外，還必須選擇適當的實驗室檢查，以便確診頭痛是何種疾病所致。

1. 血、尿、便常規檢查

以瞭解病人有無感染，有無寄生蟲和腎臟疾患等。

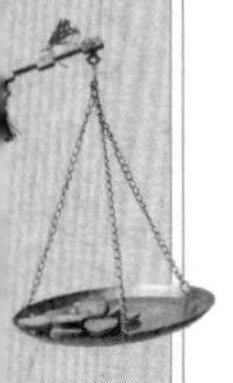

2. X 線檢查

包括顱平片、頸椎四位片、鼻頦位片和鼻額位片，以瞭解病人有無顱內外骨質病變，有無頸椎病及副鼻竇病變。

3. 腦脊液檢查

頭痛病人如懷疑有顱內病變者，可做腰穿抽取腦脊液化驗，以瞭解有無顱壓增高和顱內出血等。

4. 腦電圖

探討有無顱內病變，並對其定性做一參考，對癲癇、顱內腫瘤、散發性腦炎有一定診斷意義。

5. 腦血流圖檢查

對顱內血流情況可作間接的瞭解。

6. CT 核磁共振（MRI）檢查

對嚴重頭痛又高度可疑腦內器質性病變的患者做 CT 和 MRI 檢查十分必要，對於顱內腫瘤、寄生蟲、血腫及腦血管病變都能提供確切的診斷論據。

五 中醫對頭痛的辨證施治

（一）辨證要點

1. 辨外感內傷

一般來說，外感頭痛起病較急，常伴有外邪束表或犯肺的症狀，應區別風、寒、濕、熱之不同。《類證治裁・頭痛》云：「因風者惡風，因寒者惡寒，因濕者頭重，……因火者齒痛，因鬱熱者煩心，因伏暑者口乾。」

內傷頭痛，其痛反覆發作，時輕時重，應分辨氣虛、血虛、腎虛、肝陽、痰濁、瘀血之異。氣虛者脈大，血虛者脈芤，腎虛者腰膝痠軟，肝陽亢者筋惕肢麻，痰濁者頭眩噁心，淤血者痛如錐刺。

2. 辨頭痛部位

頭為諸陽之會，手足三陽經均循頭面，厥陰經亦上會於巔頂，由於臟腑經絡受邪之不同，頭痛的部位亦異。

大抵太陽頭痛，多在頭後部，下連於項；陽明頭痛，多在前額及眉棱等處；少陽頭痛，多在頭之兩側，並連及耳部；厥陰頭痛，則在巔頂部位，或連於目系。

（二）辨證分型

1. 外感頭痛

⑴ **風寒頭痛**

症見頭痛連及項背，惡風畏寒，常喜裹頭，苔薄白，脈浮或浮緊。太陽主一身之表，足太陽膀胱經循項背，上行巔頂。風寒外襲，邪客太陽經脈，循經上犯，故頭痛連及項背；風寒束於肌表，衛陽被遏，故惡風畏寒；寒為陰邪，得溫則減，故常喜裹頭；苔薄白，脈浮或浮緊，為風寒外襲之徵。

⑵ **風熱頭痛**

症見頭痛而脹，甚則如裂，發熱或惡風，面紅耳赤，口渴喜飲，大便不暢，溲赤，苔黃，脈浮數。熱為陽邪，其性屬火，風熱之邪外襲，上擾清竅，故頭痛而脹，甚則如裂，面紅耳赤；風熱鬱於肌表，則發熱惡風；熱耗津液，故口渴喜飲，便秘尿赤；苔黃，脈浮數，為風熱邪盛之象。

⑶ **風濕頭痛**

症見頭重如裹，肢體困重，胸悶納呆，小便不利，大便

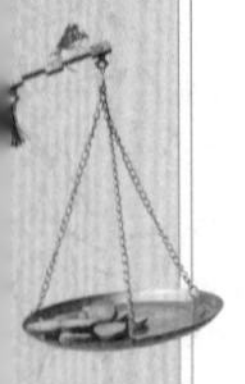

溏薄，苔白膩，脈濡。

濕為陰邪，其性重濁，外感風濕，上蒙清竅，故頭重如裹；脾司運化而主四肢，脾為濕困，脾為濕困，故肢體困重；濕濁中阻，故胸悶、納食減少：「濕勝則濡瀉」，故大便溏薄；濕濁內蘊，陽氣不通，則小便不利；苔白膩，脈濡，為濕偏勝之象。

2. 內傷頭痛

⑴ **肝陽頭痛**

症見頭痛而眩，兩側為重，心煩易怒，面紅口乾，或兼脅痛，舌紅，苔薄黃，脈弦或弦細帶數。「諸風掉眩，皆屬於肝。」肝體不足，肝用有餘，風陽循經上擾清空，故頭痛而眩，以兩側為甚；脅為肝之分野，肝火內鬱，故見脅痛；肝膽之火偏亢，故心煩易怒，面紅口苦；舌紅，苔薄黃，脈弦，為肝火偏亢之象。如屬肝腎陰虛，肝陽偏亢，則脈弦細帶數。

⑵ **氣虛頭痛**

症見頭痛，痛勢綿綿，時發時止，遇勞益劇，倦怠乏力，畏寒少氣，口淡乏味，胃納不佳，苔薄，脈大無力。脾虛則生化無力，中氣不足，清陽不升，濁陰不降，清竅不利，故頭痛綿綿；勞則氣耗，故遇勞而易發，痛勢更劇；中氣不足，陽氣不布，運化失司，則神疲乏力，畏寒少氣，口淡納呆；脈大無力，為氣虛之徵。

⑶ **血虛頭痛**

症見頭痛而暈，面色少華，心悸怔忡，舌質淡，苔薄，脈細。血虛而腦髓失養，故頭痛而暈；血不榮於面，故面色少華；血虛心失所養，故心悸怔忡；舌質淡，苔薄，脈細，均為血虛之象。

⑷ **腎虛頭痛**

症見頭痛且空，每兼眩暈，畏寒肢冷，耳鳴，腰膝痠軟，遺精帶下，苔薄，脈沉細無力。

腎主藏精，主髓，腦為髓海，腎虛精髓不足，髓海空虛，故頭腦空痛，眩暈耳鳴；腰為腎之府，腎虛則腰膝痠軟；腎虛，精關不固於則男子遺精，帶脈失約則女子帶下；腎陽虛，溫煦不利，故畏寒肢冷；苔薄，脈沉細無力，為腎虛之象。

⑸ **痰濁頭痛**

頭痛昏蒙，胸脘痞悶，納呆嘔惡，舌苔白膩，脈滑或弦滑。脾失健運，聚濕失痰，痰濁中阻，故頭痛昏蒙；痰阻胸膈，故胸脘滿悶、納呆；痰濁上逆，則嘔惡；苔白膩，脈弦滑，均為痰濁內停之象。

⑹ **瘀血頭痛**

頭痛經久不癒，痛處固定不移，如錐如刺，舌有瘀斑，脈細或細澀。久痛入絡，血瘀阻絡，故頭痛固定不移，如錐如刺；舌有瘀斑，脈細澀，為瘀血內停之象。

六 頭痛的治療方法

（一）西醫的治療方法

難於自行緩解的頭痛

頭痛發作持續時間長；頭痛發作的強度、程度嚴重，難以忍受；頭痛發作頻繁。凡此類頭痛則需應用藥物治療，以儘快緩解頭痛或減輕發作程度。如頭痛有一定誘因，避免誘

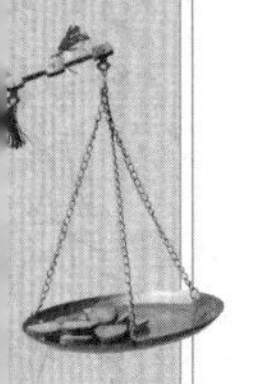

因即可緩解頭痛，則不需要應用藥物治療。突然起病發作的頭痛，小兒及老年患者出現的頭痛，均需就醫、並檢查用藥治療。

偏頭痛的治療分為緩解期治療和發作期治療。

1. 緩解期治療

⑴ 避免引起偏頭痛發作的誘因

每位患者每次偏頭痛發作的誘因可能不同。患者可把每次發作前誘因或可能誘因進行記錄，包括每次發作前的飲食、睡眠、工作生活環境、精神狀態等，以便尋找出較為確切的誘因，在以後的生活、工作當中儘量避免。

常見的誘因有：飲酒、強烈日光照射、勞動強度大、情緒激動等。

⑵ 心情愉快，正確面對疾病

心理因素對頭痛及偏頭痛均有重要影響，調整心裏狀態，使心情愉快，可以減少偏頭痛發作頻次，減輕發作強度。偏頭痛發作時雖難以忍受，但發作後身體如常，對身體無本質的影響，患者朋友不必太擔心。

⑶ 預防性藥物治療

是否應用藥物預防治療取決於發作頻度、持續時間、發作程度及終止發作成功的程度。對具有下列條件之一者，需採用藥物預防措施：

① 常規治療難於控制症狀者。

② 需不斷加大藥物劑量才能控制症狀者。

③ 發作頻繁，每月發作超過 2 次者。常用藥物如下：

鈣通道阻滯劑：西比靈（氟桂嗪）10mg 每晚 1 次口服，連服 1 個月；尼莫地平 30～40mg，每日 3 次，連服 3

個月。

抗癲癇藥物：卡馬西平 0.1～0.2 mg，1 日 3 次；丙戊酸鈉 600mg，1 日 2～3 次。

抑制腎上腺素和 5-羥色胺攝取的藥物：阿米替林開始 10mg，1 日 1 次，以後每天可增加 10mg，可增至每日 100mg，分 2～4 次口服。阿米替林與心得安合用效果更好。

β-腎上腺素能受體阻止劑：心得安，開始 10mg，1 日 2 次，可逐漸增至每天 120mg，分 2～3 次口服。納多洛爾 40～160mg，1 日 1 次口服。美多心安 50mg，1 日 2 次口服，兩週後可增至 100mg，1 日 2 次口服。氨醯心安 50mg 開始，1 日 1 次口服，反應不重可增至 100mg，1 日 1 次。

心得安、納多洛爾禁忌證為：支氣管哮喘、竇性心動過緩、糖尿病、低血糖、房室傳導阻滯、肝腎功能障礙等。氨醯心安、美多心安有竇性心動過緩等副作用，在哮喘和糖尿病患者中可用。

競爭性 5-羥色胺抑制劑：二甲麥角新鹼是預防偏頭痛的有效藥物。因長期應用副作用較多，應用時要謹慎。應從小劑量開始，逐漸加大劑量至適量維持；餐後服用；與擴血管藥物同時應用以減少纖維化等併發症。二甲麥角新鹼藥物同時應用以減少肢體發涼及跛行；每應用 3～6 個月，停 1～2 個月，以減少纖維化等併發症。

二甲麥角新鹼禁用於冠心病、周圍血管病、動脈硬化、高血壓、消化性潰瘍、全身炎症反應等。開始劑量 0.5mg1 日 1 次口服，以後每日增加 0.5～1mg，1 週內增至每日 4mg，分為 1～4 次口服。

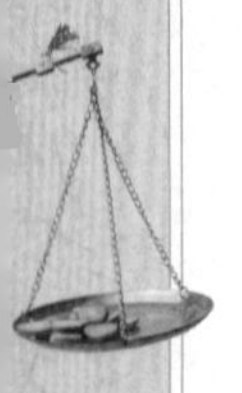

主要副作用為：噁心、嘔吐、腹瀉、便秘、腹痛、心慌、心絞痛、肢體發涼、間歇跛行、肌肉痛性痙攣、思睡、眩暈、失眠、焦慮、視物不清、脫髮、足水腫，腹膜後、胸膜、心瓣膜纖維化。

苯噻啶：開始 2 天，每晚服 1 片（0.5mg）；隨後 2 天，每日 2 次，每次 0.5mg；第 5～14 日，每日 3 次，每次 0.5mg，連用 3～6 個月，間歇 20～30 天。其主要副作用為嗜睡、乏力、少數出現食慾增加、心慌、頭暈、噁心、嘔吐等。

⑷ **叢集性頭痛如何治療？**

叢集性頭痛發作一般無規律，無預防性。發作時治療主要有如下 3 種方法。

① 利多卡因滴鼻：患者平臥，頭向後仰 40°左右，向病側轉 30～40°，以 4%利多卡因 1ml 緩慢滴入頭痛側鼻腔，持續保持該姿勢幾分鐘，如給藥 3 分鐘未見緩解，可重複給藥。

② 解熱鎮痛藥：阿司匹林 0.5～2.0g 口服，一日 3 次；消炎痛 100mg，一日 3 次口服，疼痛消失後停用。

③ 碳酸鋰：250mg，一日 3 次口服，持續 1～2 週症狀緩解後，加服 2～3 週，鞏固治療。

2. 發作期治療

發作期治療以控制症狀為目的。在發作前驅期應用藥物控制症狀為最佳，在發作期應用藥物可減輕發作頭痛的程度、縮短發作時間。

【常用藥物】

解熱鎮痛藥：阿司匹林 600mg，1 日 2 次口服；去痛片

1 日 3 次、每次 2 次口服；消炎痛每次 50mg，每日 3～4 次口服；萘普生 750mg 頓服，如無效，2 小時後可追加 50mg。

血管收縮劑：酒石酸麥角胺咖啡因片：1～2 片口服，半小時後無效加 1～2 片。

酒石酸麥角胺針劑：0.25～1mg 皮下或肌肉注射。

【其他方法】

① 甘露醇：急性發作期，應用 20%甘露醇 125～250ml 快速靜滴，常可減輕頭痛程度，縮短頭痛時間。對偏頭痛發作同時伴有噁心嘔吐的患者更適合。

② 安定：應用安定 10～20mg，肌肉注射，30 分鐘後無效可重複。

③ 氯丙嗪：發作時肌肉注射，用量為每 kg 體重 1mg，最大量為 100mg。

④ 冷敷：頭痛則冷敷，常可收縮血管，迅速緩解頭痛。

⑤ 明格（imigran,sumatrip－tan）：是 20 世紀 90 年代英國 Glaxo 藥廠推出的產品，是 5-HT1 受體激動劑，可引起腦血管收縮；頭痛時服 1 片，服藥後偏頭痛可在半小時內緩解；副反應為噁心、嘔吐、心悸、煩躁、焦慮等；價格昂貴，一般患者難於承受。

（二）中醫民間療法

1. 湯劑療法（民間偏方）

湯劑相傳，由商代伊尹（商代湯王的宰相）發明。他擅長烹調，中藥中又有許多藥物藥食相兼，故而積累烹調中煮

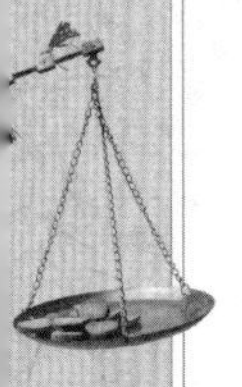

「湯」的經驗，逐漸演化為中醫的湯劑。後世記載，伊尹曾編著《湯液經》，係中醫湯劑的最早典籍。晉代醫家皇甫謐在《甲乙經》中稱「伊尹以亞聖之才，撰用《神農本草》，以為湯液」。

湯劑至漢代已被普遍應用。張仲景《傷寒論》載有 113 萬，其中 93 方是湯劑。唐代孫思邈的《千金要方》、《千金翼方》和王燾的《外台秘要》，成為我國集唐以前方劑之大成的醫學類書。

宋元時期的《太平聖惠方》、《聖濟總錄》載方逾萬，明朝的《普濟方》記載六萬餘首。中醫的方劑主要為湯劑，本療法也據此成為中醫之大法。

⑴ **升降湯**

【組成】菊花 10 克，薄荷 10 克，生石膏 30 克，酒大黃 5 克，當歸 10 克，川芎 10 克，白芷 10 克，細辛 3 克，藁本 10 克。

【用法】水煎服。

【功用】功能解痙止痛，活血化瘀。主治血管神經性頭痛。

【加減】口乾、舌質紅，加丹皮 5 克、生地 10 克；大便乾燥大黃加至 10 克，加玄明粉 5 克；頭痛甚者加蟬蛻 10 克；失眠加黃連 5 克、生龍骨 10 克；氣虛加升麻 3 克、黃耆 10 克，石膏、大黃量減半；肝氣鬱結加鬱金 10 克、川楝子 10 克；久治不癒者本方水煎，去渣後兌入白酒 15 毫升，另以月月紅 4 克、麝香 0.1 克，共研細末，分 2 次用上述之灑液沖服。

【療效】治療 74 例，痊癒（頭痛消失，工作學習如常，追訪半年來未復發）58 例，占 78.4%；有效（頭痛基本消失，能夠工作和學習，但會復發，發作程度較前為輕）10 例，占 13.5%；無效（經治療 1 個月頭痛仍不見好轉）6 例，占 8.1%。總有效率為 90%。

⑵ **石川白細方**

【組成】生石決明 30 克（先煎），大川芎 9 克，香白芷 4.5 克，北細辛 4.5 克。

【用法】水煎服。

【功用】功能平肝鎮痛，活血散寒。主治血管神經性頭痛。

【加減】病程長的慢性病人可加枸杞子 12 克、青陳皮各 4.5 克。

【療效】治療 100 例，近期治癒（服本方 30 劑以內，頭痛發作停止，並穩定 3 個月無復發）53 例，好轉（服本方 30 劑以內，頭痛發作次數減少、程度減輕）46 例，無效 1 例。

⑶ **頭痛煎劑**

【組成】川芎 15 克，羌活 12 克，細辛 3 克，白芷 15 克，赤芍 15 克，元胡 10 克，三七粉 6 克（沖服）。

【用法】水煎服。

【功用】功能祛風活血，溫經通絡。主治血管神經性頭痛。

【加減】風熱型加桑葉、薄荷；痰濕重加半夏、桔梗、竹茹；肝旺加天麻、鉤藤、菊花。

【療效】治療 51 例（其中偏頭痛型 29 例，風熱型頭痛 22 例，治癒率 97%）。

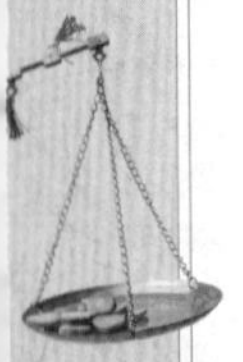

⑷ **頭痛方**

【組成】

① 炙黃耆 30 克，白朮 20 克，黨參 12 克，升麻 9 克，柴胡 9 克，陳皮 9 克，生甘草 9 克，當歸 9 克，藁本 15 克，白芷 15 克，川芎 15 克，細辛 6 克。

② 當歸 20 克，川芎 15 克，熟地 15 克，白芍 12 克，桃仁 10 克，紅花 10 克，藁本 15 克，白芷 15 克，細辛 6 克。

【用法】水煎服。

【功用】

①方功能益氣升陽，祛風止痛；主治血管擴張性頭痛。

②方功能補血活血，祛風止痛；主治血管收縮性頭痛。

【療效】治療 64 例，其中血管擴張性頭痛 34 例，近期治癒（頭痛消失，隨訪 1 年未見復發，或頭痛等症狀消失 4 個月以上，腦血流圖恢復正常）26 例，占 76.5%；顯著好轉（頭痛顯著好轉，或頭痛偶有輕微發作）7 例，占 20.5%；有效（頭痛等症狀好轉）1 例，占 2.9%；複查腦血流圖者 14 例，均有不同程度的好轉。

血管收縮性頭痛 30 例，近期治癒 13 例，占 43.3%；顯著好轉 17 例，占 56.7%；複查腦血流圖者 10 例，有較大改善。用西藥去痛片作為對照，對照組患者的症狀及腦學流圖均無好轉趨勢。

⑸ **頭痛停方**

【組成】丹參 15 克，當歸 10 克，白芍 10 克，川芎 12 克，熟地 10 克，雞血藤 15 克，夏枯草 9 克，珍珠母 20 克（先煎），細辛 2 克（後下），刺蒺藜 10 克，菊花 6 克，秦艽 10 克。

【用法】加水 1000 毫升煎煮後加入白糖溶化，濃縮至 100 毫升。每日 1 劑，12～15 天為 1 療程。

【功用】功能活血化瘀，養血平肝。主治高原地區血管性頭痛。

【療效】治療 30 例，近期治癒（頭痛及伴隨症狀消失，腦學流圖恢復正常，觀察半年病情穩定）9 例，占 30%；顯效（頭痛明顯減輕，發作次數顯著減少，腦學流圖好轉）18 例，占 60%；無效 3 例，占 10%。

⑹ **川芎石膏飲**

【組成】川芎 6～25 克，白芷 6～15 克，生石膏 9～45 克，細辛 2～6 克，菊花 9～25 克。

【用法】水煎服。

【功用】功能清熱降火，辛散祛風，溫經通絡。主治頭痛。

【加減】風寒頭痛者重用川芎、白芷、細辛、加羌活、防風；風熱頭痛者重用菊花、石膏、加薄荷、連翹；風濕頭痛者重用細辛、川芎、白芷，加羌活、蒼朮、藁本；淤血頭痛重用川芎，加麝香、桃仁、紅花、當歸；肝陽上亢頭痛重用菊花、石膏，加生地、牛膝、石決明；陰虛頭痛者加熟地、當歸、天冬；陽虛頭痛者加黃耆、黨參、白朮。

【療效】治療 32 例，治癒 18 例，顯效 8 例，好轉 2 例，無效 4 例。

⑺ **通竅蜈蚣湯**

【組成】赤芍 9 克，川芎 9 克，桃仁 9 克，紅花 9 克，老蔥 3 根（切碎），鮮薑 9 克，紅棗 9 克，麝香 0.5 克，蜈

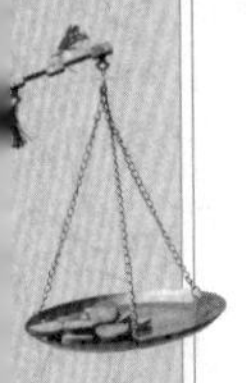

蚣1條。

【用法】除麝香外，餘藥先用水剪成1碗，加黃酒半斤，再煎成1碗，去渣。用紗布包裹麝香入藥汁中再煎，待麝香溶化後溫服（或用藥汁沖服麝香也可）。無麝香也可用田七6～9克搗細，分3次沖服，每日1劑。

【功用】功能活血化瘀通竅。主治瘀血頭痛。

【療效】治療25例（全部病例均有頭痛經久不癒，痛如錐刺，痛處固定不移，女性患者常伴有經前腹痛，經色紫暗有塊，舌質紫或暗紅或邊尖有瘀點，脈弦細或細澀），痊癒9例，顯效4例，無效1例。

⑻ **賈氏頑固性頭痛方**

【組成】首烏藤30克，旋覆花10克，生赭石15克，生石膏30克，鉤藤15克，生地10克，白芍30克，當歸10克，川芎10克，香附10克，木瓜10克，佩蘭10克，藕節15克，牛膝15克，石斛15克，磁石15克，天麻15克，全蝎10克。

【用法】水煎服。

【功用】功能養血平肝，熄風止痛。主治頑固性頭痛、神經性頭痛。

【療效】臨床治療多例，一般服14～30劑後諸症消失。

注意事項

① **煎藥器皿**

製作湯藥的容器不宜用鐵、鋁鍋。中藥內含有鞣質，遇鐵則產生化學反應，會破壞藥物原有的生物活性，造成沉澱或產生對人體黏膜具有不良刺激的物質等。

中藥內含有機酸類成分，加熱至100℃時，會與鋁製品產生化學反應，釋放出鋁的化合物，若這些鋁化合物被人體吸收，會積蓄於肝、腎、腦等組織中，使人體血清無機磷水平顯著下降，發生關節疼痛、軟弱無力等症狀。因此，製作湯藥時，不宜用鐵、鋁鍋。宜採用沙鍋、搪瓷鍋。

② **煎藥火候**

要掌握好煎煮湯藥的用火。《蘇沈良方》曰：「藥有可久煮，有不可久煮，有宜熾火，有宜溫火者。」如：解表藥則不宜久煮，取味薄汁淡為好，沸後大火煮 15 分鐘，即可取藥汁；滋補藥則宜久煮，取味厚汁濃為好，沸後改用小火，溫火煮 30～40 分鐘，再取藥汁。

③ **服藥須知**

a. 服藥次數：湯藥法一般每天服 1 劑，分 2 次服。高熱或病情嚴重者，可以一天服 2 劑，分 4 次服，每隔 6 小時服 1 次。

某些湯藥，根據病情需要，要求煎出藥汁量大，甚至二煎共取汁 600～800 毫升，二煎藥汁和合後頻頻飲服，至病情減輕為止，故方名取「飲」，滋補湯藥，可一劑煎 3 次，1 日分 3 次服。某些發汗、攻下湯藥，一般以得汗、瀉下為度，適可而止，不必盡劑，以免耗傷正氣。小兒服藥汁量，是成人的 1/3～1/2。

b. 服藥時間：應根據湯藥的性能，遵醫囑。大凡補養藥在飯前服；活血舒筋藥在飯後服；瀉下、驅蟲藥在空腹服；急性疾病當煎好藥後就服；瘧疾病人在發作前 2 小時服；鎮靜安神藥在臨睡前服。一般分早、晚 2 次服；慢性病、長期服湯藥者，有的可以兩天服 1 劑或隔天服。

c. 服藥溫度：一般以溫和適度為好。某些特殊情況，如

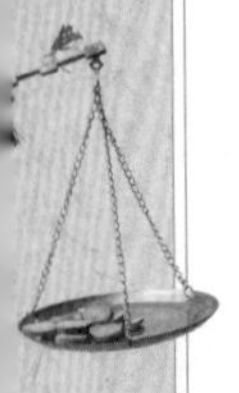

熱性病要冷服，寒性病要熱服；還有寒性藥要熱服，熱性藥要冷服等等，這些都必須遵照醫囑。

2. 散劑療法

⑴ **頭痛散**

【組成】川芎、蛇蛻各18克，綠豆500克。

【用法】先將川芎、蛇蛻黃研極細末，綠豆煮熟曬乾研細，與藥末同研細和勻，備用。上藥分3次服用，每日服1次，在晚上飯後2小時服下，連服3日。

【功用】活血祛風，消炎止痛。主治偏頭風、正頭痛或經久不癒的頑固性頭痛。

【療效】屢用特效，一般連用3日即癒。

⑵ **天麻川芎茶調散**

【組成】天麻、川芎各12克，防風6克，細辛2克，白芷6克，薄荷4克，炙甘草8克，赤芍12克，蛇蛻2克。

【用法】上藥共研極細末，分作10包，備用。成人每日早、晚各服1包，飯後1小時溫茶水調下。小兒酌減量。

【功用】祛風散寒，散瘀止痛。主治偏頭痛、頑固性頭痛。

【療效】屢用皆效。

⑶ **頭痛散**

【組成】川芎、白芷各20克，細辛，羌活、防風各20克，鉤藤、炙全蠍各15克，丹參、地龍、僵蠶、吳茱萸各20克，石膏30克，赤芍15克，香附20克。

【用法】上藥共研極細末，貯瓶備用。每次服3克，1日3次，溫開水送下。不發時，日服1次。

【功用】祛風活血，通絡止痛。主治偏頭痛。

【療效】治療 16 例，療效顯著。

⑷ **回蘇散**

【組成】羚羊角、犀角各 1 克，麝香、牛黃、冰片、龍涎香、珍珠粉各 0.3 克，薄荷冰 0.2 克，琥珀、朱砂各 3 克。

【用法】上藥共研成極細末，貯瓶備用。成人每次服 1.5 克，小兒減半。

【功用】涼肝醒腦，通絡止痛。主治暑濕初期劇烈頭痛及昏迷者。

【療效】屢用特效。

⑸ **加味頭風散**

【組成】川芎 30～45 克，白芷、天麻各 30 克，川烏 20～30 克，甘草 30 克，黃芩 30～45 克，珍珠母 50 克，全蠍 12 克。

【用法】上藥共研成極細粉，貯瓶備用。每次服 4～5 克，每日服 2～3 次。

【功用】活血祛風清熱，通絡止痛。主治偏正頭痛（血管性頭痛）反覆發作經久不癒者。

【療效】屢用皆效。

⑹ **止痛散**

【組成】全蠍、蜈蚣和 10 克，僵蠶 20 克。

【用法】上藥共研極細末，貯瓶備用。每次服 2～3 克，1 日服 3 次，溫開水送下。

【功用】熄風定驚，宣散止痛。主治頑固性頭痛（除外顱內腫瘤）。

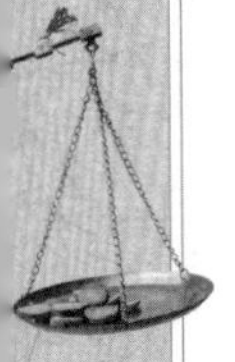

【療效】屢用屢驗，收效頗捷。

⑺ **自在散**

【組成】朱砂（水飛）、廣木香（研末）、甘草（研末）各500克，雄黃（水飛）、白芷（研末）各250克，細辛（研末）、大梅片、蘇合香油、樟腦、薄荷冰片各125克。

【用法】先將梅片、樟腦、薄荷冰共研細末，再將上列各藥末加入混勻，最後將蘇合香油充分溶合於前藥中為度，曬乾後研極細末，瓷瓶收貯備用，勿洩氣。每次服1～2克，用溫開水送服。

【功用】疏風解毒，通絡止痛，清心安神。主治暑、感冒引起的頭痛、心煩、心悸、嘔惡、胸悶和納呆等證。

【療效】屢用皆效。

⑻ **頭風散**

【組成】當歸、川芎各30克，僵蠶60克，炙全蠍18克，甘松30克，枸杞、黨參各60克，蚤休、天麻各30克。

【用法】上藥共研極細末，貯瓶備用。每次服1.5克，1日3次，溫開水送服。

【功用】活血化瘀，滋肝益氣，祛風止痛。主治慢性頭風痛，痛在眉部者。

【療效】屢用皆驗。

⑼ **頭痛方**

【組成】炮附塊、全當歸各30克，大川芎、甘枸杞、明天麻、藁本各18克，大蜈蚣10條，炙全蠍、製半夏各18克，綿黃耆30克，炒棗仁、茯苓、生白朮各18克。

【用法】上藥共研極細末，貯瓶備用。每次飯後服3

克，1 日 3 次。

【功用】活血化瘀，溫經散寒，搜風通絡，鎮痙止痛。主治慢性頭痛作輟無常，痛劇則嘔吐頻作、徹夜不寐、痛苦不可名狀者。

⑽ 三白頭痛散

【組成】白芷 30 克，川芎、白芥子、白芍各 15 克，細辛 10 克，製香附、鬱金、天麻、元胡各 15 克，柴胡、甘草各 6 克。

【用法】上藥共研成極細末，貯瓶備用。每次服 10～20 克，1 日 3 次，以廣東米酒、白開水各半，或單用白開水沖服。5～10 天為 1 療程。

【功用】祛風活血，理氣化痰，通絡止痛。主治慢性頭痛、偏頭痛。

【療效】治療 185 例（其中偏頭痛 51 例），用藥 1 療程，痊癒 105 例，顯效 55 例，有效 21 例，無效 4 例。總有效率達 97.84%。

⑾ 散偏方

【組成】川芎、白芷、白芥子、白芍、香附、鬱李仁、柴胡、甘草等。

【用法】製成沖劑，每袋 20 克（每克含相當於川芎生藥 0.5 克）。每日 3 次，每次服 1 袋，溫開水沖服。5～10 天為 1 療程。

【功用】功能活血行氣。主治偏頭痛。

【療效】治療 150 例，顯效（服藥後偏頭痛在 2～3 天內完全消除，觀察半年未再發作）45 例（30%），進步（服藥後偏頭痛在 2～3 天內症狀改善，或半年內頭痛再發，再

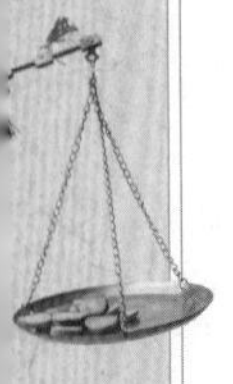

服藥症狀又迅速改善）81 例（54%），無效 24 例（16%），有效率為 84%。

注意事項

① 散劑是一種粉末狀的固體製劑，其與空氣的接觸面很大，極易吸潮。此外，含芳香成分的散劑容易揮發損失，含樹脂類藥物多的散劑，受熱後易融結成塊，易吸潮的散劑也易互相黏附成塊，某些藥物的成分容易氧化變質。因此，其保存與貯藏時以密閉不漏心氣為原則，用瓶裝、合裝、袋裝均可，並應放在暗冷乾燥的地方。有特殊氣味的散劑應單獨貯放，以免沾染其他藥物。

② 為防止口服時散劑進入氣管，一般以少量溫開水將散劑調成糊狀為宜。

③ 外用散劑，例如信石、輕粉一類含有毒性藥物的散劑，內服宜慎重，必須在醫生指導下服用。

（三）各種中醫經驗特技療法

1. 體針療法

進入夏、商、西周及春秋時期，由於人們掌握了煉銅技術，開始出現了金屬醫針，針刺療法得以迅速發展。《靈樞》記載的「九針」形狀和用途，便是此時期的產物。

1968 年，河北省滿城縣出土的 4 根金針和 5 根銀針，為我們提供了古代金屬醫針的實據。正是由於針具的製作達到了精細的程度，針刺療法才得以豐富和發展。《內經》、《難經》有關針刺方法的理論，為後世的針刺補瀉手法奠定了基礎。如元、明時期的《針經指南》、《金針賦》、《針灸聚英》、《針灸大成》等有關針法的論述多是在《內》、《難》

理論的指導下，結合臨床實踐逐步總結成章的。

療法一

【取穴】華佗夾脊 5、7、9、11、14，風池。

【針法】針刺風池穴時病人取坐位，微低頭，用 1.5 寸毫針向對側眼球水平刺入 1 寸左右，得氣後施以捻轉瀉法，使針感沿少陽經脈傳至同側前額或太陽穴處，隨後起針。針刺華佗夾脊時病人採取臥位，用 1.5 寸毫針沿棘突下兩側刺入穴位，針尖向椎體斜刺，針身與皮膚呈 75°角，刺入 1 寸左右，使針感沿脊柱上下傳導或沿肋骨傳導。用瀉法，留針 30 分鐘，隔日 1 次。

【療效】治療 70 例，痊癒 34 例（48.57%），顯效 20 例（28.57%），有效 13 例（18.57%），無效 3 例（4.29%）。

療法二

【取穴】第 1 組：率谷透太陽、太陽、外關、足臨泣；第 2 組：太陽透率谷、百會、外關、足三里、安眠$_2$（翳明與風池之間）。

【針法】針率谷透太陽時用 5 寸毫針，沿皮透刺 3.5～4.5 寸；針太陽用 2 寸毫針，刺 1～1.5 寸；針安眠$_2$用 2.5 寸毫針，直刺 1.5～2 寸；針百會用 1.5 寸毫針，往前沿皮刺 1 寸；針外關、足三里、足臨泣，針尖均偏上，令針感上傳為佳。兩組穴交替使用。

【療效】治療 37 例，痊癒 27 例，顯效 5 例，好轉 5 例。

注意事項

① 患者在過於飢餓、疲勞及精神緊張時，不宜立即進行針刺治療。對身體瘦弱、氣血虧虛的患者，應取臥位，針

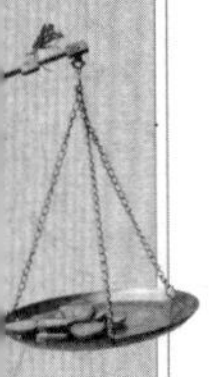

刺手法不宜過重。

② 婦女懷孕 3 個月以內者，下腹部禁針；懷孕 3 個月以上者，腹部及腰部骶部不宜針刺。三陰交、合谷、崑崙、至陰等穴有通經活血作用，孕婦禁針；即使在平時，婦女也應慎用；對有習慣性流產史者，尤須慎重。

③ 小兒囟門未合，其所在部位的腧穴，不宜針刺。

④ 有皮膚感染、潰瘍、瘢痕或腫瘤的部位，不宜針刺。

⑤ 常有自發性出血或出血不止的患者，不宜針刺。

⑥ 在位於神經幹或神經根部位的腧穴進行針刺時，如病人出現電擊樣放射感，應立即停針或退針少許，不宜再作大幅度反覆捻轉提插，以免損傷神經組織。

2. 耳針療法

耳針療法是以毫針、皮內針、艾灸、雷射照射等器具，透過對耳廓穴位的刺激以防治疾病的一種方法。

中國醫學中有關運用耳廓診察和治療疾病的經驗也非常豐富。有諸內必形諸外。耳廓是體表的一部分，軀體內臟器官有病時，可以由經絡在耳廓上出現反應，如在耳廓的相應部位出現頭痛、脫屑、變色、丘疹等。而在這些特定的敏感點上施以針刺等感激，則可以透過調整經絡氣血來治療相應臟腑、器官或組織的疾患。這些已被前人的醫療實踐所證明。

⑴ 王不留行籽耳壓法

方法一

【取穴】耳尖、神門、皮質下。

【用法】將王不留行籽置於備製好的小塊菱形膠布上，

貼於所選耳穴上，每穴 1 粒。每日自行按壓 2～3 次，每次每穴 15 分鐘，7 日為 1 療程。

方法二

【取穴】取穴選神門、耳穴和頭穴 2 個（頭痛新穴；在曲鬢穴下一橫指近對耳輪下腳，在足少陽膽經循經部位；脈，在乳突中央，手少陽三焦穴）。配穴：肝、脾、腎、內分泌、皮質下。

【用法】將王不留行籽置於 0.6cm 見方的膠布上，貼壓穴處。每日按壓 3～4 次，每次約 2 分鐘，隔日 1 次，雙耳交替，10 次為 1 療程。

方法三

【取穴】主穴先耳尖、神門、皮質下、枕；配穴加肝、心、脾、腎、內分泌、胃、三焦。太陽頭痛加膀胱，陽明頭痛加額，少陽加顳，厥陰加肝。

【用法】用彈簧壓力摩擦棒找出敏感點後，將王不留行籽貼壓穴處，以有酸、麻、脹、熱等感覺為度。每日按壓 2～3 次，2～5 日更換 1 次，7 次為 1 療程，休息 1～2 天後再貼第 2 個療程。

方法四

【取穴】額、太陽、腦幹、交感。

【用法】尋找敏感點，耳針上述穴位，留針半小時後，再貼壓王不留行籽，稍有痛感即行按壓。1～2 日或每週 1 次，雙兒交替貼壓。

⑵ 綠豆耳壓法

【取穴】神門、皮質下、心、肝、枕、太陽；配穴：內分泌、上耳根及耳尖放血。

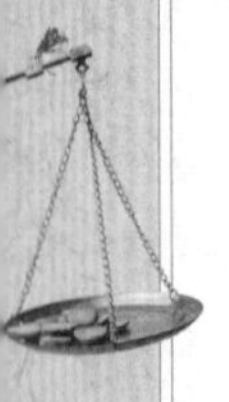

【用法】用耳穴探測儀找出敏感點，將半個綠豆橫斷面置於 0.7cm 見方的膠布上，貼壓敏感點，按壓以有熱、脹、痛感為度。每日按壓 3～5 次，每次 1～3 穴，3～7 日更換。

⑶ **冰片耳壓法**

【取穴】主穴：神門、腦、皮質下；配穴：前額或雙鬢角痛加額、太陽；兩側或偏頭痛加太陽、肝、膽；巔頂痛加肝；枕後痛加枕、膀胱；風寒型加肺、興奮點；風熱型加扁桃體；肝陽型加肝、膽；腎虛型加腎、肝；氣血虧虛型加心、脾；痰濁型加肺、脾。主穴取 2～3 個，配穴取 1～2 個。

【用法】用廢圓珠筆尖均勻按壓耳廓穴位處，找出痛敏感點；或用耳穴探測儀找出良導點；或用肉眼觀測法發現陽性反應點（可見皮膚變色、皮疹或糜爛、脫屑等）。用廢圓珠筆尖壓出一個小凹陷，將 0.2～0.4cm 見方的冰片（塊型膠片狀療效好）置於 0.6～0.8cm 見方的膠布上，貼壓凹陷處，並用力按壓，以有酸、麻、脹、痛感為度。

每日三餐後及睡前半小時按壓共 4 次，每次每穴用力按壓 50 下。

頭痛發作時間隨之按壓 1～3 分鐘。外感性雙耳均貼，內傷頭痛單側貼壓，左右交替，3 日更換。頑固性頭痛在神門、腦等穴的耳背對應對冰片加壓。實證手法更重，按壓角度垂直於穴位；虛證手法宜輕，既按且揉，以壓丸不滾動為度。一般 1～3 次見效。

⑷ **萊菔子耳壓法**

【取穴】主穴：皮質下。失眠加利眠、神門；急躁加肝。

【用法】用探棒找出穴位敏感點後，按壓 2～5 分鐘，將萊菔籽壓於穴處，膠布固定。每日按壓數次，每次 3～5 分鐘。

⑸ **高粱籽耳壓法**

【取穴】主穴：神門、太陽、額、枕、皮質下、丘腦。配穴：交感、膀胱、膽、內分泌、腦幹。加減：枕部疼痛可加枕、枕小神經、腦幹；發熱加耳尖。

【用法】用火柴棒探壓穴區，找出痛敏感點，按壓 2～5 分鐘，將圓形高粱籽貼壓穴處，膠布固定。每日按壓 4～6 次，每次每穴 3～5 分鐘。

⑹ **喉症丸耳壓法**

【取穴】① 前額部疼痛取心組，心、神門、任$_2$、額上、皮質下。

② 前額正中髮際處疼痛取胃（脾）組，太陽、神門、神經點、督$_1$。

③ 兩眉中間印堂部位疼痛取督$_1$、命門。

④ 額角部位疼痛取肝膽組，肝、膽、任$_2$、額上、督$_2$。

⑤ 後腦枕部痛取腎組，腎、任$_1$、任$_5$、枕、腦幹、腦點、督$_3$、枕或耳穴。

⑥ 頭痛如裹者取腎組，腎、膀胱、任$_1$、任$_5$。

⑦ 巔頂痛取督$_2$、頂、任$_2$、任$_4$、肝、脾或胃。

⑧ 頭部兩側痛者取脾、胃、任$_2$、任$_4$、神經衰弱點。

【用法】將喉症丸置於 0.5cm 見方的膠布中央，對準所選組穴貼壓，貼壓後用拇、食指揉按片刻，待局部有酸、麻、脹、痛感為止。並囑患者每日按壓 4～6 次，每次每穴 3～5 分鐘。

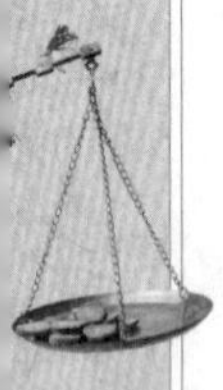

注意事項

① 使用中應防止膠布潮濕或污染，以免引起皮膚炎症。

② 個別病人可能對膠布過敏，局部出現紅色粟粒樣丘疹並伴有癢感，可加用下屏尖穴或改用毫針治療。

③ 一般孕婦可以用耳壓法。

④ 耳廓皮膚有炎性病變、凍瘡等不宜採用。

3. 面部阿是穴療法（面針療法）

面針療法是針刺面部的特定穴位以治療疾病的一種方法。

本療法是古代從面部皮膚色澤變化來診察疾病的基礎上發展而來的。根據《靈樞・五色》篇記載，面部可分成不同的區域，分別反應「五臟、六腑、肢節之部」的病症。這是經絡學說「視其外應，以知其內臟」的內容之一。因為頭面居於全身首要地位，「十二經脈、三百六十五絡，其血氣皆上於面而走空竅，……」透過經絡氣血的傳輸，使面部與全身的臟腑肢節聯繫為一個整體，故臟腑肢節的病理變化能在面部的一定區域反映出來。近人參考了古代文獻，經由臨床不斷實踐，創用了以面針治療全身各部病證的療法，這就從面部望診發展到針刺治療。

【取穴】

① 首面點：額正中點。

② 肝點：鼻骨下緣接鼻軟骨處。

③ 腎點：外眼角直下顴骨下緣處。

【針法】

① 探查穴位：用毫針針柄上端，在面部相應區域，用

一定指力按壓，當患者覺有疼痛或異常感覺時，即是所選穴位；或用經絡測定儀，通電 130～180 微安時，針刺點有刺疼、燒灼感，亦是所須選定的治療穴位。注意面部皮膚要保持乾燥。

② 針刺：用 30～32 號毫針，在選定穴位徐徐刺入，得氣後留針 10～30 分鐘，每隔 5～10 分鐘捻轉 1 次。亦可皮內埋針。

③ 療程：每日或隔日 1 次，一般 10 次為 1 個療程。

注意事項

① 針前要嚴格消毒，防止面部感染。

② 面部血管豐富，起針時，注意按壓針孔，防止出血。

4. 脊背針療法

【取穴】

① 主穴：胸 6 穴（第 6 胸椎 棘突上緣）。

② 配穴：胸 5 穴（第 5 胸椎棘突上緣）、胸 8 穴（第 8 胸椎棘突上緣）、後合谷（第 1、2 掌骨間基底部）。

【針法】取端坐位，兩臂交叉於胸前，頭部儘量前傾，兩肩下垂，使背部皮膚緊張。醫者對準穴位，右手持什，針尖向下，與皮膚呈 30～40°角，快速刺入皮膚，順脊柱向下沿皮下刺入 1.5～2 寸。

注意事項

① 脊背針針具粗、刺激強，針刺前應讓病人有心理準備，防止暈針和意外事故。

② 體位要舒適，可採取坐位或臥位針刺。坐位時可採取低頭、兩肩下垂、腰背挺直的姿勢。

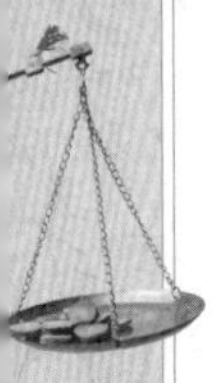

③ 進針後沿皮下透刺，不可直刺 深入內臟和脊髓。

④ 妊娠期及有嚴重出血傾向者，不宜採用本法。

5. 刮痧療法

刮痧療法是我國民間普遍流傳使用的、行之有效的一種保健治療法，對頭痛的保健治療同樣有效。頭痛時，用銅板或瓷勺蘸熱茶油，在前額、頸後部正中凹陷處、脊柱兩側，由上而下刮，刮至皮膚出現紫紅時為止。

使用此療法，治療因風寒或暑熱引起的頭痛，療效十分滿意。刮痧時要注意取單一方向，不要來回亂刮；動作要輕柔，用力要均勻，速度要均勻。

6. 氣功療法

氣功是中國醫學的一種獨特的治療保健方法，在健身防病方面趁著重要的作用。

治療的頭痛的氣功方法有：

閉息法：修行者每天子時靜坐，先以鼻子緩緩吸氣，吸滿後即可屏息默念數字，自一至百數以上，當屏息至不能再閉時，可以緩緩吐出濁氣。

調息法：練功時間與上述方法相似，採取盤坐或平坐 3 式，兩手掌相疊掌心向上，拇指相扣，放於下腹部，頭頂住上顎部。先取自然呼吸，並默念數字呼吸，由一到十，反覆進行。

⑴ **站樁守竅**

正身直立，兩腳與肩同寬，微成內八字，雙眼微閉，懸頂直項，下頜微收，沉肩鬆胯，兩臂自然下垂，腋下不夾緊，雙手相疊，男左手在右手外，女相反，置於丹田處（關元穴）。全身放鬆，並使百會穴、丹田穴、會陰穴三點垂直於一線上。舌抵上齶，自然呼吸，入靜，排除一切雜念，意守丹田。

⑵ 氣貫丹田

入靜後，兩手從腹前向左右兩側緩慢張開，掌心向前向上，同時呼氣，然後再從兩側向腹前慢慢合攏，仍歸於丹田處（男左婦右），同時呼氣，意識想像四周的自然之氣隨著兩手的慢慢歸攏而吸入腹內，貫充丹田，從而使內氣充足、鼓蕩。均採用腹式呼吸。如此一呼一吸，氣貫丹田，做 60 次。

⑶ 丹田開合

兩手掌背相對，從丹田處慢慢向左右兩側分開，作開門式，同時呼氣，然後轉掌，掌心相對，慢慢合攏至丹田處，作開闔式，同時吸氣。如此一開一闔，做 60 次。

⑷ 氣運八卦

兩手相疊置於丹田處，做腹部按摩，手掌應不離丹田、動作宜輕宜慢，重在以意引氣，意想丹田真氣隨著手勢在腹內成圓八卦運行不息，先做順時針按摩，氣也成順時針運行，後做逆時針按摩，氣也成逆時針運行，如此各做 36 次。呼吸仍為腹式呼吸，但可不必顧及呼吸與動作的一致，使真氣在腹內循環不已地運轉即可。

⑸ 丹定少陰

兩手掌背相對，從丹田處慢慢分開繞腰循行一周至背脊命門穴，同時吸氣，然後合掌下行至尾處，再分掌沿大腿兩側下行，同時呼氣。

吸氣時，意識想像內氣從丹田沿腰腹帶脈運行一周至命門穴，然後意開命門穴，同時開始呼氣，意識想像內氣從命

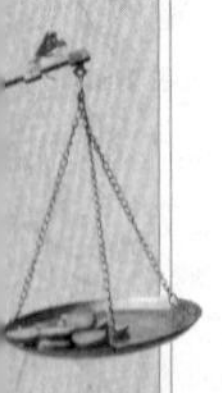

門穴沿脊下行至會陰穴後分兩側沿大腿過膝、過踝走至足下湧泉，定丹於少陰。

⑹ 湧泉呼吸法

意守湧泉片刻後，開始做湧泉呼吸法，即吸氣後，意想氣由兩足湧泉穴吸入，經足踝、小腿、膝、大腿內側至會陰穴而入腹內丹田，然後，在腹內稍作一停頓，隨即意念命門穴（後丹田），同時開始呼氣，使氣從命門穴沿夾脊行至會陰穴後，分二條線經大腿、膝、小腿、足踝至湧泉穴呼出。如此週而復始，一呼一吸，做 60 次。

手勢導引：吸氣時，兩手中指指端與拇指指端相扣，握成空心拳，然後從大腿內側慢慢向前上提引氣至兩腋下（以不超過膻中穴水平為宜），呼氣時，兩手拳心向下，沿腋下兩側下行至大腿兩側。如此以意引氣，使真氣循足少陰腎經川流不息。

最後意想氣出湧泉入地三尺，然後吸氣，並意想氣由地下三尺上升入湧泉後返於丹田歸元，同時默想：「我要收功了」。如此做 3 次，即可收功。

7. 足針療法

足針療法是針刺足部特定的穴位，以治療疾病的一種方法。

十二經脈中，中三陰、足三陽與中直接聯繫，而手三陰、手三陽經又間接通過陽經與足直接聯繫，而手三陰、手三陽經又間接通過陽經與足有聯繫，這是《內經》中早就記載著的，有人觀察到足與整體的關係好似一個胎兒平臥在足掌面，頭部向著足跟，臀部朝著足趾，臟腑則分佈於足跖間中部。故刺激足穴可以調整人體全身功能，治療病灶病變。

【取穴】

⑴ 1 號穴：足底後緣中點上 1 寸。

⑵ 24 號穴：第二趾的第二趾關節內側赤白肉際處。

⑶ 25 號穴：第三趾的第二趾關節內側赤白肉際處。

【針法】以 1 寸長毫針速刺穴位，深 0.5 寸，留 30 分鐘。

注意事項

① 足針進針較痛，刺激較強，針刺前應取得病人的合作，並採取快速無痛或微痛進針法，亦可採取穴位按摩法及艾條薰灸法。

② 刺激時囑患者活動或按摩患處，以提高療效。

③ 針刺時避免傷及骨膜。

8. 七星療法

七星療法是應用多支短針（叢針）進行淺刺、速刺而不留針的一種針刺治療方法。由於針刺僅有皮膚，所以又稱皮膚針療法。根據針數多少，可冠以不同名稱：5 支針稱「梅花針」；7 支針稱「七星針」；18 支針稱「羅漢針」。

該療法首載於《靈樞・官針篇》。由「半刺」、「浮刺」、「毛刺」、「揚刺」發展而來。如「毛刺者，刺浮痺皮膚也；「半刺者，淺內而疾針，無針傷肉，如拔毛狀」「浮刺者，傍入而浮之，以治肌急而寒者也」。「揚刺者，正內一，傍內四，而浮之，以治寒氣之博大者也」。

這些刺法均具有淺刺、速刺，而不留針的特點。搏刺為少刺而淺刺，指導書揚刺 為多針而淺刺，浮刺為斜針而淺刺，半刺為淺刺而不留針，而「正內一，傍內四」（即正刺 1 針旁刺 4 針）已具有了梅花針的雛形。

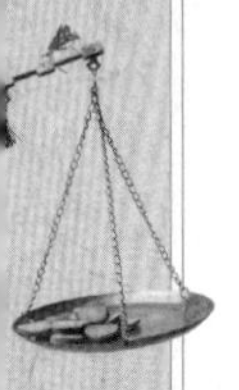

近代七星針是在結合古代多種基礎上所研製的一種新型的針灸工具，臨床運用相當廣泛。

【取穴】①印堂→大椎；②頭維→風門；③太陽→翳風；④神庭→率谷。

【針法】先採用三條線直行叩刺法，自印堂穴向大椎穴叩刺，自頭維穴向風門穴叩刺，自太陽穴沿耳後向耳根的翳風穴作半環形叩刺；再採用一條線橫行叩刺法，自前髮際正中神庭穴向兩耳上方率谷穴橫行叩刺。每條線叩刺 3 遍，每日 1 次。叩刺強度宜輕，刺激為好。叩刺完畢，患者即感頭部輕快，一般 2～3 次即能明顯見效。

注意事項

① 針具要保管好，並經常檢修針尖，要求平齊、無鉤毛。

② 叩刺時要示針面垂青，手腕有彈性，避免偏斜、重滯，以減少疼痛。

③ 叩刺應由內向外，自上而下，順序進行。

④ 局部皮膚有潰瘍、損傷者，不宜使用。

9. 三棱針療法

三棱針療法是用特製的三棱形不鏽鋼針，刺破穴位或淺表血絡，放出少量血液以治療疾病的一種方法。

本療法由古代砭石刺絡法發展而來。傳說最初使用砭石治病的是伏羲氏，晉皇甫謐《帝王世紀》中提到伏羲氏「嚐百草而製九針」。《內經》所記載的九針中的「鋒針」，就是近代三棱針的雛形，「絡刺」、「贊刺」、「豹文刺」等法，都屬於刺絡放血法的範圍。目前臨床應三棱針療法十分普遍。

【取穴】①組：太陽（雙）、魚腰（雙）、印堂；②組：耳穴的枕、額、心、腎、肝；③組：耳背靜脈。

【針法】第①②組穴位常規消毒，以三棱針點刺各穴，擠出血液 3～5 滴，然後用消毒棉球輕按針孔即可。第③組先輕揉耳部片刻，使局部充血，血管暴露後選準刺血點作局部常規消毒後，以三棱針或手術刀片迅速高門大戶靜脈血管，放血量約 5 毫升，半個月 1 次，5 次為 1 療程。

【療效】刺血治癒神經性頭痛 40 例。方法：取太陽（雙）、魚腰（雙）、印堂常規消毒後。用 16 號三棱針點刺各穴，擠出血液適量，然後輕按針眼即可。經 1～3 次刺血後，全部治癒。

注意事項

① 注意無菌操作，尤其是耳部切忌感染。

② 刺時手法宜輕、淺、快，切勿刺傷深部大動脈，以免出血不止。

③ 有自發性出血傾向者，不宜使用本法。

10. 割治療法

割治療法，又稱「割脂療法」，是在一定的穴位或部位上切開皮膚，摘除少量皮下脂肪組織，並在局部旅行刺激以治療疾病的一種方法。

割治療法流傳廣泛，應用亦較廣。

【取穴】掌 4：第 4、5 掌骨間隙掌側，無名指與小指根部聯合下 0.5 公分處。

【用法】

① 穴位常規消毒後，局部麻醉，以左手拇指緊壓割治穴位的下方，用手術刀縱行切開皮膚，只需切開皮層，不宜

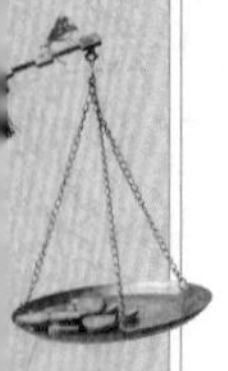

過深，切口長約 0.5～1 公分。

② 用直血管鉗深入皮下，沿切口向左、右、上、下方向進行按摩，宜強刺激，要求患者局部出現酸、帳、麻感，並向四周擴散。

④ 以細絲線縫合切口，覆蓋消費消毒紗布，包紮固定。

注意事項

① 出血性疼痛、嚴重心臟病不宜割治。垂危病人、持續高熱病人，有局部有水腫、感染者均不宜割治。

② 老、弱、婦、孺等病人割治時，刺激宜輕。

③ 麻醉藥物用量不宜過多，注射不宜過深，以免影響割治效果。

④ 割治不宜過深，防止傷及血管、神經或韌帶。

⑤ 割治過程中注意防止暈針，如發生暈針即停止操作，立即處理。

⑥ 加強無菌觀念，消毒必須嚴密，以防感染。

⑦ 手術部位 5～7 天不能接觸水，否則易感染。

⑧ 術後中應休息 3 天，並注意飲食、冷暖。

11. 挑治療法

挑治療法，又稱「挑針療法」、「截根法」，是在一定部位或特定穴位，用一棱針或縫針挑斷皮下纖維組織或挑刺擠壓出血以治療疾病的一種方法。

本療法長其流傳於民間。明代《證治準繩》記載了挑針治聞偷針（麥粒腫）的方法，「按世傳眼癤，初生小包，視其癤上即有紅點，以針刺破即瘥」。清代郭右陶《痧脹玉衡》，將民間流傳的挑刺利治等治法進行了總結；陳修園在治療痧脹急症中也介紹了針挑法、針刺法；吳尚先《理瀹駢文》則介紹了不少民間的挑治療法。

注意事項

① 凡有嚴重器質性病變，如糖尿病、心臟病、肝硬化腹水、血液病等忌用本療法。孕婦也禁用本療法。

② 應用本療法時，病人取臥位。

③ 消毒必須嚴格，挑治 3～5 日內，局部不可用水洗，以免傷口感染。

④ 挑治後當日避免重勞動，不吃刺激性食物。

12. 刺絡拔罐療法

刺絡拔罐療法 是運用皮膚針叩刺患處，再在局部拔火罐以防治疾病的一種方法。

本療法是現代在刺絡法和拔罐法結合而成的基礎上發展而來的。

刺絡法是在《黃帝內經》中即有記載，「毛刺」、「浮刺」等即為刺絡法的雛形。拔罐法在馬王堆漢墓出地的醫帛書《五十二病方》中也有載錄。本世紀 70 年代開始，本療法在臨床上應用日趨廣泛。

臨床應用

① 頭痛：取督脈、膀胱經有百會、上星、風池、太陽等穴。先在頭部與後項部沿督脈、膀胱經循環叩刺，並重叩上述穴位，然後，選擇大小適中的火罐，在風池與太陽穴拔罐，5 分鐘後起罐。

② 偏頭痛：取膽經有率谷、角孫、風池、陽陵泉等穴。在側頭部沿膽經循行叩上述穴位，然後在風池、陽陵泉穴上先大小適中的火罐拔罐，5 分鐘後起罐。

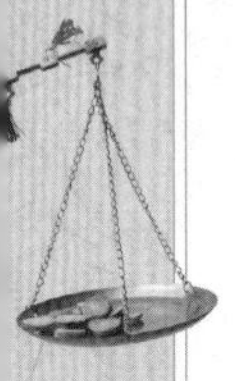

注意事項

① 注意檢查針具，當發現針尖有鉤毛或缺損、針鋒參差不齊時，要及時更換

② 針具及針刺局部皮膚（包括穴位）均應消毒。針具一般用 75%酒精浸泡 30 分鐘即可使用。重刺後，局部皮膚須用酒精棉球消毒，並應注意保持針刺局部清潔，以防感染。24 小時內不要沐浴。

③ 有皮膚潰瘍者不宜用本法。

13. 水針療法

水針療法，又稱穴位注射療法，是選用藥物注入有關穴位治療疾病的一種方法。

我國古代刺法中並無此法，它是在長期醫療實踐中結合中醫經絡、經穴特點，將肌肉注射法移植而來的一種現代針灸治療方法。

療法一

【取穴】風池、天柱、太陽、頭維、絲竹穴、陽白、攢竹。

【用法】藥物選用當歸注射液、維生素 B_1 及 B_{12}、10%葡萄糖或生理鹽水，每次選 1～2 對穴位，每穴注藥 0.5ml，使局部有酸脹感。

療法二

【取穴】主穴：風池、太陽、阿是穴、合谷、列缺；配穴：陽白、頭維、風府、率谷、外關及隨證循經取穴。如後頭痛配風池、風府，前頭痛取太陽、陽白，偏頭痛取頭維，率谷，全頭痛或不定處痛可取風池、太陽，局部痛取阿是穴。

【用法】選用 0.1～1%鹽酸普魯卡因、天麻注射液、維生素 B_1、B_{12} 等，每穴注入 0.5ml，注射次數和療程，視病情而定。

療法三

【取穴】在患側乳突後緣與風池穴連線找壓痛點，大多數有脹痛和同側眼球外脹感，如壓痛點不明顯則取完骨穴，配以同側光明穴。

【用法】用 2%普魯卡因 2ml、維生 B_1、B_{12}、地塞米松 1 嶄，在壓痛點（或完骨穴）進針 1～1.5cm，推藥 2ml，光明穴直刺針 2cm，推藥 3ml，隔日 1 次。適用於偏頭痛。

療法四

【取穴】和髖穴（雙）

【用法】用維生素 C 每次雙側和髖穴各注射 1～2ml，每日 1 次，7 次為 1 療程。適用於偏頭痛。

療法五

【取穴】阿是穴。壓痛點不明顯時取頭痛處的局部穴位，如偏頭痛取頭維、太陽、率谷，後頭痛取風池、風府，頭頂痛取百會穴。

【用法】用 1%鹽酸普魯卡因 3～4ml，每次取 1～2 穴，每穴注藥 1～2ml。適用於緊張性頭痛。

注意事項

① 治療時應對患者說明治療特點和注射後的正常反應，如注射後局部可能有酸脹感，4～8 小時內局部有輕度不適，有時不適感持續時間較長，但一般不會超過 1 天。

② 嚴格遵守無菌操作，防止感染，最好每注射一個穴位換一個針頭。使用前應注意藥物的有效期，並注意藥物有

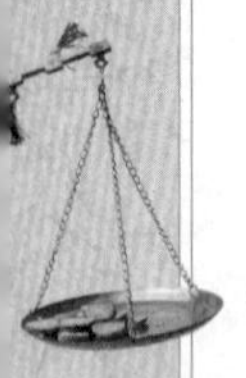

無沉澱變質等情況。

③ 注意藥物的禁忌、劑量、配伍、副作用以及過敏反應等問題，凡會引起過敏反映的藥物，均應先作皮試，陽性者不可應用，副作用較大的藥物，使用時應謹慎。

④ 一般藥液不宜注入關節腔、髓腔和血管內，以防引起關節紅腫熱痛等不良反應；誤入骨髓腔，則有損害骨髓的可能。

⑤ 胸腹部穴位注射不宜過深，以防傷及內臟。主要神經幹經過的部位作穴位注射時要注意避開神經幹，以保護其不受損害。

⑥ 年老體弱者，注射部位不宜過多，用藥量可酌情減少，以免暈針，孕婦的下腹部、腰骶部穴及合谷、三陰交等穴，一般不宜作穴位注射，以免引起流產。

14. 穴位埋線療法

療法一

【取穴】①太陽、風池、合谷；②頭維、天柱、曲池；③印堂、天應、足三里。

【用法】用注線法。用 8～9 號注射針頭作套管，用 1.5 寸毫針作針芯，將 4/0 號羊腸線 0.2 公分送入針眼，局部消毒，局麻後刺入穴內。太陽、頭維、印堂穴斜刺入肌層，餘穴直刺 1～2 公分。輕輕提插捻轉，以出現針感，然後注入腸線，外蓋小塊膠布。每次先 1 組穴埋線，交替使用，疼痛劇烈者每組穴均可加上天應穴。20 天 1 次，3～5 次為 1 療程。

療法二

【取穴】翳風、暈聽區、阿是穴。

【用法】用注線注，翳風穴用裝有 00 號腸母的的 9 號穿刺針從局麻皮丘中直刺 2 公分，當針感放射至咽喉或舌根後，後退 0.5 公分，注入腸線；暈聽區用 00 號腸線空入 9 號穿刺針內（去芯），從前向後沿皮下進針 3 公分，固定腸線，抽針後剪去皮外腸線，提起頭皮，使線頭沒入皮內；阿是穴則用 12 號腰穿針裝入 0 號腸線 1 公分，刺入皮下 2 公分，注入腸線，外蓋敷料。均取患側，30 天埋線 1 次。

療法三

【取穴】太陽、印堂、頭維。

【用法】用注線法。局部消毒局麻後，用 12 號腰穿針沿皮下斜刺 1.5 公分，注入 1 號腸線 1 公分，外蓋敷料。太陽、頭維均取患側，20 天埋線 1 次。

療法四

【取穴】敏感穴位。

本病敏感穴位主要分佈於頭及頸部的手足少陽和足太陽經上，可出現扁平結節，壓痛明顯，壓之痛減，有立時清醒之感。

覺得敏感穴位有：足少陽經之懸顱、懸釐、率谷、腦空、完骨、陽折、風池、足臨泣、陽輔；手少陽經之天牖、四瀆、翳風、絲竹空、中渚 、外關；足太陽經之攢竹、天柱、曲垣、通天、肝俞、膈俞；足厥陰經之太衝、行間；手厥陰經之內關；手陽明經之合谷；手太陰經之列缺；督脈之風府、神道、靈台、百會、上星、大椎；足陽明經之關維；廳穴之太陽、頸$_2$（第 2 頸椎旁開 2.5 寸）、安眠$_2$、頸夾脊。

【用法】選敏感反應是明顯的穴位 2～3 個進行埋線。

對頭部穴位：用 9 號穿刺針斜刺或平刺進肌層，注入

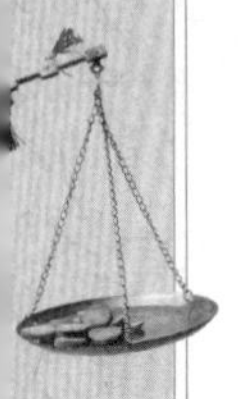

00 號腸線 0.5 公分。頸部穴位：用 12 號腰穿針直刺埋入 1 號腸線 1 公分。背部穴位：用穿線法埋 1 號羊腸線 2 公分於穴位皮下。四肢穴位：用注線法，根據穴位深淺採用直刺或斜刺法埋 0～1 號腸線 0.5～1 公分入穴，每 15 天 1 次。共埋 5 次。

注意事項

① 嚴格無菌操作，防止感染，三角針埋線時操作要輕、準，防止斷針。

② 埋線最好埋在皮下組織與肌肉之間，肌肉豐滿的地方可埋入肌層，羊腸線頭不可暴露在皮膚外面。

③ 根據不同部位，掌握埋線的嘗試，不要傷及內臟、大血管和神經幹，以免造成功能障礙和疼痛。

④ 皮膚局部有感染或有潰瘍時不宜埋線，肺結核活動其、骨結核、嚴重心臟病或妊娠其等均不宜使用本療法。

⑤ 羊腸用剩後，可浸泡在 75%酒精中，或用新潔爾滅處理，臨用時再用生理鹽水浸泡。

⑥ 在一個穴位上作多次治療時，應偏離前次治療的部位。

⑦ 注意術後反應。一種屬於正常反常，由於刺激操傷及羊腸線刺激，在 1～5 天內，局部出現紅、腫、熱、痛等無菌性炎症反應。少數病例反應較重，切口處有少量滲出液，亦屬正常現象，一般不需要處理；若滲液較多凸出皮膚表面時，可將乳白色滲液擠出，用 70%酒精棉球擦去，覆蓋消毒紗布。施術後患肢局部溫度也會升高，可持續 3～7 天。少數病人可有全身反應，即埋線後 4～24 小內體溫上升，一般約在 38℃左右，局部無感染現象，持續 2～4 天後

體溫恢復正常。埋線還可有白細胞總數及中性多形粒細胞計數的增高現象，就注意觀察。

另一種則是異常反應，有以下幾種情況：

① 少數病人因治療中無菌操作不嚴或作品保護不好，造成感染，一般在治療後 3～4 天出現局部紅腫，疼痛加劇，並可伴有發熱，應予局部熱敷及抗感染處理。

② 個別病人對羊腸繞過敏，治療後出現局部紅腫、瘙癢、發熱等反應，甚至切口處脂肪液化，羊腸線溢出，應適當作抗過敏處理。

③ 神經損傷。如感覺神經損傷，會出現神經分佈區皮膚感覺障礙。運動神經損傷，會出現神經支配的肌肉群癱瘓。如損傷坐骨神經、腓神經，會引起足下垂和拇趾不能背屈。此種現象應及時吊出羊腸線，並給予適當處理。

15. 拔罐療法

拔罐療法是指使罐具內形成負壓而吸附於患處或穴位上，產生局部充血，從而達到治療目的的一種外治法。

拔罐療法，古稱「角法」。晉代醫家葛洪《肘後備急方》中有以製成罐頭的獸角拔膿血治療瘍膿腫的記載。

唐代王燾《外台秘要》進一步闡述瞭解法的應用：「取三指大青竹筒，長寸半，一頭留節，無節頭削令薄似劍，煮此筒子數沸，及熱出筒，籠墨點處按之，良久，以刀彈破所角處，又煮筒 子重角之，當出黃白赤水，次有濃出，……數數如此角之，令惡物出盡，乃即除，當目明身輕也。」

清代醫家趙學後在《本草綱目拾遺》中，對火罐法的出處、形狀、適應病症、操作方法及使用優點等均作了詳細介紹。如「火罐，江右及閩中者皆有之，係窯戶燒售。小如大

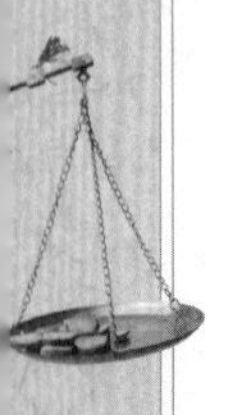

人指，兩頭微狹，使促口以受火氣。凡患 一切風寒，皆用此罐。以小紙燒見焰，投入罐中，即將罐合於患處。或頭痛，則合在太陽、腦戶、巔頂；腹痛，合在臍上。罐得火氣，合入肉即牢不可脫 ，須待其自落。患者但覺一股暖氣，從毛孔透入，少傾火力盡，則自落。肉上起紅暈，罐中有氣水出，風寒盡出，不必服藥。治風寒頭痛及眩暈、風痺、腹痛等症」。

經過漫長的歷史演變，拔罐療法的罐具從獸角、竹筒發展為金屬罐、陶瓷罐、玻璃罐，乃至近年來研製成的抽氣罐、擠壓罐等；操作從留罐發展為走罐、閃罐；配伍方法也從針刺、艾炙、按摩、中藥，發展為配合電針、紅外線、石蠟等；適應範圍從吸拔膿血發展為治療風寒痺痛、虛勞喘息等外感內傷的數百種疾患。

拔罐療法不僅在我國深受群眾歡迎，而且在印度、法國、日本、希臘、前蘇聯等國也得到廣泛應用。前蘇聯稱拔罐療法為「瘀血療法」，法國稱為「杯術」，日本稱為「真空淨血法」。非洲大陸至今還有不少民間醫生在沿用此法。

不同的拔罐方法具有不同的作用。如留罐法以祛寒作用為主；閃罐法以祛風作用為主；疏排法以補虛為主。拔罐療法的功能還隨拔罐的部位不同而呈現雙向調節作用。如拔關元穴則能祛寒；拔大椎穴則能清熱。另外，拔罐配合其他療法，則其效果又能有所增強。

如配合灸法或紅外線照射法，能增強其祛寒作用，配合針刺、藥物、按摩等法，能增強拔罐療法的治療效果，並擴大了其適應範圍。

總之，拔罐療法隨罐具、操作方法、部位及使命療法等的不同，而分別具有溫經散寒、行氣活血、舒筋活絡、溫固陽氣、祛風除濕、清熱瀉火等不同。即使是用熱力（如火力、水煮、水蒸氣）排氣的拔罐法，其作用也不僅是祛寒。

拔罐療法的分類方法各不相同。按其主要特徵分類為火罐法、水罐法、針罐法、藥罐法、走罐法、抽氣法和擠壓罐法。

16. 拔罐法

⑴ **刺血拔罐法**

療法一

【取穴】①前額痛：太陽、印堂；②偏頭痛：太陽；③頭頂及後頭痛：大椎、百會。

【用法】依疼痛的部位不同取穴。選擇所取穴位周圍顯露的靜脈血管作常規消毒，用小號三棱針刺入血管壁，使流出紫暗色瘀血，血止拔罐，約 5～10 分鐘去罐，然後用 2% 碘酒棉球消毒針孔即可。7～10 天治療 1 次，一般 3 次為 1 療程。

【功用】本法適用於病和半年以上、病勢較重的頑固性頭痛者。

療法二

【取穴】太陽、印堂、頭痛處。

【用法】常規消毒後，用上肢針重叩穴位出血，爾後加拔火罐，留罐 5～10 分鐘。

【功用】本法適用於風邪襲絡、肝陽亢逆引起的頭痛。

療法三

【取穴】大椎。

【用法】穴位常規消毒後，用消毒三棱針在大椎穴上橫

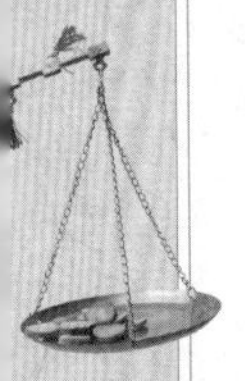

劃 1 公分長的痕跡，以劃破皮膚並有少許血跡滲出為度，然後迅速將火罐放在此穴上 5～10 分鐘。取罐時內有血液 5～10 毫升，用消毒乾棉球擦淨血跡，再覆蓋消毒棉球或紗布，用膠布固定，預防感染。每次治療時間可在原劃痕稍上或稍下處操作，但不宜在原劃痕上重複。一般治療 1～2 次即可痊癒。

【功用】本法適用於實證、熱證的頭痛。無論是肝陽上亢、肝經實熱，或是外邪上受、久而化熱等引起的頭痛，均可治療。

⑵ 電針、刺絡加抽氣罐法

【取穴】阿是穴。

【用法】患者取端坐或仰臥位。術者在局部痛點和附近部位常規消毒後，用長 1.5 寸之毫針，採用挾持平刺法快速進針，捻轉得氣後接 G6805 型治療儀。通電後將頻率調到每分鐘 160 次左右，電流強度以病人能耐受為宜。15 分鐘後快速取針，勿按針孔。若有出血，用消毒棉球輕輕擦去，直至不出血為止。然後立即在選擇部位（眉頭痛取印堂或攢竹穴，前額痛取痛點，顳部痛取同側太陽穴或耳背根部卡通下靜脈區），用三棱針快速點刺後，採用「玻璃眼藥瓶式抽氣拔罐法」迅速拔罐，吸出瘀血 2 毫升左右，然後取罐，用消毒棉球擦淨。每日 1 次，3 次為 1 療程 。

【功用】本法適用於血管神經性頭痛。

【療法】經觀察治療 10 例，有效率為 100%，治癒率 81%。

注意事項

① 高熱、抽搐、痙攣等症，皮膚過敏或潰瘍破損處，

肌肉瘦削或骨骼凹凸不平及毛髮多的部位不宜使用；孕婦腰骶部及腹部均須慎用。

② 使用火罐法和水罐法時，要避免燙傷病人皮膚。

③ 針罐並用時，須防止肌肉收縮，發生彎針，並避免將針撞壓入深處，造成操作失誤，胸背部腧穴均宜慎用。

④ 起罐時手法要輕緩，以一手抵住罐邊皮膚，按壓一下，使氣漏入，罐子即能脫下，不可硬拉或旋動。

⑤ 拔罐後一般局部皮膚會呈現紅暈或紫紺色瘀血斑，此為正常現象，可自行消退，如局部瘀血嚴重者，不宜在原位再拔。由於留罐時間過長而引起的上肢水疱，小水疱不需處理，但要防止擦破而發生感染；大水疱可用針刺破，放出疱內液全，並塗以龍膽紫藥水，覆蓋消毒敷料。

17. 推拿療法

⑴ **基本治法**

① **頸項部操作**

【取穴】風池、風府、天柱及項部兩側膀胱經。

【手法】一指禪推法、拿法、按法。

【操作】患者坐勢。用一指禪推法沿頸部兩側膀胱經上下往返治療 3～4 分鐘，然後按風池、風府、天柱等穴。再拿兩側風池，沿頸部兩側膀胱經自上而下操作 4～5 遍。

② **頭面部操作**

【取穴】印堂、頭維、太陽、魚腰、百會等穴及前額部。

【手法】一指禪推法、揉法、按法、拿法。

【操作】患者坐勢。用一指禪推法從印堂開始，向上沿前額髮際至頭維、太陽，往返 3～4 遍，配合按印堂、魚

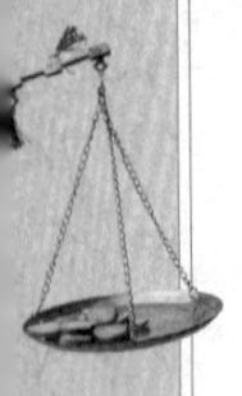

腰、太陽、百會等穴。

然後用五指拿法從頭頂拿至風池，改用三指拿法，沿膀胱經拿至大椎兩側，往返 4～5 次。

⑵ **辨證加減**

① **風寒頭痛**：ⓐ 用滾法在頸部治療 2～3 分鐘，配合按、揉肺俞、風門。再拿兩側肩併。ⓑ直擦頸部兩側膀胱經，以透熱為度。

② **風熱頭痛**：ⓐ 按、揉大椎、肺俞、風門等穴各 1 分鐘，再拿兩側肩差。ⓑ 按、拿兩側曲池、合谷，以酸帳為度。ⓒ 拍擊背部兩側膀胱經，以皮膚微紅為度。

③ **暑濕頭痛**：ⓐ 按、揉大椎、曲池，配合拿肩併、合谷。ⓑ 拍擊背部兩側膀胱經，以皮膚微紅為度。ⓒ 提捏印堂，以皮膚透紅為度。

④ **肝陽頭痛**：ⓐ 推橋弓，自上而下，每側各 20 餘次，兩側交替進行。ⓑ 用掃散法在頭側膽經循行部自前上方向下方操作，兩側 交替進行，各數十次，配合按角孫穴。ⓒ 按、揉兩側太衝、行間，以酸脹為度。用擦兩側 湧泉，以透熱為度。

⑤ **痰濁頭痛**：ⓐ 有一指禪推法有摩法在腹部治療，重點在中院、天樞穴。時間 6～8 分鐘。ⓑ 按、揉脾、胃俞、大腸俞。然後在左側背部橫擦 ，以透熱為度。ⓒ 按、揉兩側 中三里、豐隆、內關。

⑥ **血虛頭痛**：ⓐ 摩腹 6～8 分鐘，以中脘、氣海、關元為重點。ⓑ 橫擦左側背部及直擦背部督脈，以透熱為度。ⓒ 按、揉兩側心俞、膈俞、足三里、三陰交，以微微酸脹為度。

18. 敷貼療法

療法一

【取穴】太陽、列缺。

【藥物】白砒、藤黃、斑蝥、紅娘子各等份。

【用法】上藥研末，加水為丸，如梧桐子大。將 1 丸放膏藥中間，另用 1 張膏藥將藥丸合入黏住，用針刺數孔，放太陽穴列缺穴上，膠布固定。1 日 1 換，5 日 1 療程。

【功用】適用於偏頭痛。

療法二

【取穴】湧泉。

【藥物】吳茱萸、醋各適量。

【用法】吳茱萸研末，醋調敷足心。每日換 1 次，7 日為 1 療程。

【功用】治肝陽頭痛

療法三

【取穴】太陽、百會。

【藥物】川芎 12 克，花椒殼 20 克，薄荷腦 6 克，蔥白 20 克，麵粉適量。

【用法】將蔥白 20 克搗汁，前藥研細末，和麵粉調拌成餅，外敷於太陽穴、百會穴處。

【功用】治頭痛。

療法四

【取穴】太陽。

【藥物】冰黃散：酒製大黃 100 克，冰片 30 克。

【用法】共研細末，裝瓶備用。頭痛時用消毒藥棉蘸藥粉，塞入鼻內，亦可將藥粉用水調成膏狀，貼敷於兩個太陽

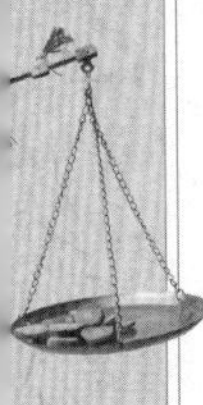

穴。

【功用】治熱證頭痛。

療法五

【取穴】前額部。

【藥物】鹽砂 15 克，生石膏 30 克，醋適量。

【用法】上藥共為細末，用醋調成糊狀，敷於前額。1 日 1 次，3～5 次為 1 療程。

【功用】治風熱頭痛。

療法六

【取穴】太陽。

【藥物】全蠍 21 個，地龍 6 條，土狗（又名螻蛄）3 個，五倍子 15 克，生南 30 克，生半夏 30 克，白附子 30 克，木香 9 克。

【用法】將上藥共研細末同，加 1/2 的麵粉，用酒調成餅，攤貼太陽穴，用紗布包裹固定。

【功用】治頭痛。

療法七

【取穴】太陽、風池、風府。

【藥物】頭痛膏：羌活 45 克，獨活 45 克，赤芍 30 克，白芷 20 克，石菖蒲 18 克，蔥頭 5 莖。

【用法】諸藥混合粉碎過篩後，以蔥頭加水煎濃汁，入藥末調和成膏。取藥膏貼在太陽、風池、風府穴上，膠布固定，1 日 1 換。

【功用】治頭痛，遇風痛甚。

療法八

【取穴】太陽。

【藥物】生薑1塊。

【用法】生薑火內煨熱，切成4片，分貼前額及太陽穴，以手帕束之，涼則更換。第次15～20分鐘，每日2次，3～5日為1療程。

【功用】治風寒頭痛。

療法九

【取穴】阿是穴（頭痛處）。

【藥物】斑蝥（去頭足）3～5個。

【用法】上藥研末布包，貼痛處。起泡後用針刺破，使水流出。

【功用】治劇烈頭痛。

療法十

【取穴】百會。

【藥物】胡椒、艾葉各等份，蛋清適量。

【用法】上藥共為細末，用雞蛋清調為糊狀，敷百會穴。每日1換，5～7日為1療程。

【功用】治風寒頭痛。

注意事項

① 在應用過程中，如出現皮膚過敏，瘙癢潮紅，發出小水疱，應立即停用。

② 外敷時注意調節乾濕度，過濕容易外溢流失；若藥物變乾，須隨時更換，或加調和劑濕潤後再敷上。

療法十一

【藥物】胡椒、蔥白、白草霜各適量。

【用法】搗丸。納臍中出汗。

【功用】用於風寒頭痛。

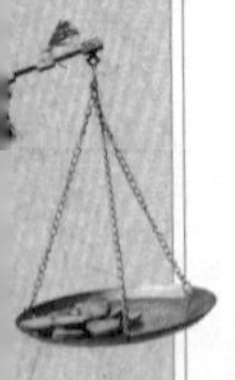

注意事項

① 在治療過程中有皮膚過敏，應暫緩使用；如出現皮膚潰瘍或應用 7 天以上仍無效者，應停止敷臍，改用他法。

② 在應用本療法加用熱敷或灸法時，要注意溫度適宜，防止燙傷。如見臍眼感染者，應立即停止，宜先控制感染。

③ 小兒應用本療法時，宜以繃帶紗布等固定，防止脫落。

④ 此法收效慢，可配合藥物內服、針灸、推拿等，以提高療效。

19. 塞鼻療法

塞鼻療法是將藥物製成適宜劑型（如湯、丸、散、膏等）塞入鼻內，由臭腔吸收以治療疾病的一種外治方法。

本療法在我國流傳已久。據傳扁鵲醫治產暈，就曾使用壺塞鼻療法。東漢張促景《傷寒雜病論》治療寒濕證時，有「內藥鼻中則癒」的記載。晉朝葛洪《肘後備急方》有「以綿漬好酒中須臾，置死人鼻中」的方法救治「猝死中惡」病症的治療經驗。

唐代孫思邈《千金要方》、《千金翼方》中，以藥末塞鼻，治療鼻塞、腦冷、流清涕、小兒鼻息肉。宋代《太平聖惠方》以刺薊、生地黃、生薑，同搗取法飲，而以藥渣塞鼻，以治鼻衄不止。以後歷代醫籍多有所記載。至現代，仍廣泛應用於臨床。

⑴ **龍珠丹**

【藥物】蚯蚓、片腦、麝香、生薑汁。

【用法】於農曆 5 月 5 日，取蚯蚓不拘多少，以片腦、麝香各少許，相和同研丸如麻子大。先以生薑法塗鼻中，再在兩鼻內各塞 1 丸，立癒。

【功用】治頭痛目暈及喉痺、纏喉風。

⑵ **華豐頭痛散**

【藥物】川芎、乳香、沒藥、細辛、石膏、天花粉、遠志各 6 克，冰片、全蟲各 3 克。

【用法】上藥共為細末，半瓶密封備用。用時水調綠豆大小丸粒，左側頭痛塞入右側頭痛塞入左側鼻孔，如全頭痛，可兩側鼻孔交叉使用，每日 3 次。

【功效】祛風活血，辛散通竅。治頭痛。

【療效】治療 22 例，治療 3 次臨床證狀恢復正常者 12 例（患病 1 年以上），治療 6 次臨床症狀基本消失 5 例（患病 2 年以內），治療 6 次以上症狀減輕者 3 例（患病 3 年以內），治療 6 次以上無效者 2 例。總有效率為 90%以上。

⑶ **頭痛塞鼻散**

【藥物】川芎、白芷、遠志各 50 克，冰片 7 克。

【用法】上藥研極細末，瓶裝密貯勿洩氣。用時以綢布或的確良一小塊，包少許藥末，塞入鼻孔，右側頭痛塞左鼻，左側頭痛塞右鼻。一般塞鼻 3～5 分鐘後，頭痛即逐漸消失，有的塞鼻得嚏後，自覺七竅暢通而痛止。

【功用】治偏頭痛。

⑷ **頭痛外治方**

【藥物】川芎、紅花、全蠍各 6 克，白芷、冰片各 5 克。

【用法】將上藥研麵，有紗布包好塞鼻孔。

【功用】發散行氣，活血開竅。主治各種內傷頭痛。

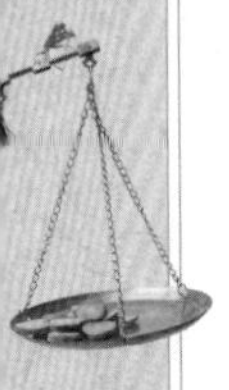

⑸ 瓜豆散

【藥物】瓜蒂 7 個，赤小豆 7 粒，丁香 3 粒，細辛 0.9 克，冰片 0.2 克，麝香 0.1 克。

【用法】上藥共為細末。將藥末取黃豆大放入鼻內，左痛放左，右痛放右。

【功用】治偏頭痛。

注意事項

① 要掌握塞鼻深度，過深容易引起打噴嚏，影響藥效，且容易滑入鼻腔深部而誤入氣道。

② 塞鼻藥物刺激性較強，須用紗布包裹，以減少刺激。

③ 用於頭痛、牙痛、眼病等疾患，一般左側患病塞左側鼻孔，右側患病塞右側鼻孔。

④ 塞鼻藥物須辨證應用，熱證當用涼性塞鼻劑，寒證當用熱性塞鼻劑。

⑤ 本療法不宜於兒童應用，以免引起不測。

20. 嗅鼻療法

嗅鼻療法，又稱「吸藥療法」，是將藥物研成極細末，吸入鼻內，使藥末直接作用於鼻黏膜而起到治療作用的一種方法。

本療法起源較早。唐代孫思邈《千金要方》中已有治黃疸，以「瓜蒂、秫米、赤小豆內著鼻中，痛縮鼻，須臾，當出黃汁，或從口中出法升餘，則癒」的記述。此後，《東垣試效方》、《衛生寶鑑》、《奇效良方》、《本草綱目》、《成涎病驗方大全》等醫籍均收錄不少前人的嗜鼻驗方，治療範圍也不斷擴大。

⑴ **透頂散**

【藥物】細辛 3 莖，瓜蒂 7 個，丁香 3 粒，糯米 7 粒，腦子、麝香各 0.3 克。

【用法】將腦子、麝香另研極細，前 4 味另研細末，然後共研令勻，用磁罐收貯密封。用時取 0.3 克嗅入鼻中，左痛嗅左，右痛嗅右，良久涎出則安。

【功用】治偏下頭風、夾腦風併一切頭風，不問年深日近。

⑵ **自然銅散**

【藥物】自然銅、黃柏各 15 克。細辛 0.3 克，胡椒 49 粒。

【用法】上藥為細末，每遇頭痛、頭風發時，先含水一口，後用藥 0.3 克嗅鼻中，左痛左嗅，右痛右嗅，罷吐去水，口咬著頭，瀝涎出為度。

【功用】治頭風疼痛至甚。

⑶ **一字散**

【藥物】乳香、延胡素、芒硝各 3 克，川芎 6 克，雄黃 9 克。

【用法】上藥為末，每用少許，左疼嗅左鼻，右痛嗅右鼻。

【功用】治偏頭風疼不可忍者。

⑷ **白芷散**

【藥物】鬱金 3 克，香白芷、石膏各 6 克，薄荷葉、芒硝各 9 克。

【用法】上藥為極細末，患者口含水，取藥末少許，鼻內嗅之。

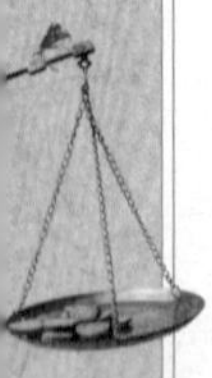

【功效】治頭痛。

⑸ **一粒金嗅鼻方**

【藥物】畢撥 45 克；青黛 60 克，藁本、玄胡索、白芷、川芎各 30 克，豬膽汁適量。

【用法】畢撥研末，豬膽法拌勻，再入豬膽內懸掛陰乾。另 5 味研末，和入畢撥末，用無根水和為丸。用時取 1 丸，長流水化開，嗅入鼻內。病人口咬銅錢，令涎出。

【功用】治偏頭風。

⑹ **松蘿散**

【藥物】松蘿茶、瓜蒂末各適量。

【用法】上藥研細末和勻，嗅鼻取黃水。

【功用】治濕氣頭痛。

注意事項

嗅鼻時用藥量須適宜，太多易引起打噴嚏，影響療效。此外也可中含茶水，以防藥物誤入氣道。

21. 吹鼻療法

吹鼻療法是將藥物研為細末，以小竹管或小紙管、噴藥器把藥粉吹入鼻內，經鼻黏膜吸收而治療疾病的一種方法。

本療法起源較早。早在漢代張仲景《傷寒雜病論》即載有吹鼻救猝死。晉代葛洪《肘後備急方》已有吹鼻與吹鼻取嚏之分。明代李時珍《本草綱目》、清代吳尚先《理瀹駢文》和《萬病驗方大全》等均收錄了許多頗有療效的吹鼻驗方，至今仍為醫家廣泛應用。

⑴ **三靈散**

【藥物】草烏、細辛各等分，黃丹少許。

【用法】上藥為極細末，每取少許，吹鼻中。

【功用】治八般頭風。

⑵ **細辛冰片散**

【藥物】細辛 6 克，冰片 0.3 克。

【用法】上藥共為末，吹入鼻孔內，立癒。

【功用】治頭疼。

⑶ **白芷細辛散**

【藥物】白芷、細辛、石膏、乳香（去油）、沒藥（去油）各等份。

【用法】上藥為末，吹入鼻中，左痛吹左，右痛吹右。

【功用】治半邊頭痛因風寒而起者。

⑷ **冰附散**

【藥物】製附子適量，冰片少許。

【用法】製附子不拘多少，研極細，再加冰片少許和匀，吹鼻內，至神至驗。

【功用】治偏風頭痛。

⑸ **馬牙硝方**

【藥物】馬牙硝 15 克，蘆薈少許，瓜蒂 3 枚，大羊膽 1 枚。

【用法】前 3 味研末，放入羊膽內線縛，暗處陰乾，取出研細備用。用時取少許吹入鼻內，左痛吹左，右痛吹右，每日 2～3 次

【功用】治腦風頭痛。

⑹ **穀精草散**

【藥物】穀精草、銅綠各 3 克，消石 1.5 克。

【用法】上藥分研細末，和匀。每用 0.4 克，吹入鼻中。左痛吹左鼻，右痛吹右鼻。

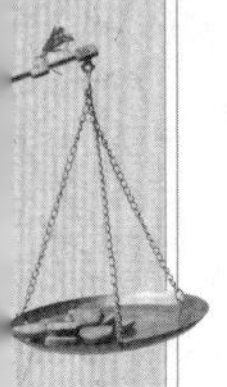

【功用】治腦風頭痛。

⑺ **桂辛散**

【藥物】桂枝、畢撥、細辛各 9 克。

【用法】上藥搗羅為散，患者口中含溫水一口，吹藥散 0.2 克於鼻中，左痛吹左，右痛吹右。

【功用】治腦風頭痛。

⑻ **點頭散**

【藥物】細辛、高良薑、瓜蒂各 0.3 克，消石 15 克。

【用法】上 4 味搗研為細散，令患者口中含水，取藥末 0.2 克入鼻中。

【功用】治腦風頭痛。

注意事項

① 吹藥時，令患者口含水或吹時暫時屏氣，以防藥物誤入氣道，引起嗆咳。

② 吹鼻時應防止患者打噴嚏而影響療效。

③ 若吹鼻後鼻部感到嚴重不適應，則需停止應用。

22. 取嚏療法

取嚏療法，又稱「抹入取嚏療法」，是透過藥物對鼻黏膜以刺激和吸收，使之連續不斷地打噴嚏，從而達到祛除病邪、治療疾病的一種方法。

本療法流傳很久。早在西漢時期，淳于意即用以治療婦人產後血厥。晉代葛洪的《肘後備急方》救猝死方載：「取皂莢豆大，吹其鼻中，嚏則氣通矣。」宋代醫家劉則把藥物製成丸劑，用時以乳汁或水化開滴鼻取嚏。臨床應用多用於急救，隨著歷代醫家的不斷探索和總結，其臨床診治應用範圍逐漸擴大。清代醫家吳尚先《外治醫說》載：「太凡上焦之病，以藥為末，鼻取嚏發散為第一捷法，不獨通關急救用聞藥也。

⑴ **川芎芷燉魚頭**

【處方】鱅魚頭1個，川芎3～9克，白芷6～9克。

【用法】三味共燉。

【功用】祛風止痛。主治男女風痛。

⑵ **杞子燉羊腦**

【處方】杞子30克，羊腦一副。

【用法】清水適量，隔水燉服，調味飲服。

【功用】補腦止痛。主治血虛頭痛。

注意事項

① 食慾不振、消化不良者，慎用本法。

② 注意服藥食忌。

23. 藥茶（飲）療法

⑴ **夏枯草茶**

【處方】夏枯草30克。

【用法】將夏枯草用水煎服，以之代茶飲。

【功用】清肝降火。主治肝陽頭痛、眩暈、煩躁易怒、睡眠不寧等。

⑵ **菊花龍井茶**

【處方】菊花10克，龍井3克。

【用法】將上2味共放茶杯內，開水泡飲，1日1次。

【功用】疏散風熱，清肝明目。主治肝火頭痛、早期高血壓、眼結膜炎等症。

⑶ **抗菊糖茶**

【處方】菊花15～30克，白糖適量。

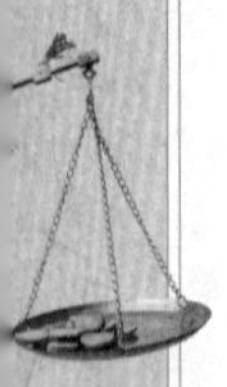

【用法】熱開水沖泡，代茶飲服。

【功用】祛風鎮痛。主治風熱頭痛。

⑷ **川芎糖茶**

【處方】清水一碗半煎至一碗，去渣飲用。

【功用】祛風止痛。主治風寒頭痛，血虛頭痛。

⑸ **山楂荷葉茶**

【處方】山楂 30 克，茶葉 12 克。

【用法】加清水二碗煎至一碗，去渣飲用。

【功用】解暑止痛。主治肝火頭痛。

注意事項

① 辨證施茶。

② 應長其少量飲用，不可一次大量飲用，否則有害無益。

24. 沐浴療法

沐浴療法是將身體浸泡在水中或藥液中洗浴以治療疾病的一種方法。

本療法已流傳數千年。《禮記・曲禮》載：「頭有瘡則沐，身有瘡則浴。」《內經》也載有「摩之浴之」的治療方法。東漢時期《金匱要略》較詳細地描述了本療法，如「百合病一月不解，變成渴者，百合洗方主之……百合一升，以水一斗，漬之一宿，以洗身」。唐朝，本療法有一定發展，《千金翼方》記錄了治療風痺、癮疹的十餘種沐浴方法。同時，本療法也成為一種保健養生和常用方法。衍至明清時期，則進一步得到了發展，應用範圍也有所擴大，《醫部全錄》、《理瀹駢文》等收錄本療法頗為詳盡。

祛風清上洗藥方

【藥物】防風 10 克，川芎 6 克，白芷 6 克，薄荷 3 克，桑葉 6 克，甘菊 4.5 克，天麻 3 克。

【用法】用水熬透。洗頭

25. 藥枕療法

藥枕療法是將藥物作為枕芯裝入枕中，或自製薄型藥袋置於普通枕頭上，睡時枕用的一種治療方法。

本療法流傳很久。晉代葛洪《肘後備急方》中就有用蒸大豆裝枕治失眠的記載。唐宋時期始有了較大的發展，孫思邈《千金要方》載：「治頭項強不得四顧方，蒸好大豆一斗，令變色，內囊中枕之。」李時珍《本草綱目》載：「綠豆甘寒無毒，作枕明目，治頭風頭痛。」清代劉灝《廣群芳譜》載：「決明子作枕，治頭風明目勝黑豆。」吳尚先《理瀹駢文》則記述各類藥枕的臨床應用。

近年來，藥枕療法更受重視，發展很快，並出現了磁中枕、催眠枕、抗衰老枕、維康保健枕等。

⑴ **吳萸枕**

【藥物】吳茱萸葉 2000g。

【用法】將吳茱萸葉蒸熱，裝入枕芯，亦可將吳茱萸棉布包裹，做成藥枕。令病人枕之，藥枕對準風府、風池穴尤佳。

【功用】散寒止痛。主治風寒頭痛。

⑵ **菊荊枕**

【藥物】蔓荊子 100 克，甘菊花 100 克，細辛 75 克，香白芷 75 克，川芎 75 克，白朮 50 克，通草 100 克，藁本 75 克，石菖蒲 100 克，黑豆 150 克，羚羊角 10 克，犀角 5

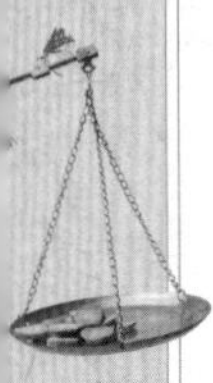

克。

【用法】將羚7羊角、犀牛研成粗末，餘藥一起烘乾，研成粗末，諸藥混勻，裝入枕芯，製成藥枕。令病人側臥枕之。

⑶ **清肝枕**

【藥物】抗菊花500克，冬桑葉500克，野菊花500克，辛夷500克，薄荷200克，紅花100克，冰片50克。

【用法】上藥除冰外，烘乾，共研細末，兌入冰片和勻，紗布包裹，裝入枕芯，製成藥枕。令病人枕之。

【功用】平肝潛陽。主治肝陽頭痛。

注意事項

① 如有藥物過敏者停用。

② 須長期應用有效。

③ 急、重病配合其他療法。

26. 香佩療法

香佩療法是將芳香性藥物裝入小布袋或荷包內，佩戴在身上以防治疾病的一種方法。

本療法有悠久的歷史，春秋戰國時期就有佩戴芳香性植物以防穢避邪的記載，《山海經・西山經》載：「薰草……佩之可以已疣。」從《荀子》、《楚辭》的記載考察，本療法在當時已成為民間的一種傳統習俗，不僅有較好的治療作用，而且所用的蘭花、薰草等也是當時流行的飾品和芳香劑。漢代《中藏經》已有較多的治療經驗總結，如用降囊盛安息得末防治傳屍、肺痿、時氣、瘴瘧等。至明清時期，本療法更有發展，李時珍《本草綱目》中載有用麝香做成得佩，以治療惡夢紛紜之證。據吳尚先的《理瀹駢文》記載，一些藥堂已製作專門香佩出售，供人防治疾病。

現本療法仍廣泛流行，如江南地區在端午時節，習慣將芳香性藥物碾成細末，裝在精製的布袋內，佩戴在兒童胸前，或掛在床邊、童車上，以避穢防病。

臨床應用

① 取附子 30 克研末，與艾絨適量和勻，裝在布袋或瓶中，帶在身上，時時聞嗅。

② 取川芎茶調散（市售）1 瓶，裝入布袋內，帶在身上，經常聞嗅。

③ 取白胡椒 30 克、黑豆 7 粒，先研細末，與鮮薑 120 克、大棗（去核）7 根一起搗爛，裝入布袋。帶在身上。經常嗅聞。適用於偏頭痛。

④ 取畢撥 15 克、冰片 3 克，共研細末，裝入布袋內，放在上衣口袋中，每天嗅聞 5～8 次。左邊頭痛用右鼻嗅，右邊頭痛用左鼻嗅。適用於偏頭痛。

⑤ 取鵝不食草揉成軒，裝入布袋，帶在身邊，時常嗅聞。

⑥ 取陳艾絨一軒如雞蛋大，裝入布袋，帶在身上，時時嗅聞，以鼻出黃水為度。

注意事項

① 對藥物氣味過敏者，不宜使用。

② 凡危急重症患者，不宜使用本療法。

③ 保持香佩的芳香乾燥。當藥物佩帶時間過長，氣味淡薄時，當及時更換藥物。

④ 製作香佩不宜用過厚過密的布，也不宜用化纖類布，宜用稀薄棉布或紗布、絹等縫製，以利散發藥物的氣

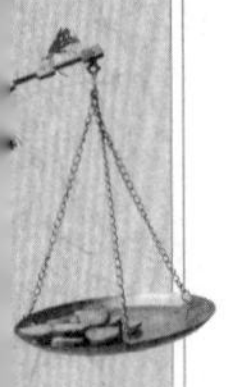

味。

⑤ 注意佩帶部位的舒適。佩帶在頸部、頭部應鬆緊適宜，不宜過緊。

27. 梳頭療法

梳頭療法是用木梳梳頭，以此防治疾病的一種治療方法。

梳頭早已成為人們的一種生活習慣，後逐漸被用於防治疾病。據傳宋代文學家蘇東坡，常每天早晨用手指梳頭二三百次，藉以醒腦提神，保健延年。清代吳尚先《理瀹駢文》中指出：「梳髮，疏風散火也」。

臨床應用

取木梳每天梳頭 3 次，每次 10 分鐘，先慢、輕，逐漸加快加力，10 天為 1 療程。主要適用於血管神經性頭痛。

注意事項

① 本療法見效較慢，患者不可操之過急，要持之以恆。

② 木梳不能用塑料或金屬製品，以桃木梳為最佳。

③ 梳頭時，開始不能用力過猛，宜先輕後重，先慢後快，以免刮破頭皮。

④ 凡治療頭部以下的疾病，不宜用此療法。如頭面部有瘡癤、癰腫、潰破者，應停止本療法，等病癒後再進行。

⑤ 在治療的同時，可以配合以藥物、按摩、針灸、指針、點穴等以求儘快取效。

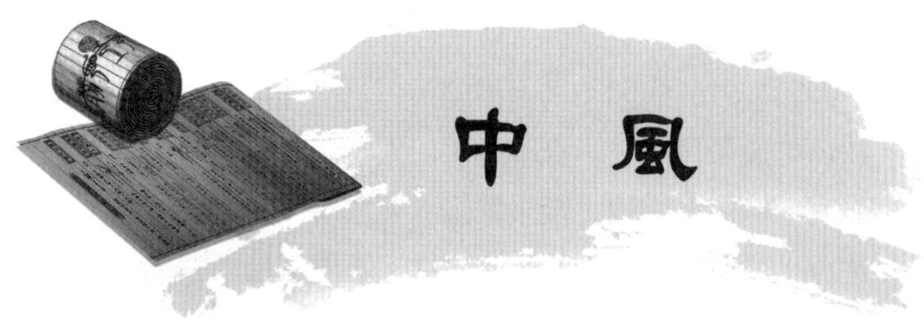

中風

一 腦中中風的概念

我國民間俗稱的「中風」是以猝然（突然）昏厥（昏倒），不省人事，四肢抽搐伴發口角喎斜、口吐白沫、語言不利、出現半身不遂等為主要症狀的一類疾病，因發病急驟，表現多端，病情變化迅速，與風之「善行數變」特點相似，故我國傳統醫學上稱「中風」。

現代醫學研究發現：這類疾病是由腦部血管突然的血液循環障礙所引起的一類來勢凶猛的急性腦血管病，又叫「腦卒中」。可以是腦血管的血栓形成、腦栓塞所致，也可心是腦血管破裂產生的腦出血和原發性蛛網膜下腔出血引起，在西醫學上前兩者即腦血栓和腦栓塞為「缺血性」腦血管病；後兩者即腦出血和原發性蛛網膜下腔出血為「出血性」腦血管病；常常伴有突發的神經系統症狀。

臨床上的高血壓、動脈硬化、腦血管畸形、腦動脈瘤等患者可在各種誘因存在時導致腦血管破裂出血形成出血性腦血管病；而風濕性心臟病、心房顫動、細菌性心內膜炎、頸動脈硬化伴斑等患者由於瓣膜、心腔或動脈壁上的新生物、血栓或斑塊脫落隨血液流動進入腦血管，也可以由於腦血管病自身病變形成血栓，堵塞顱內某血管，形成缺血性腦血管

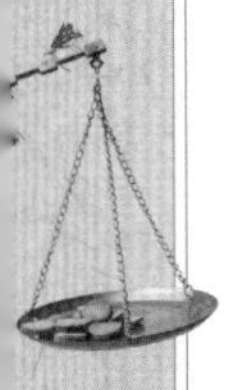

病。

兩類型成的病因和誘因不同，但可引起類似的神經系統症狀，如頭暈目眩、半身不遂、口眼喎斜、嘔吐等，因為急性發病，病情演變快，後果嚴重，死亡率高，需要積極預防和治療，所以中醫學上的「腦中風」實際就是西醫學上的急性腦血管病，即「腦卒中」。

二 中風的發病機理

(一) 病　因

1. 高血壓

高血壓是本病病因，中風是結果，高血壓會使血管的張力增高，也就是將血管「鬆綁」，時間長了，血管壁的彈力纖維就會斷裂，引起血管壁的損害，使血液中的脂質物容易浸透到血管內膜中，這些都會使腦動脈降低彈性，動脈內膜受到傷害，造成動脈硬化、動脈變硬、變堅、管腔變窄。

而腦動脈的外膜和中層自身就比身體其他部位動脈的外膜和中層要薄。在腦動脈硬化病變的基本上，當病人的血壓突然升高，就很容易引起中風。

高血壓病患者：據報導血壓的高低和高血壓持續時間與腦中風的發生率成正比關係。因此，高血壓是目前公認的引起腦中風的首要危險因素。無論有無症狀，如果持續增高的血壓長期得不到控制，腦血管的病變會日益加重，將大大增加中風的發生機會。

2. 糖尿病屬於中風疾病的易患因素之一

據資料統計，約有 20%的腦血管病患者同時患有糖尿病，而且糖尿病腎病患者動脈硬化的發生率較正常人要高 5 倍，因為糖尿病患者胰島 β 細胞分泌胰島素不足，使葡萄糖、脂肪和蛋白質代謝紊亂，其中以糖代謝紊亂為主。胰島素不足使葡萄糖轉化為脂肪而使葡萄糖的儲存量削減，大批脂肪被合成甘油三酯和游離脂肪酸，尤以膽固醇增添更加明顯，以致形成高血脂症，加快妊娠糖尿病患者動脈硬化，這是一個值得注意的問題。

個別來講，糖尿病是患者常伴隨微血管病變和大動脈硬化兩種病變。

3. 糖尿病患者

糖尿病也是常見病和多發病，糖尿病的併發症中微血管病變是常見的，並且糖尿病會合併心腦血管疾病，從而使動脈硬化加重，增加血液黏度，使中風的發生機會明顯增加。而且一旦糖尿病患者出現中風，其恢復程度和預後較非糖尿病患者明顯差。因此，預防糖尿病非常重要。

4. 肥胖身形

臨床觀察發現，肥胖者與常人相比，發生中風的概率要高 40%。為何胖人容易產生中風呢？與肥胖者排泄和代謝功效的紊亂，血中膽固醇、甘油三酯增高，高密度脂蛋白水平下降等因素有關。

除此之外，胖人經常伴隨糖尿病、高血壓、冠心病等疾病，這些都是中風的危險因素。

5. 肥胖與飲食不節者

飲食習慣和體型在腦中風的發生中有重要的作用，因為高脂、高鹽、低鈣飲食對腦血管是非常不利的。食用過多膽固醇和脂肪酸飲食將造成高血脂症，促進動脈硬化的形成，高鹽飲食可導致高血壓。

近年來，人們已開始認識到，低鈣飲食不但會造成骨質疏鬆的發生，還與高血壓、動脈硬化有密切關係，所以日常生活中的飲食習慣以及肥胖均是腦中風的危險因素。

6. 吸菸與酗酒者

眾所周知，吸菸的危害主要是可增加肺癌的發病率，吸菸對腦中風的致病作用也不可忽視。菸草中的成分尼古丁可導致高血壓、血液黏度增加，並使動脈硬化程度加重。同樣長期大量飲酒也是有害的。菸中有大量的尼古丁，尼古丁可以使人的體重減輕、食慾減退，但同時又有胰島素抵禦和皮質醇增加。

7. 中老年人

隨著年齡的增長，全身血管包括腦動脈彈性會下降，發生動脈硬化，即隨著年齡的增加腦動脈硬化的發生率增加，甚至動脈斑塊和狹窄形成。

所以，中老年人是心腦血管病的高發人群，加上老年人活動少，同時存在類似高血脂、心臟病、糖尿病、高血壓等多種危險因素。

現代科技的飛速發展，人們整體生活水準的提高，醫療技術水準不斷提高使人的壽命得以延長，社會出現老齡化，從而使腦中風的相對發生率日趨提高。

8. 有家族史或遺傳傾向的人

如高血壓、高血脂、肥胖等疾病均有遺傳傾向，而這些疾病是導致腦中風的危險因素，因此，有上述遺傳傾向的人，需要及時有效的控制血壓，降低血脂和控制體重，使其保持在正常範圍，以降低腦中風的發病概率。

（二）中醫對中風病的認識

1. 情志鬱怒

五志過極，心火暴甚，可引動內風而發卒中。臨床以暴怒傷肝為多，因暴怒則頃刻之間肝陽上亢，氣火俱浮，迫血上湧，則其候必發。

至於憂思悲恐、情緒緊張，均為本病的誘因。

2. 飲食不節

過食肥甘醇酒，脾失健運，聚濕生痰，痰鬱化熱，引動肝風，夾痰上擾，可致發病，尤以酗酒誘發最烈。

3. 勞累過度

《素問・生氣通天論》說：「陽氣者，煩勞則張。」即指人身陽氣，若擾動太過，則亢奮不斂。

本病亦可因操勞過度，形神失養，以致陰血暗耗，虛陽化風擾動為患。再則縱慾傷精，水虧於下，火旺於上，亦是發病之因。

4. 氣候變化

本病一年四季皆可發生，但與季節氣候變化有關，入冬驟然變冷，寒邪入侵，可影響血循行。《素問・調經論》謂「寒獨留，則血凝泣，凝則泳不通……」是以容易發病；或開春驟然轉暖之時，正值厥陰風木主冷，內應於肝，風陽暗動，亦可導致本病發生。

5. 風陽動越

內風因臟腑陰陽失調而生，所謂：「五臟之性肝為暴，肝木橫逆則風自生，五志之極皆生為，火焰升騰則風亦動，推之而陰虛於下，陽浮於上，則風以虛而暗煽，津傷液耗，

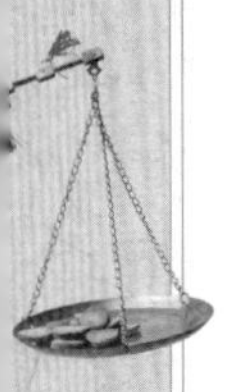

營血為充則風以燥而猖狂。」此論明確提出熱極可以生風，血虛液燥可心動風。內風旋轉，必氣火俱浮，迫血上湧，致成中風危候。

6. 五志化火

《素問玄機原病式・六氣為病》說：「所以中風癱瘓者，非謂肝木之風實甚而卒中也，亦非外中於風雨，由於將息失宜而必火暴甚，腎水虛衰，不能制之，則陰虛陽實，而熱氣拂鬱，心神昏冒，筋骨杯用，而卒倒無所知也，多因喜怒思悲恐之五志有所過極而卒中者，由五志過極，皆為熱甚故也。」此闡發了「心火暴甚」和「五志過極」可以發生卒中。

7. 痰阻脈絡

痰分風痰、熱痰、濕痰。風痰係內旋動，夾痰橫竄經絡，蒙閉心竅而發病；熱痰乃談濕內鬱使然，《丹溪心法・中風》謂：「由今言之，西北兩方，亦有真為風所中者，但極少爾。東南之人，多是濕土生痰，痰生熱，熱生風也」；濕痰則常由氣虛而生，多在中風恢復期後遺症時，因氣虛濕痰阻絡而見半身不遂、言語不利之症。

8. 氣機失調

對中風發病 ，東垣有「下氣自虛」之說。蓋氣虛既可生痰，又可因氣虛運行不利使血行阻滯；而氣虛則化火，火盛陰傷而致風動；氣逆則影響血行，若血隨氣逆上壅清竅，則使肝風動越。故凡氣虛、氣鬱、氣逆與痰濁瘀血莫不相關，而為發病之重要機理。

9. 血液瘀滯

血瘀之成，或因暴怒血菀於上，或氣滯血不暢行，或因氣虛運血無力，或因感寒收引凝滯，或因熱灼陰傷，液耗血滯等。本病之病機以暴怒血菀或氣虛血滯最為常見。

（三）中風病的臨床典型症狀以及機理

1. 昏迷、不省人事

醫學上稱意識障礙，以出血性腦中風為多見，據報導60%～80%的腦出血病人有意識障礙。腦出血根據部位不同也不同，在腦出血中如果是腦幹和小腦出血意識障礙較嚴重，腦室出血時病人很快昏迷，而蛛網膜下腔出者較輕。

在缺血性腦梗者很少有昏迷，只有大面積腦梗時才會有意識障礙。

2. 偏癱、半身不遂

從醫學上講是指一側上下肢及同側肢體和面部肌內運動障礙，也是腦中風的常見症狀，程度可輕可重。有不完全癱瘓和完全癱瘓之分，不完全癱瘓是輕癱，患者可以扶牆行走；完全癱瘓時病人自己不能活動，為全癱，如果從不完全癱瘓變為完全癱瘓，說明病情加重。

3. 失　語

即為語言障礙，是腦中風時損害了負責語言功能大腦半球的語言中樞，可以有不同類型和不同程度的語言障礙。如果腦中風者喪失了語言表達能力，不會說話，但能理解別人講話的意思為醫學上的運動性失語；如腦中風者聽不懂別人講話的意思，但可心說話，只不過是答非所問為醫學上的感覺性失語；如果腦中風患者既聽不懂別人說話的意思也不能自己說話者為混合性失語；還有一種腦中風患者是能理解別人的意思，也能說話，還能說出物品的性質和用途，唯獨不能說出物品的名稱，這一類失語為命名性失語。

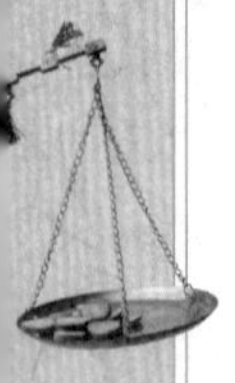

4. 頭　痛

是腦中風患者的常見症狀，無論是混血性還是出血性腦中風患者，頭痛往往是首發症狀，但表現也略有區別，如蛛網膜下腔出血者為滿頭部劈裂樣疼痛；腦出血者由於血液直接刺激腦膜和腦的疼痛區，大部分病人從一側開始，逐漸隨著顱壓增高，出現全頭痛，為劇烈疼痛；缺血性腦中風的腦梗患者頭痛多較輕，大面腦梗合併顱內壓增高時可出現劇烈痛。

5. 嘔　吐

也是腦中風的常見症狀，特別多見於出血性腦中風。腦出血時顱內壓高，引起嘔吐，蛛網膜下腔出血時常為噴射狀嘔吐，如果嘔吐物為咖啡色是上消化道出血的表現；缺血性腦中風時嘔吐症狀不明顯，除非有大面積腦梗併發顱內壓增高時出現嘔吐症狀。

6. 此外腦中風的症狀還有

牙關緊閉或目合口張、手抖肢冷、大小便失禁等。這同樣取決於病變的部位和程度，腦中風表現眾多，且不是所有中風病人都會發生以上症狀。

不是每個患者身上都有上述表現，腦中風的部位、類型不同可有不同的表現，如腦中風發生在大腦半球，表現對側面癱，舌癱，肢體偏癱與偏盲；發生在小腦，主要表現劇烈眩暈，站立不穩，眼球震顫等；發生在腦幹的病變臨床表現較複雜，主要為交叉性癱瘓，病灶同側嘴歪，舌斜，對側肢體偏癱，感覺減退。臨床上有經驗的專科醫生可以根據臨床的表現來診斷是否是腦中風以及大體推斷腦中風是哪一部分血管病變引起的。

當然上述任何一個或多個症狀出現時一定要及早找神經科的專科醫生來進行診斷和鑑別診斷，除外其他疾病引起的類似症狀及早得到診斷和治療，可降低死亡率和致殘率。

7. 腦中風的表現形式——腦動脈硬化症

腦動脈硬化症是指腦部血管瀰漫性硬化，管腔狹窄及小血管閉塞，致使供應腦部的血流減少，腦組織長期處於慢性供氧不足狀態，神經細胞變性、壞死，最後產生腦萎縮。

腦動脈硬化症是中老年較覺的神經系統疾病，其臨床特點為進行性腦功能衰退，開始表現為神經衰弱症候群，逐漸發展為瀰漫性器質性損害症狀，是產生腦血管閉塞或破裂的重要因素之一。

腦動脈硬化是全身動脈樣硬化的一部分，因此，腦動脈硬化時，患者往往合併有主動脈、冠動脈、腎動脈和周圍動脈硬化。通常腦動脈硬化較主動脈、冠動脈硬化出現晚，一旦發生腦動脈硬化，則其進展速度較主動脈、冠狀動腦硬化為快。

本病的發病年齡多在 50 歲以上。而 65 歲以下者男性多於女性，女性患者多發生在絕經期以後。有關文獻表明，從 20 歲開始腦動脈彈性逐漸減退，30 歲起逐漸增多，40 歲以後更為明顯，而 50 歲以後則幾乎恆定存在。約 90%以上的老年人，都有不同程度的腦動脈硬化，但並非每個人都表現腦動脈硬化症。

發病原因與高脂飲食、脂肪代謝紊亂及高血壓等因素有關。在這些因素的綜合作用下，腦的各種類型的動脈管壁變性和硬化，管腔變窄，腦組織長期處於慢性供血不足狀態，最後導致腦萎縮。

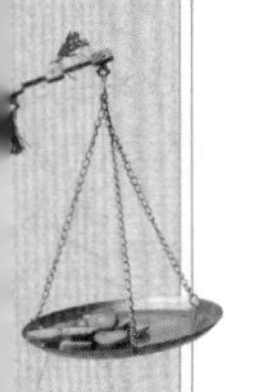

腦動脈硬化症的臨床表現與腦動脈硬化的程度有密切關係。早期表現為神經衰弱症候群，如頭疼、頭暈、易疲勞、易激動、焦慮、緊張、眨眼障礙、反應遲鈍、精力不集中、記憶力及理解力減退、工作效率低。

隨著病情的發展，症狀越來越明顯，可產生短暫性腦缺血發作，表現為短暫性眩暈及短暫性失語，中樞性面癱和精神症狀等。一般症狀在 5 分鐘內達高峰，一次性發作持續時間為 5 分鐘～20 分鐘，24 小時內完全恢復無後遺症，但可反覆發作。病情再進一步加重，可引起痴呆，定向力、計算力、記憶力障礙。逐漸發展為腦瀰漫性器質性損害症狀，如行走困難和進行性加重的痴呆等。

腦動脈硬化是發生腦血管病的病理基礎。因此，早期預防，改善腦的備註供應，糾正脂質代謝紊亂，不僅能減輕腦動脈硬化所出現的各種症狀，而且可防止病情繼續進展，預防腦管病的發生。

首先要注意生活規律，勞逸結合，避免精神過度緊張，可參加一些力所能及的體力勞動和體育鍛鍊，改善血液循環，增強體力，調整血脂代謝。如果出現短暫性腦缺血發作，應臥床休息，頭取自然位置，避免左右轉動，以免引起頭昏和不適感。

飲食應給予營養豐富易於消化的食物。蛋白質品質要高，維生素充足，多吃五穀雜糧。適當吃糖，糖多可誘發糖尿病，升高血脂，促進肥胖。少吃食鹽，少吃含膽固醇高的食物，多吃豆製品、蔬菜、水果等，可補充身體內的維生素 C，調節膽固醇代謝過程，防止動脈硬化的發展。多吃含碘豐富的食品，如海帶、紫菜等，碘可以減少膽固醇在動脈壁上的沉積。

實踐表明體育療法對治療及預防腦動脈硬化具有顯著效果。常用的項目有：太極拳、氣功、太極劍，自由散步及自我按摩，日常文體活動都可採用，儘量達到精神寧靜、全身鬆弛，對改善症狀，調節機能和腦部血液循環等頗有益處。

配合醫生，積極採用降血脂治療及血管擴張劑、抗血小板凝聚劑及對症治療。抗凝治療時，應密切觀察有無出血傾向，如口腔黏膜、齒齦、皮下出血、胃腸道出血等。

對於高血壓的病人，應定時間、定部位、定期用血壓計測量血壓，觀察其動態變化，以便採取有效可行的措施。培養良好的性情修養，性格開朗、寬容、平靜，不觀看刺激的體育競賽，避免過度的情緒激動。

腦動脈硬化證的病人應定期到醫院複查。

（四）腦血栓形成

腦血栓形成是指在腦動脈管壁病的基礎上，發生血液的有形成分凝聚，使管腔狹窄或閉塞，引起該動脈供血區的腦血液循環障礙，導致腦缺血或梗塞。本病是腦血管意外（腦卒中、腦中風）中最常見的一種。

腦血栓形成最常見的病因是動脈硬化，且常伴有高血壓，其次是結核、風濕等引起。若有血液黏滯性增高，凝固性增高（如脫水、紅細胞增多症），血壓降低（如用降壓藥過量），休克和心動過緩，心功能不全，外傷等因素則更易促進血栓形成。

血栓形成後，腦血流受阻，受累動脈供應區局部急性血液中斷，缺血缺氧，軟化壞死，出現相應的神經系統症狀，

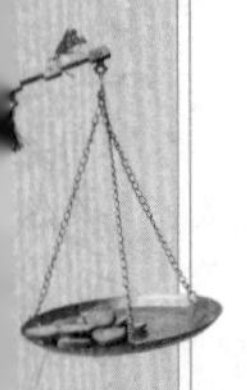

常出現偏癱、失語。

本病多發於 50 歲～60 歲以上患者有動脈硬化的老年人，常伴有高血壓、冠心病。腦血栓形成前，往往有短暫性腦缺血發作史。常在安靜狀態下或睡眠中發病，醒來後發現偏癱，因此時的血壓偏低，血流緩慢。

通常發病，生命體徵平穩，但如果為大血管急性血栓的重症患者，可因廣泛缺血水腫而伴有顱內壓增高，甚至產生腦疝，危及生命。

如頸動脈區發生血栓，表現為同側半球受累，出現對側中樞性偏癱和感覺不對勁如椎一基底動脈系統血栓，表現為腦幹和小腦受累，常有交叉性癱瘓和交叉性感覺障礙，並伴有眩暈、複視、眼球運動障礙、吞嚥困難、共濟失調等。而大面積或多部位梗塞可引起全腦功能下降，精神導演甚至痴呆及其他嚴重併發症。

急性期病人應絕對臥床休息。病情危重昏迷者發病後 24 小時～48 小時後可給予鼻飼流質食物。神志清醒而無吞嚥困難者給流質飲食或半流質飲食。嚴密觀察病情而無吞嚥困難者給流質飲食或半流飲食。嚴密觀察病情變化及用藥後反應。

使用鏈激酶或尿激酶溶栓治療者，注意觀察有無發熱、頭痛、寒戰或過敏反應，觀察有無出血傾向。

凡給病人注射時，應一針見血，拔針後應按壓針孔，以防皮下出血。保持呼吸道暢，防治呼吸道感染；注意做好皮膚護理，預防褥瘡發生；調整血壓，急性期病人的血壓應維持在發病前平時所測的水平，如血壓過低，可減少腦血流灌注量加重梗塞。

腦血栓形成一週後，如無嚴重合併症（如肺炎，褥瘡等），神志日漸清醒，應儘早開始康復鍛鍊，甚至急性期即可進行癱瘓肢體的被動運動。大量臨床實踐和康復理論研究證明，人體完全臥床不動 2 週，肌力會降低 40%，還可伴發肌肉萎縮，關節攣縮，心臟貯備能力降低等。因此，儘早開始坐位和站位訓練。早期開始扶行和獨行訓練，對改善預後，減少致殘率極為重要。

除早期被動早期主動活動訓練外，還可輔以針灸、按摩推拿、理療等方法促進癱瘓肢體恢復運動。應堅持早期進行語言訓練，應耐心地從頭教起。

急性期患者因突然遭遇嚴重打擊，甚至存在生命危險，往往敏感、多疑、焦慮不安、極度害怕和恐懼心理，都迫切渴望得到及時的治療，以挽救、保存自己的生命。所以護理人員要想病人所想、急病人所急，與醫生密切配合。以高度的責任心，嚴肅認真地進行搶救工作，從而增強病人的信任感和安全感，緩解病人的緊張心理。積極主動關心他們，使他們對自己的疾病有一個正確的認識，從而鼓起戰勝疾病的勇氣。

隨著疾病的恢復，後遺症的出現並出現合併症，病人往往會感到給家庭成員、親友帶來不少麻煩，心理上會出現內疚、自責，甚至消極悲觀，時常表現得暴躁、怒氣沖沖。所以工作人員及家屬要耐心引導病人，熱情關心他們，體諒和同情他們，對病人的無禮表現，應給予深切的理解，贏得病人依賴和尊敬，從而密切護患關係，再來開導啟發病人，鼓勵和幫助他們戰勝疾病的信心，樹立他們的勇氣，勇敢地接受現實，主動配合治療。

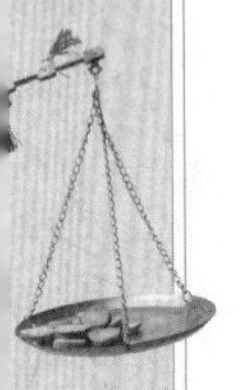

本病的預防主要是對腦血栓的危險因素動脈硬化、高血壓、高血脂、糖尿病以及短暫性腦缺血發作進行治療。應注意血壓不要降低過快過多，特別是老年高血壓患者服降壓藥時要注意。老年人有嚴重腹瀉、大汗、失血等情況時，要注意及時補液，防止血容量不足、血液黏度增高、血液流動緩慢等。

氣溫突變時要注意隨時增減衣服，保持生活規律，情緒平穩，避免過度疲勞、興奮、憂恐、憤怒等。為了防止復發應選擇低脂飲食，並在醫生指導下，按時服用血小板凝集藥物。

三 腦栓塞

腦栓塞是指腦外其他系統的栓子如血液中異常的固體、液體、氣體等隨血液進入腦動脈造成血流阻塞，引起相應供血區腦組織的缺血壞、腦功能障礙。屬於缺血性腦梗塞的一種。約占腦血管意外發病率的 15%～20%。

按栓子的來源不同，可分為心源性、非心源性、來源不明三大類。其中絕大多數栓子來源於心臟，如風濕性心臟病，心肌梗塞，特別是併發心房顫動或心力衰竭時，血流緩慢瘀滯，易發生附壁血栓，血流不規則易使栓子脫落進入腦血管形成栓塞。

近年來心臟病的發展，增加了心源性腦梗塞的發病。非心源性也是腦栓塞的重要因素，如長骨骨折 引起脂肪栓塞，各種原因引起的空氣栓塞，異物栓塞，癌細胞栓塞，寄生蟲卵栓塞等。

少數病例雖經檢查仍未明確栓子的來源。臨床上引起中老年腦栓塞的病因多見於冠心病及大動脈病變。年齡多發生在 65 歲以下，男性多於女性。

腦栓塞起病急劇，是急性腦血管病發病最快的一類。一般發病無明顯誘因，安靜和活動時均可發病。常無明顯前驅症狀，偶有頭痛、嘔吐，少數有驚厥發作，短暫的意識喪失，在數秒或數分鐘之內症狀即達高峰，常有偏癱、半身麻木、失語等。如果栓塞病源未能消除，有反覆發病的可能，2/3 的病例可在首次發病後一年內復發。

CT（電腦斷層掃瞄攝影的簡稱）對診斷腦栓塞極有幫助，缺血性梗塞在 CT 上呈低密度改變，一般在發病 48 小時後比較明顯。出血則表現為高密度區，高密度影持續 1 週～3 週後消失，然後變成低密度影，常在起病後數小時內即可顯示病灶。

腦栓塞的治療不能只滿足於挽救生命，存活的栓塞患者後遺症較多，文獻報導，約 70%的病人有肢體偏癱或其他後遺症，生活不能自理，語言障礙，有待繼續康復治療及護理。

腦栓塞急性期病人應臥床休息。如空氣栓塞應取頭低位，並向左側臥位，避免更多的氣體栓子到腦部、左心室。給低鹽營養豐富易消化的飲食。吞嚥困難者給予鼻飼飲食，注意觀察心率、心律、血壓的變化。

嚴格觀察神經系統的症狀與體徵，如突然失語，癱瘓肢體加重，意識逐漸不清，提示有新的栓塞形成，應及時通知醫生。呼吸困難者，給予氧氣吸入。應用血管擴張劑和抗凝治療時，注意觀察有無出血傾向。

大多數病人經醫院治療後，恢復期多出院回家繼續療

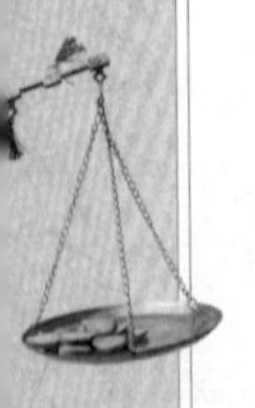

養，尤其是偏癱後遺症的患者，更喜歡在家休養和治療。因此，家屬必須懂得如何為病人創造一個良好的休養環境，使病人能早日康復。

病人居住的房間最好是向陽的，以保證有充分的日照，空氣流通。注意美化環境，可養兩盆鮮花，帶給人生機。室內家具儘量簡單，給病人留下活動與鍛鍊的地方，保持室內整潔衛生。

有嚴重偏癱後遺症的病人，大部分時間是在床上度過的。所以，每 2 小時～3 小時要給病人翻身 1 次，翻身時避免拖、拉、推等動作。注意保持床鋪乾燥、平整無渣屑。消瘦的病人可在骨隆突處墊海綿圈或氣墊，緩解組織受壓，預防褥瘡發生。

腦栓塞病人進餐時儘量與家人共同進餐。因為對老年人來說，保持良好的情緒，不被兒女嫌棄，進食營養豐富、色香味俱全的飯菜，對身體的康復是十分有利的。

腦栓塞病人由於行動不便、生活不能自理，心理壓力很大。所以，在整個治療及恢復過程中，要做好心理護理，緩解病人的心理壓力。

對病人要熱情、關心、體貼、生活上要給予照料，精神上要給予安慰，要常常開導病人樹立戰勝疾病的信心，隨時指出病 人的點滴好轉動向，增強病人的樂觀思想，使病人從痛苦中振作起來，積極主動與疾病作抗爭，敢於接受現實，力爭早日康復。

防治心臟病是預防腦栓塞的一個重要環節。可在醫生指導下，應用右旋糖酐、擴血管藥物等，均有一定作用。積極治療腦栓塞的原發病，對預防腦栓塞的再發具有重要意義。

四 腦出血

腦出血的病因最主要的是高血壓與動脈硬化。國內外資料認為約有 60～70%的腦出血與高血壓和動脈硬化有關。此外，還有常見於微形動脈瘤、腦血管畸形、顱內腫瘤和某些血液性疾病等等。

血液溢出血管後立即形成一個大小不等的血腫，由於血管破裂的同時，可激活血小板內、外源的凝血途徑，加以腦組織中富含凝血酶，致使局部凝血功能迅速增強，形成血栓。又由於血腫本身壓迫周圍腦組織有利於出血的停止，故血腫的大小在 1～2 小時之內可達高峰。出血一旦停止則再度在該部出血的機會減少。

但血腫可壓迫周圍的腦組織引起局部腦水腫及缺血性壞死，重者引起腦室向對側移位。局部腦水腫也可擴散至全腦及腦幹，導致嚴重的小腦幕切跡疝扁桃體枕大孔疝等而危及病人生命。溢出的血液也可穿破腦組織而流入腦室或蛛網膜下腔，如丘腦出血直接流入第三腦室，血塊若堵塞大腦導水管等處，則易促發梗阻性腦積水而加速腦疝的形成。血液破入腦室及蛛網膜下腔稱繼發性蛛網膜下腔出血，這些變化都是臨床症狀趨向嚴重惡化的跡象。

如果出血量很少，則血腫也小，臨床症狀也較輕微，甚至血腫可逐漸被完全吸收，病情也可迅速獲得改善。

五 蛛網膜下腔出血

蛛網膜下腔出血最常見的病因，是先天性顱內動脈瘤破裂，腦血管畸形及高血壓腦動脈粥樣硬化造成。其他較少見

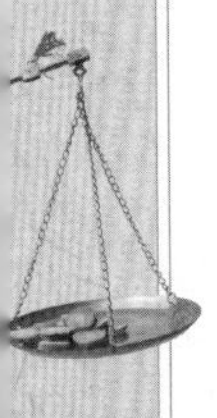

的原因還有：腦基底異常血管網症、各種感染引起的動脈炎、腫瘤破壞血管、血液疾病、結締組織疾病等。

血液進入蛛網膜下腔後，使整個或大部分腦表面呈紫紅色，腦脊液呈血性，血球沉積於腦溝與腦池內。隨著時間的推移，腦脊液中的紅細胞溶解，釋放出含鐵血黃素，使腦表面變為暗紅色。出血量多時血凝塊可將顱底的血管和神經埋沒，甚至腦表面也可被血凝塊掩蓋。大量血凝塊堵塞腦脊液的循環道路時，可造成腦積水。

腦實質的病理改變主要為皮層的斑狀缺血性改變和廣泛的白質水腫。顱內動脈瘤常為囊狀或棱狀，如高粱米或黃豆粒大小，多出現在顱底動脈環上。

顯微鏡下的蛛網膜上可見鉅細胞內有血紅蛋白，血管周圍有較多的多形核白細胞，以及淋巴細胞浸潤，並可見到增生的成纖維細胞。

六 中風病人需要做哪些化驗檢查

（一）血液檢查

1. 周圍血象

急性腦血管病者可出現周圍血象的白細胞數量增高。腦出血的病人多出現白細胞增高，一般在 $10\sim20\times10^9$/L，超過 $10\sim20\times10^9$/L 以上者病情危重。其他腦血管病亦可出現白細胞增高，特別是在合併感染時，更為明顯。

2. 血液後化改變

膽固醇：部分病人膽固醇升高，可達 5.95m mol/L 以上。

血糖：腦血管病時可出現血糖增高，腦出血患者多見，可能為丘腦下部受損所致。

尿素氮和二氧化碳全力：急性腦血管病時因呼吸功能障礙，常出現二氧化碳結合力的改變，升高多出現在過度換氣的病人身上，降低則見於呼吸性酸中毒合併代謝性酸中毒的病人。腎功能障礙時，代謝產物不能正常，尿素氮在體內積積貯，所以體驗時尿素氮含量增高。

腦血管病的患者由於進食減少，有的需要脫水降顱壓治療，血中鉀、鈉、氯含量降低，而出現電解質平衡紊亂。

（二）腦脊液檢查

急性腦血管病時做腰穿檢查是必要的，以便明確是出血性還是缺血性腦血管病，並能直接測得腦脊液的壓力。當腦膜刺激症狀為其臨床主要表現時，腦脊液檢查能夠鑑別是蛛網膜下腔出血，還是腦膜炎。準確地獲得這些資料，便於指導臨床治療。

1. 腦脊液壓力

正常人側臥時腰穿腦脊液壓力為 9.33～19.53kpa。呼吸時可產生腦脊液壓力的搏動，腦動脈的搏動也可以產生腦脊液壓力的搏動，腦脊液在測壓管內搏動表明穿刺的位置正確。

初壓：是穿刺後未放出腦脊液時測壓管的壓力，可判斷礅脊液的真實壓力。

終壓：是放出一定量的腦脊液之後之後的壓力。

當急性腦血管病時，放出腦脊液後終壓變化不大，則有顱內壓增高或腦積水的可能。蛛網膜下腔出血，腦出血常出

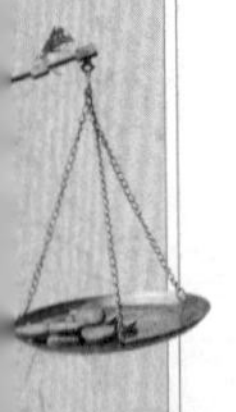

現腦脊液壓力增高，而腦血栓、腦栓塞時腦脊液壓力大多數正常。但大面積腦梗時，因腦水腫露頭角，也可出現顱內壓增高。在顱內壓增高的病人身上做腰穿檢查，可使顱內壓力學發生改變，有發生腦疝的可能，必須引起注意。

2. 常規檢查

正常腦脊液為無色透明的水樣液體。腦梗塞時腦脊液一般為無色透明的，腦出血多數為均勻一致血性腦脊液，少數腦出血的病例，血液未穿破皮質進入蛛網膜下腔，腦脊液仍為無色透明的。蛛網膜 下腔的出血腦脊液是均勻一致血性的，這是腦血管病急性期腦脊的外觀表現。

腦脊液呈黃色改變，是出血後紅細胞的破裂，血紅蛋白分解，5～6 小時以後腦脊液呈橘紅色，逐漸變為黃色，2～3 週消失。

腦脊液外觀呈血性時，要與腰穿損傷時引起的出血相鑑別。蛛網膜下腔出血時腦脊液始終為均勻一致血性，沉澱後上清液為黃色。無凝固現象，顯微鏡檢查見陳舊紅細胞。而穿刺外傷性出血腦脊液初為血性，發後逐漸變淺或無色透明。沉澱後上清液為水樣透明。

出血多可自行凝固，顯微鏡下可見新鮮紅細胞。腦脊液外現呈黃色時，要與腦膜炎、嚴重黃疸、椎管梗阻引起的腦脊液黃色變相鑑別。正常腦脊液中每立方毫米含白細胞 0～5 個，主要為單核細胞或淋巴細胞。不應該有紅細胞。

3. 生化檢查蛋白

腦血管病伴有顱內壓增高時，腦脊液蛋白增高。腦出血、蛛網臟下腔出血，腦脊液蛋白含量增高，每 1000 個紅細胞提高蛋白量 1 mg%。糖和氯化物：一般無異常改變，對診斷腦血管病價值不大。酶類：腦血管病時，轉氨酶活性增高，肌酸磷酸激酶增高，提示腦組織有破壞改變。

（三）腦電圖檢查

腦血管病急性期 90%顯示異常腦電圖，主要出現普遍性慢活動及混合型病灶。

病變在皮層，腦電圖多為一側性異常，常於損傷部位有慢波灶並持續較長時間。

病變在內囊時，患側半球腦電圖的異常率較高，主要在顳部和中央區出現級波。隨著病情好轉，慢波逐漸減少。

腦出血的急性期，腦電圖上出現普遍性異常改變及局灶性高波幅慢波。幾天後普遍性改變逐漸消退，損傷部位存在著侷限性高波幅波。

腦梗塞時，腦電圖上主要表現為局灶性的不規則高波幅波灶，或表現為不同程度的低電活動，很少出現普遍性改變。

蛛網膜下腔出血時，腦電圖上出現彌漫性異常，主要表現為普遍性高波幅慢波。當腦電圖上出現一側性改變時，應考慮做進一步檢查。

腦幹病變時，腦電圖可在正常範圍，或表現為輕度異常改變。如果腦幹網狀結構受到破壞，可出現彌漫性的高波幅慢波，這種慢活動在雙額部波幅最高，易誤認為半球的彌漫性改變。

判斷預後，腦血管病時，動態觀察電圖的變化對判斷預後有較重要的價值。臨床症狀逐漸好轉，腦電圖異常改變逐漸減少或消退，預後較好，臨床雖遺留部分後遺症，但腦電

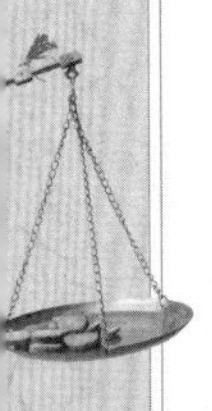

圖正常，預後尚好。臨床症狀無明顯好轉，腦電圖又呈進行性加重改變，預後不良。

（四）腦超聲波檢查

腦超聲波檢查是利用脈衝超聲波左右檢測顱腦中線結構的位置，比較有無偏移來判斷是否存在顱內占位性病變的一種檢查方法，目前在檢查顱內占位性病變的臨床應用中已有四十多年的歷史。此法操作簡便，對病人毫無痛苦，又可重複檢查，是神經內、外科常用的診斷方法之一。

腦出血時，在有血腫形成的情況下，腦超聲檢查中線波向病灶的對側移位。

腦梗塞時，大多數做腦超聲波檢查無中線波移位，但腦梗塞併發腦水腫時，可出現中線波向對側移位。

腦超聲波檢查顱中線波無移位，並不完全說明無顱內出血。因為雙側硬膜下血腫、額底顳極和枕極部位的血腫，顱中線波無移位，在臨床上必須注意這一點。另外，小腦幕下的腦血管疾病，因不影響中線結構的解剖位置，也無中線波的偏移現象。

利用顱腦起聲波，動態觀察腦血管病，有助於瞭解病情的演變。腦梗塞的患者，長期出現顱中線移位，提示有不可逆的腦軟化，預後不良。

（五）腦血流圖檢查

腦血流與血管搏動時血容量變化有關，腦血流圖比較客觀的反映血管的緊張度和血管彈性的變化，對判斷腦血管疾病，有一定的參考價值。又因其設備簡單，操作方便，對被檢查者毫無主觀不適感及客觀損害，已在各地廣泛應用。

額——乳突導線：

探查電極置於額部，無關電極置於乳突，主要觀察頸內壓及系統的供血情況。

枕——乳突導聯：

探查電極置於枕部，無關電極置於乳突，主要觀察椎——基本動脈系統的供應情況。

每一個波由基線向上傾斜至頂點，開始轉折，這一線為上升支。 長升支達頂點後向下傾斜，形成的尖峰，稱為第一峰。再向下傾斜形成的突起，稱為第二峰。以後下斜至第二個波開始。

第一峰與基線間的垂直距離為波幅，上升支起點至第一峰所需的時間為上長虹時間，正常為 0.08 秒。當血管彈性好，上長虹陡起碼，上升時間短；當血管彈性差，管腔狹窄時，波形圓鈍，上升時間延長。

上升支與下降去之間的夾角稱為主峰角。正常時小於 90 度。動脈硬化時，主峰角大於 90 度。這是因為血管彈性減弱，緊張度增強，使主峰角變鈍的結果。當主峰角變鈍時，含硝酸甘油可使主峰角的大小發生改變，如主峰角變小，說明動脈硬化程度不嚴重，若主角仍呈變鈍樣狀態，提示動脈硬化程度嚴重。

第一、二峰分辨不清，提示血管彈性較差。

腦動脈硬化時腦血流圖波幅降低，上升時間延長，主峰角變鈍，第一、二峰分辨不清。腦梗塞時，兩側波幅不對稱，病側血容量減少，波幅下降，上升時間延長。頸內動脈血栓時，病側波幅下降含硝酸甘油後兩側波幅差更明顯。壓

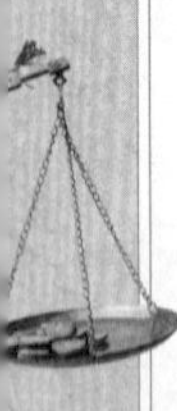

迫健側頸動脈時，可見波幅下降，壓迫病側時則無改變。

（六）腦血管造影檢查

腦血管造影術是檢查腦血管疾病最有效的方法之一，但在操作上，對病人具有損傷性，而使這項檢查的範圍受到限制。它是透過含碘造影劑注入頸動脈或椎動脈，使腦血管顯影，藉以瞭解腦血管本身的形態的病變，對於診斷血管本身的病變具有特殊的價值。

另外，根據腦血管位置的改變，對顱內占位性病變起到定位作用。

腦出血時，為了明確腦內血腫的位置，做腦血管造影檢查是必要的。近年來，外科手術清除血腫，治療腦血取得了較好的效果，特別是小腦出血，以及內囊外側型出血，外科手術治療優於內科保守治療。

腦出血疑有硬膜外或硬膜下血腫時，做血管造影檢查可發現無血管區和血管移位改變。正位片常可在顱骨內板下見到無血管區，此時也可在大腦半球內見到無血管區。側位片可看到血管受壓或移位情況而顯示出血腫的部位與範圍。

蛛網膜下腔出血時，為了確定其病因，需做腦血管造影檢查。及時地對應治療，有助於防止再出血。常見的病因是顱內動脈瘤、腦血管畸形。腦血管造影檢查可將動脈瘤的部位、大小、數量、形狀顯示出來，並能反映出血管痙攣、血管移位及側支循環情況。

對腦動、靜脈畸形可提供診斷依據，並可全面瞭解畸形血管的供血及側支循環情況。這對制定治療方案，選擇不同的手術方法具有重要價值。

當臨床檢查有腦血管疾病特點時，應想到腦瘤卒中發作的可能性。腦血管造影出現新生血管是其特點，根據新生血管的形態和位置判斷出病變的性質及部位。

頸內動脈顱外段病變時，有開展血管手術條件，為了明確診斷和確定手術治療，可進行腦血管造影檢查。

有時血管造影的徵象與腦血管的真正狀態不相符合。如血管痙攣或顱內壓增高，使造影劑不能入顱，造影片上就呈現動脈梗塞的徵象。有時動脈瘤不易顯影，可能是由於動脈瘤頸部有痙攣或動脈頸過於狹窄，使造影劑充盈困難所致。

顱腦 CT 檢查在腦血管疾病的診斷上，不但能夠鑑別缺血還是出血，而且還能夠觀察到水腫反應、中線結構和腦室移位等改變，CT 已成為腦血管疾病的重要檢查方法之一。

1. 出血性腦血管病

⑴ **腦出血**

顱腦 CT 對腦出血的診斷正確率幾乎是 100%。腦出血時的血腫在 CT 圖像上呈現質地均勻、形態不規則、邊界清楚的高密度區，這是由於血凝塊中血紅蛋白對 X 線的吸收高於腦實質之故。腦出血二天以內，在血腫的高密度區周圍，出現狹窄的低密度水腫帶。

此種低密度表現與局部反應性水腫及凝血過程所產生的血清有關。幾天後，血腫開始融解、吸收，高密度區逐漸消退，血腫周邊的低密度區增寬。經過一個月後，高密度區全部消失，而呈現不均的等密度或低密度陰影。二個月後，血腫完全吸收，原血腫區形成囊腔，密度接近腦脊液。在血腫吸收的同時，水腫也完全消失。

腦出血後可出現占位表現，主要表現為腦室及中線結構

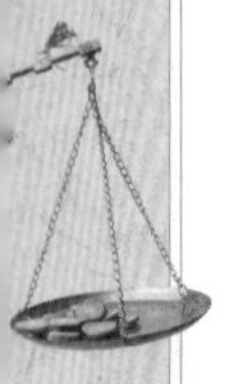

移位，通常於 1～2 個月逐漸減輕至消失

出血後的 1～6 週的血腫吸收期，靜脈注射碘造影劑，血腫的高密度區周圍可有環影，易誤認為腦瘤卒中、腦膿腫等，應引起注意。

⑵ **蛛網膜下腔出血**

腦動脈瘤是引起蛛網膜下腔出血的原因，約占急性腦血管病的 8%，腦血管畸形也是引起蛛網膜下腔出血的原因。動脈瘤破裂所致蛛網膜下腔出血，在發病當天做 CT 檢查，95%顯示在蛛網膜下腔、腦內、硬膜下有出血改變。5 天後做 CT 檢查，只 77%有出血象徵。

說明 CT 檢查越晚，異常表現檢出率越低。小的腦動脈瘤在做 CT 檢查時不容易顯示出來。但動脈瘤的直徑在 0.5 公分以上時，在行增強造影時易於顯示。腦動脈瘤破裂時的出血，血流常沿蛛網膜下腔分散。在動脈瘤破裂部位的附近，出血較多，CT 圖像上的高密度影較厚。

根據蛛網膜下腔出血的程度、範圍、部位或動脈瘤壁的鈣化影，可以推測動脈瘤的位置。腦血管畸形時，CT 檢查可顯示斑塊狀密度增高陰影，用造影劑增強後，可出現曲張走行的畸形血管。

當畸形血管破裂時，可見蛛網膜下腔出血及血腫等改變。CT 顯示蛛網膜下腔出血的量可作為判斷預後的依據，出血量大預後不良。

2. 缺血性腦血管病

⑴ **腦梗塞**

急驟起病的腦血管疾病，即可做 CT 檢查，其目的在於鑑別有無出血性改變，為治療提供依據。一般情況下，缺血性腦梗塞發病後 48 小時內，低密度區常不明顯，界限不清，與周圍腦組織驗證以鑑別。隨缺血的加重，梗塞區密度逐漸降低，質地逐漸變為均勻，邊界越來越清楚。這種低密度改變與腦水腫有關。

腦梗塞時，腦組織的水腫改變可引致點位表現，引起腦室受壓及中線移位，但常不像腦出血所致的占位表現那樣嚴重、常見。

部分腦梗塞的病例，用造影劑增強掃瞄後，方能做出明確診斷。臨床上有兩種情況應該考慮做 CT 增強掃瞄：

一種是腦血管病二天以後，CT 掃瞄無血腫的高密度表現。亦無梗塞的低密度表現，此時應該考慮做增強掃瞄。

另一種情況是低密度區不明顯，為了不漏診，也可考慮做增強掃瞄。

在增強掃瞄時，低密度區周圍有時見環形增強，易誤診為腦瘤，應注意鑑別。

一般來說，病變區域的低密度明顯，質地均勻，邊界清楚，不必再做增強掃瞄。

少部分腦梗病例始做 CT 掃瞄時，無出血改變，以後複查 CT 時，在無造劑影響的情況下，低密度區域內出現了高密度改變，這種現象稱為出血性腦梗塞。其產生的原因可能與缺血性損害的動脈恢復血流或與致病栓子的移動有關。當第一次 CT 掃瞄時，出現低密度和高密度改變，應鑑別是出血性腦梗塞，還是腦出血。

出血性腦梗塞的低密度區與高密度區不規則地混雜在一起，高密度區周圍的低密度範圍較大且不規則。腦出血時高密度改變均勻一致，周圍有一較為規則的低密度環。

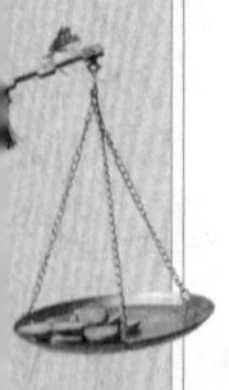

⑵ **腦供血不足**

大多數 CT 掃瞄正常，部分病例在基底節區有腔隙梗塞改變。CT 掃瞄正常，不能完全除外血管的器持性改變，因為過小的病灶或血管的非完全閉塞，可能僅表現為正常的 CT 圖像。

3. 磁共振成像檢查

磁共振成像檢查是近年來發展起來的一項很有前途的新技術，它能安全而獨特地提供有關解剖和組織化學的訊息，具有靈敏度高、顯影清晰、無創傷等特點，已引起醫學界的廣泛注意。

在腦血管疾病的檢查方面，磁共振成像檢查，比顱腦 CT 有更大的優越性。對腦出血的病例能及早地顯示出出血的部位、範圍及其周圍的水腫情況。對腦梗塞的病例能在發病幾小時後檢出腦水腫。由於磁共振成像的分辨度高，故可查出腦幹部位小的梗塞灶。

磁共振成像利用流空效應原理，能準確地測出血流速度或檢出血管病變。臨床上可利用流空效應診斷頸動脈狹窄或閉塞。將測出血流速度與磁共振圖像結合起來分析，可對腦血管病作出早期病理生理診斷，對腦血管病的發生起到預報作用。

七 中醫對中風疾病的辨證施治

（一）辨證要點

1. 辨病位深淺和病情輕重

中風急性期分中經絡和中臟腑。細分之中經絡又有中經各中絡，中臟腑又有中臟和中腑。中絡是以肌膚麻木、口眼喎斜為主症，其麻木多偏於一側手中，此邪中淺，病情輕。中經是以半身不遂、口眼喎斜、偏身麻木、語言蹇澀而神志不清為主症，但其神志障礙較輕，一般屬意識朦朧思睡或嗜睡，中臟是以卒暴昏而半身不遂為主，其神志障礙重，甚至完全昏憒無知；或以九竅閉塞，如目視一為二、視長為短、言語蹇澀、吞嚥困難、尿閉便秘等，此邪中深，病情重。因兩者皆有神志障礙，故統稱中臟腑。

2. 辨閉證與脫證

中臟腑的臨床表現為突然昏仆、不省人事、半身不遂等，但有閉證與脫證之區別。閉證是邪閉於內，症見牙關緊閉，口噤不開，兩手握固，大小便閉，肢體強痙，多屬實證，急宜祛邪。

脫證是陽脫於外，症見目合口張，鼻鼾息微，手撒遺尿，這是五臟之氣衰弱欲絕的表現，多屬虛證，急宜扶正。閉證與脫證均為危急重證，治法不可混同。

閉證又有陰閉和陽閉之分。陽閉是閉證兼有熱象，為痰熱閉鬱清陽，症見面赤身熱，氣粗口臭，躁擾不寧，舌苔黃膩，脈象弦滑而數。陰閉是閉證兼有寒象，為濕痰閉陰清竅，症見面白唇黯，靜臥不煩，四肢不溫，痰涎壅盛，舌苔白膩，脈象沉滑或緩。陽閉與陰閉的辨別以舌、脈為主要依據。

3. 辨病勢順逆

先中臟腑，如神志漸漸轉清，半身不遂未再重或有恢復者，病由中臟腑向中經絡轉化，病勢為順，預後多好。若屬中臟腑的重證，如神昏偏癱症狀在急性期，仍屬順境。如見

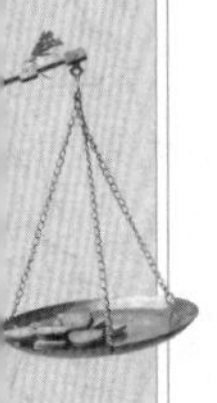

呃逆頻繁，或突然神昏，四肢抽搐不已，或背腹驟然……而四肢發冷及至手中厥逆，或見嘔血者，均屬病勢逆轉。

（二）辨證分型

1. 中臟腑

⑴ 陽閉

症見突然昏倒，不省從事，牙關緊閉，兩手握固，大小便閉，肢體強痙，面赤身熱，氣粗口臭，躁擾不寧，舌苔黃膩，脈象弦滑而數。

肝陽暴亢，陽升風動，血隨氣逆而上湧，上蒙清竅，則突然昏倒，不省人事；風火相煽，痰熱內閉，所以症見面赤，身熱，氣粗，口臭，口噤，便閉；苔黃膩，脈滑數皆由熱邪使然。

⑵ 陰閉

除閉證的一般症狀外，還有面白唇黯，靜臥不煩，四肢不溫，痰涎壅盛，舌苔白膩，脈象沉滑或緩。素體陽虛濕痰內盛，風來濕痰之邪上壅清竅而成內閉之證。痰氣內陰則神昏，口噤，痰涎壅盛；陽虛於內則面白唇黯，四肢不溫，靜臥不煩。舌苔白膩是濕痰盛；脈沉主裏，主陽虛，滑主濕痰盛。

⑶ 脫證

症見突然昏仆，不省人事，目合口張，鼻鼾息微，手撒遺尿，汗多，大小便自遺，肢體癱軟，舌痿，脈微欲絕。

「脫」指正氣虛脫，五臟之氣虛弱欲絕，故見目合口張，鼻鼾息微，手撒遺尿。汗多不止、四肢冰冷等是陰陽離決之象。

2. 中經絡

⑴ 經脈空虛，風邪入中

症見手足麻木，肌膚不仁，或突然口眼喎斜；語言不利，口角流涎，甚則半身不遂。或兼見寒發熱、肢體拘急、關節痠痛等症，舌苔薄白，脈象浮弦或弦細。因衛外不因，絡脈空虛，風邪乘虛入中於絡，氣血痺阻，運行不暢，筋脈失於濡養，則見麻木不仁、口歪、言蹇、偏癱等症。風邪外襲，營衛不和，則惡寒發熱，肢體拘急。苔薄白，脈浮弦，為表邪入中證；若氣血不足，則脈見弦細。

⑵ 肝腎陰虛，風陽上擾

平素頭暈頭痛，耳鳴目眩，少眠多夢，腰痠腿軟，突然一側手足沉重麻木，口眼喎斜，半身不遂，舌強語蹇，舌質紅或薄黃，脈弦滑或弦細而數。

由於肝腎陰虛，肝陽偏亢，血菀氣逆，形成上盛下虛，故見頭暈頭痛，耳鳴目眩，少眠多夢，腰痠腿軟；有的還可出現面部烘熱，心煩易怒，走路腳跟不穩，似有頭重腳輕之感等陰虛陽亢的症狀。

肝屬厥陰風木之臟，體陰用陽，肝陰虧，肝陽亢進而動肝風，風為陽邪，若肝風來痰上擾，風痰流竄經絡，故突然發生舌強語囊，口眼喎斜，半身不遂。脈象弦滑主肝風夾痰；弦細而數進，為肝腎陰虛而生內熱，熱動肝風之象。舌質紅為陰不足，苔薄黃是化熱之徵。

⑶ 痰熱腑實，風痰上擾：

症見突然半身不遂，偏身麻木，口眼喎斜，便乾或便秘，或頭暈或痰多，舌蹇，舌苔黃或黃膩，脈弦滑，偏癱側脈多弦滑而大。

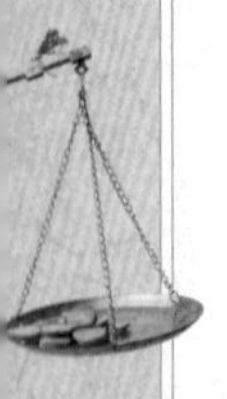

由於肝陽暴盛，加之平素飲食不節，嗜酒過度，致聚濕生痰，痰鬱化熱，內風夾痰上擾經絡常見引起半身不遂，偏身麻木，口眼喎斜；若痰熱夾滯陰於中焦，傳導功能失司，升清降濁受阻，下則腑氣不通而便秘，上則清陽不升而頭暈，亦可見咳痰等症。

風痰阻於舌本，則脈絡不暢，舌語蹇澀。舌苔黃或黃膩，脈弦滑是屬痰熱。脈大為病進，偏癱側脈弦滑而大，由痰濁阻絡，病有發展趨勢。

（三）後遺症

1. 半身不遂

一側肢體不能自主活動；有的偏身麻木，重則感覺完全喪失；有的肢體強痙而屈伸不利；有的肢體癱瘓。舌質正常或紫黯，或有瘀斑，舌苔較膩，脈多弦滑或滑緩無力。風痰流竄經絡，血脈痺阻，經遂不通，氣不能行，血不能濡，故肢體廢而不用成半身不遂。

凡患側肢體強痙屈伸不利者，多為陰血虧虛，筋失柔養，風陽內動；癱瘓無力，多為血不養筋，中氣不足；偏身麻木係氣血澀滯。舌質黯或有瘀斑是血瘀阻絡之象；苔膩為痰濕較重的脈象；弦滑是風痰阻滯之證，而多見於患側強痙者；脈象滑緩無力是氣血虛弱或內蘊痰濕所致，多見於患側癱軟無力者。

2. 言語不利

舌欠靈活，語言不清，或不能言語，舌形多歪偏，舌苔或薄或膩，脈象多滑。

本證單獨出現，或與半身不遂同見，或兼有神志障礙。

言語不清，或不能言語是風痰、血瘀阻滯舌本脈絡。如兼有意識障礙，時昏時清，喜忘喜笑者，為風痰蒙心之證；如意識清楚，惟有唇緩流涎，舌強笨拙，語言蹇澀，舌苔膩，舌體胖，脈滑緩者，為濕痰、風邪傷脾之證。

八 中風病的治療方法

（一）西醫的治療方法及原則

1. 腦出血的治療分內科治療和外科治療兩種

⑴ **內科治療：**

① 保持安靜，臥床休息，減少探視，嚴密觀察體溫、脈搏、呼吸和血壓等生命體徵，注意瞳孔和意識變化、保持呼吸道通暢，及時清理呼吸道分泌物，必要時給予氧氣吸入。

② 保持水電解質平衡的攝入：病人每日入液量可按尿量＋500 毫升計算，如有高熱、多汗、嘔吐或腹瀉者，可適當增加入液量。

③ 控制腦水腫，降低顱內壓，可選用甘露醇，甘油果糖靜脈滴注，速尿靜脈注射。

④ 控制高血壓，應根據病人的年齡、病前有無高血壓、病後血壓情況等確定最合適的血壓水平。

⑤ 注意預防併發症的發生，如果肺部感染、尿路感染等應給予抗生素治療，併發上消化道出血時應給予止血藥，同時應適當補液或輸血以維持血容量。

⑥ 中樞性高熱，應先進行物理降溫，效果不佳者可用藥物治療。

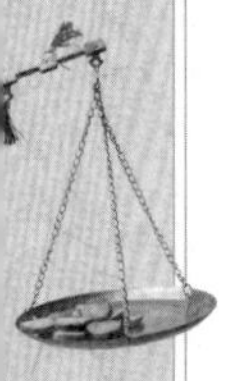

⑵ **外科治療：**

腦出血的外科治療可挽救危重病人的生命和促進神經功能恢復。選擇外科治療時，應根據出血部位、病因、出血量及病人年齡、意識狀態、全身狀況決定。手術宜在發病後 6～24 小時內進行。

除內科治療和外科治療外，康復治療也很重要。腦出血後，只要病人的生命體徵平穩，病情穩定，停止進展，康復治療應儘早進行。早期康復治療對恢復病人的神經功能，提高生活品質具有重要意義。

2. 腦栓塞病人多採用溶栓療法，早期治療十分重要

目前臨床上常用的溶栓藥物有尿激酶、降纖酶以及由日本進口的東菱精純克栓藥物有尿激酶，是從尿中分離出來的高分子絲氨酸蛋白酶，它可直接激活纖溶酶原，轉化成纖溶酶。大量使用時也有出血傾向，理想的給藥方法是局部動脈內給藥。降纖酶是透過降解血中纖維蛋白原，增強纖溶系統活性，達到抑制血栓形成的目的。

東菱精純克栓酶是日本進口的一種新型單成分溶栓藥物，已在中國多數醫院推廣應用。它除了能分解分纖溶酶原，抑制血栓形成，增強纖溶系統的活性外，還可降低血黏度，抑制紅細胞聚集，抑制紅細胞沉降，增強細胞的血管通透性及變形能力，使血液流動性增強，防止血栓形成，並且改善微循環的作用。

家裏有人突然出現四肢癱瘓或一側肢體偏癱，家屬一定會立即將其送往醫院。但是，早晨起床時僅僅發現一隻手似乎有輕微的活動不靈，而無其他症狀，可能就易被忽視，觀察一段時間後症狀未見好轉，直到數小時或 1～2 天後，病人出現了嚴重的運動障礙，才到醫院就診。這時實際上已經喪失了最佳的治療機會，往往會造成嚴重的後果，甚至可引起終生殘廢。

國內外動物實驗及臨床觀察表明，如果在早期進行溶栓治療，可儘快恢復梗死區血液循環，減輕神經元損傷，對受損腦組織的可逆恢復有積極作用。

另外，病理研究還發現，腦組織缺血後在其中心不可逆性梗塞的周圍部位，有一個已有功能障礙，但尚未達到梗塞程度的缺血半影區。如不對其進行適當的處理，隨著小腦組織向下擠入枕骨大眼並進入椎管，就形成了枕骨大孔疝。往下疝入的小腦扁桃體使延髓受到壓迫，人體的許多重要生命中樞，如呼吸中樞、循環中樞等都在延髓內。

延髓受到壓迫，病人可迅速出現呼吸循環障礙。呼吸先慢後快，繼而呼吸停止，脈弱而快、血壓下降，一般呼吸 30 秒左右，心臟隨之停止跳動而死亡。因此，腦疝一旦形成，應立即爭分奪秒進行搶救。

（二）腦中風預防比治療更重要

腦中風是因各種誘發因素引起腦內動脈狹窄，閉塞或破裂，而造成急性腦血液循環障礙。醫學界把「中風」同冠心病、癌症並列為威脅人類健康的三大疾病之一。

由於本病發病率高、死亡率高、致殘率高、復發率以及併發症多的特點，患了腦卒中的患者，是第一次卒中大概 30%左右的患者會失去生命，另外 70%的患者可能因為救治而存活，但是其中的四分之三留後遺症，因為偏癱不能動了，失語不能說話了，眼看不見了，整個家庭就得伺候，嚴

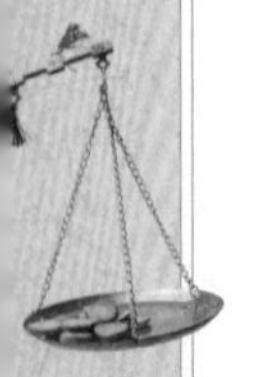

重影響生活品質。而且經濟負擔也是非常嚴重的。

所以，腦中風是威脅人類生活和生活品質的重大疾患，直接影響到了老百姓尤其是中老年人的生活品質，對家庭和社會造成很大的負擔，所以，越來越受到老百姓和國內外醫學界的重視，也是現在今後醫學界研究的熱點和重點。

主要的嚴重後果有：患側肢體，尤其是肢體的末端，如手指或腳趾、或偏癱則的面頰部皮膚有蟻爬感覺，或有針刺感，或表現為刺激反應遲鈍。麻木常與天氣變化有關，天氣急劇轉變、潮濕悶熱，或下雨前後，天氣寒冷等情況下，麻木感覺尤其明顯。

其次是嘴歪眼斜：一側眼袋以下的面肌癱瘓。表現為鼻唇溝變淺，口角下垂，露齒。鼓頰和吹哨時，口角歪向健測，流口水，說話時更為明顯。更嚴重的後果是突發疾病而導致死亡。

再次是中樞性癱瘓：中樞性癱瘓，又稱運動神經元性癱瘓，或稱痙攣性癱瘓、硬癱主要表現為肌張力增高，腱反射亢進，出現病理反射，呈痙攣性癱瘓。

我們不難看出腦中風疾病的危害極其大，得了腦中風可導致病人死亡，其死亡率較高，即便存活下來的患者致殘率也較高，影響了患者的生活品質，給家庭和社會帶來了極大的負擔，而且得過腦中風的病人還特別容易復發，加重殘障，所以腦中風重在預防。

如果在有腦中風的危險因素時就及早的干預，治療和控制原發病，有腦中風的先兆時及早治療，將腦中風控制在早期，不至於發生嚴重的後果，綜合預防可減低中風的發病率、死亡率、致殘率、復發率，造福社會，造福人類，所以要透過宣傳提高會社會對預防中風的認識，從老百姓的日常生活中做起。

早期預防中風的發生，如果得了腦中風的患者一定要引起高度的重視，積極地去正規的醫院接受治療，防止嚴重後的發生，同時也要防止中風的復發。

國內外對腦中風及其併發症和後遺症的研究也比較重視，但目前的發病率、死亡率、致殘率和復發率仍然居高不下，所以在對腦中風進行有效的治療的同時，積極開展腦中風的預防非常重要。

控制腦中風的危險因素是預防腦中風的有效措施，而在腦中風的危險因素中可分為可干預性和不可干預性兩類，可干預性危險因素是腦卒中一級預防針對的目標，包括高血壓、心臟病、糖尿病、血脂異常、同型半胱氨酸血症、短暫性腦缺血發作、吸菸、酗酒、肥胖、無症狀性頸動脈狹窄、口服避孕藥、肺炎衣原體感染、情緒應激、抗凝治療等；而不可干預的危險因素有：年齡、性別、種族和遺傳因素等。目前臨床醫學常將腦中風預防分為三級：

一級預防：

為發病前預防。即積治療存在的、可預防的危險因素即針對腦中風的危險因素進行干預，如積極控制血壓、血糖因素進行干預，如積極糾正不良習慣，如抽菸、酗洒、暴飲暴食，進行適應的體育鍛鍊，保持正常體態防止肥胖。

大量的流行病學調查表明腦中風對只存在一種或幾種危險因素而沒有腦血管的先兆或表明的個體進行積極治療存在的危險因素，同時定期監測其他危險因素的發生並採取針對性措施是防止腦中風發生的最為有效的措施，能夠減低發生

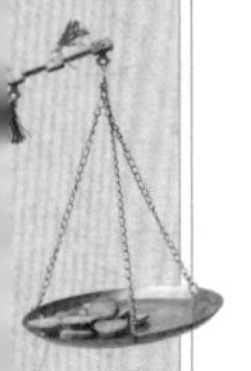

率、復發率、有利於減低死亡率和致殘率。

二級預防：

如果已存在危險因素且已出現腦血管病先兆如短暫性腦缺血性發作的患者，進行必要的影像學診斷或其他實驗室檢測以明確患者腦中風的類型及相關危險因素，透過尋找腦中風事件發生的誘因，針對有可干預的危險誘因進行治療，達到早期診斷早期治療，降低腦中風發生的復發危險性的目的，防止嚴重腦血管病發生。

三級預防：

對已中風的病人，早期或超早期積極治療，降低致殘程度，同時清除或治療危險因素預防其多發、復發。所謂超早期是指發病後數小時以內即實施的治療，如對缺血性中風而言，發病後 6 小時以內即開始溶栓治療，針對性治療措施的介入愈早，治療效果就愈好，病殘程度就有可能愈低。

除此以外應對公眾加強宣傳教育，針對不同危險因素制定個體化的健康教育方案，使其充分理解腦中風的危險因素，認識到時腦中風對個人、家庭和社會的危害，從而加強自我保健意識，同時幫助個人建立合理的生活方式，達到有效預防腦中風的目的。

綜上所述，早期預防腦中風就要把中風的危險因素在最早期時就能識別出來進行干預，把中風發生的可能降到最低，而不至於導致中風的嚴重後果產生。

醫學家們正從各大個方面探索中風的預防措施，作為關係到每個人的健康和生活品質的大事，老百姓應該瞭解中風發生的原因、危險因素、誘因，社會、醫務工作者應該想方設法普及預防腦中風的常識，這些舉措對有效預防中風的發生、減少腦中風的發生率，減低死亡率、致殘率、復發率有很重要的意義，可更好地提高中老年人的生活品質，造福後代，造福社會。

（三）中醫民間療法

1. 中風病人湯劑療法（民間偏方）

【法則】在恢復期側重在「本虛」，按緩則治本的原則，應以扶正為主，故益氣養血活血，育陰通絡、滋陰潛陽、健脾化痰是其常用治法。

但是，中風病證十分複雜，故在臨床上還應根據病情的具體情況確定妥當的治療原則。

⑴ **中經絡**

① **絡脈空虛，風邪入中**

【主症】手足麻木，肌膚不仁，突然發生的口眼喎斜，語言不利，口角流涎，半身不遂，或兼見惡寒發熱，關節痠痛，肢體拘急，舌苔薄白，脈象浮數。

【治則】祛風養血通絡。

【方藥】大秦艽湯：秦艽、羌活、防風、白芷、細辛、生地、當歸、川芎、赤芍、白朮、茯苓、甘草、獨活、石膏、黃芩各等份。

【臨床運用】若無內熱時去生地、石膏、黃芩。若無風熱表證時去羌活、獨活、防風，加桑葉、菊花、薄荷以辛涼解表。若嘔吐痰盛，苔膩脈滑，去生地，加半夏、南星、橘紅以祛痰燥濕。

若口眼喎斜較甚，加白附子、全蠍以祛風痰通經絡。病久不癒有痰瘀陰絡之象時，加白芥子、豬牙皂、丹參、雞血

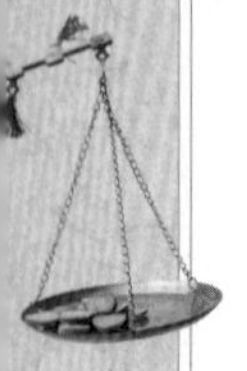

藤、穿山甲以化痰通絡。

② **肝腎陰虛、風陽上擾**

【主症】平素頭不暈頭痛，耳鳴目眩，少寐多夢，突然發生口眼喎斜，言語不利，手足重滯，甚則半身不遂，舌紅苔膩，脈弦細數或弦滑。

【治法】滋陰潛陽，熄風通絡。

【方藥】鎮肝熄風湯加減：懷牛膝、代赭石、龍骨、牡蠣、龜板、玄參、天冬、白芍、甘草、天麻、鉤藤、菊花。

【臨床運用】痰熱較重者加膽南星、竹瀝、川貝母以清化痰熱；心中煩熱者加黃岑、生石膏、梔子以清熱除煩；頭痛重者加石決明、夏枯草以清熄風陽；陰虛重加者加熟地、首烏、女貞子、枸杞子、山萸肉以滋養肝腎；少寐多夢者加珍珠母、龍齒、夜交藤、茯神以鎮靜安神；舌苔黃膩，大便秘結者加瓜蔞、枳實、生大黃以潤腸通便。

⑵ **中臟腑**

① **閉證**

其表現為突然昏仆，不省人事，牙關緊閉，口噤不開，兩手握固，大小便閉，肢體強痙。但有內風痰火與內風痰濕之不同，故有陽閉與陰閉之分。

・陽閉

【主症】除上述閉證共性症狀外，還有面赤身熱，氣粗口臭，躁動不安，舌質紅、舌苔黃膩、脈弦滑數。

【治法】辛涼開竅，清肝熄風

【方藥】首先灌服（或鼻飼）至寶丹或安宮牛黃丸，繼服羚羊角湯加減；羚羊角、菊花、夏枯草、白芍、龜板、石決明、生地、丹皮、牛膝、益母草。

【臨床運用】若抽搐較甚加全蠍、蜈蚣、僵蠶以熄風解痙。痰涎壅盛加膽南星、天竺黃、竹瀝以清熱豁痰。痰多昏睡者加鬱金、菖蒲以增強其豁痰透竅之力。兼嘔血者加犀角、丹皮、竹茹、鮮生地、白茅根以涼血止血。口臭便秘者加大黃、枳實、芒硝以通腑瀉熱。嘔吐者加代赭石、竹茹以降逆和胃止嘔。熱甚者加石膏、石斛以清熱養陰。

・陰閉

【主症】除上述閉證共性症狀外，還有面白唇暗，靜臥不煩；四肢欠溫，痰涎壅盛，舌苔白薄，脈沉滑緩。

【治法】辛溫開竅，豁痰熄風。

【方藥】首先灌服（或鼻飼）蘇合得丸。繼服滌痰湯加減；半夏、橘紅、茯苓、竹茹、膽南星、菖蒲、枳實、鬱金、天痲、鉤藤、地龍。

【臨床運用】若出現呼吸急促、氣短、心悸、面色浮紅、脈浮大，乃屬病情惡化，宜急進參附湯，扶正氣，斂浮陽。

② **脫證**

【主症】突然昏仆，不省人事，目合口開，鼻鼾息微，手撒肢冷，汗多不止，二便自遺，肢體軟癱，舌痿、脈微細或脈微欲絕

【治法】益氣回陽，扶正固脫。

【方藥】參附湯合生脈散：人參、麥冬、五味子、附子。

【臨床運用】若汗多不止者，加黃耆、龍骨、牡蠣、山萸肉以斂汗固脫。陽回之後，若患者面赤足冷，虛煩不安，脈極弱或浮大無根，乃真陰虧損，虛陽浮越之象，宜用地黃

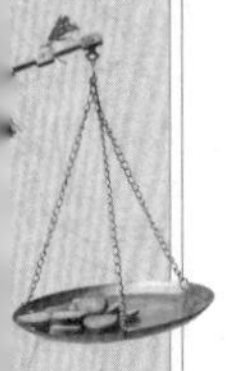

飲子峻補真陰，溫扶腎陽。

⑶ **後遺症**

中風重證經積極救治之後，往往遺留有半身不遂，語言不利，口眼喎斜等後遺症。

① **半身不遂**

【主症】半身不遂，肢軟無力，患側手足浮腫，語言謇澀，口眼喎斜，面色萎黃或暗淡無華，舌淡紫或有瘀斑，脈細澀無力。

【治法】補氣活血，通經活絡。

【方藥】補陽還五湯加味：黃耆、桃仁、紅茶、赤芍、地龍、全蠍、烏梢蛇、牛膝、地鱉蟲、川續斷、桑枝、當歸尾、川芎各等份。

【臨床運用】語言不利明顯者加菖蒲、遠志以利痰開竅；口眼喎斜明顯加附子、全蠍、僵蠶、葛根、白芷以祛風化痰通絡；肢體麻木者加陳皮、半夏、茯苓理氣燥濕；小便失禁者加益智仁、桑螵蛸、五味子以溫腎縮尿；偏枯日久者加水蛭、虻蟲以破瘀而通絡；便秘者加火麻仁、鬱李仁、肉蓯蓉以潤腸通便。

② **語言不利**

【主症】舌全短胖，舌強語謇，口角流涎，肢體麻木，舌苔膩，脈弦滑。

【治法】祛風除痰，宣竅通絡。

【方藥】解語丹：白附子、菖蒲、遠志、天麻、全蠍、羌活、南星、木香、甘草各等份。

【臨床運用】痰濕較重的加茯苓、半夏、竹瀝、薑汁以增強祛痰之力，舌強語謇較甚者加地龍、僵蠶、紅花、桃仁以通經活絡。

如語言不利伴腰膝痠軟，心悸氣短，舌紅苔少，脈象細弱，可用地黃飲子加減（熟地、巴戟天、山萸、石斛、肉蓯蓉、五味子、麥冬、菖蒲、遠志、桔梗、木蝴蝶、鬱金、地龍）。

③ **口眼喎斜**

【主症】口眼喎斜，語言不利，口角流涎，舌淡苔薄，脈弦滑或弦。

【治法】祛風化痰，通經活絡。

【方藥】牽正散加味；白附子、僵蠶、全蠍、天麻、鉤藤、石決明、紅花、雞血藤、赤芍各等份。

【臨床運用】痰濕較重者加半夏、陳皮、竹瀝以燥濕祛痰；兼氣虛者加黃耆以補氣；兼語言不利加膽南星、菖蒲、遠志以宣竅通絡。

中風後遺症，臨床可單獨出現，亦可同並見，若同時並見，應根據病情，分清主次，予以兼顧

・民間偏方

地龍丹參湯

【組成】地龍 20 克，丹參 30 克，赤芍 15 克，紅花 15 克，生地 20 克，沒藥 10 克。

【用法】水煎服。

【功用】功能活血熄風通絡。主治中風。

【加減】陰虛陽亢者加龜板 20 克、丹皮 15 克、麥冬 15 克、玄參 15 克；痰濕陰絡者加半夏 15 克、陳皮 20 克、茯苓 20 克。

【療效】治療 32 例，顯效 4 例，有效 27 例，無效 1

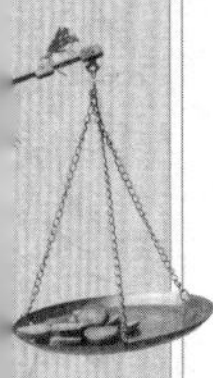

例，總有效率為96%。

賈氏中風方

⑴ 秦艽9克，防風9克，桂枝9克，葛根6克，丹參9克，地龍6克，桂枝9克。

⑵ 生黃耆15克，當歸9克，赤芍9克，川芎6克，紅茶6克，丹參9克，地龍9克，桂枝9克。

⑶ 天麻9克，黃芩9克，鉤藤9克，生牡蠣30克，石決明30克，生地12克，玄參9克，懷牛膝9克，丹參9克，夏枯草9克。

【用法】水煎服。

【功用】⑴ 方功能驅風化痰，溫經通絡；主治風痰流竄型中風（多見於缺血性中風）。

⑵ 方功能益氣溫陽，活血化瘀；主治氣虛血瘀型中風（多見於缺血性中風後遺症）。

⑶ 方功能育陰潛陽，熄風活絡；主治肝陽上亢型中風（多見於出血性中風及部分缺血性中風）。

【加減】若痰盛者加陳皮、竹茹、天竺黃、竹瀝、膽南星；若抽搐重者加全蠍、僵蠶、鉤藤；如出現痰盛陰閉者則加服蘇合香丸；納呆者加砂冠仁、神麴等；陰虛者則加麥冬、北沙參；熱盛者則加龍膽草、生石膏；若神志不清、痰迷清竅、陽閉者則加菖蒲、鬱金、羚羊角粉，或口服至寶丹、安宮牛黃丸；若口臭便秘者加大黃、枳實、芒硝；若出現陰閉時則服滌痰湯加減及蘇合香丸；若出現陽虛氣脫者，以參附龍牡湯加減。

【療效】治療106例，治癒（症狀、體徵消失，行動恢復正常，或有些自覺症狀但能繼續工作，失語現象基本消失）17 例，占 16%；顯效（症狀、體徵顯著改善，但手足活動仍有不便，生活一般能自理）29 例，占 27.4%；好轉（症狀、體徵部分改善，個別症狀無改善，需扶持才能步行）46 例，占 43.4%；無數 14 例，占 7.5%；總有效率為 86.8%。

資壽解語湯

【組成】防風 9 克，附片 6 克，天麻 6 克，酸棗仁 9 克，羚羊角 4.5 克（刨片），上桂心 3 克（研末沖服），川羌活 9 克，甘草 3 克，玄參 9 克，石菖蒲 6 克。

【用法】用水 400 毫升煎至 200 毫升，再投入竹瀝 1 毫升、薑汁 1 毫升混和，分 2 次服，每隔 1 小時服 1 次。

【功用】功能祛風除痰，鎮靜寧神，和調陰陽通竅。主治中風脾緩舌強不語及牙關緊閉。

【療效】治療 3 例，均服 2 劑後病癒。

芩半湯

【組成】黃芩 10 克，半夏 10 克，製膽星 10 克，竹茹 10 克，地龍 10 克，黃連 9 克，川貝 9 克，橘皮 9 克，茯苓 12 克，枳實 12 克，牛膝 12 克。

【用法】水煎服。

【功用】功能燥濕化痰，清熱除煩，調和肝膽。主治中風。

去川貝、牛膝、橘皮，加丹參、桃仁、紅花、赤芍；陰虛明顯者加白芍、生地、石斛、玉竹、玄參；便秘者加瓜蔞、火麻仁，改枳實為風化硝、炒枳殼；睡眠差者加棗仁、遠志、夜交藤。

【加減】若見肢體疼痛或麻木明顯，舌質暗紅或有瘀斑

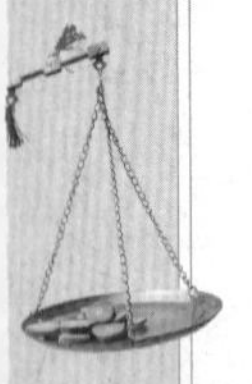

者，去川貝、牛膝、橘皮，加丹參、桃仁、紅花、赤芍；陰虛明顯者加白芍、生地、石斛、玉竹、玄參；便秘者加瓜蔞、火麻仁，改枳實為風化硝、炒枳殼；睡眠差者加棗仁、遠志、夜交藤。

【療效】治療48例，基本痊癒（半身不遂基本恢復，口眼喎斜、語言蹇澀等消失，生活可以自理）25例，顯效（半身不遂明顯恢復，口眼喎斜、語言蹇澀等明顯改善）19例，無效4例。

抗栓方

【組成】

⑴炮山甲12克，地鱉蟲12克，水蛭6克（研沖），地龍12克，三棱12克，莪朮12克，丹參5克，王不留行12克，路路通12克，生黃耆50克。

⑵葛根30克，丹參30克，當歸12克，川芎10克，雞血藤30克，杜仲12克，續斷12克，巴戟天12克，桑寄生15克，生黃耆20克，白芍20克。

【用法】以上兩方均為加水500毫升，煎成200毫升，每日服3次

【功用】⑴方功能破瘀散結，活血通絡，益氣補元；主治腦血栓形成急性期。

⑵方功能養血活血，強筋健脾；主治腦血栓恢復期。

【療效】治療98例，治癒（偏癱、失語等症基本消失，能獨立行走和從事一般活動）70例，占71.4%；好轉（偏癱、失語等症不完全消失，可扶杖行走，意識障礙消失，但遺有偏癱，生活不能自理）27例，占27.6%；無效1例，占1%。

腦血栓方

【組成】

⑴懷牛膝 30 克，生赭石 30 克，生龍骨 30 克，生牡蠣 30 克，生白芍 15 克，玄參 20 克，天冬 15 克，鉤藤 30 克，茵陳 6 克，川楝子 6 克，生麥芽 6 克，甘草 6 克。

⑵半夏 10 克，茯苓 15 克，橘紅 12 克，枳實 10 克，膽南星 10 克，菖蒲 12 克，全瓜蔞 30 克，鉤藤 30 克，地龍 15 克，僵蠶 10 克，甘草 6 克。

⑶生黃耆 30 克，當歸 12 克，川芎 12 克，桃仁 15 克，紅花 10 克，地龍 15 克，牛膝 15 克，雞血藤 30 克，甘草 6 克。

【功用】⑴方功能滋陰潛陽，熄風通絡；主治陰虛陽亢型腦血栓形成。

⑵方功能豁痰化濕，熄風通絡；主治風痰陰絡型腦血栓形成。

⑶方功能閃氣活血，祛瘀通絡；主治氣虛血瘀型腦血栓形成。

【用法】三方均水煎服。

【加減】神昏譫妄等中臟腑的陽閉證者，酌加紫雪丹、安宮牛黃丸、至寶丹、牛黃清心丸；若出現神昏、嗜睡、中臟腑的陰閉證者，加用蘇合香丸。

【療效】治療 350 例，基本痊癒（半身不遂基本恢復，口眼喎斜等消失，生活可基本自理）161 例，顯效（半身不遂明顯恢復，能扶杖部行，口眼喎斜等症狀明顯好轉，生活可自理）116 例，好轉（半身不遂有好轉，但仍不能步行，生活不能自理）51 例，無效 22 例。總有效率為 93.71%

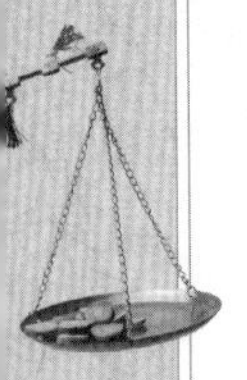

散風通絡方

【組成】豨薟草 15 克，老鸛草 15 克，桑枝 20 克，牛膝 12 克，秦艽 12 克，桔梗、木瓜各 10 克，地龍 10 克，海風藤 10 克，丹參 12 克，赤芍 10 克，地鱉蟲 10 克，全蠍 6 克，僵蠶 10 克。

【用法】水煎服。連服 2 個月以上者改為隔日 1 劑。

【功用】功能散風通絡。主治腦血栓形成。

【加減】痰多者加膽南星 10 克、竹瀝水 30 克（兌服）；血壓仍偏高可加黃耆 30 克；言語不利加蟬衣 4.5 克。

【療效】治療 18 例，顯效（臥床者能下地扶杖而行，扶杖而行者可棄杖而行，言語較為清楚）12 例，症狀改善（臥床者能自己聳立，扶杖者能增加走路）6 例。

通脈湯

【組成】桃仁 10 克，紅花 10 克，當歸 10 克，赤芍 15 克，川芎 10，穿山甲 10 克，雞血藤 30 克。

【用法】水煎服。

【功用】功能活血化瘀，祛風通絡。主治腦血栓形成而造成腦組織缺血壞死。

【加減】氣虛者加黨參、黃耆、黃精；陰虛者加白芍、生地、玄參；失語者加菖蒲、鬱金；高血壓者加野菊花；便秘者選加生地、玄參、麥冬、火麻仁、大黃、芒硝等；伴上呼吸道感染者加清熱祛痰藥；病重者加丹參、蘇木、三棱、莪朮。

【療效】治療 107 例，基本恢復 48 例，占 44.9%；顯著好轉 40 例，占 37.4%；好轉 15 例，占 14%；無效 4 例，占 3.7%。總有效率為 96.3%。

通腑湯

【組成】生大黃 10 克（後下），玄明粉 10 克（沖），枳實 10 克，膽南星 12 克，地龍 12 克，石菖蒲 10 克，厚朴 6 克，淮牛膝 20 克。

【用法】水煎服。鮮竹瀝 60 毫毛（分沖）或單味大黃 6～10 克沖服（亦可鼻飼）。

【功用】功能通腑攻下，豁痰開竅。

主治腦出血。

【加減】昏迷則同用安宮牛黃丸；痰盛加天竺黃；抽搐加全蠍、僵蠶、蜈蚣；頭暈加牡蠣、龍骨、石決明、鉤藤。

【療效】治療 40 例，痊癒（意識清醒，肢體運動功能基本正常）24 例，占 60%；好轉（症狀減輕，遺有肢體偏癱）2 例，占 5%；死亡 14 例，占 35%。

賈氏腦出血方

【組成】鉤藤 30 克，珍珠母 30 克，石決明 30 克，牛膝 30 克，天竺黃 15～30 克，鬱金 10 克，陳皮 10 克，半夏 10 克，竹瀝 10 克，菊花 10 克，甘草 10 克，赤芍 20～30 克。

【用法】水煎服。30 天數 1 療程。

【功用】功能芳香開竅，平肝熄風，滌痰潛陽。主治出血性中風。

【加減】中風閉證危重者加用安宮牛黃丸；中風脫證者用獨參湯或生脈飲；有躁動者加龍膽草 154 克、龍骨 30 克、牡蠣 30 克；抽搐者加全蝎 10 克、蜈蚣 10 克、三棱 10 克、莪朮 10 克、乳香 10 克、沒藥 10 克、桃仁 6 克，病情好轉後改用養血活

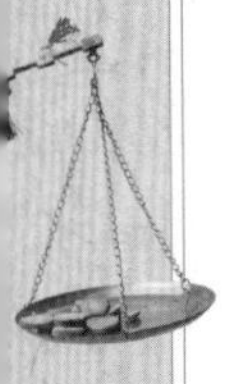

服藥須知

⑴服藥次數：湯藥法一般每天 1 ，分 2 次服。高熱或病情嚴重者，可心一天服 2 劑，分 4 次服，每隔 6 小時服 1 次。某些湯藥，根據病情需要，要求煎出藥法量大，甚至二煎共取汁 600～800 毫升，二煎藥汁和合後頻頻飲服，至病情減輕為止，故方名取「飲」。滋補湯藥，可一劑煎 3 次，1 日分 3 次服。某些發汗、攻下湯藥，一般以得汗、瀉下為度，適可而止，不必盡劑，以免耗傷正氣。小兒服藥計量，是成人的 1/3～1/2。

⑵服藥時間：應根據湯藥的性能功效，遵醫囑。大凡補養藥在飯前服；活血舒筋藥在飯後服；瀉下、驅蟲藥在空腹服；急性疾病當煎好藥後就服；瘧疾病人在發作前 2 小時服；鎮靜安神藥在臨睡前服。一般分早、晚 2 次服；慢性病、長期服湯藥者，有的可以兩天服 1 劑，或隔天服。

⑶服藥溫度：一般以溫和適度為好。某些特殊情況，發熱性病根冷服，寒性病要熱服，熱性藥要冷服等等，這些都必須遵照醫囑。

2. 中風病人丸劑療法

丸劑方法是將中藥研成細末，摻合煉蜜或其他賦形劑製成的圓形固體製劑，用以治療慢性疾病為主的一種方法。

丸劑療法的臨床主治腦血管疾病歷史有記載，《黃帝內經》即有「四烏賊骨一藘茹二物併合之，丸以雀卵，大如小豆，以五丸為後飯，飲以鮑魚汁」治療血枯經閉的記載，並對丸劑的名稱、加工方法、規格、課題、藥汁等有所論述。《神農本草經》進一步闡述了「藥性有宜丸者，宜散者、宜水煎者、宜酒漬者、宜膏煎者，亦有一物兼宜者，亦有不可入湯酒者，並隨藥性，不得違越」的製劑理論。

臨床上可根據具體病情選用如下中成藥：

⑴ **大活絡丸**

由蘄蛇肉、大黃、烏梢蛇肉、川芎、黃芩、玄參、青皮等 52 味中藥組成，具有祛風止痛、除濕豁痰、舒筋活絡之功效。

用治中風痰厥引起的癱瘓，足痿痺痛，筋脈拘急，腰腿疼痛及跌撲損傷，行走不便。每次 1 丸，1 日 2 次。

⑵ **回天再造丸**

由人參、牛黃、虎骨、麝香、天麻、廣角、血竭組成，具有祛風化痰、活血通絡功效。用治半身不遂，口眼喎斜，手足麻木。每次 1 丸，每日 2 次。

⑶ **疏風再造丸**

由人工牛黃、麝香、冰片、犀角、蘄蛇組成，具有祛風化痰、散寒通絡功效。用治中風症見牙關緊閉，口眼喎斜，半身不遂，麻木不仁，筋脈拘攣。每次 1 丸，每日 2 次。

⑷ **疏風再造丸**

由疏蛇、紅參、草荳蔻組成，具有舒筋活血、祛風化痰功效。用治中風之半身不遂，手足麻木，筋脈拘攣。每次 1 丸，每日 2 次。

⑸ **再造丸**

由蘄蛇肉、全蠍、地龍、僵蠶（炒）、穿山甲（製）、虎骨（製）、麝香、水牛角濃縮粉等組成，具有祛風化痰、活血通絡、舒筋止痛、鎮靜安神，清熱熄風功效，用治中風之口眼喎斜，半身不遂，手足麻木，疼痛拘攣，語言謇塞。每次 1 丸，1 日 2 次。

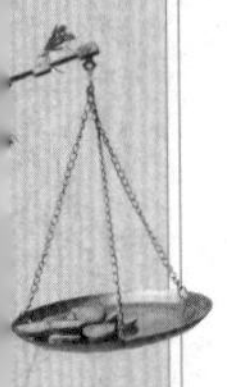

⑹ **華佗再造丸**

由當歸、川芎、紅花、天南星、馬錢子、冰片等組成，具有活血化瘀、化痰通絡、行氣止痛功效。用治中風癱瘓，拘攣麻木，口眼喎斜，言語不清。1次8克，1日2～3次，連服10天，停藥1天，30天為1療程。

⑺ **人參在造丸**

由蘄蛇、人參、全蠍、虎骨、牛黃、朱砂、穿山甲、琥珀、天麻、威靈仙、防風、麝香、沉香組成，具有祛風化痰、舒筋活血功效。用治中風症見半身不遂，口眼喎斜，手足麻木。每次1丸，每日3次。

⑻ **參桂在造丸**

由人參、肉桂、甘草、熟地黃、麻黃、大黃、防風、獨活、白芷、烏梢蛇、乳香、沒藥、雞血藤、玄參組成，具有祛風行血、舒筋活絡功效。用治中風症見肢體麻木等。每次1丸，每日2次。

⑼ **消栓再造丸**

由丹參、三七、血竭、川芎、天麻、當歸、黃耆、澤瀉、白花蛇、安息香、蘇合香、人參、沉香組成，具有活血化瘀、祛風通絡、補氣養血、消栓通脈、熄風開竅功效。用治腦血管病的恢復期及後遺症期。蜜丸，1次1～2丸，1日2次。

⑽ **醒腦再造丸**

由黃耆、三七、紅花、人參、菖蒲、珍珠、天麻、全蠍、枸杞子、槐花等組成，具有化瘀醒腦、祛風通絡之功效。用治腦血栓形成及其後遺症之神志不清，語言蹇澀，筋骨痠痛，手足拘攣，半身不遂。1次1丸，1日2次。

⑾ **偏癱復原丸**

由黃耆、人參、川芎、三七、沉香、肉桂、冰片組成，具有補氣活血、祛風通絡功效。用治中風後半身不遂，口眼喎斜，言語不清。每次 1 丸，1 日 2 次。

⑿ **豨薟丸**

由豨薟草組成，具有祛風濕、舒筋活絡、利關節功效。用治中風後遺症之半身不遂，肢體麻木，口眼喎斜。每次 1 丸，1 日 2～3 次。

⒀ **豨桐丸**

由豨薟草、臭梧桐組成，具有祛風濕、舒筋活絡、降血壓功效。

用治風濕痺痛，半身不遂及高血壓病。1 次 6～9 克，1 日 2 次。忌豬肝、羊血、羊肉等物。

⒁ **天麻丸**

由天麻、羌活、獨活、杜仲（鹽炒）、牛膝、附子（製）、當歸、地黃、玄參組成，具有祛風除濕、舒筋活絡，活血止痛功效。用治腦血管意外之半身不遂。大蜜丸，1 次 1 丸，1 日 2～3 次；水蜜丸，1 次 6 克。

⒂ **金剛丸**

由肉蓯蓉、杜仲、菟絲子、萆薢、豬腰子組成，具有填精補腎、強筋壯骨功效。可用治中風後遺症見半身不遂，或語言蹇澀，腰膝痠痛，四肢無力，行步艱難者。每次 1 丸，1 日 2 次。

⒃ **健步丸**

由黃柏、知母、熟地黃、當歸、白芍、牛膝、豹骨、龜板、陳皮、乾薑、鎖陽、羊肉組成，具有補肝腎、強筋骨功

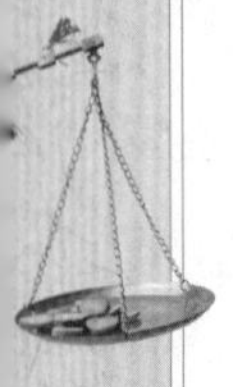

效。用治痿症及中風後遺症見肝堅不足者。每次 9 克，1 日 2 次。

注意事項

⑴ 應由醫師指導，適量對症服用，切忌盲目大劑量服用，否則易礙胃滯脾，甚至產生不良後果。

⑵ 製備應嚴格按程序製作，貯藏應按丸劑的類別和品種妥善保存，以免質次或變質而影響療效，或產生副作用。

3. 散劑療法

⑴ **中風醒神散**

【組成】①鬱金 5 克，菖蒲 5 克。用蒸餾法，按 1：1 水取蒸餾液，每瓶 10 毫升。②鉤藤 20 克，桑寄生 20 克，黃芩 10 克，地龍 10 克。共為粗末，每袋 15 克。③水牛角 1.5 克，人工牛黃 1.3 克。共研極細末，為 1 次量。

【用法】先煎②方 15 分鐘，後①、③方灌服（吞嚥困難者鼻飼給藥），每日、早、中、晚各 1 次。

【功用】功用平肝熄風，清心開竅。主治急性腦血管意外。（右膏 20 克，夏枯草 20 克，梔子 10 克，每包 15 克，共為粗末），與②方同煎；中風痰多者加服中風豁痰煎（膽星 6 克，遠志 10 克，橘紅 10 克，共為粗末），與②方同煎。

【療效】治療 66 例，顯效（2～3 天內神清，生理反射恢復，症狀、體徵明顯好轉）5 例，有效（5 天內神清，生理反射恢復，症狀、體徵大部分好轉）29 例，好轉（5～7 天內神清，生理反射恢復，症狀、體徵大部分好轉）23 例，無效（7 天以上神態無變化，生理、病理反射及症狀、體徵無明顯改善）9 例，總有效率為 86.36%

⑵ **水蛭方**

【組成】水蛭。

【用法】每次服量相當於生藥 3 克。1 天 3 次，30 天為 1 療程。

【功用】功能祛瘀破血生新。主治腦出血後顱內血腫。

【療效】治療 48 例（經 CT 或臨床體徵判斷血腫於左半球 21 例，右半球 23 例，雙側半球 4 例），痊癒 16 例，占 33.3%；顯效 20 例，占 41.7%；好轉 8 例，占 16.7%；死亡 4 例，占 8.3%。總有效率為 91.7%。1 療程後對 36 例 CT 複查，血腫吸收者為 30 例，病灶周圍有低密度影 6 例。

⑶ **中風散**

【組成】桂枝、川牛膝、川椒、鑽地風、甘草、製乳香、製沒藥、木瓜、明天麻、自然銅（醋煅）、血竭、威靈仙各 9 克，何首烏、大黃、川烏、草烏、破故紙、麻黃、升麻、杜仲、川斷、川羌活各 6 克，千年健、黃耆、蒼朮各 12 克，洋金花 3 克，生馬錢子 30 克（需炮製入藥）。

【用法】上藥共研極細末，貯瓶備用。每次服 15～20 克，用開水加蜂蜜 10 克沖化調服。重者可連服 2 料，二料不效，不可再服。因馬錢子有副作用。

【功用】溫經通絡。用於腦血栓及中風引起的偏癱或全癱。

【療效】有人曾根據本方將馬錢子用量減半，黃耆用量增至 50 克，再加蜈蚣 3 條、全蠍 6 克、乾地龍 9 克，炮穿山甲 3 克。共研細末，每晚臨睡前服 10～15 克，用酒、水各半送服，試治 10 例中風後遺症（半身偏癱），連服 1 個月。結果：痊癒 8 例，顯效 1 例，有效 1 例，總有效率達

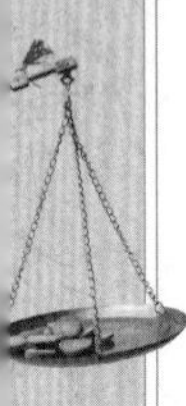

100%。

⑷ **桃紅通脈方**

【組成】桃仁5克，紅花5克，當歸10克，川芎5克，穿山甲5克，桂枝5克，生黃耆15克，丹參15克，赤芍10克，白芍10克，地龍5克，鬱金5克，菖蒲5克。

【用法】製成沖劑（為1袋量）。每日2次，每次1/4。嚴重者或久病後每日服1袋，分2～3次沖服。

【療效】治療46例，基本恢復（癱瘓肢體肌力、智力、言語、吞嚥功能恢復正常，各種症狀消失，能自理生活）29例，占63.1%；顯效（肌力增加Ⅱ級以上，能獨立行走，在他人協助下可自理生活，智力明顯改善）14例，占30.4%；好轉（肌力增加1級以上，言語功能有改善，其他症狀有進步）3例，占6.5%。伴有高血壓者23例，治療後半數以上血壓有所下降。

注意事項

① 散劑是一種粉末狀固體製劑，其與空氣的接觸面很大，極易吸潮。此外，含芳香成分的散劑容易揮發損失，含樹脂類藥物多的散劑，受熱後易融結成塊，易吸潮的散劑也易互相黏附成塊，某些藥物的成分容易氧化變質。因此，其保存與貯藏時以密閉不漏氣為原則，用瓶裝、桶裝、袋裝均可，並應放在暗冷乾燥的地方。有特殊氣味的散劑應單獨貯放，以免沾染其他藥物。

② 為防止口服時散劑進入氣管，一般以少量溫開水將散劑調成糊狀為宜。

③ 外用散劑，例如信石、輕粉一類含有毒性藥物的散劑，內服宜慎重，必須在醫生指導下服用。

4. 頭針療法

頭針療法是祖中國醫學的經絡學說與現代醫學關於大腦皮層機能定位的理論相結合的產物。它參考了腦電圖的頭皮電極位置，在頭部選定相應投射區進行針刺以治療疾病的方法。

刺激區的選擇與劃分

首先選劃出標定線：① 前後正中線：即從眉心（印堂穴）至枕外粗隆頂點下緣的正中連線。② 眉枕線：即眉中點上緣與枕外粗隆的頭側部連線。再依上述二線劃分治療區。

⑴ **運動區**

起點為前後正中線的中點後 0.5 公分處，終點在眉枕線與鬢角髮際前緣的交叉處（鬢角不明顯者，可以顴弓中點向上引垂直線，此線與眉枕線交叉處向前 0.5 公分），二點的邊線即為運動區。偏癱患者可選該區進行針刺。其上端 1/5 處代表對側頭面部（舌、語言）。

⑵ **感覺區**

運動區起止點平行後移 1.5 公分的連線，即為對側半身感覺代表區。其上 1/5 處代表對側下肢、頭、軀幹，中 2/5 處代表對側上肢，下 2/5 處代表對側面部，有感覺障礙者即可選擇上述相應區針刺。

⑶ **其他有關代表區**

① 足動感區：從前後正中線旁開 1 公分，引 3 公分長的線，其起點相當於感覺區上點向後 1 公分處，此線即為足運感區，對側下肢及足麻木，癱瘓，可以選擇此區針刺。

② 言語二區：從頂骨結節引前後正中母的的平行線，

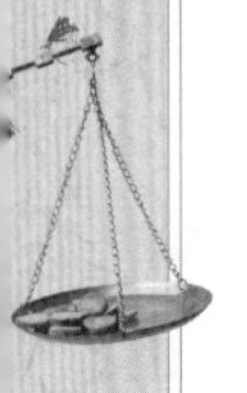

於該結節後下 2 公分開始向下取 3 公分長的直線即是。有命名性失語可選擇此區針刺之。

方　法

在偏癱的對側頭皮上，劃定刺激區（即上述的運動或感覺區），分開頭髮，暴露頭皮，常規消毒後，用 26～28 號的 2.5～3 寸長的毫針，斜刺入頭皮，並沿刺激區的皮下或肌層緩慢捻轉進針達要求部位，然後快速捻轉，或用電動頭針，切忌提插，要求每分針捻轉達 200 次以上，捻轉幅度要大，要求達 4～6 轉，相應肢體出現感應感應後（麻、脹、熱、涼、抽、出汗等），再捻轉 2～4 分鐘，留針 5～10 分鐘，如此反覆捻轉達三次後起針，用消毒棉球緊壓針孔 1～2 分鐘以防出血，或配用 G6805 治療儀通電 15～30 分鐘，電流脈衝 200～300 頻率，以病人能耐受為度，每日一次，10 次為一療程，療程間隔 5～7 日，可治療 3～6 個療程。

注意事項

① 定位診斷要確切，刺激區的劃定要準確。

② 刺激手法及量要適當，一般刺激量大，感應強則療效好，但要防止出血、血腫。

③ 局部及其用具應嚴密消毒，有感染及創口者忌用。

④ 治療時需掌握適當刺激量，防止暈針。

⑤ 注意頭皮血管出血。如有出血，則應用消毒乾棉球壓迫針孔片刻，直到血止。

5. 穴位藥物注射法

水針療法，又稱穴位注射療法，是選用藥物注入有關穴位以治療疾病的一種方法。

我國古代刺法中並無此法，它是在長期醫療實踐中結合中醫經絡、經穴特點，將肌肉注射法移植而來的一種現代針灸治療方法。

療法一

【取穴】風府、啞門、風池。

【用法】用 10%紅花液 2ml 加 10%葡萄糖液 2ml，每穴注入 1ml，3 日注射 1 次，10 次為 1 療程。

【療效】陳氏對腦動脈硬化症取風府、啞門、風池，用 10%紅花液 2ml 加 10%葡萄糖液 2ml，每穴注入 1ml，3 日注射 1 次。如合併有冠心病，結合用丹參、黃耆注射液，穴注肺俞、心俞、膈俞，維生素 B_1 加普卡因穴注內關，阿是穴；合併有下肢動脈硬化者，結合用維生素 B_1、B_{12} 加 1%葡萄糖穴注陽陵泉、足三里、承山等穴。結果：本組 110 例，隨訪 60 例，顯效 28 例，好轉 30 例，不明顯 2 例。

療法二

【取穴】①上肢癱：肩髃、曲池、外關、合谷；②下肢癱：環跳、風市、陽陵泉、足三里；③口眼喎斜：地倉、頰車、下關、翳風；④失語：廉泉、金津、玉液。

【用法】用紅花、當歸、川芎注射液、每穴注入 0.2～2ml。或用維生素 B_{12}10mg 或 $B_1$100mg，分別注入上述之穴。每日 1 次，7 次為一療程。

【療效】高氏治療 100 例腦血管病，其中腦血栓形成 80 例，腦溢血 20 例。上肢癱選肩髃、曲池、外關、合谷；下肢癱選環跳、風市、陽陵泉、足三里；口眼喎斜選地倉、頰車、下關、翳風；失語選廉泉、金津、玉液。用當歸注射液每穴注入 0.2～2ml，結果痊癒 35 例，顯效 44 例，好轉 15 例，無效 6 例。

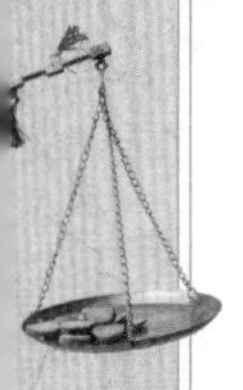

療法三

【取穴】水突。陽亢配太衝；風盛配風池、風府；陰虛配太谿；痰盛配豐隆。

【用法】患者仰臥位，枕頭置於項背下，使頭後仰，充分暴露頸前區。水突穴常規消毒後，用左手食指橫向推開頸總動脈，每側注射 2ml 複方丹參注射液。先注健側，後注患側。然後用 6ml 注射於配穴。每日 1 次，10 次為 1 療程。

【療效】蘇氏取水突穴，陽亢配確太衝，風盛配風池、風府；陰虛配太谿；痰盛配豐隆。用複方丹參液穴位注射配合功能鍛鍊，治療中風偏癱 61 例，痊癒 26 例，顯效 18 例，有效 11 例，進步 3 例，無效 3 例，總有效率 95.08%。

注意事項

① 治療時應對患者說明治療特點和注射後的正常反應，如注射後局部可能有酸脹感，4～8 小時內局部有輕度不適，有時不適感持續時間較長，但一般不會超過 1 天。

② 嚴格遵守無菌操作，防止感染，最好每注射一個穴位換一個針頭。使用前應注意藥物的有效期，並注意藥物有無沉澱變質等情況。

③ 注意藥物的禁忌、劑量、配伍、副作用以及過敏反應等問題，凡會引起過敏反應的藥物，均應先作皮試，陽性者不可應用，副作用較大的藥物，使用時應謹慎。

④ 一般藥液不宜注入關節腔、髓腔和血管內，以防引起關節紅腫熱痛等不良反應；誤入骨髓腔，則有損害骨髓的可能。

⑤ 胸腹部穴位注射不宜過深，以防傷及內臟。主要神

經幹經過的部位作穴位注射時要注意避開神經幹，以保護其不受損害。

⑥ 年老體弱者，注射部位不宜過多，用藥量可酌情減少，以免暈針。孕婦的下腹部、腰骶部穴及合谷、三陰交等穴，一般不宜作穴位注射，以免引起流產。

6. 耳針療法

中醫認為「耳為宗脈之所聚」，手足三陽經均聯繫到耳部，陰經由其別支，合於陽經而與耳部相通。「肺主氣，一身之氣貫於耳」「腎氣通於耳」等，說明耳與各臟腑有密切關係。

實踐證明，針對耳廓上一些特定的反應點，進行針刺或注射藥物，對偏癱改善臨床症狀具有一定的療效。

⑴ 王不留行籽耳壓法

方法一

【取穴】肝腎、腦幹、皮質區。

【用法】在針灸治療的同時，將王不留行籽貼壓在敏感點處，按揉。每日 3 次，每次每穴 100 下，10 天為 1 個療程。3 個療程即可收效，且能增加針灸的療效。或單用耳壓，配合按揉合谷、曲池、肩髃、足三里、陽陵泉、氣海等穴，也可奏效。

方法二

【取穴】主穴：皮質下、腦點、肝、前列腺；配穴：三焦、胃、脾、耳迷根及相應部位。加減：失語加心、脾、舌；吞嚥困難加口、咽、喉、耳迷根；血壓高加降壓點、降壓溝。

【用法】按不同病證每次選 3～5 穴，找出穴位敏感點

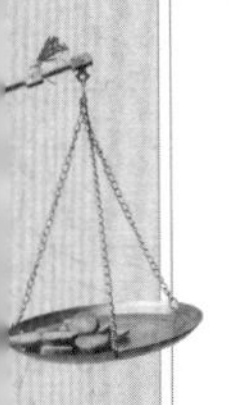

後將王不留行籽置於 0.5×0.5（cm）見方的膠布中間。行常規耳廓消毒後，對準穴位貼壓，按揉片刻後囑患者自行按壓。每日 5～7 次，每次每穴 3 分鐘，3 日換 1 次。

⑵ **綠豆耳壓法**

【取穴】神門、神經衰弱點、腦幹、利眠。頭痛配皮質下。

【用法】用探棒找出穴位敏感點，將圓形綠豆貼壓在穴位外。每日按壓 3～5 次，每次 1～3 分鐘，3～7 天更換。

⑶ **白芥子耳壓法**

【取穴】①心、舌、任$_2$、任$_3$、神門、交感。口角歪斜、吞嚥困難者多用會陰。②心、小腸、直腸下段、肛門、督$_4$。③心、心募、心俞、督$_4$ 或督$_9$、直腸下段、肛門。④肝、三焦、任$_2$、任$_4$、四肢運動中樞、督$_6$。⑤肝、膽、十二指腸、直腸下段、肛門。⑥腎、腦幹、腦點、任$_1$、任$_5$、皮質下。⑦膀胱、腎、小腸、直腸下段、肛門。⑧腎、枕小神經、任$_1$、任$_5$、耳迷根。⑨上肢不利多用手三陽穴加督$_{10}$，下肢不利多用足三陽各穴加督$_4$。

【用法】按不同病證選取組穴，找出敏感點後，將白芥子置於菱形膠布上，準確地貼壓在所選耳穴上，按揉使局部有酸、困、脹、痛感為度。囑患者每日自行按壓 5～7 次，每次每穴 3 分鐘，3 日更換 1 次藥粒。

注意事項

① 使用中應防止膠布潮濕或污染，以免引起皮膚炎症。

② 個別病人可能對膠布過敏，局部出現紅色粟粒樣丘疹並伴有癢感，可加用下屏尖穴或改用毫針治療。

③ 一般孕婦可以用耳壓法。

④ 耳廓皮膚有炎性病變、凍瘡等不宜採用。

7. 拔罐療法

⑴ **火罐法**

【取穴】肩髃 、曲池、陽池、秩邊、環跳、陽陵泉、丘墟。

【用法】患者取舒適體位，上穴每次上下肢各選 1～2 穴。選大小適宜之火罐，用閃火法或投火法，將罐吸拔於所選穴位上，留罐 10 分鐘。每日 1 次。亦可採用走罐法。

【功用】中風後遺症。

⑵ **刺絡（刺血）拔罐法**

【取穴】①大椎、心俞、肝俞、脾俞。②神道、風門、膈俞。③肩貞、環跳。

【操手方法】以上三組穴，每次取 1 組。先將所選 穴位常規消毒，用三棱針點刺 3 下，然後把火罐用閃火法或貼棉法，法罐罩在點刺的穴位上，使之出血。留罐 10～15 分釧，然後將罐起下，擦淨血跡。每日或隔日治療 1 次。

【功用】腦血栓形成而致的偏癱。

⑶ **針罐法**

【取穴】華佗夾脊穴（2～8 胸椎、1～5 腰椎旁開 5 分）。

【用法】取 2～8 胸椎、1～5 腰椎旁開 5 分夾脊穴。常規消毒後，將針快速刺入皮下，針頭慢慢向椎體推刺，當有麻脹感覺時立即停止進針，將針退出。然後在針刺部位加拔火罐 15 分鐘。每日或隔日 1 次，10 天為 1 療程，療程間隔休息 5 天。一般以 5 個療程為限。

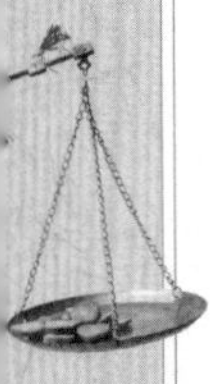

【功用】偏癱。

【療效】用本法觀察治療 104 例，基本治癒 59 例（56.7%），療效顯著 19 例（18.3%），好轉 24 例（23.1%），無效 2 例（1.9%），總有效率為 98.1%。

⑷ **電針罐法**

【取穴】衝門、髀關、膝關。

【用法】患者平臥，用 28 號 2～3 寸長毫針，常規消毒後，取上三穴起碼刺進針至穴位最深層。進針後用較大幅度換位捻轉，此時拇食二指頻繁張開，一捻一放如飛鳥展翅狀反覆數次，當針下出現酸、麻、脹，猶如閃電狀針感。然後再取 1 寸長毫針直刺解谿穴。

用 G6805 電療機，取兩組導線，沿著電神經走向及肌肉群組成的刺激線，分別用正負極一組連接衝門、解谿；一組連接髀關、膝關。選擇斷續波段，頻率刻度旋至 18 度，留針 20 分鐘。取針後緊接著用玻璃火罐 3 只，用閃火法分別將罐罩在衝門、髀關、膝關處。局部以針眼處出血或或皮下出現環狀瘀血團為最佳，留罐 30 分鐘。每天 1 次，10 次為 1 療程。

【功用】腦血栓形成、腦溢血引起的下肢偏癱。用本法觀察治療 53 例，痊癒 22 例，顯效 19 例，有效 10 例，無效 2 例（連續治療 2 個療程以上無效）。

⑸ **賜福拔罐法**

【取穴】肩髃、肩貞、中府、曲池、外關、大腸俞、風市、三陰交、陽陵泉、足三里。

【用法】依疼痛部位不同，選擇上述不同的腧穴，罐可分別取直徑為 60 毫米、50 毫米、30 毫米大中小 3 型。治療前先將所選取的穴位周圍塗濕，術者或患者自己用手捍拔罐的頂部，或將罐壁捏高，使罐體發生變形，使罐內頂部特製永磁體貼聚或是浮在腧穴位置上。

在拔罐過程中，為了增加拔罐的刺激作用，可不斷輕輕按捏罐壁，可提高療效。每日 1 次，每次 10～15 分鐘。

多數病人 1 次即見效，如不見效者，可用循經走罐的方法，提高療效。

【功用】中風病患肢痛。

【療效】用本法觀察 54 例，經 3 次治療全部有效，其中痊癒 34 例，顯效 16 例，有效 4 例，且治療後肌力亦有不同程度的提高。

注意事項

① 高熱、抽搐、痙攣等證，皮膚過敏或瘍破損處，肌肉瘦削或骨骼凹突不平及毛髮我的部位不宜使用；孕婦腰骶部腹部均須慎用。

② 使用火罐法和水缸法時，應避免燙傷病人皮膚。

③ 針罐併用時，須防止肌肉收縮，發生彎針，並避免將針撞壓入深處，造成操作上的失誤。胸背部腧穴均宜慎用。

④ 起罐時手法要輕緩，以一手抵住罐邊皮膚，按壓一下，使氣漏入，罐子即可脫下，不可硬拉或旋動。

⑤ 拔罐後一般臂部皮膚會呈紅暈或紫紺色瘀血斑，此為正常現象，可自行消退，如臂部瘀血嚴重者，不宜在原位再拔。由於留罐時間過長而引起的皮膚水疱，小水疱不需處理，但不要擦破而發生感染；大水疱可用針刺破，放出疱內液體，並塗以龍膽紫藥水，覆蓋消毒敷料。

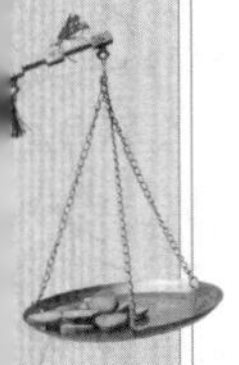

8. 推拿療法

療法一

⑴ **基本手法**

① 患者坐或臥位，醫者以指按揉雙側風池穴 3～5 分鐘，然後再以掃散法在兩側頭部各操作 1～3 分鐘。

② 雙手捏提兩側肩井穴 5～10 次。

③ 按揉足三里、豐隆、合谷、曲池穴各 1 分鐘。

④ 指掌叩擊脊柱兩側背、腰及骶部肌肉 5～10 遍，手法刺激應稍強。

⑵ **隨症加減**

① **肢體偏癱**：症狀常見上下肢體癱瘓無力或強硬，日久者可見肌肉萎縮，肢體畸形。共研極細末，手法再加：ⓐ 患者取俯臥位，醫者站於一側，先用按法施於患者脊柱兩側，並著重在肺、脾、胃、腎、三焦、大腸俞等背俞穴上，自上而操作 2～3 遍。ⓑ 再以滾法或一指禪推法沿脊柱兩側並向下至臀部、股後側、小腿後部，發腰椎兩側各背俞穴位、膕窩、跟腱部為重點治療部位，同時配合腰部後伸和髖關節後伸的被動活動。反覆操作 3～5 分鐘。ⓒ 患者側臥患肢在上，醫者用滾法或拿揉法從患側肩關節起，沿上臂外側，經肘部至腕部進行治療，發肩、肘、腕關節為治療重點，反覆操作 3～5 分鐘。ⓓ 再以擦、搓手法在肩部、止肢部、手腕部 3～5 遍。ⓔ 以滾法或拿揉法沿患側大腿下面、小腿外側面向下，並配合手掌按揉膝關節，彈拔陽陵泉、足三里、絕骨、三陰交等穴。反覆 3～5 分鐘。ⓕ 以較重力量按捏患者指、趾末節端各 3～5 次。ⓖ 扳搖患側下肢 5～10 次。

②**面部偏癱**：症見面部表情肌癱瘓而出現額紋消失，眼不能閉合，鼻唇溝平坦，嘴巴歪向健側。基本手法再加：ⓐ患者取仰臥位，醫者坐其側，以一指禪反推法從印堂、陽白、四白、迎香、下關、頰車、地倉等穴位往返操作 3～5 分鐘。ⓑ用大魚際揉法或指按揉法沿以上路線，先患側後健側，往返操作 3～5 分鐘。ⓒ擦法或抹法在顏面部操作 3～5 遍，操作時用力應均勻，手法根柔和，防止損傷皮膚。

療法二

中風病以早其治療為主，一般在中風後兩星期，肢體癱瘓，半身不遂，適宜用推拿治療。治則為舒筋通絡，行氣活血。

⑴ **背及下肢部操作**

【取穴】天宗、肝俞、膽俞、膈俞、腎俞、環跳、陽陵、委中、承山、風市、伏免、膝眼、解谿。

【手法】滾法、按法、揉法、搓法、擦法。

【操作】

①患者取俯臥位。醫者站在患者側面，先施按法於背部脊柱兩側，自上而下 2～3 次，重點在天宗、肝俞、膽俞、膈俞、腎俞。再在脊柱兩側用滾法治療，並向下於臀部、股後部、小腿後部。以腰椎兩側、環跳、委中、承山及跟腱部為重點治療部位，同時椎兩側環腰後伸和患側髖後伸的被動活動。時間約 5 分鐘。

②患者取健側位（患側在上）。自患側臀部沿大腿外側經膝部至小腿外側用滾法治療，以髖關節和膝關節作為重點治療部位。時間約 3 分鐘。

③患者取仰臥位。醫者站在側面，用滾法在患側下肢自

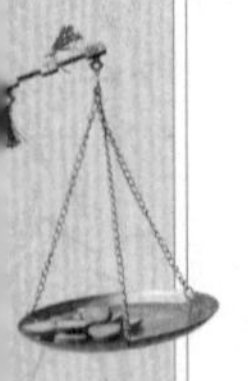

髂前上兩棘向下沿大腿前面，向下至踝關節及足背部治療，重點在伏免、膝眼、解谿。同時配合髖關節、膝關節、踝關節的被動伸屈活動和整個肢內旋動作。再用拿法施於患側下肢，拿委中、承山，以大腿內側中部及膝部周圍為重點治療部位，按、揉風市、膝眼、陽陵、解谿。最後用搓法施於下肢。時間約 3 分鐘。

⑵ **上肢部操作**

【取穴】尺澤、曲池、手三里、合谷。

【手法】滾法、按法、揉法、拿法、撚法、搓法、搖法。

【操作】

① 患者仰臥位。用滾法自患側臂內側至前臂進行治療，以肘關節及其周圍為重點治療部位。在進行手法的同時，配合患肢外展和肘關節伸屈的被動活動。按、揉尺澤、曲池、手三里、合谷。繼之在患肢腕部、手掌和手指用滾法治療，同時配合腕關節及指間關節伸屈的被動活動，手指關節可配合撚法。時間約 5 分鐘。

② 患者取坐位。用滾法施於患側肩胛周圍及頸項兩側，在進行手法時，配合患肢向背後迴旋上舉及肩關節外展內收的被動活動。然後用拿法自肩部拿至腕部，往返 3～4 次，椎兩側環活動肩、肘、腕關節。再作肩、肘、腕部搖法，最後用搓法自肩部搓至腕部，往返 2～3 次。時間約 3 分鐘。

⑶ **頭部頸項操作**

【取穴】印堂、睛明、太陽、角孫、風池、風府、肩井。

【手法】按法抹法、掃散法、拿法。

【操作】

① 患者坐位。醫者站於患者前面，用抹法自印堂至太陽往返 4～5 次，同時配合按、揉 睛明、太陽。再用掃散法在頭側膽經循行部位自前上方向後下方操作，每側 20～30 次，配合按、揉角孫。時間約 2 分鐘。

② 患者坐位。醫者站於患者後側面，按、揉頸項兩側，再按風府，拿風池、肩井。

療法三

陶冶報導：運用傳統的中醫按摩術，治療由腦血管意外引起的半身不遂 50 例，收到較滿意的療效。

⑴ **治療方法**

可按急性期（15 天以內）、恢復期（半年以內）、後遺症期（半年以上）來治療。三期的治療手法又不盡相同。

① **急性期的治療**：一般多在急性期內進行對症治療，如腦血栓形成者，可在頭部相應運動區進行輕揉、點、按、推的手法，並在患側遠端的手足多做小關節的活動及局部穴位的點、按，時間不宜過長，以 15 分鐘左右即可。

② **恢復期的治療**：這一段時間的治療很重要，若及時對症治療可很快恢復。

按摩手法：ⓐ病人採取仰臥位，術者坐於患者頭前方，用拇指平推百會及運動區，約 5 分鐘。接著做上、下患肢的按摩，用揉法、滾法放鬆肌肉，活動各關節，點按俞穴，主要穴位有：（上肢）肩髃、曲池、小海、手三里、外關、合谷；（下肢）環跳、抬腿、伏免、陽陵泉、懸鐘、解谿、委中、崑崙。時間為 15 分鐘左右。

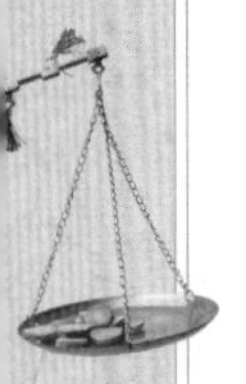

ⓑ患者取俯臥位，術者用掌揉、滾法施術於脊椎及兩側膀胱經線上，並用掌根從大椎穴平推至尾骶部，約 3～5 遍。最後用拍打法從上至下拍打數遍結束手法。一般 10 天為 1 療程，間隔 5 天可進行下 1 療程治療。

③ **後遺症的治療**：這一階段治療時間比較長。一般為 20 天 1 療程。

這時除按恢復期治療外，還應辨證施治。如肌張為較高，可加點肝俞、陽陵泉、太谿等穴，因「肝主筋」之故。如肌無力，可加點脾俞、胃俞、足三里、中脘等穴，因「脾主肌肉四肢」。再如久病，中氣不足者，可加點關元、命門、足三里、腎俞等強壯穴。

⑵ **療效分析**

① **年齡與療效的關係**：本組病例年齡最小為 34 歲，最大為 83 歲，臨床觀察療效與年齡關係不大。

② **病和與療效的關係**：將病和按上述分為三期，急性其及恢復期的前 3 個月，治療效果明顯，約 10～20 次即可顯效。反之，半年以上的患者治療 20 次以後，則無明顯療效。病程的長短與療效有密切關係。

③ **病情輕重與療效的關係**：病情較生者，如原來臥床不起較長時間，經按摩後，一般可藉助手杖行走。病情較輕者，如原來需要藉助手杖行走者，經按摩後，可獨立行走。再如上肢癱的病人中，原肌力為 0 級者，經治療後，效果不理想；上肢肌力原為 2 級者，經治療後，恢復較為滿意。病情的輕重與療效有直接的關係。

⑶ **體會**

① 按摩頭部可以改善腦循環，爭取早日建立側枝循

環。頭部百會穴為「諸陽之會」，透過點按百會穴及運動區，部分病人可感到患肢有溫熱感及蟻行感，下肢較為明顯。亦有部分病 人經按摩頭部後，即可馬上行走。

② 按摩患側肢體，可以起到疏通經絡、滑利關節、使氣血經氣運行於周身的作用，又可使患肢不致廢用性萎縮，關節強直。患肢遠端的功能活動反過來還可心幫助腦神經的修復。

③ 按摩頸胸腰椎，可以打通督脈，調整各臟腑的功能及上、下肢與大腦的聯繫。

④ 按摩治療半身不遂優於針刺、藥物。賈氏體會，腦血管意外超過半年以上（即後遺症期），患者對中、西藥及針刺的治療，療效均不甚理想，此時若透過按摩治療，對患者做被動運動，以提高患者的自身活動，改善微循環，可達到逐漸恢復患側肢體的功能。

患者一旦患側可以活動，結合自身的主動鍛鍊，病情就可能很快改變。賈氏用此方法治療半身不遂這一頑症，取得一定療效。

注意事項

① 應用推拿療法治療疾病必須辨證論治，正確施用手法。

② 對有結核性或化膿性骨關節病症以及肌膚破損、燙傷、腫瘤或正在出血的局部，不宜進行推拿。

③ 婦女懷孕期或月經期，在腹部和腰骶部慎用推拿手法。

④ 在病人空腹狀態下或劇烈運動之後，不宜立即用推拿手法。

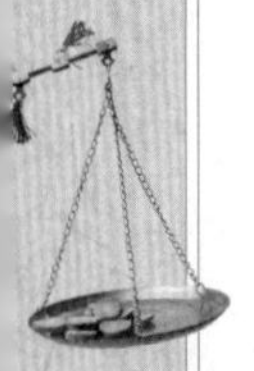

9. 氣功療法

功法一：周天通關法

⑴ **預備式**：一般取坐式（如肢體癱瘓較嚴重，不能起坐，也可用臥式）。息心靜慮，肌肉放鬆，雙目微閉，舌舐上齶，自然腹式呼吸，兩手下垂。

⑵ **運臍輪**：意守臍輪片刻後，以意引氣，以順時針方向，從臍輪中內，由小面大，運轉 36 圈，再由大而小，運轉 36 圈。

⑶ **運周天**：以意引氣，依前順時針方向，從臍輪轉圈而上→巨闕→膻中→璇璣→左臂；然後轉圈而下→曲池→內關→掌心→中指尖；由左手中指背側轉圈而上→外關→肘後→肩井→大椎；從大椎轉圈下行，直至尾間；又由下復上→大椎→玉枕→崑崙→泥丸；自頭前轉圈下行→鵲橋（舌舐上齶）→璇璣→膻中→巨闕→臍輪→成海→右腿→膝關→足背→中趾尖；然後轉圈至湧泉→足跟上行→陰谷→尾間→玉枕→泥丸；如前下鵲橋，依次送左腿似右法，落湧泉後，又升泥丸→璇璣→右臂→曲池→內關→掌心→中指尖；如前右手轉過肩井→大椎，貫崑崙下攝氣海。如此週而復始 9 遍。這時奇經八脈，十二經脈盡皆周流宣暢，意至氣隨，舒適無比。

⑷ **收功**：以意引氣，如前轉圈，引歸臍輪。以順時針方向，從臍輪中央，由小而大，運轉 36 圈，再由大而小，運轉 36 圈納氣歸臍，休息片刻，便可收功。

一般早晚各練 1 次，如有可能，，中午加練 1 次更好。

按：本功法對中風半身不遂、肢體癱瘓、麻木不仁等，都有功效。無病有強身保健延年益壽作用。

功法二：斜骨左右旋轉法

取站式或坐式。先正立或正坐，從腳分開與雙肩同寬，腳尖向前方，兩眼平視，身體放鬆，調勻呼吸，寧神安靜一二分鐘。然後以左腳跟為軸，將左腳的腳尖橫向外側，身體隨之盡力向該側旋轉並向下傾斜，雙手亦甩向該側，旋轉時要以腰為軸。接著交換兩腳方向，右腳尖橫向外側，左腳尖恢復向前，身體和手亦旋轉傾斜和甩向對側。如此左右交替，各行 14 次。旋轉速度可根據病人體質和病情掌握，一般開始時稍慢，以後逐漸加快。每日練功 2～3 次。

按：本功法用治中風後半身不遂、肌肉萎縮，也可治大便秘結。

功法三：蛤蟆行氣法

取仰臥式、俯臥式兩種交替進行。做時，閉氣不息，即屏住氣不呼吸，到極限時才慢慢吐出。先正身仰臥，用左右兩下肢交替屈曲，往前下方踢腳；然後改為俯臥式，即以雙膝和額部著地，兩上肢屈肘舒掌姿勢，手掌向下，放下頭部兩側，用左右下肢向後上方交替踢腿。仰俯踢時均做閉氣不息 9 次。

按：本功法適用於中風後遺症留四肢活動不利等症。

功法四：手按湧泉勢

坐式，左腳踩在地下，右手向外後方直伸，掌心向上，然後右膝屈曲外展，小腿向內抬起，以左手抓握右腳。抓握時，以四指併攏握腳背，拇指按壓湧泉穴上，抓牢後，手腳向相反方向用力，用力時拇指亦按壓湧泉。盡力後放鬆，然後再用力。這樣進行 14 次。放鬆手腳，回覆自然坐位，靜位片刻。

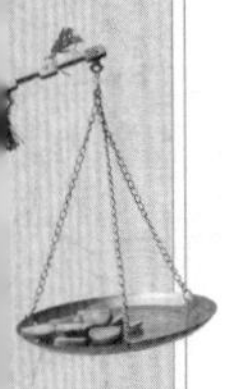

按：本功法適應於偏風中絡，即中風後九竅通利，語言清楚，僅身體一側的肌膚不知痛癢，或手足弛緩無力，或肢體疼痛。

注意事項

① 練功前應做好各項準備工作。一般宜寬衣解帶，選擇空氣新鮮且幽靜的練功環境，儘量避免外界干擾。

② 按照中醫辨正確立治則，根據治則選擇適宜的意念、呼吸及形體功法，組成套路，進行練功。病機不變，則宜固定套路練功。

③ 正確掌握功法。意念功不能過於濃重，呼吸功不能過於勉強，形體功應當考慮體質情況。如果出現練功偏差，應當及時調整功法或請氣功醫師予以糾正。

④ 本療法均具有一定的偏性，治療應當以平為期，切忌矯枉過正。

⑤ 應用本療法時，應當暫時停止性生活或減少性生活的次數。

⑥ 精神病患者，一般不宜用本療法。

⑦ 婦女月經期，一般避免意守小腹部位。

10. 心理療法

有些中風病人經過治療，雖然保住了性命，但卻留下了偏癱、失語等後遺症，這些後遺症給病人的心理上帶來了壓力，有的病人悲觀失望，認為自己成了殘廢人，對生活喪失信心；還有的人認為自己生活不能自理，活著就得拖累他人，產生了輕生的念頭。這些嚴重的心理障礙，對病人的康復是極為不利的。

那麼，我們應如何對病人進行心理護理呢？首先，我們應充分理解病人的這種心理，穩定病人的思想情緒，經常與病人交談，讓病人講出心中的不快，作為家屬，您應該表現出極大的熱情，主動地幫助病人洗臉、洗澡、處理大小便等。注意關心病人，不可有不耐煩的表現，不可讓病人有被嫌棄的感覺，讓病人感到他是被家庭所需要的，從而增強病人的繼續生活的自信心。

⑾ **薰洗療法**

解說請參見「糖尿病」章（第 77 頁）。

12. 中風病人放血療法

放血療法，又稱「針刺放血療法」，是用針具或刀具刺破或劃破人體特定的穴位和一定的部位，放出少量血液以治療疾病的一種方法。

本療法的產生可追溯至遠古的石器時代。其時，人們在勞動實踐中發現用銳利的石塊——砭石，在患部砭刺放血，可以治療某些疾病。砭刺的工具隨著科學的發展，產生了金屬針，以後根據醫療實踐的需要，出現了專門用來作放血治療的「鋒針」。

本療法最早的文字記載見於《黃帝內經》，如「刺絡者，刺小絡之血脈也」；「菀陳則除這，出惡血也。」並明確地提出刺絡放血可以治療癲狂、頭痛、熱喘、衄血等病症。相傳扁鵲在百會穴放血治癒虢太子「屍厥」，華佗用針刺放血治療曹操的「頭風症」。唐宋御醫用頭頂放血法，治癒了唐高宗的「頭眩不能視症」。宋代已將該法編入針灸歌決「玉龍賦」。金元時期，張子和在《儒門事親》中的針灸醫案，幾乎全是針刺放血取效，並認為針刺放血，攻邪最捷。衍至明清，放血治病已甚為流行，針具發展也很快，三

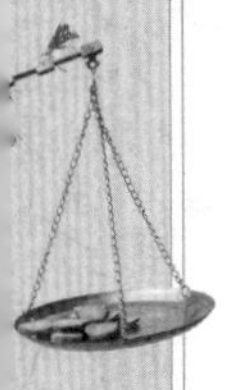

棱針分為粗、細兩種，更適合臨床應用。楊繼洲《針灸大成》較詳細地記載了針刺放血的病案；葉天士用本療法治癒喉科疾病；趙學敏和吳尚先收集了許多放血療法編入《串雅外編》、《理瀹駢文》中。近代，尤其在民間仍廣泛地應用放血療法，其價值漸為人們認識和接受。

⑴ **針刺加三棱針刺血法**

【取穴】少衝（雙）、合谷（雙）。

【用法】先以三棱針點刺少衝穴出血 3～5 滴，再以毫針刺合谷，留針 10 分鐘，出針時放血 3～5 滴。每日 2 次。

⑵ **針刺加刺血配中藥法**

【取穴】人中、承漿、風府、風池、十宣、手十井穴。

【用法】毫針輕刺入人中、承漿、風府、風池，不留針，切忌重刺激。十宣十井穴毫針連刺放血，同時配服安宮牛黃丸、十香返魂丹或蘇合香丸。

⑶ **粗針刺血療法**

【取穴】百會、大椎、委中、十宣、耳背靜脈。

【用法】每穴放血數滴，以多放為佳。急性者也可用粗針刺大靜脈放血。

注意事項

① 首先給患者作好解釋工作，消除不必根的顧慮，但暈血者不宜使用本療法。

② 患有血小板減少症、血友病等有出血傾向的疾病和血管瘤患者，一般禁止用本療法。

③ 對於貧血、低血壓、孕期和過飢過飽、醉酒、過度疲勞者，也不宜使用本療法。

④ 放血針具必須嚴格消毒，防止感染。

⑤ 針刺放血時應注意進針不宜過深，創口不宜過大，以免損傷其他組織；劃血管時，宜劃破即或，切不可割斷血官。

⑥ 一般放放血量為 5 滴左右，宜 1 日或 2 日 1 次；放血量大者，1 週放血不超過 2 次。1～3 次為一療程。如出血不易停止，應採取壓迫止血。

⑦ 本療法僅對急症急救應用，待病情緩解後，要全面檢查，再進行治療，切不可濫用放血療法。

13. 藥枕療法

⑴ 中經絡

① 肝陽暴亢，風火上擾

【治則】平肝潛陽、熄風瀉火。

【藥物】丹皮 250 克，旋覆花 300 克，磁石 300 克，菊花 150 克，紅花 100 克，夏枯草 300 克，牡蠣 300 克，代赭石 500 克，豨薟草 200 克，龍齒 300 克，川牛膝 200 克。

【製法】先將磁石、龍齒、代赭石打碎，餘藥一起烘乾，粉碎成粗末，諸藥和勻，裝入枕芯，製成藥枕。

【用法】令病人枕於項下。

② 風痰瘀血，痺阻脈絡

【治則】熄風化痰，活血通脈。

・處方一

【藥物】抗菊花 500 克，冬桑葉 500 克，野菊花 500 克，辛荑 500 克，薄荷 200 克，紅花 100 克，冰片 50 克。

【製法】上藥除冰片外，均分別烘乾，研成粗末，與冰片共混勻，裝入枕芯，製成藥枕。

【用法】令病人枕之。

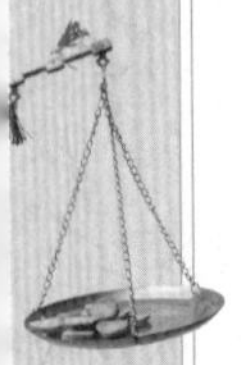

・處方二

【藥物】桑葉、菊花、薄荷、苦丁香、青木香、川芎、蠶砂、生石膏、紫草、丹皮、草決明、桑枝、夏枯草各 100 克。

【製法】上藥分別烘乾，共研粗末，和勻，裝入枕芯，製成藥枕。

【用法】令病人枕之。

③ **氣虛血瘀**

【治則】益氣活血。

【藥物】生白朮 300 克，生黃耆 500 克，黨參 150 克，蒲黃 200 克，五靈脂 100 克，土鱉蟲 50 克。

【製法】上藥一起烘乾，研成粗末，裝入枕芯，製成藥枕。

【用法】令病人枕之。

④ **陰虛風動**

【治則】育陰熄風。

【藥物】地龍 100 克，生地 300 克，五味子 200 克，桑椹子 200 克，磁石 500 克，代赭石 500 克，豨薟草 150 克，冰片 5 克。

【製法】先將磁石、代赭石打碎，與冰片混勻，餘藥烘乾，共研粗末，與上藥末混勻，裝入枕芯，製成藥枕。

【用法】令病人枕於項下。

⑤ **痰熱腑實，風痰上擾**

【治則】通腑化痰，瀉熱熄風。

【藥物】朴硝 500 克，明礬 500 克，生大黃 300 克，厚相 200 克，全瓜蔞 200 克，枳實 200 克。

【製法】諸石打碎，餘藥烘乾，共研粗末，混勻，裝入枕芯，製成藥枕。

【用法】令病人枕之。

⑵ **中臟腑**

・**閉證**

【治則】芳香開竅，透絡醒神。

療法一

【藥物】藿香 200 克，薄荷 50 克，青蒿 100 克，冰片 20 克，磁石 50 克，甘松 200 克，皂角 50 克，克菖蒲 200 克，鬱金 100 克。

【製法】先將磁石打碎，余藥除冰片外，一起烘乾，研成粗末，與磁石碎塊、冰片混勻，裝入枕芯，製成藥枕。

【用法】令病人枕之

療法二

【藥物】忍冬藤適量，麝香 2.5 克。

【製法】以忍冬藤莖編緝成枕框，以紗布兩層包裹麝香 2.5 克納入枕框中。

【用法】令病人枕之。

⑶ **後遺症**

【治則】活血通脈，補腎化痰。

療法一

【藥物】巴戟天 500 克・豨薟草 500 克，桑椹子 200 克，松子 400 克，蒲黃 150 克，細辛 100 克，生白朮 200 克，生地 200 克，杞果 200 克。

【製法】上藥共烘乾，研成粗末，裝入枕芯，製成藥枕。

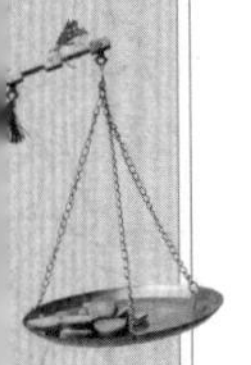

【用法】令病人枕之。

療法二

【藥物】生黃耆1000克，生白朮500克，蒲黃200克，五靈脂200克，赤芍500克，川芎350克，當歸500克，豨薟草500克，絡藤500克。

【製法】上藥一起烘乾，共研細末，和勻，裝入枕芯，製成藥枕。

【用法】令病人枕之。

療法三

【藥物】野菊花、燈芯草、夏枯草、菖蒲、晚蠶砂各200克。

【製法】將藥枕對準風池、風府及大椎穴枕之。

【用法】將藥枕對準風池、風府及大椎穴枕之。

療法四

【藥物】當歸、羌活、炙川烏、黑附片、川芎、赤芍、紅花、廣地龍、廣血竭、燈心草、菖蒲、桂枝、細辛、紫丹參、萊菔子、威靈仙、防風各300克，乳香、沒藥各200克，冰片20克。

【製法】上藥除冰片外，分別烘乾，共研粗末，兌入冰片和勻，裝入枕芯，製成藥枕。

【用法】令病人枕之。

注意事項

枕頭高低要合適，合適的枕頭以平臥時頭部與軀幹保持水平為準。一般仰臥者枕高一拳，側臥者枕高一拳為量適宜。枕心以蕎麥為最佳，裝填不可過多或過少，以保持一定的硬度和彈性。

仰臥者最好把一部分枕芯揉擠到頸部下面，以增加頸部與枕頭的接觸面積，並保持頸椎的自然生理彎曲。側臥時應把部分枕芯塞到面部與肩部的空隙中，以減輕頸部的負擔，保持頭部的正確位置，切忌高枕。

① 如有藥物過敏者停用。

② 須長期應用方有效。

③ 急、重病應配合其他療法。

14. 中風病人飲茶療法

中國醫學認為茶可消食下氣、瀉熱醒神、明目益思、除煩去膩、祛暑止渴、利尿解毒，對人體健康是有益的。茶葉中含有多種維生素、氨基酸及礦物質，如維生素 C、B_1、B_{12}、胡蘿蔔素及葉酸以及銅、鐵、氟、鎂、鈣等元素，還含有咖啡鹼、鞣酸等。

咖啡因是一種興奮劑，它可興奮中樞神經，加強大腦的興奮過程，提高大腦對外界刺激的感知力，改善思維。

鞣酸具有抗衰老作用。另外，茶葉中還有一種具維生素 P 活性的東西。可加毛細血管的韌性，防治動脈硬化，它與咖啡因協同作用可防止膽固醇升高，因此，合理飲茶可預防中風的發生。

但是，飲茶時應注意不要飲濃茶，提倡飲淡茶，服藥不可用茶水沖服，以免影響藥效。另外，泡茶時不可用沸水，最好用 70～80 度的熱開水沖泡，這裏要強調的是，飲茶雖有很多好處，但並不是所有中風病人都可飲用，如中風病人合併潰瘍及習慣性便秘者就不宜飲茶，這是因為茶可促使胃酸分泌，對潰瘍面有刺激作用；茶葉的鞣酸可促使大便秘結。因而飲茶時應根據個人情況而定。

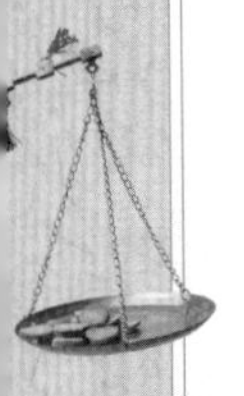

15. 中風病人飲食及中成藥療法

飲食要清淡，量少，少吃，最好不吃高脂食物。少吃鹽，多食新鮮水果蔬菜，不可使用鋁製品飲具及炊具，不吃含鋁（明礬含鋁）的油條，不吃或少吃味精。定時起床、吃飯、睡覺、排便鍛鍊。

戒菸戒酒，有高血壓病史的中風病人一定要控制血壓，注意喝水及時補充水分。人們已經習慣了口渴才喝水，這是錯誤的，對中風病人更是不利。因為患中風病的老年人神經敏感性減退了，當感覺口渴時，則表示人體水分已經失去平衡。提示細胞內已經脫水。久而久之會導致血液濃縮，誘發中風病，尿量減少是體內缺水的一個容易發現的指標，一旦發現尿少，應馬上多喝水。

過多的鈉鹽可以升高血壓，因水鈉瀦留導致血管平滑肌促脹，管腔變細，血管阻力增加，同時血溶量增加，加重了心臟負擔和腎臟負擔，進一步引起排泄障礙，從而使血壓增高，這對中風病人是非常不利的。因此，減少鹽的攝入量可減少中風復發的危險。高血壓病人鹽的攝入量應控制在 5 克 / 每日以下。

吃治中風，指針對中風後的不同病情，選吃相應的有治療作用或輔助治療作用的藥物與食物，緩解或減輕臨床症狀，促使中風病人早日康復的一類治療方法。無論病人家屬還是醫師，在應用吃治方法的時候都要注意一些原則性的問題，主要有早期治療的原則、辨病與辨證的原則、強調綜合治療的原則。在中風的吃治之中，如果遵守了這些原則，就能夠事半功倍，得到預期的效果，如果違背了這些原則，就有可能事與願違，影響臨床療效。

能夠吃治中風的中成藥多達 100 種以上，常用者亦有數十種之多，根據這些中成藥的功能、主治及其組成藥物，可以分為以下 4 類。

第一類為以熄風通絡為主要作用的中成藥，此類藥物對於伴有頭暈頭痛、口苦煩躁、脈弦等臨床表現的中風病人可以選用，如人參再造丸、大活絡丸、散風活絡丸、愈風丹等。

第二類為以活血通絡為主要作用的中成藥，此類藥物對伴有麻木、舌質紫暗等臨床表現的中風病人可以選用，如中風回春片、華佗再造丸、血塞通片、血栓心脈寧膠囊、燈盞花素片、抗栓再造丸、抗栓保榮膠囊、益脈復健膠囊、消栓通絡片、消栓通沖劑、消栓再造丸、消栓口服液、腦塞通丸、腦血栓片、腦血康口服液、銀杏葉片、豨薟通栓丸、螺旋藻膠囊、麝香抗栓丸等。

每三類為以補虛通絡為主要作用的中成藥，此類藥物對於兼見腰膝痠軟、疲乏無力、頭暈耳鳴、大便稀溏，舌淡脈虛等臨床表現的中風病人可以選用，如三寶丹、軟脈靈、參桂再造丸、脈絡通顆粒、腦得生丸、腦絡通膠囊、偏癱復原丸等。

第四類為以開竅為主要作用的中成藥，此類藥物對於中風之兼見神錯、嗜睡的病人可以選用，如二十五味珍珠丸、安宮牛黃丸、醒腦再造丸、蘇合香丸等。

⑴ **缺血性中風可以選用以下中成藥**

缺血性中風可以用中成藥治療，例如缺血性中風急性期，可以選用益脈復健膠囊、豨薟通栓丸、消栓再造丸；後遺症期，除上述成藥外還可先用腦塞通丸、麝香抗栓丸等。

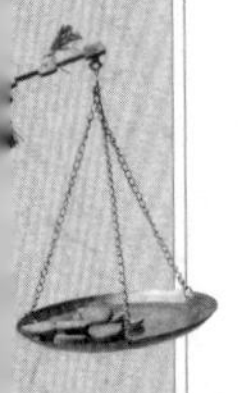

益脈復健膠囊：該膠囊由三七、葛根、赤芍、豨薟草、紅花、川芎、地龍、血竭等藥物組成，具有活血化瘀、祛風通絡作用，能夠治療急性缺血性中風，凡有口舌喎斜、偏癱、語言不利等臨床表現的中風病人都可以選用。

應用方法為每次口服 3 粒～4 粒，每日 3 次，用溫開水送服。

消栓再造丸：該丸劑由丹參、三七、血竭、川芎、天麻、當歸、黃耆、澤瀉、白花蛇、安息香、人參、沉香等藥物組成，具有活血化瘀、祛風通絡、補養氣血、消栓通脈、熄風開竅作用，能夠治療腦血栓形成後遺症，凡有偏癱、口舌喎斜、口角流涎、言語不利、胸中鬱悶、血脂增高等臨床表現的中風病人都可以選用。

應用方法為 1 丸～2 丸，每日 2 次，用溫開水送服。

腦塞通丸：該丸劑由乾漆炭、紅參、黃芩、牛膝、天花粉、土鱉蟲、丹皮、大黃、吳茱萸、生桃仁、玄明粉、川芎、地龍、葶藶子、當歸、生地、水蛭、山楂、茯苓、琥珀、朱砂等藥物組成，具有活血化瘀、通經活絡、益氣養陰作用，能夠治療缺血性中風後遺症。

應用方法為每次 1 丸，每日 2 次～3 次，飯後用溫開水送服。該丸劑禁用於孕婦。

豨薟通栓丸：該丸劑由豨薟草、水蛭、三七、當歸、川芎、桃仁、紅花、天南星、麝香、冰片等藥物組成，具有活血化瘀、疏通經絡、豁痰開竅作用，能夠治療腦血栓形成之因瘀血所引起者。

應用方法為每次 1 丸，每日 3 次，溫開水送服。該丸劑慎用於腦出血急性期。

麝香抗栓丸：該丸劑由水蛭、麝香、羚羊角、全蠍、三七、天麻、烏梢蛇、大黃、黃耆、赤芍、當歸尾等藥物組成，具有通絡活血、醒腦散瘀作用，能夠療腦血栓形成之因血瘀阻絡所引起者。

應用方法為每次 1 丸，早、中、晚各服 1 次，溫開水送服。該丸劑對陰虛風動、肝陽上亢型腦血栓患者無效。

⑵ 出血性中風可以先用哪些中成藥

出血性中風可心選用中成藥治療，例如，出血性中風急性期，可以選用龍腦安神丸、腦血康口服液；後遺症期，可選腦得生丸。

龍腦安神丸：該丸劑由牛黃、廣犀角、麝香、鬱金、冰片、膽南星、鉤藤、全蠍、人參、麥冬、桑皮、地骨皮、茯苓、芒硝、甘草、朱砂等藥物組成，具有清熱開竅、豁痰鎮驚作用，能夠治療腦出血之後昏迷、不省從事、牙關緊閉、兩手緊握、肢體強直、面紅目赤、喉中痰聲漉漉、舌質紅等臨床表現者，對腦血栓形成之具有上述臨床表現的病人也可選用。應用方法為每次 1 丸，每日 2 次，用溫開水化開後灌服或鼻飼。

腦血康口服液：該口服液由水蛭提取物組成，具有活血化瘀、破血散結作用，能夠治療腦出血，對高血壓腦出血後所形成的腦血腫及腦血栓等病都可選用，應用方法以為每次 10 毫升，每日 3 次，口服。對於伴有大便秘結的中風病人，可在口服液中加入大黃粉，調勻後口服。

腦得生丸：該丸劑由三七、川芎、紅花、葛根、山楂、等藥物組成，具有活血化瘀、疏通經絡、醒腦開竅作用，能免治療腦出血後遺症及缺血性中風、腦動脈硬化等疾病。

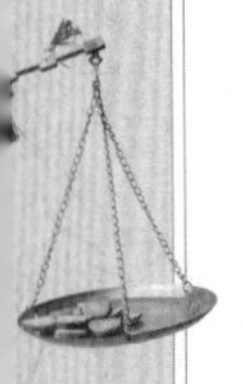

應用方法為每次 1 丸（9 克），每日 3 次，溫開水送服。

⑶ **中風後昏迷可以選用哪些中成藥？**

中風後昏迷的病人亦可選用中成藥治療，例如中風昏迷而兩手握拳、面紅目赤者，可以選用安宮牛黃丸、局方至寶丹、醒腦再造丸等藥物；中風昏迷而兩手握拳、喉中痰聲、面色白者，可選蘇合香丸；中風昏迷而肢體癱軟、汗出、呼吸微弱者，可選生脈飲。

生脈飲：該口服液由人參、麥冬、五味子組成，具有益氣斂汗、養陰生津作用，能夠治療中風後昏迷之肢體癱軟、汗出、呼吸微弱等臨床表現者。

應用方法為每次 10 毫升，每日 3 次，鼻飼。

安宮牛黃丸：該丸劑由牛黃、鬱金、犀角、黃芩、黃連、雄黃、梔子、朱砂、冰片、麝香、珍珠母、金箔等藥物組成，具有清熱解毒、化痰開竅、鎮驚安神作用，能夠治療中風病人之見昏迷、不省人事、牙關緊閉、兩手緊握、肢體強直、面紅目赤、舌質紅絳等臨床表現者。

應用方法為每次 1 丸，每日 1 次～3 次，用溫開水化開後灌服或鼻飼。該丸劑不能應用於孕婦。

局方至寶丹：該丸劑由犀角、牛黃、玳瑁、麝香、朱砂、雄黃、琥珀、安息香、冰片等藥物組成，具有清熱解毒、豁痰開竅作用，能夠治療中風病人之見昏迷、不省人事、牙關緊閉、兩手緊握、肢體強直、面紅目赤、喉中痰聲漉漉、舌質紅等臨床表現者。

應用方法為每次 1 丸，每日 2 次，用溫開水化開後灌服或鼻飼。

蘇合香丸：該丸劑由蘇合香、麝香、安息香、丁香、沉香、檀香、木香、乳香、香附、冰片、白朮、朱砂、犀角、訶子、畢撥等藥物組成，具有溫通開竅作用，能夠治療中風之見昏迷、不省人事、牙關緊閉、兩手緊握、肢體強直。每次 8 克，每日 2 次，用溫開水送服。該丸劑不能應用於孕婦。

抗栓再造丸：該丸劑由丹參、三七、麝香、蘇合香油、桃仁、紅花、水蛭、牛膝、葛根、冰片、牛黃、穿山甲、烏梢坨、穿山龍、威靈仙、細辛、地龍、紅參、黃耆、當歸、首烏、天麻、全蠍、膽星、朱砂、草荳蔻等藥物組成，具有活血通絡、熄風化痰、補益氣血作用，能夠主治中風後癱瘓。

應用方法為每次 1 袋，每日 3 次，用溫開水送服。該丸劑忌用於孕婦，並且在出血傾向者慎用。

抗栓保榮膠囊：該膠囊由當歸、丹參、僵蠶、壁虎、土鱉蟲、蜈蚣、水蛭、蜂房、地龍、馬錢子（製）、麝香、蟾酥、甘草、土茯苓、元胡、骨碎補、烏梢蛇、虻蟲、穿山甲等藥物組成，具有活血化瘀、通脈止痛作用、能夠主治中風後偏癱之因瘀血阻滯、脈絡閉塞所引起者，常有偏癱、麻木、舌質紫暗等臨床表現。

應用方法為每次 10 粒，每日 1 次，飯後用溫開水送服。該膠囊劑禁用於小兒及孕婦。

偏癱復原丸：該丸劑由黃耆、人參、川芎、三七、沉香、肉桂、冰片等藥物組成，具有補氣化瘀、活血通脈作用，能夠主治中風後偏癱之因氣虛血瘀所引起者，常見全身倦怠或癱軟無力、氣短、舌質淡等症狀。應用方法為每次 1 丸，每日 2 次，用溫黃酒或溫開水送服。

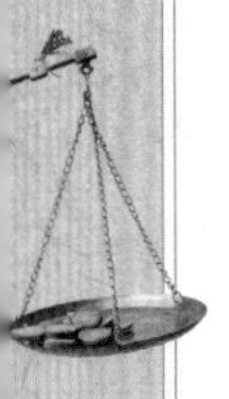

⑸ 中風後肢體麻木可以選用如下中成藥

中風後肢體麻木可以選用中成藥進行治療，例如中風麻木而伴拘攣、疼痛者，可以選用天麻丸、中風回春片、脈絡通顆粒；中風麻木而伴頭暈耳鳴者，可選軟脈靈口服液。

天麻丸：該丸劑由天麻、羌活、獨活、萆薢、附子、地黃、玄參、當歸、杜仲、牛膝等藥物組成，具有養血祛風、舒筋通絡、活血止痛作用，能夠治療中風後肢體麻木。

應用方法為每次 1 丸，每日 2 次，用溫開水送服。該丸劑禁用於孕婦。

中風回春片：該丸劑由當歸、川芎、紅花、桃仁、丹參、雞血藤、忍冬藤、絡石藤、地龍、土鱉蟲、伸筋草、川牛膝、蜈蚣、茺蔚子、全蠍、威靈仙、僵蠶、木瓜、金錢白花蛇等藥物組成，具有活血化瘀、舒筋通絡作用、能夠主治中風後肢體麻木之因血瘀脈絡所引起者，常兼見自發性疼痛、舌質紫暗等臨床表現，對中風後偏癱也可選用。

應用方法為每次 4 片～6 片，每日 3 次，用溫開水送服。該片劑禁用於腦出血急性期。

軟脈靈口服液：該口服液由人參、熟地黃、枸杞子、牛膝、製何首烏、川芎、丹參、當歸等藥物組成，具有滋養肝腎、益氣活血作用，能夠主治中風後肢體麻木、半身不遂、頭暈頭痛等之因肝腎虧虛所引起者，治之中兼有腰膝痠軟、夜尿頻多等症狀。

應用方法為每次 15 毫升，每日 2 次，口服。

脈絡通顆粒：該顆粒劑由黨參、當歸、地龍、丹參、紅花、木賊、葛根、槐米、山楂、川芎、維生素 C、檸檬酸、碳酸氫鈉等藥物組成，具有益氣活血、化瘀止痛作用，能夠治療中風後肢體麻木，半身不遂。

應用方法為每次 6 克，每日 3 次，用沸開水沖化，待溫涼後服。

⑹ 中風後語言不利可選如下中成藥

中風後語言不利的治療，可以選用腦血栓片。

腦血栓片：該片劑由紅花、當歸、水蛭、赤芍、川芎、丹參、桃仁、土鱉蟲、羚羊角、人工牛黃等藥物組成，具有活血化瘀、醒腦通絡、潛陽熄風作用，能夠治療中風後語言不利，對中風後口舌喎斜、四肢麻木、半身不遂等之因血瘀阻絡所引起者都可選用。

應用方法為每次 4 片，每日 3 次，用溫開水送服。該片劑禁用於孕婦及腦出血急性期。

⑺ 中風後頭痛可以選用如下中成藥

中風所頭痛可以選用中成藥治療，例如中風後頭痛而伴頭暈頭脹、面赤口苦者，可以選用安宮降壓丸、腦立清丸；中風後頭痛而伴頭暈、神疲者，可選腦絡通膠囊。

安宮降壓丸：該丸劑由牛黃、水牛角、天麻、鬱金、冰片等藥物組成，具有清熱解毒、安神開竅、鎮肝熄風作用，能夠治療中風後頭痛之因肝陽暴亢所引起者，常有頭痛頭脹、面紅目赤、煩躁口苦、舌質紅、脈弦等臨床表現。應用方法為每次 1 丸～2 丸，每日 2 次，用溫開水送服。

腦立清丸：該丸劑由代赭石、磁石、珍珠母、豬膽膏、冰片、薄荷腦、半夏、酒麴、牛膝等藥物組成，具有平肝潛陽、清熱安神、和胃化痰作用，能夠治療中風後頭痛之兼見頭暈面赤、心中煩熱、舌質紅、脈弦有力等臨床表現者，對中風後偏癱之見上述臨床症狀者也可以選用。

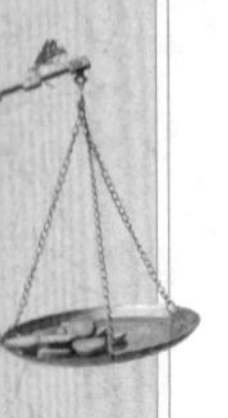

應用方法為每次 10 丸，每日 2 次，空腹用溫開水送服。該丸齊禁用於孕婦。

腦絡通膠囊：該膠囊劑由丹參浸膏、鹽酸托哌酮、川芎浸膏、甲基橙皮甙、黃耆浸膏、維生素 B_6 等藥物組成，具有補氣活血、通經活絡功效及擴張血管、增加腦血流量作用，能夠治療腦血栓形成及中風後遺症。

對有頭痛眩暈、半身不遂、肢體麻木、神疲等症狀的中風病人可以選用。應用方法為每次 1 粒～2 粒，每日 3 次，溫開水送服。

⑺ 中風後口眼喎斜可以選用這些中成藥

中風後口眼喎斜的治療，可以選用牽正散、散風活絡丸等藥物。

牽正散：該散劑由白附子、僵蠶、全蠍、天麻等藥物組成，具有熄風化痰、鎮驚止痙作用，能夠主治中風後口眼喎斜，對中風後肢體麻木也可以選用。

應用方法為每次 3 克，每日 2 次，用溫開水送服，該散劑禁用於孕婦。

散風活絡丸：該丸劑由烏梢蛇、蜈蚣、地龍、膽南星、牛黃、冰片、防風、威靈仙、骨碎補、海風藤、細辛、麻黃、桂枝、白附子、草烏、附子、紅花、當歸、川芎、乳香、桃仁、赤芍、熟地、熟大黃、黃芩、木香、黨參、白朮、草荳蔻、菖蒲、香附、牛膝、茯苓、赭石等藥物組成，具有溫經活絡、祛風除濕、補益氣血作用，能夠主治中風後口眼喎斜，對以語言不利、偏癱為主治臨床表現的中風病人也可以選用。

應用方法為每次 1 丸～2 丸，每日 3 次，用溫開水送服。該丸劑禁用於孕婦。

⑻ **中風後痴呆可以選用如下中成藥**

中風後痴呆可以選用中成藥進行治療，例如中風後痴呆而伴舌體發硬、煩躁易怒者，可選消栓通絡片、牛黃清心丸；中風後痴呆而伴健忘迷惑、頭暈耳鳴者，可選補腦丸；中風後痴呆而伴流涎、苔膩者，可選白金丸。

消栓通絡片：該片劑由川芎、丹參、黃耆、澤瀉、三七、槐花、桂枝、鬱金、木香、冰片、山楂等藥物組成，具有活血化瘀、溫經通絡作用，能夠治腦血栓形成所引起的精神呆滯、舌體發硬、言語遲澀、發音不清、手足發涼、活動疼痛。

應用方法為每次 6 片，每日 3 次，用溫開水送服。

牛黃清心丸：該丸劑由牛黃、犀角、羚羊角、黃芩、白蘞、桔梗、杏仁、肉桂、蒲黃、柴胡、防風、人參、茯苓、白朮、甘草、乾薑、紅棗、山藥、當歸、白芍、川芎、麥冬、阿膠、神麴、大豆捲、麝香、雄黃、冰片、朱砂等藥物組成，具有清心化痰、鎮驚祛風、益氣養血作用，能夠主治中風後痴呆之因氣血不足、痰熱上擾所引起者，常有煩躁易怒、傻哭傻笑、睡眠顛倒、偏癱、語言不利、舌質紅等臨床表現。

應用方法為每次 1 丸，第日 2 次，用溫開水或竹瀝水送服。該丸劑禁用於孕婦。

補腦丸：該丸劑由酸棗仁、柏子仁、當歸、枸杞子、五味子、胡桃仁、肉蓯蓉、益智仁、龍齒、琥珀、菖蒲、遠志、膽南星、天竺黃、天麻等藥物組成，具有補血健腦、化痰熄風、鎮驚安神作用，能夠主治中風後痴呆之因精髓空

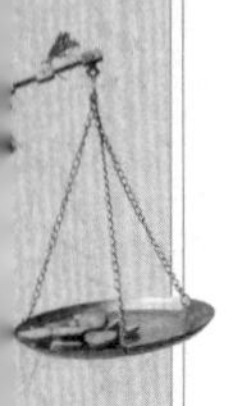

虛、痰火擾心所引起者，常有健忘迷惑、失眠心悸、心煩不安等臨床表現。

應用方法為每次 3 克～6 克，每日 1 次～2 次，用溫開水送服。

⑼ **中風後大便秘結可選用如下中成藥**

中風後大便秘結可選用中成藥治療，例如，中風後大便秘結而伴煩躁、面赤者，可選一清膠囊；中風後在便秘結而伴腹脹、口乾者，可選麻仁膠囊、麻仁潤腸丸、通幽潤燥丸等。

一清膠囊：該膠囊劑由黃連、大黃、黃芩等藥物組成，具有清熱燥濕、瀉火解毒、化瘀止血作用，能夠治療中風後大便秘結之兼有煩躁、目赤、舌質紅等臨床表現者。

應用方法為每次 2 粒，每日 2 次，用溫開水送服。

麻仁膠囊：該膠囊劑由火麻仁、苦杏仁、大黃、枳實、厚朴、白芍等藥物組成，具有潤腸通便作用，能夠治療中風後大便秘結之兼有腹脹、口乾者。

應用方法為每次 3 粒～4 粒，每日 2 次，用溫開水送服。該膠囊劑禁用於孕婦。

麻仁潤腸丸：該丸劑由火麻仁、大黃、陳皮、木香、杏仁、白芍等藥物組成，具有潤腸通便作用，能夠治療中風後大便秘結之有脘腹脹滿、大便乾燥、小便多等臨床表現者。

應用方法為每次 6 克～12 克，每日 2 次，用溫開水送服。該丸劑禁用用於孕婦。

通幽潤燥丸：該丸劑由枳殼、木香、厚朴、桃仁、紅花、當歸、苦杏仁、火麻仁、鬱李仁、熟地黃、地黃、黃芩、檳榔、熟大黃、大黃、甘草等藥物組成，具有養血清熱、潤腸通便作用，能夠治療中風後大便秘結之兼有養血清熱、潤腸通便作用，能夠治療中風後大便秘結之兼有口乾舌燥、頭暈耳鳴、心悸乏力、舌紅苔少、脈細無力等臨床表現者。

應用方法為每次 9 克～18 克，每日 2 次，空腹用溫開水送服。該丸劑禁用於孕婦。

⑽ 中風病預防大於治療

預防中風的發生，要從以下四個方面加以重視。

第一個方面要保持心身健康

心身健康包括樂觀豁達、情緒穩定、勞逸結合、生活有規律、性生活有度、大便通暢。因為情緒不穩定、精神過度緊張、生活過度疲勞、過激的性生活和排便屏氣用力，都能夠使血壓突然升高，從而導致中風；生活過度安逸，則可使氣血運行緩慢，也容易誘發中風。

因此，既要避免精神過度緊張的不良刺激，又要避免過度勞累、過度安逸和性生活不當對身體的影響，只有這樣，才有可能避免中風的發生。

第二個方面要注意飲食清淡、戒菸禁酒

有人調查了 345 例中風病人對肥膩飲食的偏嗜情況，結果偏肥膩飲食的中風病人達 118 例，占 34.2%。也有人統計了 241 例中風病人，平素有菸酒辛辣嗜好者 137 例，占 56.8%。還有人調查了 253 例中風病人，其中每天吸菸 20 支以上、吸菸史達 10 年以上的病人達 125 例，占 49.4%，對照組 200 例中，僅 31 例，為 15.5%。

調查發現在日飲白酒≧100 毫升和飲酒持續時間≧10 年的人群中，有 4.4%～5.7%發生中風，比調查 人群中不飲酒

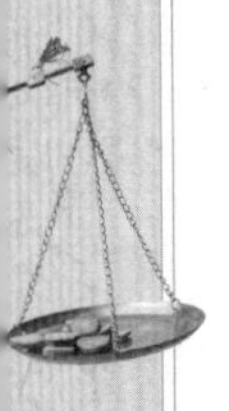

者中風的發生率大 10～～15 倍。以上都表明中風的發病與進食肥甘厚味、嗜菸酗酒有一定關係，提示預防中風根重視飲食清淡及戒菸、禁酒問題。

第三個方面要積極干預中風的危險因素

中風的危險因素包括以下 10 種：① 年齡與性別。② 種族與家庭史。③ 高血壓與低血壓。④ 心臟病。⑤ 糖尿病。⑥ 高膽固醇等高血脂症。⑦ 吸菸與酗酒。⑧ 肥胖。⑨ 飲食因素。⑩ 情緒、生活等因素。

可以將這些危險因素分為兩大類，一類是不可避免的或難以逆轉的危險因素，如年齡、性別、種族、家族史（基因遺傳）等；另一類是可以干預的或可以逆轉的危險因素，特別是高血壓、低血壓、糖尿病、心臟病、高血脂症、飲食習慣、不良情緒等。

針對這些危險因素，如果能夠從吃藥、進食與生活三個方面積極進行干預，就可能預防中風的發生。

第四個方面要積極治療短暫性腦缺血發作

短暫性腦缺血發作是腦梗塞的先兆，約 25%～50%的病人於 5 年內發生腦梗塞，其中半數在短暫性腦缺血發作發病後 1 年以內，20%在 30 天以內發生腦梗塞。

近期內頻發短暫性腦缺血發作是腦梗塞的特級警報，多次發作的患者每年約有 7%發展為完全性中風。因此，及時確診並積極治療短暫性腦缺血發作是預防腦梗塞的關鍵。

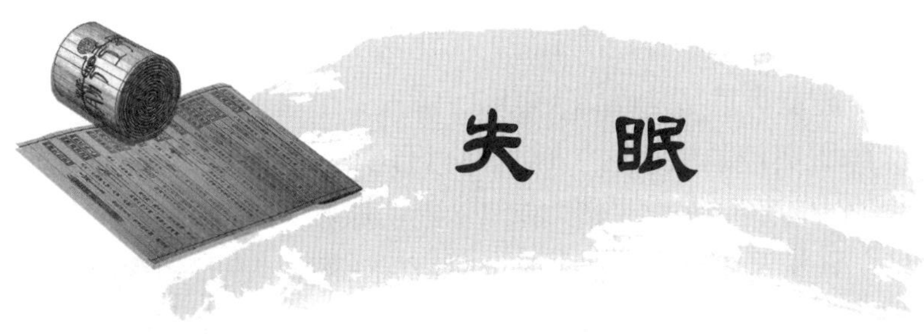

失眠

一 什麼是失眠

失眠是指經常性入睡困難，睡眠時間不足，入睡遲緩或時寐時醒，或睡眠不深，睡眠時間短等表現。重症失眠者每晚只能入睡 2～3 小時，甚至徹夜不寐。

評價睡眠好不好的指標有兩個：量和質。所謂的量就是指睡眠時間的長短；質則指睡眠的品質。

睡眠時間短是失眠的主要表現之一，那麼一個正常人每天需要多少睡眠時間才算正常呢？一般而言，人的正常睡眠時間隨年齡增長而減少。新生兒除了吃奶和換尿布的時間以外，其餘時間都在睡覺，每天 18～22 小時；1 歲以下的嬰兒每天睡 14～18 個小時；1～2 歲的幼兒每天睡 13～14 小時；2～4 歲的幼兒每天睡 12 個小時；4～7 歲的小兒每天睡 11 個小時；7～15 歲的兒童每天睡 9～10 個小時；15～20 歲的青少年每天睡 8～9 個小時；成人每天睡 8 小時左右；老年人每天睡 5～6 個小時。女性相對於男性的睡眠時間往往長一些。

不同的人對睡眠時間的需求有很大差異，因而時間只是衡量失眠一個指標，不能作為確定失眠的主要依據。有些人雖然睡眠時間較常人少，每日不足 5 小時，但自己並無明顯

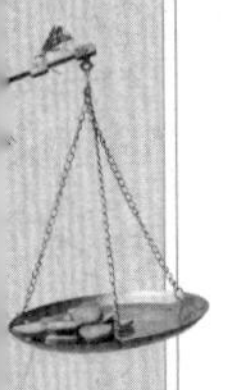

不適感，也不影響日常生活、工作或學習，因而不算失眠。

睡眠質量常是確認失眠的一個重要指標。正常人一夜中深睡眠與淺睡眠交替，睡眠中可有夢境出現，早晨醒來之後，自覺頭腦清爽，精神飽滿，無明顯疲勞感。

失眠的人則常常表現為輾轉反側，難以入睡，或睡眠不深，似睡非睡，稍有動靜即驚醒，或睡眠夢多，夢雜亂無章，思緒萬千，亦或作惡夢，早晨醒來，自覺頭腦昏沉，精神不振，心情煩躁等。

失眠可單獨存在，也可存在於其他疾病當中。單純性失眠僅表現為睡眠障礙，臨床各種檢查無陽性發現；作為一個兼症的失眠可見於神經衰弱、高血壓病、精神分裂症、各種疼痛性疾病、肝病等等，其中以神經衰弱最為多見。

失眠是指長時間持續睡眠質量不佳，常常感覺睡眠時間減少、睡眠深度表淺、精神及體力恢復不滿意等，屬於慢性睡眠障礙，是臨床最常見的症狀和主訴之一。失眠可以指入睡困難（起始睡眠）、易醒（持續睡眠），也可指患者感覺未得到充分的休息。由於每個人對睡眠的要求不同，所以不能用平均睡眠時間的統計學方法作為診斷失眠的標準。

失眠發病率占人群的 20%～40%，多見於老年人和婦女，可是只有少數人察覺到時睡眠不足、追求醫療幫助或使用睡眠藥以解除這種煩惱。診斷失眠是以睡眠障礙為唯一的症狀，主要包括入睡困難、經常覺醒或多夢、清晨早醒、醒後不易再睡等。失眠症狀的嚴重程度是以每週至少發生 3 次為度，病程的標準以持續 1 個月以上為界限。失眠常引起病人苦惱，覺得白天疲憊，學習或工作效率下降，甚至妨礙社會功能。由於病人出現憂慮或恐懼心理，上床前就擔心會失眠，故造成惡性循環，可使失眠更趨嚴重。

根據病因，失眠可分為兩種常見的類型：特發性失眠和繼發性失眠。

1. 特發性失眠

是指由於正常睡眠機制原發性異常所致的長期失眠，與心理因素或身體疾病無明顯關係。病人長期夜間睡眠障礙，忍受部分性睡眠被剝奪，需要服用各種藥物來維持睡眠，這種病人可以有很大程度的心理障礙。

2. 繼發性失眠

也稱為環境性失眠，繼發於內科或心理疾病，常由於疼痛、焦慮或抑鬱等引起，如夫妻爭吵、人事關係、工作問題、性矛盾衝突的內疚、對自身健康關注和擔憂、藥物濫用和戒斷等，這種失眠通常較短暫。簡單的對症措施不能見效的失眠往往由於嚴重情感障礙如抑鬱症所致，如果沒有心理問題應考慮身體疾病原因。內科疾病導致失眠有相當一部分人表現關節和脊柱疼痛，以及消化性潰瘍或癌症所致腹部不適、肺和心血管功能失償、不安腿綜合徵等。情緒激動、興奮使肌肉緊張可減輕睏倦而導致失眠，陌生環境或床鋪也可引起，主要表現入睡困難。

美國國立衛生研究院（1983）提出失眠分為短暫、短期、長期失眠三種。

1. 短暫失眠

是指由於突發的情景性緊張，如住院治療或手術、乘飛機旅行等使睡眠發生障礙，通常只持續數日。

2. 短期失眠

也與外界因素引起的緊張狀態有關，持續可達 3 週。常

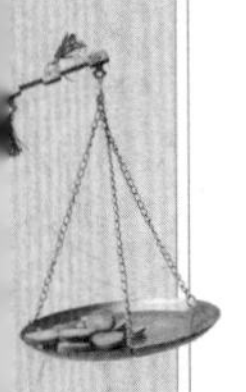

見原因為失戀、工作壓力、面臨考試、夜班和乘飛機遠程旅行時差變化引起生理節奏紊亂等，服用某些興奮劑如苯丙胺、咖啡因，飲酒和吸菸間斷等也可引起。

3. 長期失眠

持續 3 週以上，1/3～1/2 的患者由於某種潛在精神障礙引起，尤其重度抑鬱症，長期飲酒和藥物依賴是成年患者長期失眠的第二位原因，其他原因包括關節痛、神經痛及各種類型頭痛、睡眠呼吸暫停、夜間肌痙攣發作和不安腿綜合徵等。慢性疼痛患者夜間入睡時疼痛常會加劇，因為此時外界環境刺激減少，注意力更集中於身體內部。

某些心絞痛和心律不整患者甚至不敢睡覺，擔心睡眠時疾病發作而孤立無援。根據發病機制，可分為心理生理失眠和其他常見的失眠。

1. 心理生理性失眠

是患者過分注意睡眠問題而引起的失眠。任何原因引起的情緒應激均可誘發失眠，常發生於精神創傷（如生活突發事件）、患病或工作挫折時，由於患者過分地關注睡眠問題而不能入睡，產生軀體緊張和習慣性阻睡聯想，這兩種因素互為強化而干擾睡眠。隨時延長患者關注程度逐漸強烈，睡一個好覺成為期盼和奢望。抑鬱、疼痛、入睡環境干擾或工作變動可成為習慣性阻睡聯想的誘因，當這些因素消除後失眠可能依然存在或逐漸出現低質量睡眠。

2. 其他常見的失眠

包括抑鬱障礙相關性失眠、焦慮障礙相關性失眠、睡眠調節性障礙、主觀性失眠、強制入睡性睡眠障礙、入睡相關性障礙、藥物戒斷性及反跳性失眠、意識模糊和譫妄狀態等。

（一）神經衰弱的主要病因

除外環境因素和器質性疾病，神經衰弱是引起失眠的最常見的一種疾患。所謂神經衰弱是指精神容易興奮和腦力疲乏，並常伴有情緒煩惱和一些心理症狀的精神障礙。這些症狀不能歸於已知的軀體疾病、腦器質性病變或某種特定的精神疾病。其發病與病前持久情緒緊張或精神壓力以及素質特點密切相關。有資料表明，神經衰弱多起病於青壯年，其發病率在 15～59 歲的人口中為 12.59‰，在各類神經官能症中占 56.7%，而且城鄉之間的發病無明顯差異。可見神經衰弱是臨床比較常見的一種疾病。

引起神經衰弱的原因很多，概言之則不外內因和外因兩種情況。內因主要是指人的性格缺陷。外因常見長期持久的強烈精神刺激，如家庭糾紛、事業失敗、同志關係緊張以及持久的腦力勞動、長期過分的勞累及睡眠不足等。以下談談幾種常見的病因。

1. 素　質

個體差異在神經衰弱的發生中有著重要的作用。素質可稱為人的個性，包括四個主要方面，即性格、氣質、興趣和能力。性格決定人的整個心理活動的方向，氣質反映人心理活動的方式，興趣反映人心理活動的傾向，能力反映人心理活動的水準。

在失眠的病人中，85%以上是精神因素引起的。精神緊張、焦慮、恐懼、興奮等引起短暫的失眠，主要是由於入睡困難及易驚醒；在精神因素解除後，睡眠即可改善。神經衰

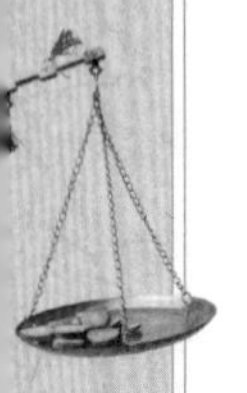

弱和憂鬱症病人多有長期失眠。憂鬱病人多有晨醒過早和時常覺醒，通夜腦電圖記錄中散在覺醒期明顯延長。神經衰弱病人常訴說通宵不能入睡或入睡困難，易覺醒等，在腦電圖記錄上睡眠時間並不少，而覺醒的次數和時間有所增加。

神經衰弱是指由於某些長期存在的精神因素引起腦功能活動過度緊張，從而產生了精神活動能力的減弱。神經衰弱的患者易於興奮又易於疲勞，並常伴有各種軀體不適感和睡眠障礙。一般來說，神經衰弱患者的感覺閾下降，從而比正常人刺激更為敏感。這是因為本病患者因神經內抑制減弱、興奮亢進，從而感覺閾下降，對體內、外的刺激，正常人感受不到的，他常感覺到了。如身體內部的胃腸蠕動、血管舒縮稍有變化，正常人是感覺不到的，神經衰弱病人能「準確」感知，「生動」描述，所以病人的臨床症狀很多，繁雜無章。病人就診時往往是滔滔不絕，症狀表現也可心是「百花齊放」，多種多樣，甚至是奇怪的。有的病人講「腸內有一股氣在上衝」，背心如有氣上衝，甚至還可描述氣走的線路，似肉內有蟲子行走等，此時若能排除器質性病變，則都履帶於感覺閾下降，神經過敏引起的。

2. 緊　張

精神緊張是引起神經衰弱常見的一種誘因。引起緊張的原因非常多，如工作勞累、學習緊張、應試等等。長期過重的工作量是導致精神緊張一個主要因素，大多數長期工作負擔過重有不同程度的神經衰弱的表現。但工作量只是一個相對的概念，是否引起心理疲勞決定於一個人的工作能力和承受力。

身體素質比較好，工作能力比較強的人，即使工作量在常人看來很大，也不至於引起神經衰弱；身體素質比較差，能力較低，本人又心胸狹窄、多疑、善感者，即使工作量不大，也常常感到疲勞，心情壓抑，容易引起神經衰弱。

3. 情緒壓抑

長期情緒有序的也是引起神經衰弱的常見誘因。現實生活中人不可避免地要受到外界環境的影響。這種影響可以是正常性的、積極的，使人產生滿意、愉快的情緒，也可以負性的、消極的，使人產生焦慮、抑鬱、恐懼等情緒。長時間消極情緒的影響就可導致神經衰弱。

有人調查中國人的生活，認為經常遇到的事情事件有以下情況：喪偶；子女死亡；父母死亡；離婚；父母離異；夫妻感情破裂；被開除；刑事處分；家屬亡故；家屬生病；政治性衝擊；子女行為一端；失戀；婚外性關係；大量借債；重病外傷；升學受措；晉陞；性生活障礙；財產受損名譽受損；鄰居糾紛等等。現代醫學證明，人在情緒煩亂時，會誘發大腦和內分泌一系列變化，對人體產生不良影響，其中早期最常見的現象就是睡眠障礙。

4. 生活無規律

生活無一定規律，或漫無節制的娛樂，通宵達旦地打麻將、打撲克、下象棋，或長期上夜班，而白天又不能得到充足的睡眠等，長此以往多可導致神經衰弱，出現失眠、多夢、頭昏、乏力、記憶力減退、工作能力下降等症狀。

（二）神經衰弱的臨床典型症狀

① 易興奮、易激惹。② 腦力易疲乏，如看書學習稍久，則感頭脹、頭昏；注意力不集中。③ 頭痛、部位不固

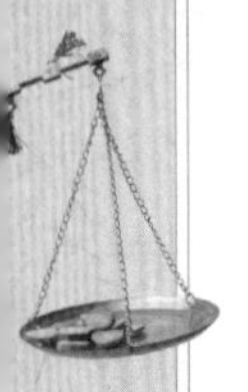

定。④ 睡眠障礙，多為入睡困難、早醒，或醒後不易再入睡，多惡夢。⑤ 植物神經功能紊亂，可以運動過速、出汗、厭食、便秘、腹瀉、月經失調、早洩。⑥ 繼發性疑病觀念。

1. 腦力不足、精神倦怠

由於內抑制過程減弱，當受到內外刺激時，神經衰弱病人的神經細胞易興奮，能量消耗過多，長期如此，病人就表現為一系列衰弱症狀：患者經常感到精力不足、萎靡不振、不能用腦，或腦力遲鈍、不能集中注意力、記憶力減退、工作效率減退。

2. 對內外刺激的敏感

日常的工作生活中，一般的活動如讀書看報、收看電視等活動，往往可作為一種娛樂放鬆活動，但此時本病患者非但不能放鬆神經，消除疲勞，反而精神特別興奮，不由自主地會浮想聯翩，往事一幕幕展現在眼前，眼睛在看電視，自己腦子常也在「放電影」。尤其是睡覺以前本應該靜心入睡，而病人不由自主地回憶、聯想往事，神經興奮無法入睡，深為苦惱。此外還有的病人，對周圍的聲音、光線特別敏感，對其強弱的變化「斤斤計較」，引以苦惱。

3. 頭部緊張不適

如頭暈、頭脹、頭痛等。神經衰弱的頭昏以晨起時明顯，自覺頭腦不清醒，昏昏沉沉，常伴頭腦脹痛，有時頭部有壓重物感，像戴著一頂大帽子。頭痛無固定時間和部位，通常在頭頂或兩側顳部，也可在前額部或後枕部，甚至波及全頭。頭痛的性質多為脹痛或鈍痛，偶爾也可有跳痛或刺痛。頭痛時間可長可短，很多人整天頭部暈痛。頭痛程度時輕時重，無一定規律，多與情緒波動有一定關連。

4. 睡眠障礙

神經衰弱引起的失眠可有不同的表現。① 失眠：入睡困難，或夢境連綿，睡得很淺，易驚醒，或醒得早，且醒來後難以再入睡。② 夢多：正常人常常做夢，但並不頻繁，醒後對夢境多不能完全回憶，對休息不產生影響。

神經衰弱的人則由於睡眠不深，夢境頻繁，似乎總在夢中，且經常做惡夢，對休息產生影響，醒後常感覺疲乏，頭腦不清醒。

5. 腦力勞動效率下降

主要為腦力勞動不能持久，注意力不能集中，記憶力減退。常常是對一般的事情健忘，而對煩惱的事卻不易忘卻。

6. 體力下降

表現為全身無力，疲勞感與勞動強度不成正比。

7. 心情煩躁

表現為容易為小事情而情緒激動，容易興奮，但興奮不久就很快疲勞，並伴有心情煩惱引起的其他軀體反應，如心慌，食慾不振等。

（三）中醫對失眠的經驗及如何辨證施治

1. 中醫認為

失眠是由於心神失養或不安而引起經常不能獲得正常睡眠為特徵的一類病證。失眠在《黃帝內經》中稱為：「目不瞑」、「不得臥」、「不得眠」。記載失眠的原因有三：

① 其他病證影響。如咳喘、嘔吐、腹滿等，使人不得安臥。② 為邪氣客於臟腑，衛氣不能入陰所致。如《靈樞・

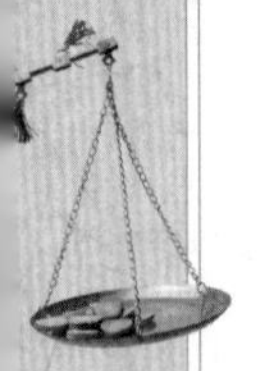

邪客》曰：「夫邪氣客人也，或令人目不瞑，不臥出者……厥氣客於五臟六腑，則衛氣獨衛於外，行於陽，不得入於陰……陰虛，故止目不瞑。」③ 臟腑損傷，陰陽不和，由夜寐不安。如《素問‧病能》曰「人有臥而有所不安者，何也?......臟有所傷及，精有所之寄，則安。故人不能懸其病也。」《素問‧逆調論》還記載有：「胃不和則臥不安」。後世醫家延伸為凡脾胃不和、痰濕、食滯內擾，以致寐寢不安者均屬於此。今人認為失眠的原因很複雜，主要由於思慮過多、勞逸失調、稟賦不足，病後體虛、精神緊張或飲食不節等因素，均可影響心神而導致失眠。

⑴ 情志所傷或由情志不遂，肝氣鬱結，肝鬱化火，邪火擾動心神，神不安則不寐；或由五志過極，心火內熾，心神擾動而不寐；或思慮太過，損傷心脾，心血暗耗，神不守舍，脾虛生化乏源，營血虧虛，不能奉養心神則不寐。

⑵ 飲食不節宿食停滯，脾胃受損，釀生痰熱，阻遏於中，胃氣失和，陽氣浮越於外而臥寐不安。

⑶ 病後，年邁久病血虛、產後失血、年邁血少，起心血不足，心失所養，心神不安而不寐。

⑷ 稟賦不足，尺虛膽怯素體陰虛，兼因房勞過度，腎陰耗傷，不能上奉於心，水火不濟，心火獨亢；肝腎陰虛，肝陽偏亢，火盛神動，心腎失交而神志寧。

總之，失眠的病位在心，由於心神失養或心神不安所致。其發病與肝鬱、膽怯、脾腎虧虛、胃失和降密切相關。其病機或由心脾兩虛，氣血不足，心膽氣觸事易驚，導致心神失養所致；或為肝鬱化火，五臟炎火，痰熱內擾，陰虛火旺，引起心神不安所致。

2. 中醫臨床辨證：

⑴ **辨臟腑**

由於受累的臟腑不同，表現的兼證也互有差異。例如，失眠患者除主證外，尚有不思飲食、或食慾減退、口淡無味、飢後覺胃脘脹悶、腹脹、便溏、面色萎黃、四肢困乏、或噯腐吞酸等一系列症狀者，多屬脾胃病變；若兼有多夢、頭暈、頭痛、健忘等症狀者，則其病在心等。

⑵ **辨病因**

失眠的臨床表現與其病因、病情輕重、久暫有關。輕者有聲則醒不眠，重者徹夜不眠；輕者數日即安，重者數月不解，甚至終年不眠。最常見者為入睡困難。如患者能入睡，但睡間易醒，醒後不易再睡者，多係心脾兩虛；心煩失眠，不易入睡，又有心悸、口舌潰爛、夜半口乾者，多係陰虛火旺；入睡後易驚醒，平時善驚、易怒、常嘆息者，多為心虛膽怯或血虛肝旺等等。

⑶ **辨證分型**

① **心脾兩虛**

症見患者不易入睡，或睡中多夢，易醒，醒後再難入睡，或兼見心悸、心慌、神疲、乏力、口淡無味、或食後腹脹、不思飲食、面色萎黃、舌質淡、舌苔薄白、脈象緩弱等症狀。患者目前或既往有崩漏、月經過多、貧血、大手術等病史。此種失眠臨床上比較多見。

由於心脾兩虛，營血不足，不能奉養心神，致使心神不安，而生失眠、多夢，醒後不易入睡；血虛不能上榮於面，所以面色少華而萎黃；心悸、心慌、神疲、乏力均為氣血不足之象；脾氣虛則飲食無味，脾不健運則食後腹脹，胃氣虛

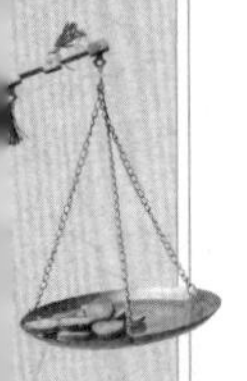

弱則不思飲食或飲食減少；舌淡、脈緩弱，均為氣虛、血旺之徵。

② **陰虛火旺**

症見心煩，失眠，入睡困難，同時兼見手足心熱、盜汗、口渴，或口舌糜爛、舌質紅，或僅舌尖紅、少苔、脈象細數。心陰不足，陰虛生內熱，心神為熱所擾，所以心煩、失眠、手足心發熱；陰虛使津液不能內守，所以盜汗；心陰不足，由虛火上炎，所以口渴、咽乾、口舌糜爛；舌質紅、脈細數，為陰虛火旺之徵；舌尖紅為心之內熾。

③ **心腎不交**

症見心煩不寐，頭暈耳鳴，煩熱盜汗，咽乾，精神萎靡，健忘，腰膝痠軟；男子滑精陽痿，女子月經不調。

舌尖紅，苔少，脈細數。心主火在上，腎主水在下，在正常情況下，心火下降，腎水上升，水火既濟，得以維持人體水火、陰陽平衡。水虧於下，火炎於上，水不得上濟，火不得下降，心腎無以交通，故心煩不寐；盜汗、咽乾、舌紅、脈數、頭暈耳鳴、腰膝痠軟，均為腎精虧損之象。

④ **肝鬱血虛**

症見難以入睡，即使入睡，也多夢易驚，或胸脅脹滿，善太息，平時性急躁易怒，舌紅，苔白或黃，脈弦數。鬱怒傷肝，肝氣鬱結，鬱而化熱，鬱熱內擾，魂不守舍，所以不能入睡，或通宵不眠，即使多夢易驚悸；肝失疏洩，則胸脅脹滿、急躁易怒、善太息；舌紅、苔黃、脈弦數為肝鬱化熱之象。

⑤ **心虛膽怯**

症見虛煩不得眠，入睡後又易驚醒，終日惕惕，虛煩不眠，膽怯恐懼，遇事易驚，並有心悸、氣短、自汗等症狀。舌質正常或偏淡，脈弦細。

心氣虛則心神不安，終日惕惕，虛煩不眠，眠後易驚醒，心悸，氣短，自汗；膽氣虛則遇事易驚，膽怯恐懼；舌質淡、脈弦細，為心膽氣虛、血虛的表現。

⑥ **痰熱內擾**

症風失眠，心煩，口苦，目眩，頭重，胸悶，噁心，噯氣，痰多，舌質紅，苔黃膩，脈滑數。肝膽之經有熱、有痰，則口苦、止目眩；痰火內盛，擾亂心神，所以心煩、失眠；痰瘀鬱阻氣機，所以頭重、胸悶、噁心；舌質紅、苔黃膩、脈滑數，為痰熱之象。

⑦ **胃氣不和**

症見失眠而兼見食滯不化的症狀，如脘腹脹滿或脹痛，時有噁心或嘔吐，噯腐吞酸，大便臭穢，或便秘，腹痛，舌苔黃膩或黃糙，脈弦滑或滑數。飲食不節，胃有食滯不化，胃氣不和，升降失常，故脘腹脹痛、噁心、嘔吐、噯腐吞酸，以致不能安睡，即所謂「胃不和則臥不安」；熱結大腸，大便秘結，腑氣不通，所以腹脹 、腹痛；舌苔黃膩或黃糙，脈弦滑或滑數，係胃腸積熱的徵象。

二 失眠病的治療方法

（一）西醫治療方法

目前國內臨床常用安眠藥為氮卓類藥。這類藥的的特點為：療效較好，比較安全，對呼吸抑制較輕，藥物相互作用較少，耐受性也較難形成。根據藥物對人體的作用分為短

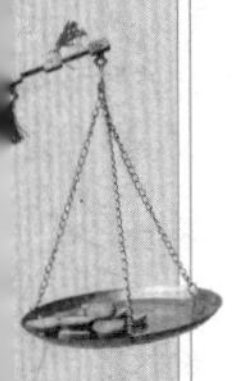

效、中效、長效三類：

1. 短效苯二氮卓類

咪唑安定，商品名速眠安或多美康，每次 7.5～15 毫克；三唑安定，商品名海洛神，每次 0.125～0.5 毫克；溴替唑侖，每次 0.25 毫克；去甲羥安定，商品名舒寧，每次 15～30 毫克。

2. 中效苯二氮卓類

羥基安定，每次 10～30 毫克；氯羥安定，每次 1～2 毫克；舒樂安定，每次 1～2 毫克；阿普唑侖，商品名安適，每次 0.4～0.8 毫克；氯氮卓，商品名利眠寧，每次 10～20 毫克。

3. 長效笨二氮卓類

安定，每次 5～10 毫克；硝基安定，每次 5～10 毫克；氯硝安定，每次 0.5～2 毫克；氟硝安定，每次 1～2 毫克；氟基安定，每次 15～30 毫克。

一般臨床醫生習慣地稱巴比妥類、醛類安眠藥為傳統安眠藥。

⑴ **短效藥物**

服用後約在 15～20 分鐘左右生效，療效維持 4～6 小時。常用的有：

① 速可巴比妥：商品名速可眠，用量 0.1～0.2 克。

② 副醛：因有惡臭且刺激消化道，一般均用作灌腸或肌注。但藥物多自呼吸道排出，仍有不適臭味。故僅用於興奮躁動患者。用量：灌腸：5～10 毫升；肌注 5～8 毫升。

⑵ **中效藥物**

服後約在 30 分鐘左右生效，療效維持 6～8 小時左右。

常用的有：

① 戊巴比妥：用量 0.1～0.2 克。

② 異戊巴比妥：又名阿米妥，用量 0.1～0.2 克。

③ 苯乙哌酮：商品名導眠能，用量 0.25～0.5 克。

④ 水化氯醛：常用 10%糖漿 10～15 毫升，對胃有刺激作用。

⑤ 甲苯氨酯：商品名眠爾通，用量 0.4 克；抗焦慮時用 0.2～0.4 克，每天 3 次。

⑥ 氯甲唑酮：商品名芬乃露，用量 0.4 克；抗焦慮時用 0.2 克，每天 3 次。

⑶ **長效藥物**

常用苯巴比妥，又名魯米那，服後約 40～60 分鐘生效，維持療效 8 小時左右，用量 0.06～0.1 克。

安定屬苯二氮卓類藥物，又名苯甲二氮卓，地西泮、地西潘，具有良好的催眠作用和抗焦慮作用。安定口服液吸收完全而迅速，1 小時後血漿藥物濃度達到高峰，口服 6～12 小時，因部分安定進入肚腸循環，血漿藥物濃度再次出現高峰，安定及其代謝產物主要由腎排泄，其代謝產物可在體內蓄積，停藥 1 至數週，體內仍存在，本片劑有每片 2.5 毫克、5 毫克兩種。

鎮靜催眠時間每晚睡前每次服 5～10 毫克；抗焦慮、鎮靜時每次用 2.5～5 毫克，1 日 3 次，本藥副作用少而輕，治療量連續給藥，常見的副作用為嗜睡、頭昏、乏力等，大劑量時偶可致共濟失調（即走路不穩），因此，高空作業、駕駛員及精密工作者應慎用。過量急性中毒，可出現運動失調，語言不清，肌無力，甚至昏迷和呼吸抑制。濫用或大劑

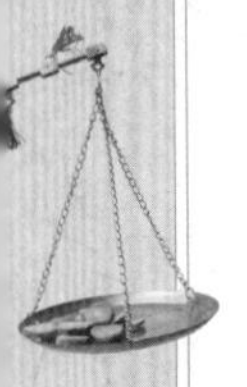

量長期服用安定可產生成癮性，耐受性和習慣性，如久用停藥可發生戒斷狀態，失眠、興奮、焦慮、震顫，甚至驚厥，也可發生戒斷性精神病。安定可從乳汁中排泄，因此，哺乳期婦女應慎用，以免造成乳兒嗜睡。

硝基安定屬苯二氮卓類藥物，又名硝西泮、硝西潘，具有鎮靜、催眠、抗焦慮、抗癲癇作用，常用於治療失眠，對癲癇大、小發作及嬰兒痙攣症均有一定療效，本品為片劑，每片 5 毫克，催眠成人每次用 5～10 毫克，睡前服；老人與兒童（1 歲以上）每次 2.5～5 毫克，睡前服，本品口服後 12 小時內血藥濃度達峰值，血漿半衰期為 20～31 小時，由於本品消除較慢，連續服用可在體內蓄積，副作用為嗜睡、眩暈、頭痛、共濟失調、便秘、白細胞減少等。長期應用可產生依賴性。重症肌無力患者、妊娠早期禁用。老人、肝功能不全及呼吸系統功能障礙患者慎用。服用期間避免飲酒，不可駕駛車輛和操作機器。

① 用作催眠時，於臨睡前一次頓服。

② 催眠藥不宜長期服用，以免形成藥物依賴性。

③ 不要固定應用某一種藥物，特別是作用時間長的催眠藥，最好能將幾種藥物轉換使用。

④ 必要時還可將催眠藥與安眠藥合併應用，以增強催眠效果。

安眠藥的藥物依賴有如下特點：

① 心理依賴性。服藥數用之久者，渴望常服此藥，表現為一種心理需要，對這種需要的滿足甚至比食慾、性慾更重要。

② 身體依賴性。反覆或持久服用安眠藥，一旦停服安

眠藥後引起興奮、緊張、焦慮、頭痛、肌痛、震顫以及反跳性失眠等，患者為了能安然入睡，減輕痛苦，常賴藥而眠，每晚必服。

預防和治療的辦法是：

① 鎮靜催眠藥不宜長期服用，一旦發現病人有濫用藥物、多服藥物或出現慢性中毒徵象時應及時停藥。

② 如果患者對藥物的依賴性已經形成，且病程較長，程度較重，為避免突然停藥產生戒斷症狀，可由大到小逐步減少所服藥物的劑量，直到安全停用，也可服作用相仿，但不易產生依賴性的藥物。氯丙嗪是良好的替代藥物之一，可按氯丙嗪 25 毫克，相當於苯巴比妥 0.1 克，或異戊巴比妥 0.1 克，或安眠酮 0.2 克，或利眠寧 20 毫克計算。先等量替代，再逐漸減量直至停藥。治療藥物依賴性的最終目標是停用各種鎮靜催眠藥。

（二）治療失眠病的中醫療法

1. 湯劑療法（民間偏方）

⑴ 活血眠通湯

【組成】三棱 10 克，莪朮 10 克，柴胡 10 克，炙甘草 10 克，白芍 10 克，酸棗仁 12 克，當歸 15 克，丹參 15 克，茯苓 18 克，夜交藤 24 克，珍珠母 30 克。

【用法】水煎服。

【功用】功能舒肝寧心，活血安神。主治頑固性失眠。

【加減】煩躁、舌紅苔黃、脈弦數者加梔子、丹皮各 100 克；口燥咽乾者加沙參、麥冬各 15 克；心氣、心血不足者加黃耆、桂圓肉各 12 克。

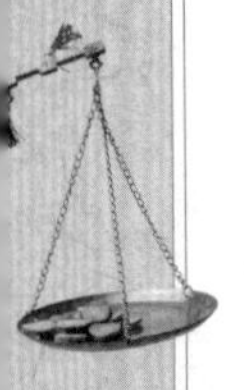

【療效】治療頑固性失眠（每晚只睡眠 1～3 小時，伴頭昏頭痛、健忘、心慌、氣短、體倦乏力等症）112 例，經治 2～8 週後，痊癒 30 例，占 27%；顯效 45 例，占 40%；好轉 29 例，占 26%；無效 8 例。總有效率為 93%。服藥時間最短為 1 週，最長為 8 週，平均為 3 週。

⑵ 活血安神方

【組成】丹參 20～45 克，三棱 20～45 克，香附 10～25，木香 10～25 克，當歸 10～25 克，梔子 10～20 克。

【用法】水煎服。

【功用】功能活血化瘀、清心理氣、主治瘀血型失眠。

【加減】神經官能症失眠多配合歡皮、夜交藤各 10～20 克，珍珠母 25～40 克；精神分裂症失眠多配礞石、生龍骨、生牡蠣各 30～50 克，琥珀 6～15 克；頭痛重加川芎 10～20 克、柴胡 10～15 克；癲證配鬱金、菖蒲各 15～30 克；狂證配石膏 20～50 克、知母 20～30 克；陰陽氣血虛弱者加黨參、黃耆等。

【療效】治療 120 例神經官能症失眠患者，顯效（症狀消失，能正常工作和學習）48 例，占 40%；好轉 42 例，占 35%；無效 30 例，占 25%。

總有效率為 75%，治療 120 例精神分裂症失眠患者，顯效 33 例，占 27.5%；好轉 45 例，占 37.5%；無效 42 例，占 35%。總有效率為 65%。

⑶ 腦靈湯

【組成】當歸 450 克，白芍 450 克，黃耆 450 克，懷牛膝 450 克，炒棗仁 600 克，茯苓 600 克，丹參 750 克，首烏 750 克，遠志 300 克，石菖蒲 300 克。

【用法】50%乙醇浸泡 2 次，每次 1 週，取浸出液加稀醇至 40%濃度時加單糖漿稀釋至 20%濃度。每日 3 次，每次口服 10 毫升。1 個月為 1 療程。

【功用】功能益氣養血定神。主治失眠。

【療效】治療 152 例，總有效率為 94.1%。

⑷ **百合九味方**

【組成】百合 12 克，黨參 12 克，龍齒 30 克，琥珀粉 3 克，五味子 3 克，炙甘草 6 克，浮小麥 30 克，紅棗 5 枚，麥冬 12 克。

【用法】水煎服。

【功用】功能養心寧神，安臟潤燥。主治以陰虛為主兼陽亢的失眠證。

【療效】治療 94 例。有效 87 例，無效 7 例。

⑸ **賈氏失眠方**

【組成】炙甘草 15 克，淮小麥 60 克，紅棗 8 枚，百合 18 克，蘇葉 4.5 克，薑半夏 9 克，茯苓 12 克，磁石 12 克（先煎）。

【用法】水煎服。10 天為 1 療程。

【功用】功能養心安神，和中緩急。主治失眠。

【加減】失眠嚴重者加棗仁 15 克、夜交藤 15 克；頭暈或頭痛明顯者加澤瀉 12 克、白朮 12 克、川芎 18 克、藁本 18 克、蔓荊子 9 克；遺精及多汗者加萸內 18 克、生龍骨 18 克（先煎），生牡蠣 18 克（先煎）；陽痿者加仙茅 9 克、仙靈脾 9 克、青蔥 2 根；長期低熱者加白薇 6 克、麥冬 9 克；手指震顫者加珍珠母 30 克（先煎）、鉤藤 12 克；神疲乏力者加黨參 12 克、五味子 4.5 克；脘腹飽滿、食慾不佳

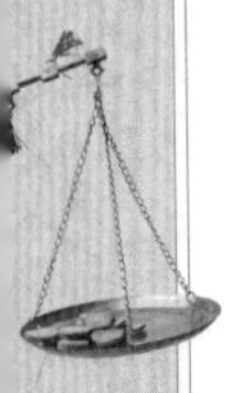

者加陳皮 4.5 克、神麴 6 克，

【療法】治療 34 例，有 30 例。服後失眠程度及其他自覺症狀均有改善或消失，其中服用 5～6 劑有效者 2 例，滿 1 個療程者 18 例，近 2 個療程者 36 例，近 3 個療程者 2 例，一般在服藥 4～5 天開始生效。4 例無效。

⑹ **夜合湯**

【組成】夜交藤 30 克，合歡皮 30 克，桑椹子 30 克，徐長卿 30 克，丹參 15 克，五味子 4 克，甘草 3 克。

【用法】每日 1 劑，加水煎成 100 毫升，睡前 1 小時服完。

【功用】功能補血養心，定神鎮靜。主治失眠。

【加減】心脾兩虧者加黨參 30 克；心膽氣虛者加酸棗仁 9 克；心腎不交者加黃連 6 克。

【療效】治療 40 例，痊癒（能睡 7～8 小時）34 例，好轉（能睡 4～6 小時）6 例。

⑺ **鎮心安神湯**

【組成】生龍骨 10～30 克，生牡蠣 30 克，朱茯苓 12 克，丹參 30 克，棗仁 30 克，合歡皮 12 克，夜交藤 30 克。

【用法】水煎服。3 天為 1 療程。

【功用】功能鎮心安神。主治失眠。

【加減】血虛加當歸身、白芍、生地、龍眼肉；氣陰虛加太子參、麥冬、五味子；陰虛火旺加生地、麥冬、川連；心陽偏亢加川連、黃芩、麥冬；心肝火旺加川連、麥冬、山梔、丹皮；驚嚇加酒炒鬱李仁、生龍齒；肝鬱加四逆散。

【療效】治療嚴重失眠症 157 例，顯效 98 例，占 62%；好轉 55 例，占 35%；無效 4 例，占 3%。

2. 丸劑療法

丸劑方法是將中藥研成細末，摻合水、蜜或其他賦形劑製成的圓形固體製劑，用以治療慢性疾病為主的一種方法。

⑴ **養陰鎮靜丸**

【組成】當歸 100 克，生地 50 克，茯苓 100 克，玄參 75 克，麥冬 75 克，柏子仁 25 克，丹參 75 克，五味子 62.5 克，黨參 100 克，桔梗 50 克，夜交藤 50 克，珍珠母 125 克，遠志 50 克，朱砂 12.5 克。

【用法】共為細末，每 100 克藥粉加蜂蜜 110 克製成大蜜丸，每丸重 9 克。每次 1 丸，每日 3 次，連服 30 丸為 1 療程。

【功用】功能養陰清熱，寧心鎮靜。主治失眠。

【療效】治療 100 例，顯效（症狀基本消失）19 例，好轉（失眠多夢症明顯好轉，其他症狀亦明顯減輕）63 例，無效（大部分症狀無進步）18 例。總有效率為 82%。

⑵ **丹棗丸**

【組成】丹參、炒棗仁各等份。

【用法】共碾細末煉蜜為丸。每服 10 克，每日 2 次，每 2 次於臨睡前半小時服下。10 天為 1 療程。病情較輕者 1～2 個療程，病情較重者可 2～4 個療程。

【功用】功能養心活血，寧心安神。主治失眠症。

【加減】伴健忘者以遠志 10 克煎湯送服；伴心悸不安者用龍齒 10 克煎湯送服；伴頭痛者用菊花 10 克、川芎 10 克，煎湯送服；伴頭暈者用鉤藤 10 克、白芍 10 克，煎湯送服。

【療效】治療 58 例（男性 28 例，女性 30 例），痊癒 41

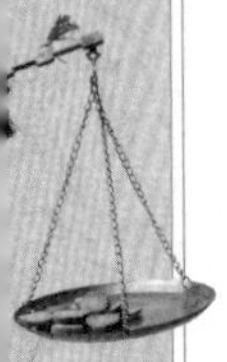

例，好轉 10 例，無效 7 例。總有效率為 88%。

⑶ **催眠丸**

【組成】① 洋金花 39 克，元胡 30 克，膽南星 36 克，遠志 45 克，菖蒲 30 克，川芎 30 克，當歸 30 克，黃芩 30 克。研末，去渣，水泛為丸。每丸含 0.5 克。② 洋金花 45 克，元胡 30 克，膽南星 45 克，遠志 45 克，菖蒲 30 克，川芎 30 克，玉竹 30 克，黃芩 30 克。研末混勻，用 60 克夜交藤煎至 50 毫升和上述藥粉混勻後，加工壓製成丸劑。每丸含量為 0.5 克。

【用法】每日晚間睡前服用①方或②方，用藥期間停用一切西藥催眠劑，停止睡前注射氯丙嗪、太爾登等抗精神病藥物。服用本方以小劑量（2～3 克）開始，視治療反應逐漸增量，一般增至 6～10 克出現意識障礙等嚴重副作用為度。凡用 10 克仍不能催眠或出現明顯副作用者，應立即停藥，以無效統計。通常在達到有效劑量後繼用 5～10 天，然後酌情減量或停藥。

【功用】① 方功能化痰、清心、安神；② 方功能化痰安神、清心滋陰。主治精神病患者失眠。

【療效】治療 110 例，顯效（能睡眠 8～10 小時）67 例，良好（能睡眠 6～8 小時）32 例，有效（能睡眠 5～6 小時）7 例，無效（睡眠不足 5 小時）4 例，總有效率為 96.37%。

3. 散劑療法

膽南星 45 克，遠志 45 克，菖蒲 30 克，川芎 30 克，玉竹 30 克，黃芩 30 克，研末和勻，用 60 克夜交藤煎至 50 毫升，和上述藥送吸。

⑴ **二粉散**

【組成】炒棗仁粉 6 克，元胡粉 3 克。

【用法】二味混合，同研細和勻，貯瓶備用。用夜交藤、雞血藤各 30 克煎水沖服本散 9 克，頓服。

【功用】養心安神，鎮靜催眠。主治心煩失眠，夜寐多夢，頭昏頭痛，適用於頑固性失眠，對兼有痛症的失眠尤為適宜。

【療效】屢用特效，一般服藥 1 次即可見效或痊癒。

⑵ **二仁散**

【組成】柏子仁、炒棗仁、朱茯神各 9 克，知母、琥珀、朱砂各 6 克，大赤金箔 5 張。

【用法】上藥共研極細末，貯瓶備用。每次服 4.5 克，開水送服。

【功用】安神定驚。主治驚悸失眠，心跳不安。

【療效】屢用皆效。

⑶ **高枕無憂散**

【組成】陳皮、薑半夏、白茯苓、枳實、竹茹、麥門冬、龍眼肉、石膏各 4.5 克，人參 15 克，甘草 4.5 克。

【用法】上藥共研細末，貯瓶備用。每服 50 克，水煎溫服。

【功用】健脾化痰，益心安神。主治心膽虛怯，晝夜不睡。

【療效】效果很好。

4. 食療方法

⑴ **芹菜棗仁湯**

鮮芹菜 90 克，酸棗仁 8 克，加適量水共煮湯，棄去芹

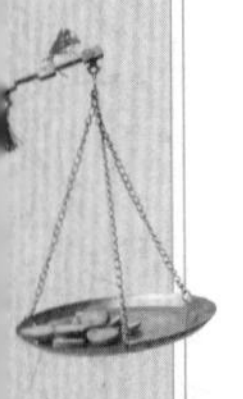

菜和酸棗仁渣飲湯。此為一日量，分中午飯後和晚上臨睡前兩次分服。這款藥膳有平肝清熱，養心安神的功效，適用於虛煩不眠、神經衰弱引起的失眠健忘、血壓高時頭暈目眩等病證。

⑵ **小麥黑豆夜交藤湯**

小麥 45 克，黑豆 30 克，夜交藤 10 克，同放鍋中，加水適量煎煮成湯，棄去小麥黑豆夜交藤藥渣飲湯。此為一日量，分兩次飲服。這款藥膳有滋養心腎，安神的功效，適用於心腎不交之失眠、心煩等證。

⑶ **百合棗龜湯**

龜肉 50 克，百合 15 克，紅棗 10 枚，調料適量。龜肉切塊，大棗去核，與百合共煮，加調味品，煮至龜肉熟爛即可，飲湯食肉。此為一日量，分兩次食用。這款藥膳有滋陰養血，補心益腎的功效，適用於心腎陰虛所致失眠、心煩、心悸等證。

⑷ **鮮花生葉湯**

鮮花生葉 15 克，赤小豆 30 克，蜂蜜兩湯匙。將花生葉、赤小豆洗淨，放入鍋內，加水適量煮為湯，拋棄花生葉，調入蜂蜜，飲湯食豆。此為一日量，分兩次飲服。這款藥膳有養血安神的功效，適用於神經衰弱、失眠多夢等。

⑸ **蔥棗湯**

大棗 20 枚，帶鬚蔥白兩根。將大棗洗淨用水泡發，帶鬚蔥白洗淨，切成寸備用。將紅棗放入鍋中，加水適量，先用武火燒開，再改用文火燉約 20 分鐘，加入帶鬚蔥白後繼續燉 10 分鐘即成，食棗飲湯。此為一日量，分兩次飲服。這款藥膳有養血安神的功效，適用於神經衰弱、失眠多夢、記憶力減退等證。

⑹ **龍眼薑棗湯**

龍眼肉 10 克，生薑 5 片，大棗 15 枚。選用肉厚、片大、質細軟、油潤、色棕黃、半透明、味道濃甜的龍眼肉，鮮生薑洗將刮去外皮，切片，大棗洗淨備用。把龍眼肉、生薑片、大棗一同放入鍋中，加水兩碗，煎煮成一小碗即可。棄去藥渣飲湯，此為一日量，分兩次飲用。這款藥膳有補血益氣，養血安神的功效，適用於中老年人心血不足、失眠、健忘、神經衰弱、貧血等證。

⑺ **蓮子桂圓湯**

蓮子（去芯）、茯苓、芡實各 8 克，龍眼肉 10 克，文火燉煮 50 分鐘，棄去藥渣，至煮成黏稠狀，再攪入紅糖，冷卻後飲湯，此為一日量，兩次飲服。這款藥膳有補心健脾、養血安神的功效，適用於心悸怔忡、失眠健忘、乏力肢倦、貧血、神經衰弱等證。

5. 耳針療法

耳針療法是以毫針、皮內針、艾灸、雷射照射等器具，透過對耳廓穴位的刺激以防治疾病的一種方法。古人謂有諸內必形諸外。耳廓是體表的一部分，軀體內臟器官有病時，可以由經絡在耳廓上出現反應，如在耳廓的相應部位出現疼痛、脫屑、變色、丘疹等。而在這些特定的敏感點上施以針刺等刺激，則可由調整經絡氣血來治療相應臟腑、器官或組織的疾患。這些已被前人的醫療實踐所證明。

耳針和其他針刺一樣，具有鎮痛、增強免疫、調節軀體內臟功能等作用。耳針療法是優越性較多、突出的有以下幾點：一是應用範圍廣泛。目前耳針的應用範圍已涉及到 200

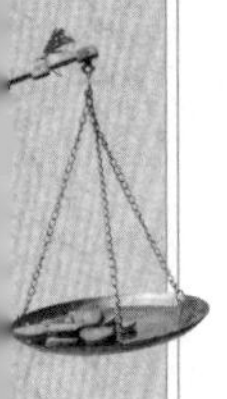

多種疾病，內、外、婦、兒、五官科等疾病都可以用耳針治療。不僅能治療功能性疾病，而且可以治療器質性疾病以病毒、細菌、原蟲性疾患。二是可以彌補體針的不足。三是安全可靠，簡便易行。應用耳廓上的穴位治病，沒有波及到重要器官，操作安全，便於留針，可避免由於藥物服用欠妥、劑量過大、療程過長等原因而引起藥源性疾病。

⑴ 王不留行籽耳壓法

方法一

【取穴】主穴：神門、皮質下、枕、垂前、失眠；配穴：心、肝、脾、腎、膽、胃。

【用法】用探棒找出穴位敏感點。先用 75%酒精局部消毒，然後取王不留行籽貼在 0.6cm 見方的膠布中間，對準穴位貼敷，並用手指按壓。每日 3～5 次，每次 3 分鐘左右，貼敷 1 次持續 3～5 天。適用於頑固性失眠，以心脾兩虛、心腎不交型效果為好。

方法二

【取穴】心、神門。均取雙側。

【用法】將膠布剪成 0.5×0.5cm 的方形塊，取王不留行籽 1 粒，黏於方形膠布中央備用。取火柴棒 1 根，將火柴頭在上述穴位及周圍按壓，測得敏感點（疼痛明顯處）後，在原處輕輕加壓，使該處留下壓痕。然後將備用的膠布貼在穴位上（王不留行籽對準火柴頭壓痕）。醫者以拇指、食指分別置於耳廓前後，指腹相對，按壓神門穴藥籽；再以食指或小指指端壓心穴藥籽。力度以患者有輕度刺痛為宜（不可過重，防止皮膚破損），每穴按壓 1 分鐘。最後雙手搓揉雙耳，使之充血發熱為度。

患者如法每天自行按壓耳穴 3～5 次，每次每穴 1 分種，睡前必按壓 1 次。膠布每天更換 1 次。7 天為 1 療程。需繼續治療者，休息 1 週再進行第 2 療程。

方法三

【取穴】主穴：皮質下、神門；配穴：腎、脾、心等。

【用法】以探針或毫針柄頭在耳廓內按壓取穴，用膠布將王不留行籽固定在穴位上。每次選用一側 2～3 穴，輪換使用，1 週 1 次，2 週為 1 療程。並囑患者每日於貼藥處用手按壓 3～4 次，睡前勿過度興奮（如運動、看書、看電視等）。

方法四

【取穴】主穴：腎、心、腦幹、陽性反應點（即敏感點）。對症選穴；高血壓配肝、降壓點；胃病配胃、交感；便秘配大腸、便秘點。

【用法】找出穴位敏感點，用 75%酒精擦王不留行籽，晾乾，置於 0.8×0.8cm 見方的膠布塊上。穴位皮膚消毒，把王不留行籽對準穴位貼壓固定。囑患者每天自行對耳穴貼壓處按壓 3～4 次，每次 5～6 分鐘，每週 2 次。兩耳交替應用，5 次為 1 療程。

方法五

【取穴】主穴：心、肝、腎、神門。配穴：胃氣不利、多夢加胃、脾；頭痛加太陽、額、頂；注意力不集中、健忘加神經衰弱、神經官能。主穴必貼，配穴隨症選用。

【用法】將王不留行籽用膠布貼壓穴處，每次單側，1～2 日 1 次，每日按壓 4～5 次，每次 5 分鐘，以痛感能忍受為度。7 次為 1 療程，間隔 5～7 日後繼續治療。

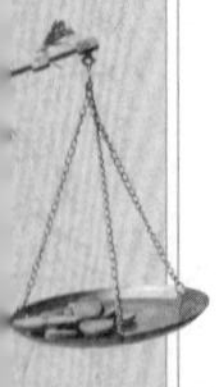

方法六

【取穴】心、小腸、腎、神經衰弱點、神門、皮質下。

【用法】將王不留行籽貼壓敏感點處，每日按壓數次，睡前 15～30 分鐘加強按壓。隔日 1 次，兩耳交替，10 次為 1 療程。休息 10 天後，貼第 2 療程。

⑵ **綠豆耳壓法**

【取穴】神門、神經衰弱點、腦幹、利眠。頭痛配皮質下。

【用法】用探棒找出穴位敏感點，將圓形綠豆貼壓在穴位處。每日按壓 3～5 次，每次 1～3 分鐘，3～7 日更換。

⑶ **冰片耳壓法**

【取穴】主穴：神門、腦、皮質下、交感、神經衰弱點、失眠；配穴：隨症選用心、脾、胰、膽、肝、肺、腎等。穴位分 2～3 組交替使用。每次選主穴 2 個，配穴 1～2 個。

【用法】取 0.2～0.4cm 見方的塊狀冰片，用 0.6～0.8cm 見方的膠布貼壓穴處，按揉 1 分鐘。3 日更換 1 次，4 次為 1 療程。睡前按揉 3～5 分鐘。頑固性失眠者，可在神門、腦等穴的耳背對應點用王不留行籽加壓。

⑷ **酸棗仁耳壓法**

【取穴】主穴：神門、皮質下；配穴：心、腎、腦點。每次選 1～2 穴，雙耳同時貼。

【用法】將炒酸棗仁用開水浸泡去皮，分成兩半，剖面置於 1.0×1.0cm 見方的膠布上，光滑面貼壓穴處，按揉 1 分鐘，每晚睡前揉按 1 次，約 3～5 分鐘。3～5 日 1 次，4 次為 1 療程。

⑸ **磁珠丸耳壓法**

【取穴】神門、心、腎。

【用法】每次選穴 2 個。將含磁量為 500 高斯、直徑 0.3cm 的磁珠用 1.0×1.0cm 見方的膠布貼壓在敏感點處，1 週後取下再貼對側，1 個月為 1 療程。

注意事項

① 使用中應防止膠布潮濕或污染，以免引起皮膚炎症。

② 個別病人可能對膠布過敏，局部出現紅色粟粒樣丘疹並伴有癢感，可加用屏尖穴或改用毫針治療。

③ 一般孕婦可以用耳壓法。

④ 耳廓皮膚有炎性病變、凍瘡等不宜採用。

6. 拔罐療法

⑴ **火罐法**

【取穴】心俞、膈俞、腎俞、胸至骶段脊柱兩側全程膀胱經內側循行線及周榮穴。

【用法】以拇指指腹在心俞、膈俞、腎俞上進行往復重力揉按 5 次左右，然後沿兩側膀胱經上各拔罐 4 個（均勻分佈），留罐 30 分鐘，起罐後即在周榮穴的範圍內又拔罐 30 分鐘。每週治療 2 次，6 次為 1 療程。

⑵ **刺絡（刺血）拔罐法**

療法一

【取穴】① 大椎、神道、心俞、肝俞。② 身柱、靈台、脾俞、腎俞。③ 中脘、關元。

【用法】局部常規消毒後，用三棱針點刺所選穴位後，立即加拔火罐，使之出血。留罐 10～15 分鐘，去罐後擦淨

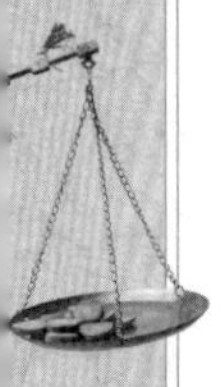

血跡。以上各組穴每次用 1 組，每日或隔日 1 次。

療法二

【取穴】肩胛間區到腰骶關節脊柱兩側距中線 0.5～0.3 寸的區域。

【用法】在以上區域內常規消毒後，用皮膚針或滾刺筒進行輕刺激，使局部皮膚潮紅，然後在其上排列數個罐（排罐法）。留罐 10～15 分鐘。每週治療 2～3 次，待病情好轉時，可減至每週 1～2 次。

⑶ 針罐法

【取穴】背部自風門到肺俞，每隔 2 橫指取 1 處；內關、足三里、三陰交及其上下每隔 2 橫指各取 1 處；內關、合谷、湧泉、太陽。

【用法】將青黴素空瓶磨掉底部後製成小抽氣罐，置於以上所選用的穴位處，緊貼皮膚上，用 10 或 20 毫升注射器將小罐中的空氣抽出，罐即緊拔於皮膚上。然後再注入 4～5 毫升清水，保持罐內皮膚潮濕，避免因負壓過高造成皮膚滲血。留置 10～15 分鐘後，將罐取下，擦乾局部。7 次為 1 療程。每次更換穴位。

注意事項

① 高熱、抽搐、痙攣等證；皮膚過敏或潰瘍破損處，肌肉瘦削或骨髓凹凸不平及毛髮多的部位不宜使用；孕婦腰骶部及腹部均須慎用。

② 使用火罐法和水罐法時，要避免燙傷病人皮膚。

③ 針罐併用時，須防止肌肉收縮，發生彎針，並避免將針撞壓入深處，造成損傷。胸背部腧穴均慎用。

④ 起罐時手法根輕緩，以一手抵住罐邊皮膚，按壓一

下，使氣漏入，罐子即能脫下，不可硬拉或旋動。

7. 推拿療法

療法一

⑴ **運百會**

【方法】坐或臥位，閉目靜息，單手食、中指指腹置百會穴處，先順時針按揉 30 次，再逆時針按揉 30 次。

【作用】可提運清陽，益腦利竅。

⑵ **按風池**

【方法】坐位，兩手拇指按在兩側風池穴上，兩小指各按在兩側太陽穴上，其餘手指各散置在頭部兩側，然後兩手同時用力，按揉風池、太陽穴及側頭部 1 分鐘。

【作用】可祛風散邪，清利頭目。

⑶ **拍心區**

【方法】坐或臥位，右手虛掌拍擊左乳上心區 50 次。

【作用】或清心散邪。

⑷ **按脘腹**

【方法】臥位，左右手分別橫置於中腧穴和關元穴上，隨呼吸動作，吸氣時向下按壓中脘穴，呼氣時向下按壓關元穴。一呼一吸為 1 次，計 20 次。

【作用】可理氣和胃。

⑸ **擦腎俞**

【方法】坐位，屈肘，雙手掌掌根緊貼腰兩側腎俞穴，稍用力上下擦去穴位周圍，以熱為度。

【作用】可溫運腎氣。

⑹ **推脛骨**

【方法】平坐位，雙手虎口分別卡在雙膝下，拇指按壓

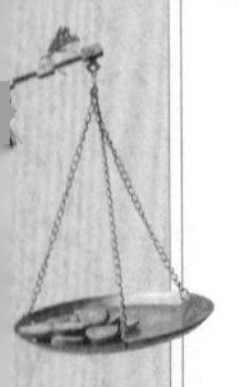

在陰陵泉穴上，食指按壓在陽陵泉穴上，稍用力沿脛骨向下推擦到踝。食指過足三里穴時，稍作用力彈拔，指過三陰交穴時稍做按揉。反覆操作 10 次。

【作用】可調和陰陽，健脾和胃。

⑺ **擦湧泉**

在雙側湧泉穴摩擦至發熱為止。

⑻ **抹眼球**

【方法】臥位、閉目。用兩手中指分別橫團於兩眼球上緣，無名指分別橫置於眼球下緣，然後自內向外輕揉至眼角處。計 20 次。

【作用】可明目益肝，調養心氣。

⑼ **打呵欠法**

【方法】臥位，閉目。和緩的深呼吸 10 次後，儘量張大口，同時舌尖後縮，做打呵欠動作 10 次後，全身放鬆入睡。

【作用】可交通心腎，鎮靜催眠

療法二

⑴ **基本手法**

① 患者俯臥，醫者先以滾法沿其脊柱兩側操作，且配合揉、點按心俞、厥陰俞及脾、胃、腎俞等穴，操作 5 分鐘。

② 患者取坐位，醫者先用一指禪推法或揉法，從印堂開始向上至神庭，往返 5～6 次；再從印堂向兩側沿眉弓至太陽往返 5～6 次；然後以一指禪推法沿眼眶周圍治療，往返 3～4 次；最後從印堂沿鼻再從側向下經迎香沿顴骨至兩耳前，往返 2～3 次。治療過程中以印堂、神庭、睛明、攢

竹、太陽穴為重點。

③ 沿上述治療部位，用雙手抹法治療，往返 5～6 次，抹時配合按睛明、四白穴。最後雙手對按枕後風池穴 1 分鐘。

④ 用掃散法（五指微屈，指尖隨腕動而沿弧形撓擦運動，多用於頭側部）在頭兩側耳尖上方即膽經的循行部位治療各 1 分鐘。

⑤ 從前頭頂部開始用五指拿法到頸項，轉用三指拿法，配合揉按、拿風池穴 3～5 次，再拿兩側肩井穴 5～10 次。

⑥ 醫者站於患者前側，囑患者正坐，眼睛睜開，口緊閉，呼吸均勻，然後用掌根拍擊囟門 3～5 次（囟門在印堂到大椎穴邊線前 1/3 的部位）。

⑵ **隨症加減**

① 虛證：症狀為多夢易醒，心悸健忘，神疲乏力，面色少華，舌質淡，苔薄，脈細弱，基本手法再加ⓐ患者坐位，醫者站於患者一側，一手扶肩部，一手擦胸部，左右往返，自上而下 5～10 遍，隨後換一手如上次序擦背部 5～10 遍。ⓑ患者坐位，醫者馬步襠勢於其後，雙手放於其腋下，自上而下搓動，反覆 10～15 遍。

② 實證：症狀多為不易入睡，性躁易怒，脘悶噯氣，腹中不舒，大便乾結，苔膩濁，脈滑數。基本手法再加：ⓐ患者仰臥，醫者坐於一旁，用一指禪推法操作於中脘、氣海、關元、天樞穴，自上而下往返 5～10 次。ⓑ患者仰臥，醫者單掌置於臍上，以臍為圓尺，作逆時針摩腹，範圍由小到大 3～5 分鐘（摩腹順時針為補，逆時針為瀉）。

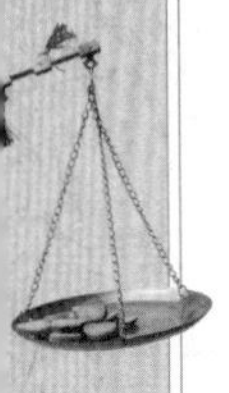

對於失眠患者，鼓勵堅持體育鍛鍊或練功。器質性病變引起的失眠，應重視病因的治療。

注意事項

① 應用推拿療法治疾病必須辨證論治，正確施用手法。

② 對有結核性或化膿性骨關節病，以及肌膚破損、燙傷、腫瘤或正在出血的局部，不宜進行推拿。

③ 婦女懷孕期或月經期，在腹部和腰骶部慎用推拿手法。

④ 在病人空腹狀態下或劇烈運動過後，不宜立即施用推拿手法。

8. 氣功療法

功法一：睡前功

⑴ 調身：睡前功就是躺著練功，或仰臥，或側臥，切不可俯臥。頭部儘量高於身體，以保持呼吸流暢為宜。舌微抵上齶，兩眼微閉，令朦朧人然。

⑵ 調息：就是進行呼吸的調整和鍛鍊。練功開始，行腹式深呼吸三遍；此後即採用自然呼吸法，就是平時的呼吸方法，呼吸不用力、不過度。練功過程如出現氣不舒暢、胸悶時，則可採用深呼吸（即延長呼氣）加以解除。逐步向深長。下沉的呼吸階段發展。

⑶ 調心：就是誘導思想入靜，運用意識指導進行自我調整。默念「我心情舒暢，神態從容；我飄飄若仙，如入雲中；我氣血運行，經絡暢通；我意守丹田，靜極從容。」當念「我心情舒暢……如入雲中」時，感覺自己非常輕鬆，如神仙之踏雲，飄飄然如處真空。念「我氣血運行……靜極從

容」，內視（好像眼睛從裏看到一樣）丹田，感覺自己處於很靜很靜的空間，自身鬆極靜極；假想有股起於頭頂中，順太陽穴下，至人中入上顎穿舌尖下達丹田，靜守丹田，數7次（一呼一吸為1次），即引氣下湧泉穴，依數7次（氣血衝擊湧泉為1次），靜守湧泉穴，再引氣上達丹田，固守丹田。經意識誘導，便有蟻爬，小腹微熱或有咕咚聲響。堅持靜境。收功時引氣繞丹田逆時針轉36次，復順時針轉36次，然後自我提醒，我要收工了。

功法二：臥功聽息法

⑴練功姿勢：採用側臥勢。在上床睡覺前，首先把思想安定下來，排除雜念，使身心達到坦然舒適、心平氣和。接著全身放鬆，在床沿上稍靜坐片刻。然後採用頭朝東，腳朝西，面向南，左側臥床上；枕上與肩高，側臥時以頸部感到舒適為度。左手拇指指腹抵觸左耳垂背面之凹處，指前側抵住「安眠穴」；食指和中指併攏伸直，食指和中指指腹緊貼「太陽穴」，食指和中指指腹分別抵觸左額角「頭維穴」和「本神穴」；無名指順其自然伸直放置左額部；小指指腹抵觸「印堂穴」，如此，左側面部壓住左手，置枕頭上，左腿屈膝，右腿自然伸直放置在左腿上；右手手掌放鬆，放置右大腿上；眼垂簾或微閉；舌抵上齶。

⑵呼吸：開始時，以自然呼吸為主，等自己感到呼吸平靜後，即改做深呼吸。做深呼吸時，要求均勻、緩慢、細長。

⑶意守：開始時，意念集中在傾聽自己的呼吸聲音，當聽到脈搏跳動聲後，即把意念集中在傾聽自己的呼吸、脈管搏動聲上。幾分鐘後，即能聽到自己體內的呼吸。脈搏跳

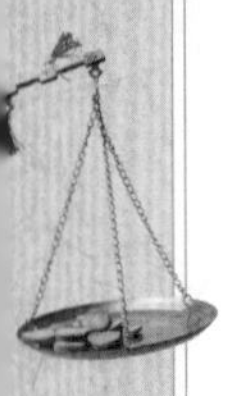

動和血液流動「隆隆」之混合聲；此時，意念開始放鬆，採取似聽非聽。久之，便會使你漸漸進入夢境。

如果一覺醒來需要翻身，則改為右手手指抵觸頭部各部位之穴位，變左側臥式為右側臥式，繼續練功就是。在練功中，要求全身放鬆，順其自然。如能堅持鍛鍊，失眠症就會很快消失。

功法三

⑴ 上床前寬衣解帶，仰臥床上，全身自然放鬆，雙目輕合，兩手疊置於肚臍之上，男子左手在下，右手在上，女子反之。雙手勞宮為手之心，丹田為身之心，使三穴位於同一點上，意為三心合一。

⑵ 用輕意識調勻呼吸，再意注頭頂百會穴，使其生氣，氣生則百會溫暖。後以意領氣，由上而下下引至腳心湧泉穴再使氣衝出湧泉，離腳 3 尺。如此 3 遍，謂之洗身。洗身後使人舒適百倍，輕鬆異常，入蒸氣蒸騰。

⑶ 心、眼、耳用意輕輕地注意丹田，心中默念：「心在肚臍，眼在肚臍，耳在肚臍」。如此反覆再三，大約 3～5 分鐘即使人如騰雲駕霧，眼前一片昏暗。再默誦數遍，即可進入夢鄉。

如要強身祛病，可於騰雲駕霧、眼前一片昏暗之時，停止默誦，只用心、意注視肚臍，使之生氣感。再以意守氣宇腹內盤轉，由內向外，男子逆時針而旋，女子順時針而旋，轉 36 圈，把氣引歸於丹田，再引丹田之氣到命門，由命門到丹田，如是反覆兩次。最後把氣由丹田歸於會陰（下氣海）穴，再向周身四肢擴散而收功。

由此進入睡眠無需要默誦，只需靜臥數秒便可入睡。許多失眠者用本功，均於 1 週之內解除失眠痛苦，第二天精神百倍，即使只睡四五個小時，亦可起到不練功時的七八個小時睡眠的效果。

注意事項

① 練功前應做好各項準備工作。一般宜寬衣解帶，選擇空氣新鮮且幽靜的練功環境，儘量避免外界干擾。

② 按照中醫辨證確立治則，根據治則選擇適宜的意念、呼吸及形體功法，組成套路，進行練功。病機不變，則宜固定套路練功。

③ 正確掌握功法。意念功不能過於濃重，呼吸功不能過於勉強，形體功應當考慮體質情況。如果出現練功偏差，應當及時調查功法或請氣功醫師予以糾正。

④ 本療法均具有一定的偏性，治療應當以平為期，切忌矯枉過正。

⑤ 應用本療法時，應當暫時停止性生活或減少性生活的次數。

⑥ 精神病患者，一般不宜用本療法。

⑦ 婦女月經期，一般避免意守小腹部位。

9. 放鬆療法（生理調適法）

一般認為，太極拳、氣功、按摩、健身走、慢跑、打乒乓球等都會有助於緩解神經衰弱。醫學實驗表明，神經衰弱患者每天做較長距離的散步（2～3 公里）有助於調整大腦皮層的興奮和抑制過程，減輕血管活動失調的症狀，如頭痛等。

專家認為，神經雙弱患者體力較好者可參加短距離的拉練或旅行參觀，以轉移注意力、改善情緒、鍛鍊體力。情緒

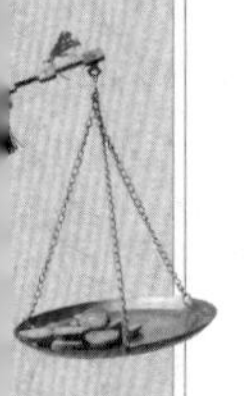

較差、精神萎靡的患者適宜進行提高情緒的運動，如乒乓球、籃球、划船、跳繩、踢毽子等，或每天清晨到綠化地帶、樹林深處，或是陽台、庭院進行深呼吸，這樣對調節神經大有神益。

臨床上見到許多神經衰弱患者就診最勤，服藥最認真，但症狀消除不滿意，患者感到很苦惱；有的甚至怪罪於醫生把病診斷錯了，醫生也感到很棘手。其主要原因是患者對該病的本質缺乏正確認識。

因為神經衰弱的本質屬心因性疾病範疇，常有許多心理、社會因素存在。如果這些病因不去除，單純依賴藥物，頭痛醫頭，腳痛醫腳，是不能解決根本問題的。即或暫時有效，也是不能持久的。如之有的患者治病心切，急於求成，一味要求藥到病除，結果欲速則不達，這也是此病久治不癒的原因之一。

應該說，神經衰弱多為緩慢起病，病程一般較長，幾年或數十年不等。本病的症狀可時輕時重，而病情的波動常與情緒變化有關。如果患者情緒較好，則病情明顯減輕；反之，則病情加重。因此對本病的治療首先應該尋找病因，進行心理治療，消除發病的精神因素，其次才是藥物治療、物理治療等綜合措施，配合合理的生活方式、作息制度和體育鍛鍊，神經衰弱的治療效果會是很好的。病程短者，在多數病例可在半年至 2 年內緩解；病程超過 2 年的，則只好所需的時間相對較長一些。

有位青年人介紹治癒的經過，其主要經驗就是正確估計自己，正確對待疾病與挫折，發揮自己的優勢，克服自己的弱點，振作精神，有計劃地定時參加體育鍛鍊、學習、工作、訪友、娛樂，並保證足夠的睡眠時間。只經過短短 2 個多月的心理和生理調適，他的神經衰弱就完全被治癒了。

10. 意示入眠治療

⑴ **存想入寐法**

本法首載於元代李治《敬齋古今》。據作者稱其 50 歲夠苦於每晚不得安寐，後「得閒閒公一說，名『速睡法』，操而習之，常年不寐之疾霍然而癒」，因而流傳至今。

每晚臨睡前之際，側臥位帖枕擁被，身形以自然、鬆弛、安穩為宜。然後靜心歛神，排除雜念，待心神安寧之後，即存想一縷如黃金細線般的真氣發自足踵（照海穴處，在內踝尖直下凹陷中，當距跟關節處），沿下肢內後側足少陰腎經上行，過腰之後兩側上行的真氣合二為一，由脊上行頭頂，直至前髮際，再一分為二，分繞顳至而前聽會穴，然後相交於人中，分別環口唇而貫入下齒齦中，復合而為一，直下咽喉，入太倉（即中脘）。

稍稍留置片刻不動，想像突然發出熱氣四肢，青氣入肝、赤氣入心、白氣入肺、黑氣入腎，四肢氣滿，則真氣復下臍，過陰交（臍下午寸）後一分為二，分別下膝、臁、足背而直抵第三趾趾尖，再回折至湧泉、足踵處。

一般失眠者存想 5～7 遍，已可入睡；頑固者，行之 10 餘遍，亦可進入夢鄉。

⑵ **操縱入寐法**

操縱入寐法載於清初養生家曹庭棟《老老恆言》，後世醫家如俞震等對此頗為推崇，認為是治療失眠的良法，足可「補軒岐所不逮」（《古今醫案按》）。本法包括操法、縱法、寓操於縱等方法。

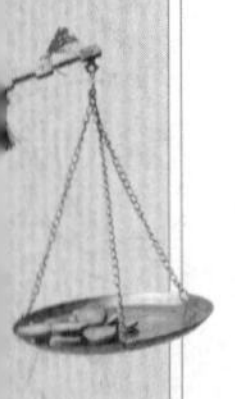

① **操法**：即集中意念於某一處，使心神劍聚而不鬆馳，透過入靜的方式誘導入睡。曹庭棟列舉了「貫想頭頂」、「默數鼻息」、「返觀丹田」等方法來排除紛至沓來的各種影響入睡的雜念，其實這些方法也就是氣功所講究的「入睡」功。因此，採用諸如意守丹田、默數出入氣息、存想等任何一種方法，都可收到斷雜念、斂心神的入靜效應，造就一種單調寧靜的意境而誘導入眠。

② **縱法**：運用本法是任其思緒自由馳騁，以求心身由輕鬆而漸趨恬靜，以安然入睡的一種方法。上床欲寐之際，放鬆身形百骸，然後一任思緒縹緲遊蕩於輕鬆恬靜之境，即不必擔憂無法入睡，也無須強求排除雜念或意守存想，即可逐漸產生朦朧睡意而入夢鄉。縱法對精神過分緊張，或心際時刻縈牽某事而無法釋懷，或以操法意念偏緊而久久不寐者尤為適宜。

③ **寓操於縱法**：即揉合操縱二法之長處而成的一種誘導入睡方法。陸以湉在《冷廬醫話》中指出：「（《老老恆言》）二法之中，縱法尤妙。蓋操則心猶矜持，未極恬愉之趣，不若縱之遊行自在也。特恐稍涉妄想，即難奏效，尤當寓操於縱為佳。」據該書所稱，陸氏之師患有勞心而致怔忡不寐之證，經人傳授寓操於縱之法而獲效。其法為：每夜就枕後，收斂此心勿萌雜念，但遊思於平素厲閱鍾愛之山山水水，一任神馳心往，不加干預。心神所繫，久而有定入靜，「心漸即於杳冥之中，則不期寐而自寐矣」。

⑶ 默念鬆靜入寐法

默念是自我意示的常用方法之一，將之用以誘導入寐，也是治療失眠的有效方法。

一般多可在入睡之前，取仰臥式，將全身肌肉放鬆，安置穩妥，然後微合雙眼，呼吸輕柔自如，心中默念「鬆」、「靜」二字：呼氣時默念「鬆」字，同時想像全身鬆弛，骨節皆解，如浮於水面；吸氣時默念「靜」字，想像心中一片湛靜，虛空無物。默念鬆靜二字時不可默念二字時不可出聲，只是存相於心中，並隨著輕柔自然的呼吸一鬆一靜，交替進行。本法無須意守，亦不必強求排除雜念，只須配合自然呼吸略作默想，即可由身形鬆弛而逐漸產生濃重的睡意，安然入寐。

⑷ **摩湧泉法**

湧泉是衛氣夜間由陽入陰之處。在睡覺前以一手握足，另一手摩擦湧泉穴，直至足心發熱，再換另一側湧泉摩擦至熱，也可直擦至足心微似有汗。本法有滋腎水、鍵腰腿、增腦力等功效，可以治療腎虛、足腳痿、失眠等症。對頑固性失眠症，再運用意示入眠法之前熱摩湧泉穴有較好的療法。清人張大復在《梅花草堂集》中記述其體質孱弱，素不喜寐，經以本法搓摩湧泉百十次，每每「觸床，臥不及鼾，覺神血清穩，夢亦無異」。

注意事項

① 睡眠姿勢對能否安然入睡和睡一個好覺有相當大的關係。古代醫家的經驗和最近的研究均表明，睡眠時宜採取側臥位姿勢，而以右側臥式為最佳。

② 宋人邵康節撰有《能寐吟》，謂「大驚不寐，大憂不寐，大傷不寐，大病不寐，行於無事」。強調失眠者排遣各種心理因素的干擾至為重要，可為失眠者之座右銘。

③ 本法介紹的各種意示誘導入睡方法，均應按照其操

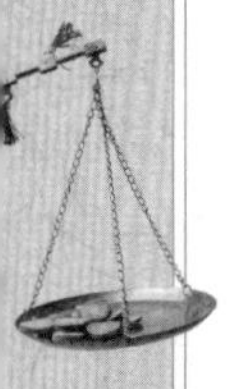

練方法和要領進行，並且唯有由生疏而漸漸至熟練，才會達到理想的誘導睡眠效應。

11. 音樂療法

音樂療法是使人處於特定的音樂環境，感受音樂的藝術意境，娛神悅性，宣調氣血，以產生養生治病效應的一種治療方法。音樂的旋律、節奏、節拍、速度、力度、音區、音色、和聲、複調、調式、調性以及歌詞內容等皆可影響人的情志及臟腑機能，故不同的音樂有不同的治療作用。

音樂對人體情志於臟腑的影響，古人早有認識。如先秦文獻《樂記》中論述哀、樂、喜、怒、敬、愛等不同的情志，可相應地產生緩、發散、粗糲、直廉和柔等不同的聲調；反之，在不同的音樂環境下，可相應地使人產生不同的情志和行為。

如《樂記》曾述：「志微、噍殺之音作，而民思憂；嘽諧、慢易、繁文、簡節之音作，而民康樂；粗糲、猛起、奮末廣賁之音作，而民剛毅；廉直。勁正、莊誠之音作，而民肅敬；寬裕肉好、順成、和動之音作，而民慈愛；流辟。邪散。狄成、滌濫之音作，而民淫亂。」

《皇帝內經》極重視音樂與人體的關係，多處論述「宮、商、角、征、羽」五音（《樂記》已有五音記載）分別相應於「脾、肺、肝、心、腎」五臟及「憂、悲、怒、喜、恐」等五類情志活動。中國先哲的論述，為後世開展音樂療法奠定了基礎。

有關音樂養生治病、益智延壽等作用的古代文獻頗多，如三國時期著名養生家、音樂家嵇康，在其音樂專著《聲無哀樂論》及養生專著《養生論》中，對音樂養生益壽有較多論述。唐代尚有專以益壽為名的樂曲，如《長壽樂》等。散見於《二十四史》中的記載，如《漢書・禮樂志》載：漢元帝為太子時，曾患健忘，皇帝名人與太子殿奏樂曲《洞策頌》，並配合「度頌奇文」等，而使元帝記憶力得以恢復。又如《舊唐書》載：「皇甫每思涸則奏樂，神則著紋。」說明音樂確可益思增慧，激發寫作靈感。

明清時期，音樂作為一種治療手段漸被醫家所重視。張景岳《類經圖翼》、徐靈胎《樂府傳聲》等著作對音樂療法的發展起到了推動作用。

近代科學技術的發達，為發展音樂療法提供了更好、更多的條件，中醫界也博採眾方，在音樂療法中不再侷限於傳統音樂及樂器，使音樂療法更加豐富多彩。

用安神鎮靜法。選擇具有舒緩、低慢、輕柔、婉轉、幽雅等特點的樂曲，以收安神定志。鎮靜安眠等效果，多用以治療心情偏激類病症。常用的名族樂曲如古箏獨奏《春江花月夜》，二胡獨奏《月夜》，高胡獨奏《南渡江》以及《病中吟》。《催眠曲》、《漁光曲》等。

注意事項

① 病者在收聽音樂時，應儘可能排除各種干擾，使身心沉浸於樂曲的意境之中。

② 某些樂曲兼具兩種以上的作用，須靈活運用，並避免有悖病情的內容。

③ 播放音樂時，須注意控制量，一般有 40～60 分貝即可，用於安神還可更低些。

④ 在一個療程內，樂曲可在同類範圍適當調劑，以免使病者感覺單調乏味而影響療效。

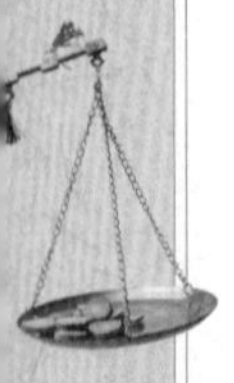

12. 梳頭療法

梳頭療法是用木梳梳頭，以此防治疾病的一種療法方法。

梳頭早已成為人們的一種生活習慣，後逐漸被用於防治疾病。據傳宋代文學家蘇東坡，常每天早晨用手指梳頭二三百次，藉以醒腦提神，保健延年。清代吳尚先《理瀹駢文》中指出：「梳髮，疏風散火也。」

用木梳由前額經頭頂梳向枕部，先輕後重，早晚各 1 次。早晨每次梳 10 分鐘，晚上臨睡前梳 15 分鐘。

注意事項

① 本療法見效較慢，患者不可操之過急，要持之以恆。

② 梳子不能用塑料或金屬製品，以桃木梳為最佳。

③ 梳頭時，開始不能用力過猛，宜先輕後重，先慢後快，以免刮破頭皮。

④ 凡治療頭面部以下的疾病，不宜用此療法。如頭面部有瘡癤癰腫潰破者，應停止本療法，等病癒後再進行。

⑤ 在治療的同時，可以配合以藥物、按摩、針灸、指針、點穴等以求儘快取效。

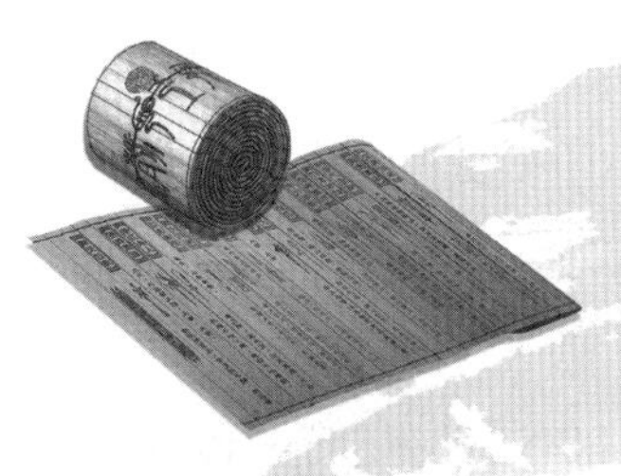

肥胖症

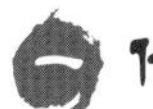

一 什麼是肥胖症

胖胖，曾經是富有的象徵，被稱為「發福」。其實這種說法不僅過時了，而且也不科學。隨著醫學研究的發展與科學知識的普及，人們認識到肥胖並不是健康的標準。那麼什麼是肥胖症呢？人胖一點，不能叫肥胖。醫學專家給「肥胖」下了這樣的定義：

肥胖是當人體攝取過多食物，而消耗能量的體力活動減少，攝入的和能量超過了機體所消耗的熱量，過多的熱量在人體內轉變成脂肪組織大量蓄積起來，導致脂肪組織的量異常的增加，體重超過標準體重 20%以上，有損於身體健康的一種超體重狀態，簡單地說，肥胖症是脂肪細胞病理性增加的一種狀態，我們一般把身體局部的脂肪堆積稱為脂肪過多症，全身性的常稱為肥胖症（肥胖的英文 Obesity,也是指人體的脂肪含量過剩）。

肥胖症也是可以認為是經濟生活好的社會人群的一種營養失調性疾病。我們都知道營養缺乏會導致疾病，營養過剩有時也會造成疾病，肥胖症就是這樣一個例子。肥胖是體內含有多餘脂肪的病態，是營養過剩造成的體重增高狀態，屬於代謝性疾病。

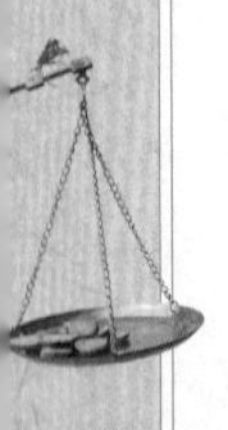

應當注意不要把肥胖與體重增加混為一談，人體體重的增減，一般說來蛋白質的變動很小，所變動的幾乎均為脂肪和水分，一些人肌肉發達、水腫、腹水、妊娠等均可使一個人體重超過標準體重。

青春期肥胖症的發生率一般在 20～30%左右。1971 年德國調查結果，女性青春期肥胖的發生率為 27%，男性為 23%。

人有肥瘦之分，那以什麼樣的標準來衡量是胖還是瘦呢？這當然必須有個參照值，這個參照值我們就稱它為標準體重。人的體重各不相同，這是因為每個人的年齡、身體素質、骨髓結構和所從事的工作各異。我們不需要一個統一的體重標準，但需要知道不同性別、不同身高的人的標準體重，這樣才能知道自己是否肥胖，不使自己的體重與標準體重相差太遠。

所謂標準體重就是以身高為基礎，按一定比例係數推算出的相應體重值，也稱為理想體重。因此標準體重主要與身高有關，不受測試者營養條件、種族及年齡影響，但不適用於超力型（以肌肉增加為主，如健美及舉重運動員，雖體重增加，但脂肪組織在總體的比例並不高，甚至低於正常人）人群。

現介紹集中常用的計算標準體重的方法。

⑴ 成年：〔（公分）－100〕×0.9＝標準體重（公斤）

⑵ 男性：身高（公分）－105＝標準體重（公斤）

女性：身高（公分）－100＝標準體重（公斤）

⑶ 電腦體重指數，即將體重（公斤）除以身高（公尺）的平方，若所得數值大於 24 為超重，大於 26 為肥胖。

⑷ 兒童標準體重的計算，簡單的方法是：

1～6 個月：出身體重（公斤）＋月齡×0.6
＝標準體重（公斤）

7～12 個月：出身體重（公斤）＋月齡×0.5
＝標準體重（公斤）

1 歲以上：8＋年齡×2＝標準體重（公斤）

由於人的體重與許多因素有關，很難完成符合標準體重。也就是說，難以用一個恆定值來表示，而應當是一個數值範圍，我們稱之為正常值，一般在標準體重±10%以內的範圍。超過這一範圍，就可稱之為異常體重。

⑸ 肥胖度測試法：

肥胖度＝〔實際體重－標準體重÷標準體重〕×100%

肥胖度：>10%～20%為肥胖>50%為重度肥胖

肥胖的主要危害不在影響人的美觀，而是在於肥胖可以帶來很多健康問題，如壽命縮短、合併症多等。

1. 死亡率升高

肥胖導致人們死亡的危險率增加。臨床觀察表明，由於肥胖引起的生理、生化、病理等一系列變化，降低了人們的工作能力，併症增多，肥胖人的壽命一般比正常體重人減少 10～12 年。

資料還表明，隨肥胖程度的增加，死亡率也相應升高。如 40～49 歲年齡組中，標準體重的死亡危險率為 94%，而超過體重 30%的人的死亡危險率是 150%。

美國生命協會的調查資料顯示，與正常體重相比，超過標準體重 50%者其死亡率增加 30%，超過標準體重 100%者其死亡率增加 150%。由此可見，中度或嚴重肥胖者的死亡

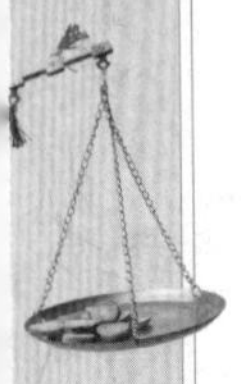

率明顯增加。

2. 糖尿病

長期持續肥胖者，糖尿病發病率明顯增高。有人統計成人糖尿病發病率在肥胖病人中 4 倍於非肥胖成人。而在胰島素非依賴型糖尿病患者中，80%是肥胖，60%肥胖患者有糖耐量異常。

一般情況下，肥胖伴有高胰島素血症，故認為肥胖與糖尿病有密切關係。

肥胖之所以引起糖尿病，有學者認為肥胖者的細胞特別是脂肪細胞對胰島素不敏感。為了滿足代謝上的要求，胰腺必須分泌出比正常高 5～10 倍的胰島素。也就是說，肥胖者比正常人需要更多的胰島素，以使葡萄糖得到正常利用。久而久之，胰臟發生疲勞，最終不能充分生產胰島素。40 歲以後的糖尿病病患者肥胖率約為 70～80%。

肥胖而又合併糖尿病的患者與單純糖尿病患者相比，其死亡率明顯增高。肥胖合併糖尿病患者在採用節制飲食等措施以後，糖尿病的病情亦有所減輕，因此對此類患者來說，更應注意採取減肥措施。

3. 高血脂症

正常人血脂的含量，膽固醇為 180～230mg%，甘油三酯為 120～130mg%，β－脂蛋白為 240～480mg%。高血脂症時，膽固醇、甘油三酯等均高於正常值。高血脂症是高血壓、冠心病、動脈硬化等的危險因子。

4. 高血壓

高血壓是肥胖者常見的併發症。Kannel 透過普查發現，30～39 歲年齡組以及 40～49 歲年齡組中，無論是男性或是女性，肥胖程度越高者血壓就越高。肥胖引起高血壓的原因是多方面的，一方面肥胖病人脂肪增多，導致血循環量明顯增多，使之在正常心率條件下心搏出量要增加很多才能維持人體的正常功能。心臟長期負擔過重，就會造成左心肥厚，血壓升高。

另外，由於肥胖人的腎上腺皮質功能亢進，機體長期處於一定程度的水鈉瀦留狀態，從而進一步增加了血液循環量，故而加劇了高血壓。

5. 動脈硬化

肥胖本身就是動脈硬化的危險因子，而且肥胖的合併症如高血壓、糖尿病、高血脂症等也是促進動脈硬化的危險因子。

Hubert 等的研究結果證明，肥胖者心血管病變以及腦梗塞的發生率較高，尤其是 50 歲以下的中年肥胖者。

肥胖合併動脈硬化，容易發生冠心病，可能是由於過多的體重引起心臟負擔加重和高血壓，高熱量的飲食又容易引起冠狀動脈硬化，而肥胖患者本身體力活動減少又使其冠狀動脈硬化的側支循環不良所致。

6. 脂肪肝

肥胖病人往往合併脂肪肝，這已為近代研究所證實。肥胖合併脂肪肝的特點是內因性脂質增多，尤其是含有軟脂酸的三酸甘油酯增加明顯。

7. 膽石症

日本學者 1982 年的研究證實，膽石症患者中有 50～80%的人是肥胖者。

中年肥胖婦女尤其容易發病。肥胖合併膽石症的原因與

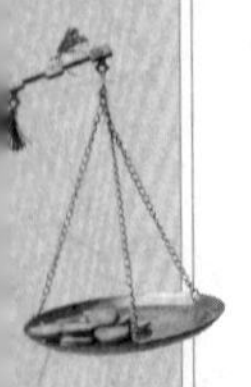

飲食以及膽固醇代謝等因素有關。如果飲食中脂類含量較高，常容易發生膽石症。

此種膽石的主要成分為膽固醇。膽結石於肥胖症者的膽固醇代謝紊亂有關。

8. 婦科病

肥胖病人易患月經不調、不孕、乳腺癌等疾病。日本學者 1976 年的調查發現，單純性肥胖症患者中約 50～60%有月經不調，其中比較常見的是月經過少和無月經。又有報導肥胖患者中有 13.3%的患者是不排卵的婦女。當這種病人體重減輕時又可重新排卵。

9. 其他疾病

肥胖者還容易患痛風症、胰腺炎、脂溢性皮炎、念珠菌病、慢性腎炎、腎病綜合徵、扁桃體炎、痔瘡等。

中醫認為肥胖的起因，不外以下幾個方面：

⑴ 先天稟賦：即現代醫學所述的遺傳因素。

⑵ 飲食因素：中醫學認為肥胖多是由於素嗜肥甘飲食，日久則使脾失健運，脾胃受損，水穀不化，蓄積體內，轉化為膏脂，充溢於身，則成肥胖之人。

⑶ 勞逸因素：中醫認為「久臥傷氣」則氣虛。「久坐傷肉」，脾主肌肉，脾虛氣虛，都會使氣不暢，運化失調，代謝不利，稍微聚為膏脂則可發肥胖之症。

⑷ 年齡因素：年高氣衰，腎氣漸衰，五臟六腑功能減退，飲食水穀不能正常運輸，導致肥胖。

⑸ 臟腑功能失調：由於氣血虛衰，肝鬱氣滯、脾虛失運、腎虛氣化失職；內傷久病，痰濁內生，或外受濕邪，使痰濕蓄積體內而肥胖。

總之，對於肥胖形成的機制，中醫一向認為與痰、濕、氣虛等因素關係最為密切，中醫有「肥人多痰，多氣虛」之說，其病理變化所涉及的臟腑是脾、肺、腎。三者又以脾運失常為關鍵。

二 胖肥病的典型表現

胖可以開始與任何年齡，有自幼肥胖者，有從 20～30 歲開始肥胖者，有從 40～50 歲開始肥胖者。一般來說，40～50 歲的人開始肥胖者較多，其中又以女性尤為多見。老年人雖有肥胖的傾向，但發展到重度者較少。

男性肥胖患者脂肪的分佈以頸及軀幹部為主，四肢較少；女性肥胖脂肪分佈以下腹部、臀部及四肢為主。

外觀上看，輕度肥胖中壯年人顯得莊重或福態，有時則給人一種強壯感；中度或重度肥胖者隨肥胖程度的增加而出現活動力低下，並容易出現一些神經官能症狀。如老年肥胖者同時又合併腦動脈硬化則各種動脈硬化的症狀更加明顯。

肥胖患者由於皮下脂肪厚，身體散熱差，故多容易出汗。夏天，尤其在氣候潮濕的日子裏，肥胖者比正常人更易感到不適和難受。

肥胖症主要表現為體重超重，當然還有皮下脂肪的厚度增加。肥胖除了人體的脂肪過度堆積外，還可以表現下列症狀：

如胖人怕熱又怕冷。怕熱是因為肥胖之人皮下有較厚的脂肪，體內的熱量不易由皮膚散發出來，猶如穿了一件貼身皮襖，因此多汗，容易疲乏，常有下肢水腫靜脈曲張、皮炎等。胖人也怕冷，有專家認為胖人將食物轉變為熱量的效率

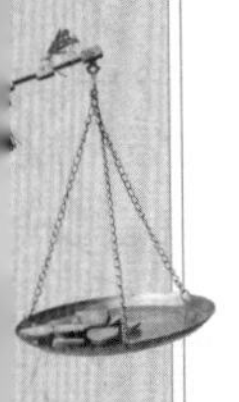

低，在寒冷時產熱不足而常常會比一般人還怕冷。

肥胖者的氧消耗量較正常增加較多，故多不能耐受重體力勞動，一般多有不適，如頭痛、頭暈及心悸、氣短等。當特別肥胖時更容易缺氧，使二氧化碳瀦留，產生嗜睡。更由於體重負擔過大，使關節退化，可有腰疼，關節痛，影響活動和走路。

體胖也易引起呼吸功能障礙，常於生活是氣喘吁吁，這是缺乏氧氣的表現，胖人的耗氧量較正常人可增加 30%～40%，有二氧化碳的瀦留等改變。

女性肥胖可有月經異常、無月經或月經過少，這主要因為卵巢功能的障礙所引起，或有不孕症，也可引起子宮內膜的癌症等疾病，妊娠時期肥胖容易患妊娠中毒症，分娩時產生產褥熱等合併症也比較多。此外，肥胖也易患臍疝、結腸癌、乳腺癌等疾病。男性肥胖也可出現性腺功能不全等症狀。

當出現上述的體徵和症狀時，不要驚慌失措，要透過仔細分析，抓住肥胖這個主要矛盾，則上述的體徵、症狀就會相繼消失，使你重新獲得健康。然而也必須注意有無各系統的器質性疾病，必要時經過醫生做出診斷。

肥胖患者由於脂肪過多及代謝和內分泌方面的障礙，各系統會出現不同程度的症狀，尤其是循環和呼吸系統。現將常見的一些系統症狀敘述如下。

1. 循環系統

肥胖症初期或輕者自覺症狀並不明顯，但當肥胖發展到一定程度時，就會出現不同程度的症狀，如脈搏加快、心悸、心律不整等。此主要是由於體內脂肪組織增多導致血液循環範圍擴大，從而加重了左心室負荷。體重增加及進行體力活動時亦可加重左心室的負荷。因此肥胖可對心臟產生不良影響。

重度肥胖者常出現循環血容量、心搏出量、每分鐘輸出量增高以及高血壓與動脈粥樣硬化等，故可引起心肌負擔過重，左心室肥大。日久可發生心力衰竭，甚至猝死。不少肥胖者可以發生明顯下肢水腫，也容易出現下肢靜脈曲張。

2. 呼吸系統

肥胖患者常表現呼吸頻率增快，甚至呼吸困難、端坐呼吸等。此由於腹部脂肪增多使橫膈上升，縱膈內以及胸腔周圍的脂肪增厚，導致胸腔狹小，故引起呼吸增快。此外，肥胖患者還容易發生慢性支氣管炎，而心臟病變又可進一步加重慢性支氣管炎的症狀。

有些肥胖患者常易合併 Pick Nickian 綜合徵，表現為多食、嗜睡等。

3. 消化系統

肥胖患者一般食慾亢進，飢餓感較強者尤為多見。

胃的障礙可由於過食於過飲等引起，以胃酸低下性胃炎多見。

由於腹壁脂肪增多、腹腔狹小、腹壓減退。橫膈肌運動減少。身體運動減少等原因，可導致便秘。

肥胖者亦容易發生痔瘡，此情況可與排便困難形成惡性循環。

4. 泌尿及生殖系統

泌尿系統方面，肥胖患者容易患腎臟疾患，如腎結石。

生殖系統方面，肥胖症患者易發生生殖功能減退。男性

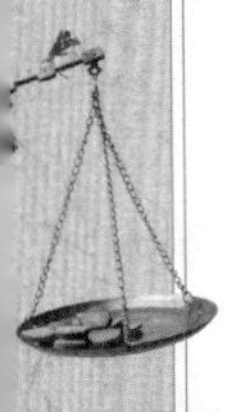

可出現陽痿、不育、類無睾症、性慾減退等；女性多有閉經、不孕。伴有多囊卵巢者，有經少、閉經、多毛、男性化等症候群。由於脂肪沉著，女性乳房常異常肥大。

5. 皮膚

肥胖者皮脂腺分泌功能亢進，皮膚汗多，易患皮疹、濕疹、瘡疔等。由於下肢靜脈曲張可出現下肢踝關節等部位的水腫。

6. 神經系統

肥胖患者可以發生氣質與性格上的改變，如表現為怠倦、對食物不關心、易疲乏無力等。

有些肥胖患者的認知能力於智力亦較低。

肥胖者易患神經痛、肌肉痛、腹部沉重等症狀。

7. 內分泌系統

肥胖者的空腹血糖及餐後血漿胰島素常高於正常值，總膽固醇、甘油三酯及游離脂肪酸常增高，呈現高血脂症與高脂蛋白血症，因而容易誘發糖尿病、動脈粥樣硬化、冠心病、膽石症等。

甲狀腺功能一般正常，但如進食多時，T_3 值可以偏高，基礎代謝可以偏低。

血中皮質醇及 24 小時尿皮質類固醇排出可偏高，但地塞米松日夜週期改變正常，表明腎上腺皮質功能正常，而上述的變化乃是由於肥胖引起。

8. 併發症

肥胖症患者常併發糖尿病、高血壓、冠心病、動脈硬化、腦血管疾病、高血脂症、脂肪肝、膽石症、痛風等病症。

三 中醫如何對肥胖病的辨證施治

1. 氣虛型

病見形體臃腫，頭暈乏力，不耐勞累，易出汗，精神不振，易打瞌睡，舌苔薄膩，脈濡緩。

中醫有「肥人多氣虛」之說。由於飲食不節、寒溫失調、思慮勞倦、久病體虛等，均可導致脾胃氣虛。脾胃氣虛，升降失調，水穀精微不能化生氣血，內灌五臟六腑，外注四肢百骸，蓄積體內則化為痰濕，流溢機體內外形成肥胖。氣虛清陽上升乏力，故頭暈乏力，不耐勞累；氣虛衛外不固，則易出汗；舌苔薄膩，脈濡緩，皆氣虛形象。

2. 脾虛濕盛

症見頭暈，頭重，神疲乏力，精神衰少，大便乾結，小便少，下肢凹陷性水腫，舌質胖、苔薄百，脈緩。中醫認為「肥人多痰濕」。飲食不節，飢飽失常，損傷脾胃，水穀精微代謝紊亂，津液留滯而為痰濕，水穀精微停滯而變生膏脂，故變現為身體肥胖；痰濕中阻，清陽不升，腦竅失養，故頭暈、頭重；脾主四肢，脾虛陽氣不達四肢，故神疲乏力；氣虛推動無力，故大便乾結；濕性屬陰，其性趨下，水濕流注肌膚，則下肢呈現凹陷性水腫；舌質胖、苔薄白，脈緩，皆脾虛濕盛之象。

3. 脾胃實熱

症見多食，體肥健壯，消穀善飢，面色紅潤，口乾舌燥，大便秘結（2～3 日一行，甚則 3～5 日一行），舌紅苔黃，脈弦有力。由於長期飲食酒醴肥甘，壅阻中焦，脾胃運化失常，大量肥甘滋膩之品不能充分輸布化生，鬱積日久釀

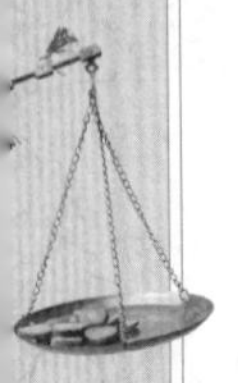

成內熱。水穀精微積蓄過多，變生脂膏而積於體內，故身體肥胖；積熱在胃，消磨水穀，故食慾旺盛；進食越多，內熱愈盛，故善飢；熱灼津液，故上則口乾舌燥，下則大便秘結；舌紅苔黃，脈弦有力，亦脾胃積熱之見症。

4. 腎陽不足

症見身體虛胖，面色無華，畏寒怕冷，頭暈腹脹，腰膝痠軟，乏力，脫髮，足跟疼痛，性機能減退，苔薄白，脈細。腎主水液代謝，久病、房勞傷腎以及年老腎虧等致腎陽不足，水液代謝失常，水液停滯而為水濕，水濕外泛，身體虛胖；腎陽不足，溫煦失司，故面色無華、畏寒怕冷等；腎主生殖，腎陽不足，則性慾減退；舌脈亦腎陽不足之徵。

5. 陰虛陽亢

症見體胖，情緒急躁，易怒，食慾旺盛，頭暈胸悶，大便乾結，舌質紅、苔薄，脈弦。素體乾旺，肝陰不足，致肝旺脾虛，水穀精微運化失職，不能為機體利用，反而留滯而為脂濁，故身體肥胖；肝氣不疏，則情緒急躁，易怒；陰虛內熱，熱消水穀，故食慾旺盛；陰虛陽亢，清竅被擾，故頭暈；熱傷津液，則大便乾結；舌質紅、苔薄，脈弦，亦陰虛陽亢之象

6. 氣滯血瘀

症見形體肥胖，胸痛脅脹，煩躁易怒，食慾亢進，月經不調過經閉，大便偏乾，舌質紫暗或瘀點、瘀斑，脈弦。好逸惡勞，喜臥少動，導致氣機不暢，日久氣滯血瘀。氣滯不暢，故胸痛脅脹；肝氣不疏，則煩躁易怒；所鬱化熱，熱消水穀，則食慾亢進；氣滯血瘀，衝任功能障礙，則月經不調或閉經；舌脈亦氣滯血瘀之徵。

四 肥胖病的治療方法

(一)西　藥

現在的減肥藥頗多，但無論西藥或中藥，都是由如下途徑實現減肥的：

一抑制下丘腦食慾中樞，讓食慾降低，透過不想進食，達到減少熱量攝入的目的；

二是刺激新陳代謝，增加機體耗氧量來消耗能量和脂肪、糖的氧化，減少脂肪的堆積；

三是刺激腸道，使其吸收營養少一些，排泄快一些，多一些。

目前治療肥胖症的藥物主要有食慾抑制藥、增加能量消耗的藥、抑制腸道消耗吸收的藥物、植物減肥藥及其一些正在研究中的藥劑如肥胖基因產物等。

食慾抑制劑是指由抑制食慾，減少熱量的攝入，使體重減輕的藥物，又稱抗肥胖藥或消瘦劑。食慾抑制劑主要是透過對人體飽覺中樞的影響；其次是由於全身興奮作用，使病人易於接受飲食控制。最近還認為與影響下丘腦釋放去甲腎上腺素有關。主要為苯丙胺及其衍生物。下面介紹幾種常用的食慾抑制劑：

⑴ **安非拉酮（二乙胺苯酮，安非潑拉酮）**

【作用特點】本品為一有效的非苯丙胺類食慾抑制藥，其副反應發生率低，精神或身體的依賴性小，在世界各地都廣泛用於減肥治療。

但由於該藥可增加患者心率，升高血壓，因此嚴重心血

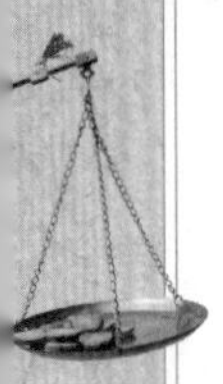

管疾病和高血壓患者一般不宜應用本品。

【副作用及禁忌】不良反應發生率較低，可有激動、口乾、失眠、噁心、便秘或腹瀉等不良作用，劑量過大可引起血壓升高、驚厥等症狀；長期服用，特別是過量時會產生依賴性；伴有嚴重心血管疾病或甲狀腺功能亢進的患者不宜使用；孕婦、哺乳期間忌用；使用單胺氧化酶抑制劑者禁用。

【用法及療程】口服，每次 25 毫克，每日 2～3 次，飯前 0.5～1 小時服用，如療效不明顯而耐受性好，可增加劑量至 100 毫克 / 天，即傍晚加服 1 次 25 毫克。療程 1.5～2.5 個月，顯效後加重複 2～3 個療程，以後可依據體重減輕情況具體調整。

⑵ **苯丁胺（芬特明）**

【作用特點】本品失眠發生率較安非拉酮為高，因此避免夜間服用本品。使用本品成癮性發生率低，短期應用不易產生藥物依賴性。糖尿病人應用本品可改善對胰島素的敏感性，增強口服降糖藥的作用，故亦適用於伴有糖尿病的肥胖患者。

【副作用及禁忌】有中樞神經系統的興奮作用如口乾、失眠、神經緊張、過敏和頭痛，隨用藥時間延長可緩解。由於苯丁胺有升高血壓的趨勢，並會產生心動過速，所以不宜用於伴有高血壓和伴有心血管疾病的肥胖患者的治療。具有較小的欣快感，成癮性較低，但長期或大劑量使用仍可引起精神依賴性。

【用法與治療】口服，成人每次 8 毫克，每日 3 次，飯前半小時服用。療程為 3～6 個月，顯效後可減少劑量或間斷服用以維持療效。

⑶ **苯丙醇胺**

【作用特點】本品作為非處方藥感冒時局部和全身用作減輕鼻充血劑及全身用作食慾抑制劑，在包含調整膳食、運動、行為等內容的綜合減肥治療中，體重減低速度大大提高，耐受性好，但用藥 4 週後抑制食慾的作用逐漸減弱。

【副作用及禁忌】少數患者可出現短暫輕至中度精神錯亂、頭痛、神經質、心動過速、心悸、失眠等；採用推薦用量時不易成癮，濫用傾向十分有限，25 毫克推薦用量對正常患者的血壓影響不大，但 75 毫克則可能增加高血壓患者的併發症（如顱內出血，嚴重的高血壓等），因此高血壓、抑鬱症、心臟病、糖尿病及甲狀腺病接受治療患者慎用。

正在用單胺氧化酶抑制劑的病人不可用本品，孕婦、哺乳期間忌用。

【用法與療程】口服，成人有效劑量每次 25 毫克，每日 1～2 次，最大劑量每日 75 毫克。

⑷ **芬氟拉明（氟苯丙胺）**

【作用特點】本品用於單純性肥胖症的治療，還可用於伴有高血壓、糖尿病、冠心病及焦慮的肥胖病人的減肥，對後者合用降壓藥或降血糖藥可增強效應，據國內文獻報導，本品的減肥效果可靠，服藥後 3～4 天始出現厭食作用，1 週後體重可下降 4～5 公斤，有效率為 73.1%左右。

【副作用及禁忌】本品過量，可引起苯丙胺樣症狀，如噁心、腹瀉、嗜睡、昏睡、口乾、頭痛和頭暈等，並有特異的表現如旋轉性的眼震、下頜持續震顫。

連續服藥不宜超過 6 個月，否則可能產生耐受性及精神抑鬱症。精神抑鬱症患者及孕婦忌用，嚴重心律失常、高空

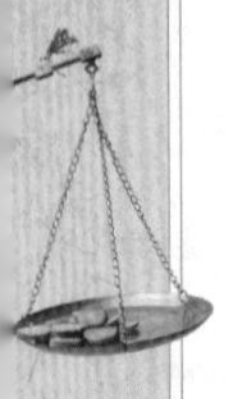

作業者及駕駛員慎用。本品對青光眼、癲癇及服用單胺氧化酶抑制劑者禁用。

【用法及療程】口服，第 1 週每日 40 毫克，分早、晚餐前 0.5～1 小時服用，第 2～3 週，每日 30～60 毫克，以早、中晚餐前 0.5～1 小時服用，8～12 天一療程，極量每日不超過 100 毫克。

⑸ 右芬氟拉明

【作用特點】作用同芬氟拉明，但活性較強，服用劑量較小。使用右芬氟拉明 12 週時平均體重下降 3.2 公斤。本品可使某些病人的糖耐量改善，肥胖合併 II 型糖尿病患者如無精神憂鬱，可首選此藥。本品治療量用於伴有高血壓的肥胖患者，亦屬安全。

有研究表明該藥可以降低肥胖患者發生心血管疾病的危險性，對糖代謝及血脂代謝異常均可產生有益的影響。

【副作用及禁忌】主要有口乾、噁心、便秘、腹瀉、乏力等不良作用，但連續用藥可自行消失；心律失常、腎功能不全者慎用，青光眼、孕婦、哺乳期間忌用。本品偶可導致心臟瓣膜損害，不可與單胺氧化酶抑制藥同用。

【用法與療程】口服，每次 15 毫克，每日 2 次，療程不宜超過 3 個月，以免產生精神抑鬱。

⑹ 嗎吲哚（氯丙咪吲哚）

【作用特點】該藥的食慾抑制作用為右苯丙胺的 5～10 倍，可用於一般的肥胖者，也適用於伴有輕、中度高血壓或糖尿病的肥胖患者，有效率達 82.3%。經 8 週一個療程的治療，體重平均下降 6.8 公斤。嗎吲哚的減肥效果肯定，尚有輕度調脂、降壓作用，有改善胰島抵抗的作用，副反應少，可克服嗜睡，是一種有前途的新型減肥藥。

【副作用及禁忌】有中樞神經系統的興奮作用，可產生神經緊張、過敏、失眠。口乾、出汗、噁心、便秘等，嚴重的心血管疾病（包括明顯高血壓患者）不宜使用本品，孕婦、哺乳期間忌用。

【用法及療程】口服，成人每次 1～2 毫克，每日 3 次，進餐前 1 小時服藥，療程 8～16 週。

另外還有右苯丙胺、苄非他明、苯二甲嗎啉、氯苯丁胺、氟西等汀、西布曲明、氯苄雷司等，由於副作用相對而言較多，一般並不常用，有的以被淘汰。

（二）中醫民間療法（民間偏方）

1. 湯劑療法

⑴ **三花減肥方**

【組成】玫瑰花 0.3 克，茉莉花 0.3 克，代代花 0.5 克，川芎 1.5 克，荷葉 1 克，通草 1 克，鬱李仁 5 克，火麻仁 5 克，全瓜蔞 12 克，佛耳草 12 克，玉竹 12 克，參三七 1 克。

【用法】濃煎，噴灑在荷葉上焙乾泡茶，每日 2 包。3 個月為 1 療程。

【功用】功能寬胸利氣，祛瘀逐飲，利水消腫，活血養胃，降脂提神。主治單純性肥胖病。

【療效】治療 50 例，達到明顯減肥效果者 32 例，占 64%；體重減輕不顯著者 4 例，占 8%。總有效率為 72%。無效（體重減輕不足 4 市斤）14 例，占 28%。有效病例中體重減輕 15 公斤者 1 例，10 公斤以上者 3 例，5 公斤以上

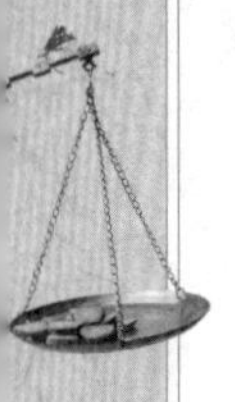

者8例，4公斤以上者9例，3.5公斤以上者7例，2.5公斤以上者4例。

⑵ **張氏減肥方**

【組成】法半夏10克，陳皮10克，白茯苓10克，炒薏米仁10克，炒蒼朮15克，炒白朮15克，大腹皮10克，車前草10克（鮮者20克），炒澤瀉10克，冬瓜平皮10克（鮮者20克），炙香附10克，柏子仁15克。

【用法】水煎服。以蕨菜作每餐食用。

【功用】功能健脾燥濕化痰。主治痰濕型肥胖病。

【療效】治療2例，有1例服25劑，體重從87公斤降至61公斤；1例服6劑，體重從38公斤降至29公斤（兒童）。

⑶ **減肥輕身樂方**

【組成】漏蘆15克，決明子15克，澤瀉15克，荷葉15克，漢防已15克，生地30克，紅參6克，黑豆30克，水牛角20克，薏苡30克，蜈蚣2條。

【用法】水煎濃縮至100毫升，每日2次，每次50毫升。體重在90公斤以上每次量可加至75毫升。

【功法】功能益氣養陰，清利濕熱。主治單純性肥胖病。

【療效】治療51例，服藥1星期後，體重減輕0.5公斤以上者48例，占94%，減輕最多達5公斤者3例，平均減輕1.7公斤。連續服藥2星期者27例，4例體重減輕達4公斤，平均減輕3.19公斤。連續服藥3星期者18例，4例減輕達7公斤，平均減輕4.92公斤。連續服藥4星期以上者11例，4例減輕7公斤，平均減輕6.14例。連續服藥6星期以上者 4 例，有 2 例體重減輕達 7 公斤，1 例達 9 公斤。連續服藥 9 星期者 2 例，1 例減輕達 9 公斤。連續服藥 10 星期者 2 例，其中 1 例減輕達 11 公斤。

⑷ **油皮減肥方**

【組成】

① 油麻糕 60 克，茯苓 15 克，陳皮 15 克，海桐皮 15 克，澤瀉 9 克，蒼朮 6 克，白朮 6 克，桂枝 4.5 克，甘草 3 克。

② 油麻糕 60 克，薏苡仁 24 克，滑石 18 克，茯苓 15 克，陳皮 15 克，海桐皮 15 克，海金砂 15 克，防己 9 克，杏仁 9 克，蔻仁 4.5 克。

③ 黨參 15 克，仙茅 15 克，覆盆子 15 克，白朮 9 克，茯苓 9 克，枸杞 9 克，菟絲子 9 克，半夏 4.5 克，陳皮 4.5 克，甘草 3 克。

④ 油麻糕 60 克，陳皮 15 克，大腹皮 15 克，茯苓皮 9 克，白芍 6 克，鉤藤 9 克，丹皮 6 克。

⑤ 油麻糕 60 克，苦刺 30 克，桑枝 24 克，海桐皮 9 克，海風藤 15 克，狗脊 15 克，川斷 9 克，赤芍 9 克，蒼朮 6 克，獨活 4.5 克，乳香 4.5 克。

【用法】水煎服。

【功用】① 方功能溫中化濕；主治寒濕型肥胖症。② 方功能清熱利濕；主治濕熱型肥胖症。③ 方功能補脾補腎，溫陽化濕；主治脾腎陽虛型肥胖症。④ 方功能疏肝清熱利濕；主治肝熱挾濕型肥胖症。⑤ 方功能疏風化濕，活血通絡；主治風濕挾熱型肥胖症。

【療效】治療 130 例，痊癒 2 例，明顯好轉 26 例，好

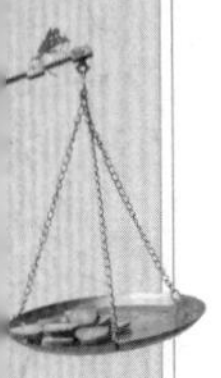

轉 88 例，無效 14 例，總有效率為 89.2%。

⑸ 健美茶方

【組成】

① 山楂 7 克，澤瀉 7 克，萊菔子 7 克，麥芽 7 克，六神麴 7 克，夏枯草 7 克，陳皮 7 克，炒二丑 7 克，草決明 7 克，雲茯苓 7 克，赤小豆 7 克，藿香 7 克，茶葉 7 克。

② 生首烏 10 克，夏枯草 10 克，山楂 10 克，澤瀉 10 克，石決明 10 克，萊菔子 10 克，茶葉 10 克。

③ 蒼白朮 10 克，澤瀉 10 克，雲苓 10 克，車前子 10 克，豬苓 10 克，防己 10 克，茶葉 10 克。

④ 大黃 20 克，枳實 20 克，白朮 20 克，甘草 20 克，茶葉 20 克。

⑤ 法半夏 5 克，雲茯苓 5 克，陳皮 5 克，川芎 5 克，枳殼 5 克，大腹皮 5 克，冬瓜皮 5 克，製香附 5 克，炒澤瀉 5 克，車前草 5 克，炒蒼朮 5 克，炒白朮 5 克，茵陳 5 克，茶葉 5 克。

【用法】水煎服。

【功用】① 方功能消積利濕；主治食滯痰濕型肥胖症。② 方功能平肝熄風，理氣化濕；主治肥胖伴高血壓。③ 方功能健脾燥濕，利尿消腫；主治水腫型肥胖症。④ 方功能消積通便；主治胃腸實熱型肥胖症。⑤ 方功能健脾祛濕；主治脾虛濕阻型肥胖症。

【療效】治療 95 例，體重下降 0.5～1 公斤 16 例，1.5～2.5 公斤 20 例，3～3.5 公斤 11 例，4～4.5 公斤 7 例，5～8.5 公斤 14 例，9 公斤以上 2 例，無效 25 例。總有效率為 73.69%。

2. 飲食療法

肥胖症的治療，目前主要有三方面，即飲食療法、運動療法及藥物療法，其中以飲食治療最為重要。

前面講過，肥胖的原因是多方面的，但是營養過剩是促成肥胖的主要原因。在一般情況下，健康人從食物中攝入的熱量和所消耗的熱量呈平衡狀態，否則將會出現體重減輕或肥胖。

飲食療法的原理和目的就在於適當節制飲食，調整飲食習慣，限制熱量的攝入，使熱量呈負平衡，使體重逐步減輕。另外，對於肥胖的療法，藥物治療有副作用，手術適應證有限，且有風險。因此，當前依然推薦控制飲食和增加運動是治療肥胖的最佳治療方法。

飲食療法有三種形式，一般是根據每天攝食熱量多少而區分的：

⑴ 短期全飢餓療法，亦稱絕食療法

這是一個古老而行之有效的治療方法，必須謹慎選擇肥胖程度較高且沒有合併症的，並且願意合作急於取得療效的患者。此方法應在醫院內，在醫院的嚴格觀察下進行。

絕食之前一般先用間歇飢餓療法過渡，絕食時間應由肥胖症的程度和年齡來確定，成年肥胖者以 5～14 日為佳，而未滿 18 歲的以 7 日以內絕食療法為好，平均 4～5 日。在絕食過程中特別強調臥床，補充足夠的水分。

此法的減肥效果肯定，但難以耐受，且治療後必須繼續使用低熱量食品方能鞏固療效，不宜於生長發育期兒童和有嚴重合併症的肥胖成年患者。為了減緩機體蛋白質的損失，可以容許病人在完全飢餓療法過程中每日進食雞蛋蛋白

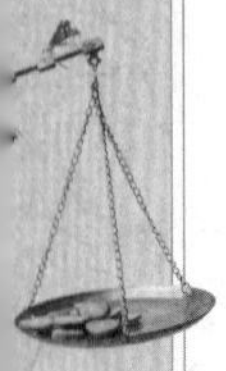

40～60克。

⑵ **間歇飢餓療法**

適用於重度和嚴重肥胖病人用低熱量飲食譜治療，效果甚微者。即在原低熱量食譜的基礎上每週禁食1～2天，飲水隨便，禁食前後不可增加食入量。

此法較全飢餓療法易於接受。若實在飢餓難忍時可以在常規進餐前吃一個蘋果充飢，或用一斤瘦肉煮湯，不放鹽，飢渴時喝湯、食肉。

此療法如果能堅持下去，每日熱量負差按1500千卡計算，一年52個星期共780000千卡，若全部由機體脂肪組織代償，就等於一年體重下降9公斤多，這是一個非常可觀的數字。但必須指出不能在禁食的前一日或後一日額外增加食量，否則將低消療效。間歇飢餓療法在妊娠婦女、糖尿病患者及肝臟病者禁用。

⑶ **持續低熱量飲食**

即不可斷食用低熱量食品，直至體重減至正常，適用於輕度肥胖患者，僅需限制脂肪和糖類的食量，使攝入的總熱量低於消耗量。目前應用最廣的是低熱量、高蛋白。

低糖類食譜，肥胖人進食此種食譜，會迫使體內儘量多消除脂肪庫存，但完全不消耗機體蛋白是不可能的。為此必須提供高質量蛋白。如果病人缺乏飽腹感，自覺沒吃飽，可用含熱量低的蔬菜類來解決。

低熱量食譜熱量究竟以多少為宜，可根據病人治療前日常食譜熱量、年齡、勞動強度、肥胖度來決定。如果低熱量療法有效，患者可表現為體重下降適度，自感輕鬆有力，腰腿痛好轉，願意活動。

⑷ **飲食有節**

做到一日三餐飲食定時定量，不可過飢過飽，不暴飲暴食。每天食譜可做到以下安排：

碳水化合物 250～350 克（相當主食半斤至七兩），

新鮮蔬菜 400～500 克，

水果 100 克，

食油 20～25 克，

牛奶 250 克（毫克），

高蛋白食物 3 份（每份指：瘦肉 50～100 克，或雞蛋 1 個，或豆腐 100 克，或雞、鴨 100 克，或魚蝦 100 克。其中雞蛋每週 4～5 個即可）。

3. 針灸減肥

療法一

【取穴】

常用穴：關元、三陰交。

備用穴：據辨證分型而取。

① 脾虛濕滯：飲食不多，肢體勞倦，氣短便溏，肌肉胖而鬆弛，舌淡而胖，脈濡緩無力。

取內關、水分、天樞、豐隆、列缺、脾俞。

② 濕熱內盛：飲食量多，便結溲黃，口臭難聞，血壓時偏高，肌肉胖而結實，舌紅苔膩，脈滑數或弦數。

取曲池、支溝、大橫、四滿、內庭、腹結。

③ 衝任失調：食眠一般，大便尚好，尿頻腰痠，月經不調，腹臀胖如水囊，舌胖而談，脈沉細或濡細。

取支溝、中注、帶脈、腎俞、太谿。

【針法】每次常用穴必取，據症型的加備用穴 3～4

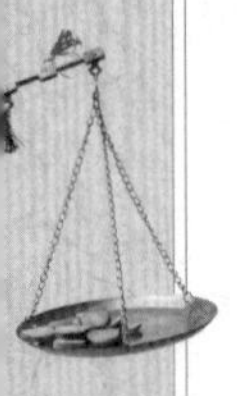

個。進針得氣運用不同手法。脾虛濕滯者，三陰交、列缺用補法，餘用平補平瀉法；濕熱內盛者，內庭、腹結用瀉法，餘用平補平瀉法；衝任失調者，支溝、中注用平補平瀉，餘用補法。

手法以提插補瀉為主，略作小幅度捻轉。每次均留針半小時，隔日 1 次，15 次為 1 療程。療程間隔 5 天。

【療效】療效判別標準：① 顯效：經 1 療程治療，體重下降 4 公斤以上，或腹圍減少 10 公分以上；② 有效：經 1 療程治療，體重下降 2～4 公斤，或腹圍減少 5～10 公分；③ 無效：無改善，或未達到有效標準。

共治 380 例，有效率為 58.6～89.0%。其中 300 例按上述消腫評定，顯效 75 例（25.0%），有效 192 例（64.0%），無效 33 例（11.0%），總有效率為 89.0%。

療法二

【取穴】梁丘、公孫。

【針法】強刺激法。每次用 1 穴，針後埋針，留針 3 天，日按 2～3 次，每次按 1～2 分鐘，在飢餓感和進食前 10 分鐘對埋針部位進行較強刺激的揉按。10 次為 1 療程，療程間隔 1 週，治療 3 個療程。

【療效】治療肥胖症 42 例，顯效（平均減輕 7.5 公斤）14 例（33.3%），有效（平均減輕 2.8 公斤）17 例（40.5%），無效（平均減輕 0.4 公斤）11 例（22.2%）。

注意事項

① 患者在過於飢餓、疲勞及精神緊張時，不宜立即進行針刺治療。對身體瘦弱、氣血虧虛的患者，應取臥位，針刺手法不宜過重。

② 婦女懷孕 3 個月以內者，下腹部禁針；懷孕 3 個月以上者，腹部及腰骶部不宜針刺。三陰交、合谷、崑崙、至陰等穴有通絡活血作用，孕婦禁針；即使在平時，婦女也應慎用；對有習慣性流產史者，尤須慎重。

③ 小兒囟門未合，氣所在部位的腧穴，不宜針刺。

④ 有皮膚感染、潰瘍、瘢痕或腫瘤的部位，不宜針刺。

⑤ 常有自發性出血或出血不止的患者，不宜針刺。

⑥ 在位於神經幹或神經根部位的腧穴進行針刺時，如病人出現電擊樣放射感，應立即停針或退針少許，不宜再作大幅度復捻轉提插，以免損傷神經組織。

4. 針灸減肥指導性意見

針灸減肥是以中國醫學的經絡學說為指導，以針灸有關穴位為治療部位的一種減肥手段。其方法主要包括體針、電針和耳針。

體針和電針都是在病症所屬或相關的經脈上選穴，耳針則僅涉及到耳廓。在進行針灸減肥的同時，要配合節食、運動等減肥措施，方可達到減肥效果。肥胖症患者可根據自己的年齡及體重來決定是否採用針灸減肥。

從年齡上講，20 歲以前，人體生長發育尚未完全穩定，且 20 歲以前就開始肥胖的人，大多是自幼過食或遺傳因素使體內脂肪細胞增多而造成，屬體質性肥胖，減肥治療一般效果較差，所以 20 歲以前採用針灸減肥，治療效果不一定理想。而 20～50 歲之間的中青年人，由於生理變化要經過一個較長的好動到不好動的過程，每天能量消耗也由多變少，極易產生肥胖，但在這個階段，人體各方面的功能較

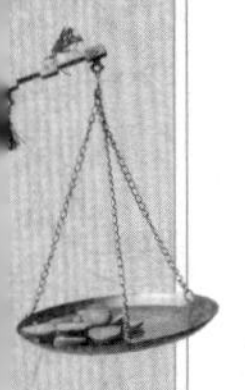

健全，故透過針灸治療較易調整內在機能而減肥，因此是針灸減肥治療的重點。

50 歲以上的人，由於體內各方面機能已由穩定趨向衰弱，代謝能力也日益低下，加之減肥治療時需配合以各種活動鍛鍊，對於 50 歲以上人較難做到，所以這部分人針灸減肥效果也較差。

就體重而言，當體重超過標準體重 20%以後，體內往往會抑制胰島素分泌，自動減弱對營養的吸收，在此基礎上進行針灸減肥治療，效果就較好。而體重浮動在正常標準的 20%以內的人，往往針灸減肥治療效果不理想。因為輕度增胖對體內體重恆定調節功能影響不大，所以這些人只要透過節食和運動，就可以把體重降到標準體重。

5. 運動減肥療法

根據科學研究和臨床實踐，我們可以肯定地說，運動不但能增強肌肉，還可減除脂肪。如有人研究發現，劇烈運動後，其熱量的消耗兩倍於平時熱量的消耗，且運動後能量消耗還要持續 15 個小時。也有人研究發現，運動還有抑制食慾的作用，特別是高強度運動。

有人研究了體育鍛鍊對脂肪的影響。肥胖的人，其脂肪細胞可重達 1.5 微克，靠節食只能使其降至 0.7 微克，但體育鍛鍊就可使其降至 0.3～0.5 微克。因此認為，採用運動來增加熱量的消耗，促使體重下降，是防治肥胖不可缺少的手段。

有關專家根據多年研究，總結歸納出運動減肥法的八條有點：

(1) 運動能幫助消耗體內的脂肪和糖。堅持體育運動可使皮膚等組織，尤其是肌肉組織的胰島素敏感性改善。

⑵ 中度以上的肥胖者，當同時採用飲食療法個運動療法時，可以減少體重的喪失而選擇性地減少體內脂肪。

⑶ 持續進行體育活動，可以促進血中脂質的利用，使血液中甘油三酯降低，並使高密度脂蛋白升高。由於心、肝、血管等實質器官脂肪沉積減少故可減少血管系統併發症的發病率。

⑷ 運動還可以改善心肌的缺氧情況，促進心肌側支循環的形成和發展，從而提高心肌的工作能力，對肥胖伴有冠心病等心血管疾病者極有好處。

⑸ 運動對肥胖者的呼吸系統也有良好的作用。運動可增強呼吸肌的力量，增加胸廓活動範圍和肺活量，改善肺通氣及換氣機能，氣體交換加快，有利於更多地氧化燃燒掉多餘的脂肪。

⑹ 堅持體育鍛鍊可以培養正常而有規律的生活習慣。

⑺ 運動還可以改善肥胖者腹腔內臟器官活動的調節機能，增加胃腸蠕動及其血液循環，減少常見的腹脹腸臟、便秘和痔瘡等併發病。

⑻ 體育運動還能調整大腦皮層活動狀態，使精神振奮、飽滿，消除肥胖者的自卑和憂慮，增強戰勝肥胖和疾病的信心。

要想提高運動減肥的效果，應注意以下問題：

⑴ 初期運動減肥者要制定好計劃，循序漸進，緩慢增加鍛鍊強度和運動量，大體上把運動項目分成四級，如 1 級的強度運動有家務勞動，做 1 日 3 餐，散步等；2 級的強度運動有中速行走、打太極拳、平地騎車、做廣播體操等；3

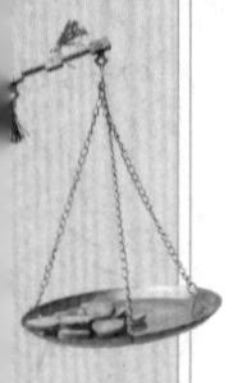

級的強度運動可有慢跑、達乒乓球、排球、自行車在坡地行駛等；4 級的強度運動有跳繩、踢足球、打籃球等。

⑵ 每個人都要選擇好適宜自己的運動強度。如自測這樣計算：最高年齡校正心率（次 / 分鐘）＝（220 － 年齡）×75%。舉個例子說，假如 40 歲，那麼最大活動強度應控制在（220 －40）×75%＝135 次 / 分，也就是說在運動時最快心率在 135 次/分時是能承受的運動強度。

至於 60 歲以上的老人，運動的強度以不超過每分鐘 120 次為宜，同時還應觀察一下運動後又無各個系統的失調和疲勞感不宜消除，如有上述現象則是運動量過大的變現，應該重新調整。

⑶ 注意運動方法問題。每一個完整的運動過程都應由熱身期、動力期和結束期三部分組成。熱身期又叫準備活動，一般為 5～10 分鐘，要從散步開始，有目的地活動身體的各個關節和部位，以免正式活動時由於用力而損傷某個關節和組織。動力期又是正式鍛鍊的時期，大約 20～40 分鐘或根據個人具體情況而定，在活動中要時時放鬆機體。結束期又叫整理活動，大約 3～5 分鐘，把鍛鍊動作漸漸減弱，要防止由於突然停止活動而發生不適現象，如噁心、頭暈、痙攣等。

⑷ 只有持久的小強度的有氧運動才使人消耗多餘脂肪。一般講，經常性的適度運動比間斷不定時的劇烈運動減肥更有效。有人作過計算，一個人在不增加食量的前提下，每日增加平地散步半小時，消耗能量約 1000 公斤，一個月可減少體重 0.5 公斤，一年等於 6 公斤者已經相當可觀了。

⑸ 肥胖者伴有臟器炎症的，不適合馬上運動，最好是

把這些疾病治癒後再考慮運動減肥、增強體質的問題，如急慢性肝炎、腎炎，嚴重的心血管病、肺結核病、糖尿病、高血壓等。

⑹ 做好減肥運動記錄。在運動開始時，要準確記載體重和全身狀態，然後每兩週複查 1 次，假如效果不佳，還可請教有關專家，改進鍛鍊方式和方法，如果效果明顯，則可增加減肥的信心。

6. 根據不同年齡要選擇不同的運動方式：

2～5 歲：家長應多鼓勵孩子運動。處於這一階段的孩子，適合從事「組織性的運動」，如足球、拋球或游泳。埃克賽特大學兒童健康與鍛鍊研究中心副主任克雷格·威廉教授說：「人們年輕時喜歡攀爬、奔跑、跳躍，鼓勵運動是引導他們邁向終身健康的最好方法。但每次運動不要超過 15 分鐘。」

5～18 歲：多參加競技性運動項目。5～10 歲的孩子，不要進行舉重等運動，可以多跑步、游泳和騎車。10～18 歲的孩子，應多從事一些競技性的運動項目，學校裏組織的運動對他們來說十分重要。5～18 歲的孩子每週至少從事 2 個小時的競技體育鍛鍊。家長要給孩子做出表率，研究表明，父母越活越，孩子也越活潑。

18～30 歲：力量、耐力一起練。每週至少從事 5 次中強度運動，每次不少於 30 分鐘；3 次有氧運動，如跑步、游泳、快走和騎車等，每次 1 個小時。每週還可作 2 次負重和靈活性運動，如普拉提或瑜伽，這些運動可有維持骨密度的強度。如果工作太忙，可以原地縱跳，也能強壯骨骼。

30～40 歲：每週進行 2～4 小時的力量運動。不論男

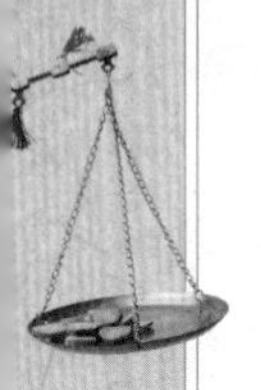

女，腦垂體分泌的荷耳蒙開始減少，建議每週進行 2～4 小時的力量運動。另外每週再做 1 個小時的四肢伸展及靈活性運動也很有必要。

如果有時間，也可以嘗試參加戶外運動，或是利用公園的長椅、樹木做一做下蹲、弓步蹲等動作。

40～50 歲：可以嘗試邊擴胸邊快走。處於這一時期的人，心肺功能開始下降，邊擴胸邊快走是增強心肺功能的好方法，最好買一只計步器，每天走 1.6 萬步，走的越快越好。另外，每週進行 2～4 小時力量運動，也能加強心血管功能。

50～60 歲：不妨多打羽毛球。可以挑戰速度與耐力的體育運動，像羽毛球、網球等，這些運動可以提供維持健康體能所需的元素。

60 歲以上：每天步行 30 分鐘。從 60 歲起，人們患骨關節炎的現象越來越多，到了七八十歲，人的肌肉構造的數量是相當於 50 歲時的一半，這意味著他們在爆發的運動項目中速度和競技能力明顯下降。

經常運動的老人每天可以步行 30 分鐘，每週 5 次，對 60 歲以上的健康老人來說，游泳是最好的運動項目，對患有關節炎的老人大有補益。

7. 肥胖病的飲茶療法

肥胖症病人在飲茶時須注意：

① 忌用茶水服藥。茶葉含有豐富的鞣酸，與許多藥能結合，阻礙吸收，影響藥物療效。因此吃藥忌用茶水送服。

② 忌空腹飲茶。空腹飲茶會出現心慌、頭暈、四肢無力、出汗等現象。

③ 忌飲燙茶。太燙的茶對人的喉嚨、食道、胃刺激較強，長期飲用太燙的茶水可引起某些器官的損害 。

④ 忌飲冷茶。冷才對身體有滯寒、聚痰的副作用。

⑴ **消肥健身茶**

【做法】山綠茶製成茶劑，3.5 克一袋，每日 2 次，每次一袋，開水沖泡飲服。

【功能】有生津潤肺、疏通血脈、穩定血壓、調節機體代謝之功效。

【主治】肥胖病。

⑵ **健身益壽茶**

【做法】烏龍茶 3 克，槐角 18 克、首烏 30 克、冬瓜皮 18 克、山楂肉 15 克。先將槐角、首烏、冬瓜皮、山楂肉四味加水煎沸 20 分鐘，取藥汁沖泡烏龍茶，不拘時飲服。

【功能】消脂減肥、健身益壽。

【主治】肥胖病及高血脂症。

⑶ **飛燕減肥茶**

【做法】茉莉花茶、荷葉、檳榔、草決明、青皮、絲瓜絡、木香等製為沖劑，每晚服 1 袋。

【功能】消積導滯、行氣通絡、利尿通便。

【主治】肥胖病、冠心病、高血壓等。

⑷ **七珠健美茶**

【做法】珠茶、山楂、夏枯草、菊花、萊菔子、陳皮、三七穀芽、黨參、人參葉、草決明製成茶劑，每包 9 克，每次 1 包，日 2～3 次，開水沖泡或水煎。

【功能】行氣健脾、消積導滯、清熱利濕。

【主治】肥胖、消化不良、精神疲倦。

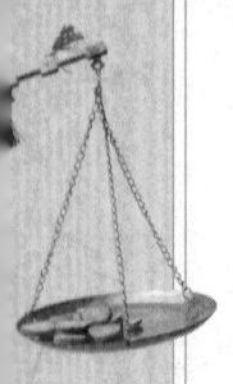

⑸ **清宮減肥仙藥茶**

【配方】荷葉、山楂、烏龍茶、六安茶。

【用法】將上藥共研製成粗粉，開水沖沏。代茶頻飲。

【主治】肥胖症血脂偏高者。

⑹ **減肥茶㈠**

【配方】荷葉 60 克，生山楂、生米仁各 10 克，橘皮 5 克。

【用法】取鮮嫩潔淨荷葉曬乾，上藥共切細末，混合。早上放熱水瓶內用沸水沖泡後代飲茶，當天如喝完，可加開水再泡。每日 1 劑，連續服用 100 天。

【主治】單純性肥胖、高血壓、高血脂症等。

⑺ **減肥茶㈡**

【配方】陳葫蘆 15 克，茶葉 3 克。

【用法】上 2 味共為粗末，沸水沖泡。代茶飲。

【主治】肥胖症、高血脂症等。

⑻ **桑根白皮茶**

【配方】桑根白皮 30 克。

【用法】先把桑根白皮的一層表皮輕輕刮去，沖洗乾淨，切成短節，同時用砂壺盛水煮沸，隨即投下桑白皮，煮 3～5 沸，即行離火，用蓋蓋緊，稍悶幾分鐘，即可斟入茶杯隨意飲用。

【主治】症見身體肥胖，素有痰飲，血壓偏高，尿量較少，時有浮腫者。

⑼ **二陳竹葉茶**

【配方】陳皮、陳瓢各 10 克，鮮竹葉 20 片，白糖適量。

【用法】煎煮數沸，加入白糖，徐徐飲之。

【主治】肥胖症、高血脂症、腎炎脾虛濕盛水腫治療的輔助藥品。

⑽ **山楂銀菊花**

【配方】山楂、銀花、菊花各 10 克。

【用法】將山楂拍碎，3 味共加水煎湯，取汁。代茶飲。

【主治】肥胖症、高血脂症、高血壓病等。

⑾ **山楂根茶**

【配方】山楂根、茶樹根、薺菜花、玉米鬚各 10 克。

【用法】將山楂根。茶樹根研為粗末，玉米鬚切碎，共加水煎湯，取汁。代茶頻飲。

【主治】肥胖症、高血脂症等。

⑿ **桑枝茶**

【配方】嫩桑枝 20 克。

【用法】將其切成薄片，放入茶杯，沸水沖泡，代茶飲，連服 2～3 月。

【主治】肥胖症。

⒀ **荷葉茶**

【配方】乾荷葉 9 克（鮮者為 30 克）切碎。

【用法】將上藥搓碎，煎水，取汁。代茶頻飲，連服 2～3 月。

【主治】肥胖症。

⒁ **靈芝茶**

【配方】靈芝草 10 克。

【用法】上藥切薄片，沸水沖泡。代茶飲。

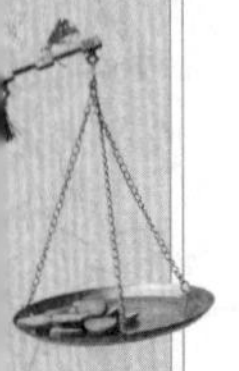

【主治】肥胖症；防治高血脂症。

8. 抑肥胖病的推拿療法

療法一

1. 基本手法

⑴ 患者仰臥，醫者立其側單掌或疊掌置臍上，順、逆時針，從小到大，從大到小，稍用力各摩腹 5 分鐘。

⑵ 以一手掌指提拿中脘穴處肌肉組織，另一手提拿氣海穴處肌肉組織，提拿時宜面積大，力量深沉。拿起時可加捻壓動作，放下時，動作應緩慢。反覆操作 20～30 次。

⑶ 患者坐位，醫者立其後，雙掌從其雙脅下抄拿腹部肌肉。一拿一放，拿起時亦應加力捻壓，並漸次自上向下操作，反覆進行 20 次。

⑷ 雙掌自脅下向腹部用力推擦，以熱為度。

⑸ 用掌擦肩、背、腰骶部，以熱為度，並以虛掌從上向下拍擊 1～3 分鐘。

⑹ 患者臥位，醫者捏拿按揉四肢部肌肉，各以適量為宜。

⑺ 按揉並彈撥合谷、足三里、豐隆穴各 1 分鐘。

2. 隨症加減

⑴ 肥胖伴見氣喘、心慌者，基本手法再加：① 按揉膻中、肺門穴各 1 分鐘。② 按揉外關、神門穴各 1 分鐘。③ 按揉脾俞、胃俞、三焦俞穴各 1 分鐘。④ 橫擦胸上方，以熱為度。

⑵ 肥胖伴見頭暈、失眠、便秘者，基本手法再加：① 按揉印堂、太陽、百會穴各 1 分鐘。② 按揉合谷、曲池穴並配合彈撥各 1～3 分鐘。③ 搓擦兩脅 3～5 分鐘。④ 按

揉、肘壓臂部和環跳穴 1～3 分鐘。

肥胖的發生，重在預防，一方面應從注意飲食著手，在食物中應避免攝入多餘的熱量；另一方面在日常生活中，要保持適當的運動量。對已出現的肥胖，除推拿防治外，還應積極進行自我推拿練功鍛鍊，如推摩脘腹、擦腰骶、推上肢、拿下肢、拿腰肌、擦小腹、捏線、拿合谷、按足三里等。

療法二

本症可採用拍打按摩減肥法，即醫者用製好的一種「拍子」，在患者某些特定部位上，進行輕重不同而有節奏的拍打，從而達到治療某些疾病的一種簡單易行、行之有效的治療方法。

1. 鋼絲拍子的製作方法

取 100～150 克重的 16～24號鋼絲，編成一頭大、一頭小，長約 34 公分的拍子架，用 1 兩（1 兩～50 克）左右的棉花包裹紮實後再用繃帶包紮纏繞牢固，外表用膠布包紮黏牢，做成長約 35 公分的鋼絲拍子。

拍子頭部呈扁橢圓形，寬約 9 公分、厚約 4 公分，柄部呈圓柱形，直徑約 3 公分。

2. 拍打的方法

拍打時一手握於拍子的中下 1/3 交界處。手握拍子時不宜過緊，也不要過鬆。

用腕力進行彈打，不要用臂力，前臂只起支持手腕上下移動的作用。

3. 拍打的節奏

拍打的節奏一般常用的是：打一拍後再連打四拍，雙叫

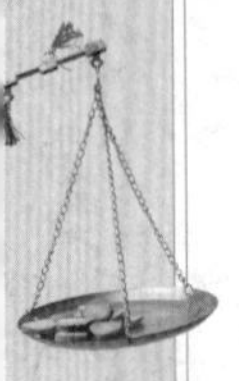

「四一四」排法。

有節奏地進行拍打，既可省力，聽著也好聽，同時使患者有一種舒適感。

4. 拍打的輕重

拍打力量的輕重，是根據患者身體的強弱、年齡的大小以及拍打的部位而言。一般可分為「輕拍」、「中拍」和「重拍」3 種。

⑴ **輕拍：**

拍打時用力比較輕，這種拍打法多用於年老體弱者和兒童。適用於肌肉比較薄弱的地方，比如關節部位和胸脅部位。

⑵ **中拍：**

是一種比輕拍重、又比重拍輕的拍打方法，也是最常用的。這種方法在身體大部分部位都可以使用。

⑶ **重拍：**

重拍用力比較重。可以用腕和前臂的力量進行拍打。這種拍法適用於身體比較強壯及病情比較頑固的患者，或用於拍打肩部、骶部、臂部、大腿等處。

一般來說，拍打要從輕拍開始，逐漸加重，到拍打快要結束時，才在某些重點部位進行重拍。

5. 拍打的順序

拍打操作的順序，一般是先從背部正中線開始，然後依次拍打夾脊兩旁的側線、上肢，最後拍打下肢。

從近端拍向遠端；從左肢拍向右肢；從肢體的前側向後側拍打；由內側再外側，寐一側面反覆拍打 3～5 遍。只順打，不逆打。

6. 拍打時的體位

進行拍打時，為了便於拍打，需要採取一定的體位。

⑴ **直立位：**

立直，兩腿分開於肩同寬，兩手採取自然姿勢或交叉於背後。這種方法主要是在拍打下肢時採用。

⑵ **扶立位：**

患者雙手扶在椅背或桌邊上，身體站立，兩腿分開與肩同寬，上肢略向前傾，頭頸挺直。主要是拍打腰背及下肢後面時採用。

⑶ **弓箭位：**

一側下肢向前邁出一步，屈曲，小腿與地面呈垂直，另側下肢挺直，兩手扶於膝上，上身略向前傾，頭頸挺直。適用於拍打腰背部及下肢。

⑷ **坐位：**

患者端坐於椅子上，頸項挺直端正，兩臂自然下垂，兩足著地。適用於拍打上肢及肩部。拍打上肢時，將拍打的上肢托起端平。

⑸ **俯臥位：**

俯臥於硬板床上，胸前墊上枕頭，兩上肢屈曲置於頭前方，下肢伸直足尖向外，踝腕下也需墊一枕頭。多用於拍打腰背及下肢後側面。

⑹ **側臥位：**

側臥於硬板床上，上肢放於胸前，在上的下肢伸直，帖床的下肢屈曲。適用於拍打下肢的外側面。

⑺ **仰臥位：**

仰臥於硬板床上，兩上肢放平，兩下肢伸直。常用於拍

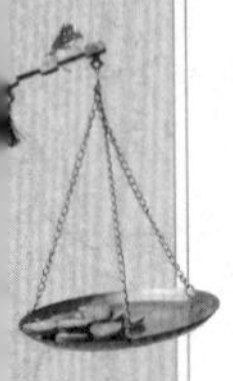

打下肢的前面。

7. 拍打法的注意事項

⑴ 拍打前先排淨大小便，休息 10 分鐘左右。脫去外衣。

⑵ 拍打法的禁忌症：瘡癤癰疽、紅腫脹痛、全身發燒或有急性傳染病、急性炎症、心力衰竭、癲癇發作、結核、腫瘤、各種出血病患者及妊娠期的婦女都不適於拍打法。

療法三

腹部按摩減肥法也是治療本症簡單有效的方法。它適宜於消化系統、神經系統和泌尿生殖系統的許多疾病，又可作為消除腹部脂肪，強健身體的一種方法。這種操作方法又簡單易學、患者感覺舒服、見效快等優點。

1. 腹部按摩減肥的手法要求

⑴ **二指疊按法：**

如前按法類。按的輕重以手下有脈搏跳動和患者不痛為宜。

⑵ **波浪式推壓法：**

兩手手指併攏，自然伸直，左手掌握於右手指背上，右手掌平貼腹部，用力向前推按，繼而左掌用力向後壓，一推一回，由上而下慢慢移動，似水中的浪花。

2. 腹部按摩減肥法的穴位選擇和操作要求

⑴ **穴位選擇**

① 關元穴：關元穴是小腸的募穴，在臍下 3 寸。

② 天樞穴：天樞穴是大腸的募穴，在肚臍旁 2 寸。天樞位於橫結腸上部，定為大腸募穴，可見古人定募穴之真。臨床上按摩天樞穴位置實際上在臍斜上 1 寸左右，其中側有

動脈應指不休者是穴，右側一穴不予重視。按天樞穴時，患者有時覺得兩腰眼處發脹，有寒氣循兩腰眼下行，兩足麻木如脫的感覺，按手一鬆，患者又有一股熱氣下行兩股之感。

③ 中脘穴：中脘穴又名太倉，是胃的募穴，在臍上 4 寸，是手太陽、足陽明所生，任脈之會。

⑵ **操作要求**

操作時患者仰臥於床，解開衣釦和褲帶，腹部只能一件薄衣服。術者面對患者坐於左側床邊上。首先用波浪式的推壓法從上腹移動小腹 3～4 遍，然後依次三指疊按法施於中脘、左天樞、關元三穴。每穴按 2～3 分鐘，每按一穴後施波浪推壓法 2～3 遍。

輕重以病人舒適不痛，動脈應手為準。每次操作 20 分鐘左右，每天 1 次。但飯後或特別飢餓時不宜操作。慢性病在按摩 1 個月後，休息幾天再按摩。

療法四

人們患病是陰陽失調的結果。從陰陽學說來看，脊在背部的正中，為經絡中的督脈循行路線，督脈又有統全身陽氣、絡全身陰氣的功能。透過捏脊可以調理陰陽之氣，使陰陽得到平衡，故稱之為「捏脊減肥法」。

另外，脊柱的兩側是足太陽膀胱經的循行路線，這條靜脈上有臟腑之氣輸注等俞穴，即心、肺、肝、脾、膽、胃、腎、大腸、小腸、膀胱等俞穴。

這些穴位分佈與所屬臟腑的位置接近，它們能主治本臟、本腑的有關病症。因此在捏脊時可根據不同的病情，捏提相應的背俞穴，可以加強療效。總之，捏脊不僅能調整陰陽平衡，還有調理氣血及臟腑功能和疏通經絡的作用，所以

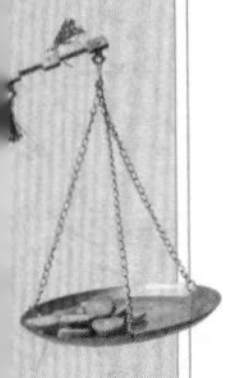

捏脊能治療成人和小兒的肥胖症。

1. 捏脊的操作方法

捏脊時，術者雙手的中指、無名指、小指成半握拳狀，食指半屈，拇指伸直，拇指羅紋面對準食指的第二指關節的橈側，兩者保持一定的間距，虎口向前。從尾骶部長強穴處開始，把皮膚捏起來，兩手食指指甲緊靠，沿著脊柱向上推捏，至大椎穴處為一遍，這樣捏 3～5 遍為 1 次。1 次捏完後雙手拇指在腎俞穴上按揉 30 下，就叫常規脊法。

為了加強療效，可根據不同的病情，在相應地背俞穴上捏提。

2. 捏脊時的體位

捏脊操作時，病者的體位一般取俯臥位，把脊背伸平，腰背伸平，腰背肌要放鬆，以便操作和保證療效。對於大一些小孩可俯臥床上，暴露腰背即可操作。嬰幼兒可以伏在家長的大腿上，固定其下肢，使膝不要亂動，以便於操作。

3. 捏背的其他有關問題

⑴ **捏皮膚程度：**

捏皮膚應以適宜為度，捏緊了，患者會感到疼痛；捏鬆了，不但捏不起來，而且也會影響療效。

⑵ **捏脊的速度：**

捏脊捏得太快時，皮膚容易滑脫，捏得太慢了會覺得疼痛，因此，以不快不慢為準。常規捏完 1 次大約需要 1 分鐘左右的時間。

⑶ **捏脊的時間：**

捏脊放在早上或空腹時最為合適。如果剛吃過食物，要休息半小時之後再操作。一般 1 天捏 1 次，10 天為 1 療程。2～3 療程後可休息幾天再進行。

⑷ **捏脊時要嚴防感冒受涼：**

因為捏脊操作時在脊背完全暴露的情況下進行的，最容易傷風受涼，所以房間的溫度要適宜。

療法五

隨著人們生活水準的提高，越來越多的人開始注重自己的精神容貌。人們不僅需要健康的體魄，還期望自己體型勻稱，容貌年輕，特別是肥胖者，不僅僅是影響美觀的問題，還會引起多種疾病。所以美容減肥法有助於人們身心健康的發展。是保健按摩師一種行之有效的方法，但應配合積極鍛鍊，改善不良飲食習慣。

⑴ **浴頭面**

兩手掌心按住前額，向下合頜部反覆搓擦，再翻到頭後從兩耳後，輕輕擦過頭頂，達到前額，以頭面微熱為宜。接著用十指指腹或指甲均勻地揉擦整個頭部髮根 20 餘次。然後用兩拇指由太陽穴附近向頭上部捋，捋至頭頂後，即五指靠攏向後下方捋，捋到頸部。如此反覆 50 次左右。

中醫認為頭面為諸陽之會，百脈所通所聚。透過浴頭面，可促進諸陽之氣上升，百脈調暢，氣血上濡。久做此法可保持面色潤澤，頭髮烏亮，不生皺紋。

⑵ **消除脂肪法**

腹部：取仰臥位，在整個腹部使用掌摩法操作 5 分鐘，拿法 2 分鐘，自上向下推腹直肌 2 分鐘，輕拍 1 分鐘。此法有助於消除腹部脂肪。

四肢部：取坐位或仰臥位，在四肢部用拿法、擦法、摩法，共 15～20 分鐘。此法有助於消除四肢部脂肪。

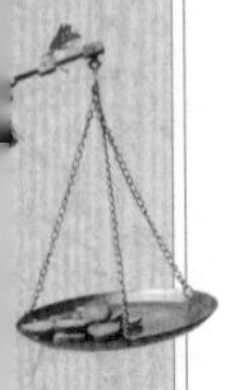

注意事項

① 應用推拿療法治療疾病必須辨證論治，正確施用手法。

② 對有結核性或化膿性骨關節病症，以及肌膚破損、燙傷、腫瘤或正在出血的局部，不宜進行推拿。

③ 婦女懷孕期或月經期，在腹部和腰骶部慎用推拿手法。

④ 在病人空腹狀態下或劇烈運動之後，不宜立即施用推拿手法。

10. 肥胖病的氣功減肥

氣功療法是我國獨特的一種醫療保健方法，氣功減肥是近年來根據民間功法加以提煉、加工、改編而成的，並賦予一種新的名稱，吸引了一大批減肥患者。但氣功究竟能不能減肥，尚待研究證實。

是否採用減肥氣功，完全取決於對氣功的認識和自身的適應能力，要根據不同的功法有所選擇，最好要徵求氣功師的意見來決定。

目前社會上流行的功法主要有：① 簡易減肥功；② 辟穀食氣減肥功；③ 放鬆減肥功；④ 小周天減肥功；⑤ 男女健美功；⑥ 龍門健美益壽功等。

我們尚且不評論它的減肥效果，就從有關的臨床報導中，我們見到過有人練辟穀食氣減肥功而出現神經性厭食和性功能低下的病人；有練小周天功而出現血壓偏低的病人。因此儘管氣功療法簡便易學，但並非每個人均能承受。

科學的氣功療法，猶如藥物治療，應當辨證施功，也就是說需根據人的體質差異，恰當地選擇練功時間、練功的量及各種功法的要領。只圖減肥不顧生命的做法是不可取，甚至會產生嚴重的副作用，中醫學稱之為氣功偏差，古人則稱之為「走火入魔」，出現各種離奇的表現，對健康也會產生各種損害。

也有些氣功師不顧病人的身體狀況如何，要求病人深夜練功，使一些人出現失眠、疲乏的表現；有些病人雖然身體肥胖，但存在嚴重的心臟病，心律失常，肺部感染等病症，都不是練功減肥選擇的對象。

我們認為對於輕中度肥胖來說，氣功減肥並不太好，仍應以運動和飲食控制為好。而對重度肥胖來說，氣功減肥會有一定的效果，但也應注意偏差及意外，當一個人為減肥練功，當減肥無效且又出現行為異常時，要考慮是否出現了氣功偏差，必須停止練功，靜臥休息，補充營養，或改用其他減肥方法。

功法一：肥胖者美形法

1. 經絡健身美形法

用健身毛刷（馬尾鬃的為佳，用普通毛巾代替亦可），循胸腹、背腰、上肢、下肢之順序與放下，推抹 5～7 遍，皮膚微紅為止（以不要損傷擦破表皮為宜）。每日 1 次（可漸增至 2～3 次）。若在浴室或浴盆裏，可加做左右擰腰各 16 次，可漸增至 64 次。浴時或浴後施術，尤為有效。

2. 腹式呼吸減肥法

雙足伸直、合攏，仰臥，默數 1～4 吸氣。默數 5～8 時呼氣，並慢慢抬起合攏伸直的雙足，和地面（或床面）成 45 度（踝及足尖用力）同時向前繃著；在默數 1～4 時吸氣，緩慢落下雙足成原勢。上述為 1 遍。重複 8 遍，漸增至

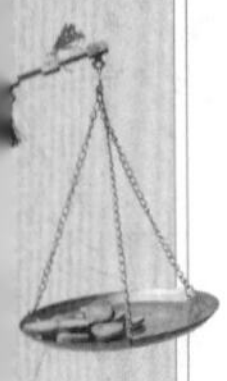

32 遍。

3. 縱式揉扭減肥法

雙手在需減肥的部位，自上至下，輕輕滿把抓牢肌膚，然後反覆縱向（即平行於人體正中線的方向）輕輕揉扭手中肌膚組織（動作不要粗暴，勿損傷軟組織）5～7 遍。

4. 擰轉擦摩減肥法

⑴ **身軀部**

① 並足而立。雙手將刷（或毛巾，下同）緊貼於需減肥部位的皮膚上，以腰為軸，在左右來回擰轉身體（為 1 次）時，以刷擦摩需施術部位。開始操作 32 次，漸增至 64 次。

② 欲減胸腰圍者，可沿肩胛部至第 8 胸椎自上而下，然後從兩上肢之後外側由下而上，均以刷稍重推抹各 5～7 遍。再以該段後正中線為中線，向兩側分別推抹，由 16 次增至 32 次。

③ 欲減腹、腰圍者，可沿肩胛骨下至腰椎 5，自上而下，兩下肢的後外側，自上而下，以刷稍重推抹各 5～7 遍。再以該段後正中線為中線，向兩側分別推抹，由 16 次漸增至 32 次。

⑵ **上肢部**

① 自然立位。一手將刷緊貼於另手需減肥部位的皮膚上，用另一手為軸，借左右來回擰轉另手（為 1 次）之勢，自上而下（為 1 遍）以刷擦抹需施術的部位，由 16 遍漸增至 32 遍。再換手同樣操作。

② 沿頸項部和肩胛上中部，由上而下以刷稍重推抹 5～7 遍。再以該段後正中線為中線，向兩側分別推抹，由

16 次漸增至 32 次。

⑶ **下肢部**

自然坐位，一下肢自然伸直。雙手將刷緊貼於此下肢需減肥部位的皮膚上，以此下肢為軸，借左右來回擰轉（為 1 次）之勢，自上而下（為 1 遍）以刷擦抹需施術部位，由 16 遍漸增至 32 遍。同樣擦抹另一側下肢。

此法於食前空腹練習效果好。

功法二：自發功

1. 姿勢

⑴ 自然站立，兩腳分開，兩足距離同肩寬，腰髖部放鬆，兩膝稍微彎曲，全身放鬆，身體重心放在足後跟，以自我感到舒適自然為度。

⑵ 兩眼經閉，舒展眉宇，頭腦放鬆。

⑶ 舌尖輕舐上齶，不要用力，雙唇輕輕閉合。

⑷ 頭正身直，不要前後傾斜，鼻對臍（意念鼻與臍聯成一線）。

⑸ 沉肩垂肘，肩、肘、腕部都要放鬆，兩臂自然下垂。

⑹ 含胸拔背，不要前傾後仰，左歪右斜，更不要讓腹部外凸。

2. 意念

全身處於放鬆的狀態，用意守，之想把身體的重心往下沉，使身體各部位從頭到腳逐段往下鬆。只要做到上述要求，達到放鬆、入靜即可。

3. 呼吸

本功法採用自然呼吸，隨著練功的深入，逐步達到深、

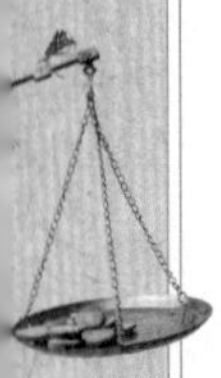

慢、細、勻的腹式呼吸。

4. 自發功的過程

在放鬆入靜後，練到一定時間和程度，隨著內氣的發動，身體會開始輕輕搖晃，出現自發動作。

其過程大致為：多練幾次即從小動、局部動到大動、全身的，以後身體一放鬆就動，非常敏感。

5. 收功

採取自然站式，其要求同起式姿勢。兩手臂從髖部開始，手心向內側，徐徐抬起手臂，自前腹向上前胸，過肩上，經耳垂下，向後繞過耳後至後枕，再從頭頂向下經顏面、前胸、腹部，回到原位。整個收功過程，動作要緩慢進行。反覆 3～5 次。

功法三：龍門健美長壽功

1. 力推華山

自然站立，兩腳與肩寬，兩臂側平舉，向胸前匯合，掌心向內，十指相對，翻掌使掌心向外，曲肘內收，兩肩緊收，吸氣收腹；然後以千斤之力向前推出，呼氣挺腹。反覆做 4 次（一收一推為 1 次）。收功時兩掌心向上，張臂擴胸後沿胸前下落至身體兩側。

2. 孔雀展翅

自然站立，兩臂側平舉，左右交叉疊於小腹前，兩掌超過兩腿，用勁夾緊，吸氣收腹，收髖提肛；然後向前彎腰，兩臂後展成斜形，意想孔雀展翅開屏，挺腹呼氣，放鬆各部分肌肉，意念使外氣入勞宮達丹田。做 2 次。收功同 1 式。

3. 猛虎出洞

自然站立，兩腳與肩平。提左腿成金雞獨立式，兩臂從胸前上舉，過左腿膝關節上，十指成虎爪形。右手向左胸前上甩至頭頂，以手掌蓋於百會穴，同時左手向下甩至右背以手背外勞宮穴緊貼右腎俞穴，兩手勞宮穴同時向百會、腎俞穴貫氣 3 秒鐘，自然呼吸，使百會與腎俞上下貫通。然後左右換手，動作如前。各做兩次。收功時兩臂自然下落。

4. 夜叉探海

自然站立，兩臂前平舉，吸氣收腹，翻掌使手心向上，分別向左右後分開，掌心仍向上，肱二頭肌外凸，提腳跟，懸襠提肛；呼氣時腳跟落地，兩臂恢復成側平舉。反覆做 4 次。

收功時兩臂自然落下，再從體前慢慢上抬，掌心向上，捧氣至前平舉後翻掌，緩慢下落。

功法四：延年九轉法

第一式

先按一般氣功常規排除雜念，靜心息慮，呼吸勻稱，或立或坐（第九式除外，必須取坐式），以下各式均同。接著以兩手中三指相對按心窩，以順時針方向做圓周按摩 21 次。

第二式

兩手中三指相對，從心窩順時針方向做圓周按摩，邊摩邊向下移動，按摩到恥骨為度。

第三式

兩手中三指相對，從恥骨向兩邊順時針方向做圓周按摩，邊摩邊向上移動，按摩至心窩，兩手交接為度。

第四式

兩手中三指相對，從心窩向下，直推至恥骨 21 次。

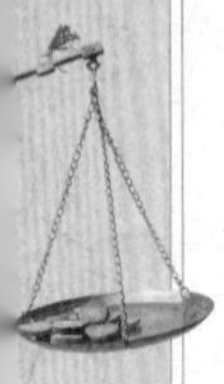

第五式

以左手由左向右逆時針方向做圓周按摩臍腹 21 次。

第六式

以右手由右向左順時針方向做圓周按摩臍腹 21 次。

第七式

以左手於左邊肋下腰腎處，大指向前，四指托後，輕輕捏定，似叉腰狀。用左手中三指，自右乳下直推至腹股溝 21 次。

第八式

以右手於右邊軟肋下腰腎處，大指向前，四指托後，輕輕捏定，似叉腰狀。用右手中三指，自左乳下直推至腹股溝 21 次。

第九式

推畢，改趺坐式（雙盤、單盤均可），以兩手大指押子紋（大指屈曲，按掌紋上），四指拳曲，分按兩膝上。兩足十趾亦稍鉤曲。將胸自左轉前，由右歸後，搖轉 21 次；完畢後，又照前自右搖轉 21 次。

要領是：搖身向左時，即將胸肩搖出左膝，向前即搖伏膝上，向左即搖出右膝，向後即弓腰後撤，總以搖轉滿足為妙，不可急搖，休使著力。

注意事項

① 練功前應做好各項準備工作。一般宜寬衣解帶，選擇空氣新鮮且幽靜的練功環境，儘量避免外界干擾。

② 按照中醫辨證確立治則，根據治則選擇適宜的意念、呼吸及形體功法，組成套路，進行練功。病機不變，則宜固定套路練功。

③ 正確掌握功法。意念功不能過於濃重，呼吸功不能過於勉強，形體功應當考慮體質情況。如果出現練功偏差，應當及時調整功法或請氣功醫師予以糾正。

④ 本療法均具有一定的偏性，治療應當以平為期，切忌矯枉過正。

⑤ 應用本療法時，應當暫時停止性生活或減少性生活的次數。

⑥ 精神病患者，一般不宜用本療法。

⑦ 婦女月經期，一般避免意守小腹部位。

9. 沙浴療法

沙浴療法是以沙為中介體，透過傳熱和機械作用以治療疾病的一種手段。

本療法的文字記載始見於唐代。孫思邈《千金要方》載，以沙覆面，「上下有沙，但出鼻、口、耳，沙冷濕脊易」。陳藏器《本草拾遺》載：「六月河中借熱沙，主風濕、頑痺不仁、筋骨攣縮、腳痛、血脈斷絕。取於沙日爆冷極熱，伏坐其中，冷則更易之。取熱徹通汗，然後隨病進藥及食，忌風冷勞役。」

明代李時珍的《本草綱目》載錄用本療治療關節疼痛等疾病。以後臨床應用範圍有所擴大。

用全身浴法：患者裸臥在熱沙上，身上再覆蓋 5～10 公分厚的熱沙，頭、頸、胸露在外面，腹部沙應蓋薄一些，外生殖器用白布遮蓋，頭部及心前區冷敷，最後用床單將劍突以下部位蓋起來。

初次進行沙浴時，沙的溫度不要太高，一般以 45℃為宜，以後逐漸增至 50～55℃；時間也不宜過久，一般以

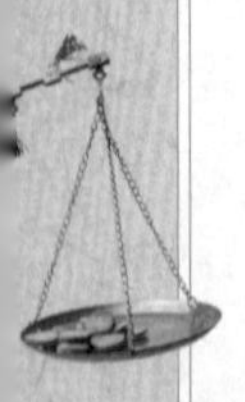

10～15 分鐘為宜，以後逐漸增至 30～40 分鐘。應多出汗，每次治療結束後，溫水沖洗，臥床休息 20～30 分鐘。隔日治療 1 次，或連治 2 天休息 1 天。如在海灘、河灘或日光浴等地，經沙浴治療後，可用海水或河水沖洗，然後靜臥在遮蔭處休息 20～30 分鐘。

注意事項

① 凡患急性炎症、高熱、心力衰竭、肺結核、腫瘤，有出血傾向及皮膚潰瘍和損傷者，禁止應用本療法。

② 治療過程中要注意溫度適宜，溫度過高易出現頭暈、噁心、出汗多、心慌等症狀，溫度過低則影響療效。

③ 治療時間要適宜。時間不宜過長，否則易引起頭痛噁心、心慌等症狀，但也不能過短，否則療效較差。

④ 如治療中出現頭暈、噁心等反應時，可暫停治療，安靜休息片刻。反應嚴重者，可靜脈注射 25%葡萄糖 50 毫升。

⑤ 治療結束後，應立即沖洗，但要注意避免受涼。

⑥ 治療後要適當休息；飲用果汁、糖鹽水等飲料。

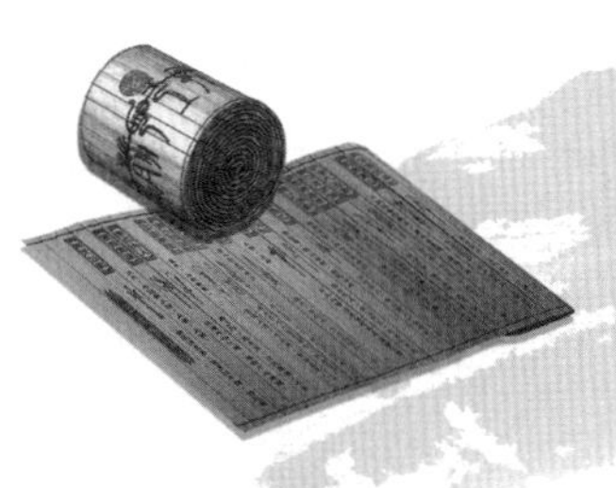

頸椎病

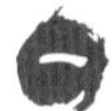

一 頸椎病的病因

人體的頸肩部每天都進行著頻繁的活動，無論是勞動、工作、讀書、看報，還是穿衣、吃飯等等都能少不了頸肩部的活動，反覆頻繁的活動到了一定的程度就會發生頸肩部的累積損傷（又稱慢性勞損）。

同時，由於頸肩部處於人體的上部，暴露程度大大超過身體其他部位，因而在日常勞動、運動中受到外傷的機會較多，如扭傷、挫傷、揮鞭樣損傷等。這些急性、慢性損傷都可導致頸肩痛的發生。

尤其是隨著現代社會人口的老齡化、生活節律的加快、人們工作勞動頻率的提高、伏案機會的增加和戶外活動的減少、電腦使用的普及等，更使得頸肩痛的發生率呈逐年上升的趨勢，從而使得頸肩痛成為人群中發病率非常高的常見症狀。

頸椎病是指頸椎間盤退行性病變及其對鄰近組織刺激及壓迫引起的各種症狀和體徵，確切地講頸椎病是一種綜合徵。

頸椎是人體中體積最小，但靈活性最大、活動頻率最高的脊椎節段。因此自出生後，由於不斷地承受各種負荷、損

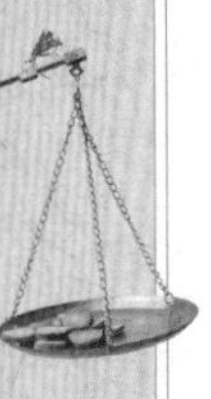

傷，甚至外傷，而逐漸出現退行性病變。

椎間盤變性是經椎病發病的基礎。椎間盤是由髓核、纖維環和椎體上、下椎板構成的一個相對獨立而完整的解剖結構，使上、下兩節椎體緊密連結，並保證頸椎生理功能的進行。

如一旦出現變性，由於其形態的改變而失去其正常的功能，以致最終影響或破壞頸椎骨性結構的內在平衡，並直接涉及椎骨外在的力學結構，從而引起各種臨床症狀。

（一）感受外邪

即便是體質良好者，如果長期感受寒濕，風寒濕之邪，日久亦可積而成疾。而體質虛弱或過勞之時，外邪更易入侵而為病。

（二）外傷與勞損

頸部外傷必然導致局部經脈氣血的瘀滯不通，慢性勞損是指經久的積累性損傷，如頸部時間在某些強迫或被動體位之下，會導致氣血失和，經脈不通。日久血瘀痰聚，累及肝腎督脈，則病根深入，纏綿難癒。

（三）體質虛弱

由於患者素體虛弱，氣血不足，腠理空疏，易為外邪所侵；既病之後，不能驅邪外出，風寒濕熱之邪乘虛逐漸深入，留於頸項筋骨血脈。

尤其是人到中年，營衛氣血漸弱，肝腎漸衰，筋骨懈惰，血脈窒滯，而出現頸椎病。

（四）頸椎的退行性變

頸椎間盤的纖維環在 20 歲左右就開始慢慢退化，髓核亦於 25 歲左右出現退變，稍後椎體的軟骨出現退變，並逐漸失去其半透明膜的作用，從而加快了髓核和纖維環的變性和老化。頸椎間盤的退變可繼發頸椎失穩，長久下去，椎體邊緣便出現骨質增生，骨刺形成，韌帶肥厚，從而繼發椎間隙狹窄、椎間孔狹窄、椎管狹窄等。

（五）慢性勞損

慢性勞損是指超過生理活動的最大限度或局部所能耐受時值得各種超限度活動，這是頸椎退變的最關鍵的病因。常見的慢性勞損包括：

1. 不良體為如枕頭過高，平臥位或俯臥位屈頸看書，均可造成椎旁肌肉、韌帶及關節的失衡和勞損。長期下去必將累及椎間盤及其周圍組織，並波及椎管內脊髓與神經根。

2. 工作姿勢不良，如打字員、會計、電腦操作員、辦公室文書等長期伏案工作，長期低頭和聳肩，日常生活中桌椅高度不合適等均易致肩頸勞損。

3. 不適當的體育活動和外傷，如用頭部撞球，頭頂地面翻跟斗，跳水時姿勢不當，頸部前屈或後伸受傷，急剎車時頭部的前俯後仰損傷等，均可造成頸椎韌帶和椎節的損傷。

綜上所述，頸椎病的病因主要是椎間盤退變所致，這種退變的快慢與程度又因人而異，同時與外傷、不良生活習慣和不良姿勢有密切關係。

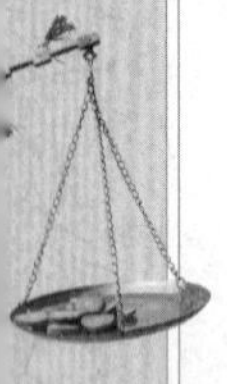

二、頸椎病的臨床表現

（一）頸型頸椎病

1. 症狀：主要表現為頸部的酸、痛、脹等不適感，以青壯年為多見，常因常時間低頭工作而加重，休息後可緩解或自癒，可反覆發作。

2. 體徵：頸部肌肉的攣緊，有壓痛，壓痛點常在肌肉，或關節突，或項韌帶等。頸部的活動範圍多無明顯障礙。

（二）神經根型頸椎病

1. 症狀：主要表現為頸神經根性疼痛，伴有頸神經根分佈區域（上肢）的感覺異常，如麻木、痛覺過敏等。病人開始發病多為頸肩疼痛，然後再短期內出現加重，並向一側上肢或雙上肢放射傳異，放鬆疼痛範圍根據受壓的部位不同而表現在相應地支配區域。多發於 30 歲以上，常因勞累和感寒加重或復發。

2. 體徵：頸神經根支配區皮膚感覺減弱或過敏，肌力下降，肌肉萎縮，頸部活動受限，棘突及肩胛內上角痛，臂叢神經牽拉實驗陽性，壓頸實驗陽性。

（三）脊髓型頸椎病

1. 症狀

⑴ 錐體束症狀

錐體束的直接受壓或血供減少引起。表現為肢體麻痺，攣緊，手足笨拙無力，上肢不能做精細動作，握力差，下肢乏力，步態不穩，易跪倒，走路有踩棉花感，胸腹部的束帶感等。經者影響生活，重者造成癱瘓。

按受壓的部位不同及受壓的程度不同，其臨床表現較為複雜，以下是其常見的幾種類型：

中央型（上肢為主型）：主要由於脊髓溝動脈受壓引起脊髓中央管前方缺血或遭受刺激所致的脊髓深部（近中央管處）先被累及，上述錐體束症狀先從上肢開始，後則波及下肢。

上肢的表現如上舉無力，力量減弱，手中持物突然失落，肌肉萎縮，肱二頭肌、肱三頭肌腱反射亢進或消失，或有 Hoffmann 徵陽性。一側受壓則表現一側症狀，雙側受壓則出現雙側症狀。

周圍型（下肢為主型）：壓力作用於脊髓表面，症狀從下肢先出現，當壓力持續增加波及深部時，則延及上肢，但其程度以下肢為重。

常表現為雙側或一側下肢力量減弱或僵硬，行走笨拙，或行走不穩，有踩棉花感，易跌倒，查體可見雙下肢肌張力增高，肌力下降，膝反射和跟腱反射亢進，甚至有髕陣攣、踝陣攣等。

前中央血管型（四肢型）：上下肢同時發病，主要是由於脊髓前中央動脈受壓所致。

上述症狀可分輕、中、重三度。

輕度：症狀出現輕微，尚能堅持工作。

中度：已失去工作能力，但個人生活仍可自理。

重度：已臥床休息，不能下地行走，失去生活自理能

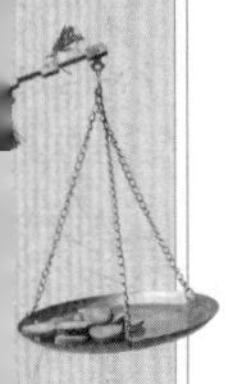

力。

⑵ **自主神經症狀**

① 以胃腸、心血管為多見，如胃脘絞痛、腸鳴、心悸、心跳，肢體發涼、發紺、皮溫降低及指端發紅、燒灼、腫脹，陣發性心動過速、血壓時高時低等。

② 神經營養及汗腺功能障礙：皮膚發紺、乾燥變薄、多汗或少汗、指甲無光澤。

③ 眼部症狀：眼球脹痛、怕光、流淚、視物模糊、實力減退、眼前冒金星、眼睛乾澀等。

④ 耳部症狀：耳鳴、聽力減弱等。

⑤ 頭面部症狀：頭痛、偏頭痛、頭暈、面部發熱、充血、痲木等。

⑥ 其他症狀：失眠、多夢、心情煩躁、易於衝動等。

⑶ **排便、排尿功能障礙及性功能障礙**

尿急、尿頻、排空不良、便秘，漸至尿瀦留或大便失禁，這是脊髓型頸椎病的後期表現。

2. 體　徵

⑴ **生理反射異常**

上肢的肱二頭肌、肱三頭肌和橈骨膜反射、下肢的膝反射和跟腱反射，早期為亢進性活躍，後期則減弱或消失。腹壁反射、提睾反射和肛門反射都減弱或消失。

⑵ **病理反射**

出現 Hoffmann 徵、Babinski 徵、Gordon 徵等陽性，亦可出現踝陣攣、髕陣攣等。

⑶ **伸頸實驗陽性**

頭頸後伸時出現上下肢麻痺加重，病人怕伸頸，如頸部突然後伸，雙上肢或雙下肢可能有「觸電」樣感覺。

⑷**感覺障礙**

病變節段支配以下的皮膚感覺異常，如：痛、溫覺減弱，觸覺、痛覺減弱等。

三 椎動脈型頸椎病

(一) 症 狀

主要表現為頭痛頭暈症狀，其他症狀如偏頭痛，耳鳴，聽力下降，記憶力減退，近事健忘失眠，多夢以及發音障礙等。嚴重者可出現突然猝倒，並有短暫的意識障礙但很快恢復神志，可自己起來。

大多數伴有自主神經功能症狀，以胃腸、呼吸及心血管症狀為多，個別病例出現 Horner 徵，表現為瞳孔縮小、眼瞼下垂及眼球內陷等。同時，也可能伴有頸型頸椎病的一般症狀，如頸痛、後枕部疼痛，以及頸部活動障礙等。

(二) 體 徵

主要是旋頸實驗陽性，即頭顱旋轉後引起眩暈，這是本病重要特點。

四 交感型頸椎病

頸部的交感神經節發出的節後纖維隨頸部神經及血管分部，其分佈範圍可至頭部、咽喉、心臟、眼眶、瞳孔、內耳等處，頸部神經根、後縱韌帶、小關節和椎動脈、硬膜等組織病變可反射性地刺激交感神經而出現一系列臨床徵象，稱

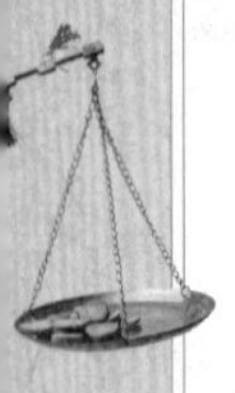

為交感神經型頸椎病。

其症狀繁多，影響廣泛，頸部交感神經分佈的區域均可受累，因而可出現疼痛、感覺異常、血管運動、腺體的分泌和營養障礙，而且界限模糊，定位不清，所發極為複雜，有時難以確診。

（一）症狀

可與其他類型頸椎病合併發生，表現為交感神經興奮或抑制症狀：

1. **眼部症狀**　眼球脹痛、怕光、流淚、視物模糊、視力減退、眼前冒金星、眼睛乾澀、眼瞼無力、眼球震顫等。

2. **耳部症狀**　耳鳴、聽力減弱等。

3. **頭面部症狀**　頭痛、偏頭痛、頭暈、面部充血、麻木等。

4. **心血管症狀**　心慌心悸、心跳、心律不整、心前區疼痛、陣發性心動過速、血壓時高時低等。

5. **血管運動障礙**　血管收縮出現四肢冰冷，局部濕度下降，肢體遇冷出現針刺感，繼而紅腫疼痛；也可有血管擴張現象，出現指端發紅、燒灼、腫脹等。

6. **神經營養及汗腺功能障礙**　皮膚發紺、乾燥變薄、多汗或少汗、指甲乾燥無光澤。

7. **胃腸道症狀**　如胃脘部絞痛、腸鳴等。

8. **其他症狀**　失眠、多夢、心情煩躁、易於衝動等。

（二）體　徵

單純交感型者無明顯的陽性體徵。

五 頸椎病的頸助檢查

（一）X線照片

1. 正為片

觀察雙側鉤突有增生；椎間隙有無變窄和狹窄的程度；椎體有無骨折及移位情況；有無脫位及脫位的程度；棘突是否居中，排列有無異常或側彎；第七頸椎橫突是否過長，有無頸肋形成；各椎體有無失天融合、半椎體等畸形。張口為尚應注意環樞關節之關係、齒狀突有無骨折、發育異常或缺如。

2. 側位片

主要觀察：① 頸椎生理曲線的改變：如生理前突消失或反曲，有椎體間關節鬆動者可出現梯形變。

② 先天畸形：以椎體先天融合為多見，要注意環枕的關係，如環枕融合畸形，易致上頸椎不穩。

③ 椎間隙改變：髓核退變後，韌帶鬆動，椎間隙逐漸變窄，則神經根管亦隨之狹窄。

④ 骨贅：椎體和椎間隙的前後緣均可出現骨贅，其形態各異，以唇樣增生為多，甚至椎體間搭橋。

⑤ 椎體於椎管的矢狀徑：從椎體前緣中點至椎體後緣連線，正常人頸 4～ 7 段約 15～18㎜，而上頸椎則明顯為寬，約 17～22㎜。計算椎管與椎體的比值，若比值在 0.75 以下者，則為發育性椎管狹窄。骨贅向椎管突出可致繼發性椎管狹窄，其椎關的矢狀徑的測量，應除去骨刺的水平高度。

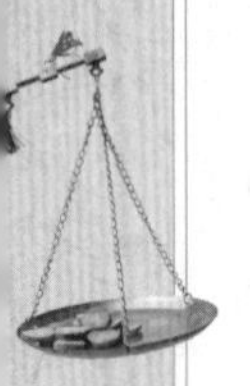

X 線照片是診斷頸椎病過程中最基本的檢查，能直接反映骨質增生和移位等病理改變，而又能間接地反映椎間盤退變的程度，即使是有 MR 和 CT 檢查的今天，仍然是不可代替和缺少的。

（二）磁共振（MR）

MR 能在任何平面成像，且成像範圍大，軟組織的對比度好，且對脊髓和髓核的成像清晰，是唯一能直接評價脊髓損傷範圍和程度的影像技術，也是目前檢查脊髓和髓核最好的手段。

1. 對骨性組織的判定

MR 圖像可以獲得頸椎的三維結構，可以從矢狀面、冠狀面積橫斷面觀察頸椎椎管內外的解剖狀態有無變異，諸如判定錐管的矢徑、錐體後緣的骨質增生、關節突的增生內聚等。

2. 對脊髓組織的判定

能早期發現脊髓組織本身的病理及生化改變。如脊髓水腫、變性、空泡（洞）形成等，很易在 MR 檢查出來。

3. 對蛛網膜下腔的觀察

可清晰地顯示蛛網膜下腔的腦脊液，可用於繼發性粘連性蛛網膜炎的判定，尤其是粘連束帶較明顯的病例可從影像學上獲得證據。

4. 對椎間盤判定

MR 對髓核的退變敏感，可清晰地在圖像上顯示出髓核的大小、包含的水分和位置、移位方向等，可以判斷頸椎間盤變性和髓核脫出的情況。MR 成像上的「黑間盤」表示標間盤髓核已完全失水、變性。

5. 對椎旁軟組織的判定

當因各種原因（例如術後）椎管周圍有炎性反應及水腫形成時，利用 T1 值升高這一特性，可以清楚地反映出感染的範圍及程度。

6. 對椎體腫瘤及椎管內腫瘤

能早期發現，對其形態和性質的判斷準確性高。尤其是椎管內腫瘤，其他檢查難於發現，而 MR 則能明確診斷。

磁共振成像技術的出現，對脊柱脊髓傷患的診斷無疑是一劃時代的進步，因其不但從病理解剖的角度來考慮各種疾病，還從生理和生化角度來考慮問題，而生理和生化的變化先於病理解剖改變。

它對於椎間盤退變程度的觀察，對脊髓的生理病理改變的觀察，是其他檢查無法比擬的，在頸椎病尤其脊髓型頸椎病的診斷和鑑別診斷有重要作用。其缺點是檢查費用高，此外，對體內有順磁性金屬物的患者不能檢查。

（三）CT

CT 為斷層影像，可直接觀察頸椎的骨性和軟組織結構，其軟組織對比度遠高於 X 線平片，臨床上應用範圍廣泛，首先是在外傷病人的應用，能夠顯示平片不易看到的關節突骨折及椎管與骨片的關係。

CT 也常用來診斷頸椎退行性病變，能直接觀察間盤病變和骨贅，能顯示側隱窩以及神經孔狹窄，後縱韌帶等。但對軟組織的分度遠不如 MR，難於區分髓核、纖維環和增生的韌帶，不能清楚地顯示硬膜囊內結構改變，更不能顯示脊

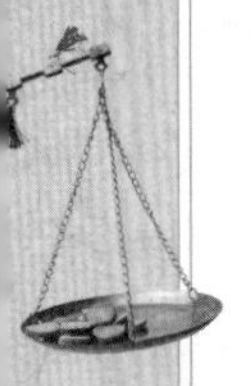

髓的結構。同時，CT 斷層一般是橫斷掃瞄，範圍有限，而退行性變常需要多節段的大範圍檢查，CT 可能漏掉有病的節段。所以，在頸椎病的應用中不如 MR 廣泛和準確。

六 中醫對頸椎病的辨證施治

（一）外邪痺阻型

【臨床表現】頸肩背疼痛，痛有定處，喜熱惡寒，頸部僵硬，活動受限，後頸部可觸及條索狀物或壓痛點，上肢沉重無力，舌質正常或黯淡，苔薄白，脈眩緊。

【治法】祛風散寒，舒筋通絡止痺。

【藥物組成】蠲痺湯加減。

羌活 15g　防風 12g　當歸 12g　川芎 12g　麻黃 6g　桂枝 9g　白芍 12g　赤芍 12g　炙黃耆 15g　片薑黃 12g　生薑 6g　蘇木 10g。

若疼痛劇烈，寒邪較甚者，加製川烏、附子；若濕偏甚者，加苡仁、蒼朮；上肢麻木疼痛較重者，加桑枝 30g。

（二）肝腎虧虛型

【臨床表現】肩頸不舒，頭腦脹痛，眩暈耳鳴，不可轉側，伴神疲乏力，健忘少寐，腰膝痠軟，舌體瘦，舌質紅，少苔或無苔，脈眩細。

【治法】益精補腎，滋陰息風。

【藥物組成】左歸丸加減。

熟地 15g　山藥 15g　杞果 15g　棗皮 12g　菟絲子 10g　生白芍 12g　龜板 15g　當歸 15g　炙甘草 9g　黃精 24g。

若兼風濕者，加威靈仙、羌活、獨活；若肝血虛者加阿膠；若陰陽兩虛，筋骨萎弱者，可加生鹿角片、狗脊、川斷、杜仲；失眠多夢者，加夜交藤；眩暈較重者加川芎12g、天麻15g、療效更佳。

（三）痰濕阻絡型

【臨床表現】頭項強痛，肩臂酸脹不適，頭重頭暈，肢體沉重，噁心欲嘔，肢倦乏力，胸悶脘痞，納呆，甚則昏厥猝倒，舌談，苔白厚膩，脈濡滑。

【治法】燥濕祛痰 ，通絡止痛。

【藥物組成】二陳湯加減。

陳皮 20g　法半夏 25g　茯苓 15g　葛根 15g　白芥子 18g　菖蒲 15g　丹參 15g　遠志 12g　枳實 15g　竹茹 15g　甘草 5g。

若噁心重者，加代赭石 15g，以降逆止嘔；痰濕鬱久化熱者，加鬱金 15g、黃芩 12g；若失眠多夢者，加蓮子肉15g、夜交藤 15g。

（四）氣滯血瘀型

【臨床表現】頭頸肩背脊四肢麻木、刺痛，痛有定處，拒按，入夜尤甚，面色青晦，舌質紫暗或瘀斑，脈細澀或眩澀。

【治法】活血行氣，通絡止痛。

【藥物組成】身痛逐瘀湯加減。

當歸 20g　桃仁 12g　紅花 12g　川芎 18g　秦艽 12g　羌活 12g　沒藥 18g　五靈脂 18g　香附 15g　當歸 29g　地

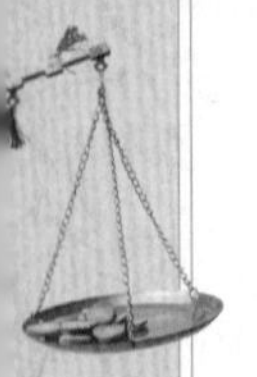

龍 12g　葛根 20g　甲珠 10g　元胡 15g　甘草 5g。

若面色無華、倦怠乏力者，加黨參 15g、白朮 15g、茯苓 15g、黃耆 15g；若久病不癒，肢麻較重者，加全蟲 5g，蜈蚣 3 條，以加強通絡之功。

（五）氣血兩虛型

【臨床表現】頭項痠痛不適，肩臂麻木不仁，自汗，頭暈目眩，心悸氣短，面色少華，女性患者每於月經過後症狀加重，或經期紊亂，舌談，苔薄白，脈細弱。

【治法】益氣養血，痛絡止痛。

【藥物組成】黃耆桂枝五物湯加減

黃耆 15g　赤芍 12g　白芍 12g　桂枝 10g　鹿角粉 6g　雞血藤 15g　葛根 12g　當歸 10g。

若自汗甚至，加五味子、龍骨、牡蠣；若兼有腎陽虛者，加淫羊藿、巴戟天；腎陰虛者，加知母、黃柏。

七　頸椎病的治療方法

（一）西醫的治療方法

1. 按摩舒筋法

術者站於患者身後，雙掌根按、摩雙側肩部、頸部的肌肉至局部發熱。自枕故粗隆兩側順頸肌下作揉捏手法，再提捏雙肩肌肉 5～10 次。並點按風池、肩井、大椎、合谷、後谿和痛點，力度以局部酸脹為宜。局部可觸及條索狀或硬結者，表示局部肌肉肌肉的痙攣和粘連，可由輕至重，一邊揉按，一邊彈撥，耐心操作，直至筋結鬆解，疼痛可大為緩解。此法適用於所有類型的頸椎病。

2. 推拿手法

其操作較前者為重，操作者雙手將患者頸、肩、背部肌肉作較大幅度之推按，在對頸部軟組織推拿的同時，尚需對患側上肢作相應地提拉、旋轉、抖動等手法，以達到活血化瘀、舒筋活絡的目的。適用於頸型、神經根型頸椎病。但對脊神經損害明顯者，不能牽拉上肢，以免加重神經根的損傷。此法可能加重推動脈型頸椎病的眩暈等症狀，一般不宜用於椎動脈型頸椎病。脊髓受壓者也不宜選用，以防意外。

3. 旋轉復位手法

透過對患者頭頸部的旋轉、推按等方法，以達到調整頸椎椎體間關節、小關節及鉤椎關節之咬合狀態，改善椎管內外平衡的手法。

主要用於頸椎病的頸型、根型、椎動脈型有椎節不穩錯位者，或有髓核突出者。其收效快，是治療頸椎病的關鍵手法。

有以下情況者禁忌使用：

診斷不明、難以除外椎管內腫瘤等病變者；

椎管發育性狹窄者；

以脊髓受壓症狀為主者；

椎體及附件有骨性平破壞者；

後縱韌帶鈣化或頸椎畸形者；

咽、喉、頸、枕部有急性炎症者；

有明顯的神經官能症表現者。

手法操作（定點旋轉復位法）：

① 讓患者端坐於方凳或一般之靠背椅上，令其全身肌

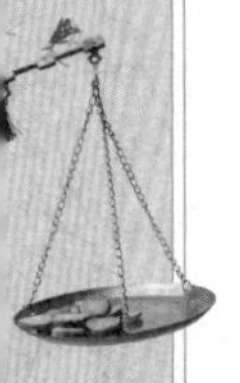

肉放鬆。對病者講明將採用旋轉復位的方法，需要患者放鬆配合，使患者處於自然休息狀態。

② 術者立於患者後方，先對頸部肌肉進行按摩、推拿，緩解肌肉緊張和疼痛。

③ 術者雙手扶住患者下鎖和枕部，用力上提，並慢慢旋轉 3～5 次，其幅度約 30°～50°，然後用手指觸摸頸椎的棘突和關節突，如有棘突偏斜，局部有硬結，並且壓痛明顯，此時可進一步施以復位法。以突向左側為例：術者站於患者的右後側 ，左拇指按於患椎棘突的左側，右肘和右手托住患者的下頷部和後枕部，使患者頭頸前屈 15°，再轉向右側約 30°，讓患者放鬆，醫者右手使患者頭頸部緩緩在矢狀軸上向右側旋轉，並輕度牽引，當旋轉力到達患椎時，左拇指用力推頂棘突，右手快速加大旋轉角度，此時可聽到復位的響聲或有患椎滑動感，即是復位成功。

有時患者不能放鬆，復位則難於成功，術者不能用蠻力，應暫時停止旋轉手法，再次讓患者放鬆，然後重新操作。復位後將頭頸部置於中立位。患者在復位後往往有輕鬆的感覺，許多症狀如頭痛頭脹、眼花、視力障礙等常可立即緩解，患椎棘突原先的壓痛點也常緩解。

④ 重複操作舒筋法，放鬆肌肉，予以頸圍固定 2～3 週。

4. 牽引治療

⑴ **牽引的作用**　利用牽引裝置及體重對頭頸部的牽引，預期起到下面的作用：

① 降低椎間盤的內壓，有利於膨出或突出的髓核回納，能減輕後縱韌帶的褶皺，使椎管內腔增大。

② 使已狹窄的椎間孔增大，減少對神經根的棘激和壓

迫，對脊腦膜返回神經和根管內的血管支亦起到減壓作用。

③ 恢復頸椎間關節的正常排列關係，對已出現的旋轉、扭曲、梯形改變有矯正作用。

④ 牽引還能解除肌肉的痙攣，減輕椎動脈的痙攣。

⑤ 對頸部也起到一種制動和保護作用，可減輕和消除頸椎局部的炎症反應。

⑵ **適應症**　適用於頸型、神經根型、交感型、椎動脈型及混合型頸椎病，除外脊髓型頸椎病。

有頸椎管狹窄、頸椎畸形、椎體腫瘤及感染破壞者禁用。因此，在牽引治療前，必須拍頸椎的 X 線照片，排除以上疾病。

牽引注意事項：

① 牽引重量雖有常規，但以病人感覺為準，病人感覺有牽引力，感覺較為舒服，原有的症狀減輕則可，對牽引時症狀加重者，要檢查是否牽引過重，或牽引方向不對，或病情不適宜牽引治療，應酌情處理。

② 年邁、反應遲鈍、呼吸功能不全及全身狀態虛弱者，睡眠時不宜持續牽引，以防引起呼吸梗阻或頸動脈竇反射性心跳停止。

③ 對年輕病人，常因工作忙不能到醫院堅持牽引，對此可採用家庭牽引，即在醫院接受醫生的牽引指導 2～3 次，掌握牽引的要領、合適的重量者，購買簡易的牽引裝置回家牽引，然後定期回醫院複查。牽引時症狀加重，甚至出現下肢麻木的情況，應及時告訴醫生，停止牽引。

5. 針灸療法

針灸是治療頸椎病的常用方法之一，能疏通經絡，緩急

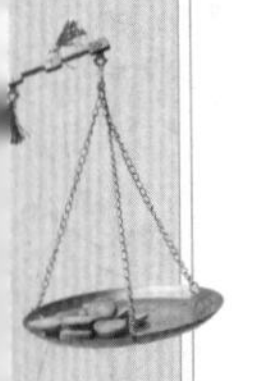

止痛，其止痛作用較快，尤其是對頸部竇椎神經反射性疼痛及根型神經痛，具有一定療效。用於頸型、根型和椎動脈型較好。可針棘阿是穴和循經取穴、辨證取穴。以針棘和電針相配合，證屬實證者用瀉法，證屬虛者用補法。每天選取一組穴位，或幾組穴位交替使用，每日 1 次，10 次～15 次為 1 個療程。艾灸穴位也是循經取穴，多用於屬虛寒之證。

6. 西藥治療

⑴ **消炎止痛作用的藥物**　用於配合牽引、手法等療法，治療神經根型、頸型頸椎病疼痛較甚者。常用的藥物有：

扶他林 25～50mg，1 日 3 次。

西樂藻 200mg，1 日 4 次。

禁忌證：有活動性消化性潰瘍、肝腎功能不全者忌用。

⑵ **硫痠軟骨素**　對早期的骨性關節炎有修復作用。對於頸椎病和全身其他骨關節增生性關節均有顯著療效，無明顯的副作用。

葡立膠囊　能修復關節軟骨的損害並延緩骨性關節炎的病理過程和疾病進展，改善關節活動，緩解疼痛。用法：口服。每次 240～480mg（1～2 粒），1 日 3 次。

維骨力　能阻斷骨性關節炎的病理過程，防止疾病進展，改善關節性活動，緩解疼痛。1～2 粒，1 日 3 次。

⑶ **維生素 E100mg**，1 日 3 次。主要由其抗氧化作用而影響肌肉的代謝過程。因此適用於肌肉出現萎縮之根型與脊髓型頸椎病。

⑷ **神經營養藥物**

維生素 B_1 10～20mg，每日 3 次。

肌苷 0.4g，每日 3 次。

維生素 B_{12} 500ug，肌內注射，每日 4 次。

彌可保 500ug，每日 3 次。

⑸ **糖皮至激素** 如甲基強的松、地塞米松、強的松龍等，抗炎作用強。用於頸椎病脊髓和神經受損及炎症明顯、疼痛嚴重者。

甲基強的松 40mg，靜脈注射，1 日 4 次。

地塞米松 0.75mg，1 日 3 次。

強的松龍 10mg，1 日 3 次。

甲莖強的松龍具有抗炎及抗過敏作用，能抑制結締組織的增生，降低毛細血管壁和細胞膜的通透性，減少炎性滲出，並能抑制組膠劑其他毒性藥物的形成與釋放。抗炎作用較強的松強，對鈉滯留作用微弱。用法：口服，開始 1 日 16～24mg，分 2 次，維持量 1 日 4～8mg。關節腔及肌內注射：1 次 10～40mg。

使用注意：有消化道潰瘍者禁用；在症狀緩解後要逐漸減量，不可驟然停藥，以免出現反跳現象。

⑹ **脫水劑** 25%甘露醇 240ml 靜脈滴注，常與激素合用，起到利水消炎的作用，能較快地緩解症狀，用於症狀較重的神經根型頸椎病和脊髓型頸椎病，尤其在頸椎病術後常短期使用。

7. 理　療

⑴ **磁療** 具有良好的鎮痛、消炎、消腫作用，對頸椎病所致的頭痛、頭暈、失眠、肩頸痛者，作為一種輔助治療能加速症狀的緩解。可在病椎旁疼痛區作旋磁治療，磁場強度為 300～3000 高斯，每天 1 次，每次 20 分鐘，10 次為 1

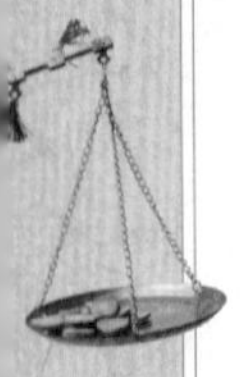

療程。

⑵ **微波療法**　微波具有良好的溫熱作用，人體組織吸收微波能量後，引起離子和水分子振盪，分子運動相互摩擦產生熱能，故微波治療是一種熱效應，主要作用用於深層組織，有明顯的擴張深部血管改善循環，消炎和止痛作用，可作為頸椎病治療的一種輔助療法。每天 1 次，每次 20～30 分鐘，10 次為 1 療程。

（二）中醫民間療法

1. 湯劑療法（民間偏方）

⑴ **何氏頸椎病方**

【組成】熟地 15～25 克，丹參 10 克，桑枝 10 克，生麥芽 10 克，當歸尾 10 克，鹿街草 10～15 克，骨碎補 15 克，肉蓯蓉 6～10 克，生蒲黃 20～25 克，雞血藤 15～20 克，蛇蛻 6 克。

【用法】水煎服。

【功用】功能補肝益腎，養血痛經，祛風止痛。主治頸椎病。

【加減】痛重加元胡、製乳香、製沒藥個 10 克；高血壓去肉蓯蓉；患肢脹痛、活動障礙加伸筋草 10～15 克、田三七 1.5～2 克；頸部軟組織及上肢酸脹痛用川芎嗪、當歸、丁公藤注射劑各 2 毫升局部注射。

【療法】治療 68 例，結果：治癒 66 例（97%），症狀無明顯改善 2 例（椎動脈型及脊髓型各 1 例）。

⑵ **加減葛根桂枝湯**

【組成】白芍 30 克，葛根 15 克，木瓜 15 克，雞血藤

12 克，桑枝 9 克，桂枝 9 克，炙甘草 6 克。

【用法】水煎服。

【功用】功能養榮柔肝，活血舒筋。

主治頸椎病。

【加減】血瘀明顯者加當歸、川芎、桃仁；頭痛眩暈加枸杞子、菖蒲、蔓荊子；伴高血壓加鉤藤、山楂、豨薟草；手臂麻木較重者重用雞血藤、桑枝，加川芎、桔梗；腹瀉便溏加炒白朮、茯苓、防風。

【療效】治療 68 例，治療 20～30 天。結果：治癒 17 例，顯效 38 例，好轉 6 例，有效率 91.1%。隨訪 54 例，在 1～3 年復發 3 例。

⑶ **鹿丹湯**

【組成】鹿銜草、丹參、熟地、當歸、白芍、川芎、薏苡仁、威靈仙各 9～12 克。

【用法】水煎服。

【功用】功能補腎通絡，養血榮筋。主治頸椎病。

【加減】面色晄白、腰膝酸冷家杜仲、補骨脂、熟附片、肉桂等；胸悶脅脹、肢體不適者加木香、元胡、枳殼、烏藥等；疼痛固定不移、刺痛、舌有瘀點加桃仁、紅花、製乳香、製沒藥等；風寒濕邪留而不去，症見游走疼痛，或痛遇寒加甚，或沉重身困等，選加防風、秦艽、桂枝、羌活、獨活等。

【療法】治療 40 例，結果：獲優 9 例（22.5%），良 24 例（60%），差 7 例（17.5%），總有效率為 82.5%。

對本組 21 例患者進行了半年～4 年半的隨訪，其中 19 例療效鞏固。

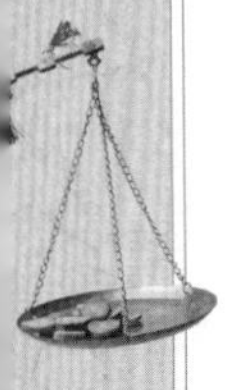

⑷ **益氣活血散分湯**

【組成】黃耆、黨參、丹參、川芎、白芍、生地、桃仁、紅花、香附、地龍、葛根、穿山甲、地鱉蟲、威靈仙各 9～12 克。

【用法】水煎服。

【功用】功能益氣活血，祛風通絡。主治頸椎病神經根型。

【加減】血瘀甚者加穿山甲、製乳香、製沒藥；胃納不振加山楂、神麴；脈細無力加黃精。

【療效】治療 123 例，結果：優 36 例，良 65 例，尚可 18 例，無效 4 例，總有效率 96.7%。

⑸ **頸椎病煎劑**

【組成】人參 10 克，五靈脂 15 克，靈仙 15 克，半夏 10 克，夏枯草、羌活、菊花各 12 克，川芎 10 克，當歸 15 克，乳香 6 克，陳皮 10 克，蜈蚣 2 條。

【用法】水煎服。1 日 1 劑，20 天為 1 療程。

【功用】益氣活血，散風通絡。主治頸椎病。

【加減】偏寒者，加桂枝、細辛；偏熱者，加雙花、公英；偏濕者，加茯苓、蒼朮；腎虛者，加杜仲、巴戟天、續斷。

【療效】治療本病共 45 例，痊癒 6 例，有效 38 例，無效 1 例，總有效率為 97.8%。

⑹ **頸椎方**

【組成】葛根 30 克，當歸 15 克，路路通 15 克，黃耆 15 克，全蟲 9 克，蜈蚣 2 條，山甲珠 10 克，鹿銜草 20 克，尋骨風 15 克，桂枝 9 克，甘草 8 克。

【用法】水煎服。

【功用】搜風通絡，除痺止痛。主治頸椎病。

【加減】上肢麻木較重者，加桑枝 9 克、薑黃 12 克；眩暈較重者，加川芎 12 克、天麻 12 克。

【療效】治病本病 60 例，痊癒 50 例，好轉 8 例，無效 2 例。

⑺ **頸病消暈飲**

【藥物組成】天麻 12g　鉤藤 12g（後下）　蔓荊子 12g　當歸 9g　川芎 9g　生白芍 12g　首烏 12g　丹參 12g　白菊花 12g　青葙子 12g　生龍骨 12g（先煎）　生牡蠣 15g（先煎）　石決明 20g（先煎）　元胡 12g　薑黃 12g　杜仲 15g　桑寄生 12g

【功效】平肝潛陽，息風止痙，補血活血。

【用法】頭煎時，先將生龍骨、生牡蠣、石決明加水先煎煮 15 分鐘後，再加入天麻、蔓荊子、當歸、川芎、生白芍、首烏、丹參、白菊花、青葙子、元胡、薑黃、杜仲、桑寄生等藥，煮沸 10 分鐘後，再加入鉤藤、白芍繼續煮沸 3～5 分鐘，濾其湯液；二煎、三煎再將上藥煮 10～15 分鐘，分別濾其湯液。

三煎相合，分三次溫服，每日 1 劑。

【加減】若嘔吐，加用竹茹 12g、半夏 12g；煩躁不安者，加用琥珀 1.5g，研末沖服；小便黃赤者加車前子 12g、茯苓 12g。

⑻ **丹參山甲芎芍湯**

【藥物組成】紫丹參 10g，炮山甲 10g，三棱 5g，莪朮 6g，片黃薑 10g，川芎 10g，白芍 10g，葛根 30g，全蟲

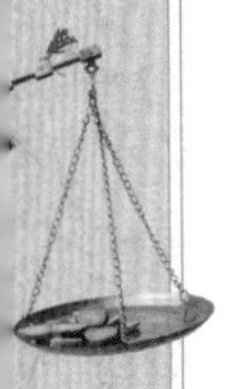

3g，枸杞子 10g，仙靈脾 10g，桂枝 6g，防風 10g，珍珠母或石決明 30g。

【功效】活血化瘀，益腎養血，祛風。

【用法】水煎服，每日服 1 劑。

【加減】氣虛者加生黃耆 30g、茯苓 15g、白芍 10g；血虛者去三棱、莪朮，加全當歸或雞血藤 30g、製首烏或熟地 30g；陰虛者去桂枝加鹿啣草 10g、桑枝 10g；寒邪留滯者加製川、草烏各 5g、北細辛 3g；疼痛劇烈者加白芍至 30g、元胡 30g；手指麻木者加蜈蚣 3 條、烏梢蛇 30g 或蘄蛇 15g；心悸失眠者加炙遠志 10g、炒棗仁 30g。

⑼ **定弦沖劑**

【藥物組成】天麻 360g，殭蠶 360g，鉤藤 480g，茯苓 600g，丹參 120g，夜交藤 120g，白糖 400g。

【功效】活血通絡，健脾化濕，平肝定弦。

【用法】上藥經加工製成沖劑，每包 30g。每次 15g，每日 3 次，口服。15 日為 1 療程，療程間隔 2～3 天。

2. 沖劑療法

⑴ **骨質增生丸**

【組成】熟地 1500g（乾燥後研取淨末 1000g），肉蓯蓉 1000g（乾燥後研取淨末 850g），鹿銜草 1000g，骨碎補 1000g（銼碎），萊菔子 500g（銼碎）。

【用法】每次服 2 丸，每日服 2～3 次，均用白開水送服。1 個月為 1 療程。一般可連續服 2～3 個療程，不必間斷。

【功用】補腎填髓，活血理氣止痛。主治頸椎病、增生脊椎炎、跟骨刺、大骨節病以及創傷性關節炎等。

⑵ **骨刺煎**

【組成】白芍 240g，伸筋草 90g，葛根 60g，桃仁 60g，乳香 60g，沒藥 60g，甘草 30g。

【用法】上藥共研細末，水泛為丸，如綠豆大，每服 3g，白開水送服，每日 3 次，1 個月為 1 療程。

【功用】散風除濕，舒筋活絡，散瘀止痛。主治神經根型頸椎病。

⑶ **化瘀散**

【組成】骨碎補 20g，金環蛇 3 條，桂枝 30g，羌活 60g，當歸 60g，製乳香 30g，沒藥 30g，生白芍 90g，甘草 30g，炮山甲 30g，雞血藤 80g，巴戟天 80g。

【用法】上藥為一料藥量，共研為細末，水泛為丸，如綠豆大，曬乾入瓷瓶保存。每日 3 次，每次 6g，溫開水送服。

【功用】補腎強督，通絡祛風，養血蠲痺。主治頸椎病症見頸、項、肩痠痛，活動不利，動則昏弦，上肢麻木，舌苔薄白，脈浮弦。

⑷ **祛散靈**

【組成】白粉霜 7.5g，珍珠粉 0.15g，乳香 6g，沒藥 6g，冰片 1.5g，黃連 3g，牛黃 0.6g，麝香 0.15g，礞石（煅）3g，槐角 12g，白芷 1.5g。

【用法】每日睡前服 1 次，每次服 3g，連服 3 個月。

【功用】清熱解毒，活血化瘀，祛風化痰。主治頸椎骨刺，熱毒瘀血、風痰的患者。

⑸ **甲全膠丸**

【組成】穿山甲 20g，金蠍 20g，蜈蚣 6 條，川楝子

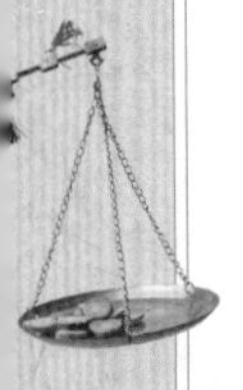

12g，川牛膝 20g，桃仁 10g，紅花 20g，皂刺 20g。

【用法】上藥烘乾研麵，分裝為 240 粒膠囊，早晚各服 4 粒，黃酒送服，每劑為 1 療程。

【功用】主治頸椎骨質增生。

⑹ **頸椎丸**

【組成】白芍 240 克，甘草 30 克，伸筋草 90 克，葛根 60 克，沒藥 60 克，桃仁 60 克，紅花 60 克。

【用法】上藥研細，水泛為丸，如綠豆大。每服 1.5 克，1 日服 3 次，1 個月為 1 療程。

【功用】散風除濕，舒筋活絡，散瘀止痛。主治神經根型頸椎病。

【療效】治療本病 232 例，效優者 83 例，良 71 例，有效 61 例，無效 17 例，總有效率為 92.7%。

⑺ **骨蛇桂葛丸**

【組成】骨碎補 129 克，金錢蛇 3 條，桂枝 60 克，粉乾葛 120 克，羌活、當歸各 60 克，製乳 30 克，生白芍 90 克，生甘草、炮山甲各 30 克，雞血藤、巴戟天各 80 克。

【用法】上藥共研細末，水泛為丸，每丸如綠豆大效。每次服 6 克，每天服 5 次，開水送下，1 料服 40 天。

【功用】補腎通督，通絡祛風，養血蠲痺。主治頸椎病。

【療效】治療 20 例，其中服藥 1 料得顯效者 6 例，2 料顯效者 12 例，3 料顯效者 2 例。經 X 線攝片，頸椎間盤清晰度增加、臨床症狀基本消失者屬顯效。

⑻ **頸椎骨刺丸**

【組成】白粉霜 7.5 克，珍珠粉 0.15 克，乳香 6 克，沒藥 6 克，冰片 1.5 克，黃連 3 克，牛黃 0.6 克，麝香 0.15 克，礞石（煅）3 克，雄精 2.5 克，槐角 12 克，白芷 1.5 克。

【用法】上藥共研細末，麵粉 50 克糊丸，如綠豆大小，朱砂 15 克為衣，每劑可製丸 800 粒。每天服 1 次，睡前服，每次服 3 丸，連服 3 個月。

【功用】清熱解毒，活血化瘀，祛風化痰。主治頸椎骨刺屬熱毒瘀血、風痰為患者。

⑼ **複方骨科活絡丸**

【組成】蒼朮、川牛膝、甘草、麻黃、乳香、沒藥、殭蠶、木瓜、川芎、黃耆、萆薢、蘄蛇、全蟲、琥珀、豨薟草、炙馬錢子等。

【用法】製成蜜丸。每次服 1～2 丸，1 日 2～3 次，2 週為 1 療程。

【功用】活血通絡止痛。主治痺阻型頸椎病。

3. 針灸治療法

⑴ 根據中醫理論循經取穴的原則，常取絕骨穴和後谿穴。因為後頸部為督脈、足太陽膀胱經，足少陽膽經必經之路；側頸部為手太陽小腸經、手少陽三焦經所過。而絕骨穴屬足少陽膽經，是足三陽經，為髓之會穴；後谿穴屬太陽小腸經，是八脈交會穴之一，通過督脈。故針刺絕骨、後谿二穴對頸項部能起到疏通經絡、調理氣血、舒筋止痛等功效。

⑵ 根據局部取穴、鄰近取穴的原則，選取大椎、風府、天脊、天日、天柱、風池、大杼、三陽絡、肩外俞等。伴頭暈嚴重者，可配合百會、啞門、太陽、翳風、心俞、足三里等。每次取 4～6 穴。

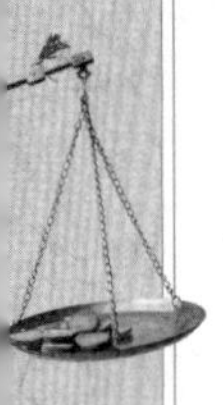

針刺治療頸椎病時，患者取端坐位，先用 75%的酒精棉球對所選定的穴位進行皮膚常規消毒，然後用 0.5～1.5 寸毫針直刺或斜刺，針尖達椎板骨膜外，施以補、瀉手法，使病人產生酸、麻、脹感覺，留針 15～20 分鐘。各型頸椎病常用的針刺穴位有：

① 頸型頸椎病。風池、大椎、天柱、玉枕、大杼（以上穴位施以補的手法）；肩井、頸椎夾脊、手三里、合谷、列缺（以上穴位施以瀉的手法）。

② 脊髓型頸椎病。百會、風池、後頂、足三里（以上穴位施以補的手法）；委中、後谿、大椎、湧泉（以上穴位施以瀉的手法）。

③ 椎動脈型頸椎病。大椎、風池、大杼、足三里（以上穴位施以補的手法）；玉枕、豐隆、合谷、頸椎夾脊（以上穴位施以瀉的手法）。

④ 神經根型頸椎病。大椎、風池、陽陵泉、大杼（以上穴位施以補的手法）；肩髎、合谷、手三里、委中（以上穴位施以瀉的手法）。

⑤ 交感神經型頸椎病。風府、風池、內關、列缺（以上穴位施以補的手法）；頸椎夾脊、大椎、後頂、合谷、湧泉（以上穴位施以瀉的手法）。

⑥ 混合型頸椎病。根據混合兼有的類型分別參考以上各類型的穴位進行處方配穴。

療法一

【取穴】四天穴（天柱、天髎、天宗、天井）、胛縫（在沿肩胛骨內緣的壓痛點上，針 0.3 寸深）。有肩周炎症狀者加肩髃、臑會；吞嚥困難者加啞門；有前庭症狀者加百會、足三里。

【針法】中等度刺激，留針 15 分鐘，每日或隔日 1 次。10 次為 1 療程。

【療效】用本法治療頸椎綜合徵 250 例，頸肩部疼痛有效率為 97.86%，手指麻木有效率為 89.54%，肩關節活動障礙有效率為 94.19%。

療法二

【取穴】

⑴ 常用穴：①夾脊頸 4～7；②啞 1～4、風池、天柱、大椎。

⑵ 備用穴：神經根型加肩井、胛縫、曲池、合谷、後谿、養老；椎動脈型加百會、四神聰、心俞、肝俞、太谿、行間；交感型加百會、四神聰、太陽、頭維、三陰交、膽俞、太衝；脊髓型加足三里、太陽、外關、委中、陽陵泉、環跳。

啞$_{1\sim4}$ 位置：啞$_1$ 與啞$_2$、啞$_4$ 均位於督脈上。啞$_1$ 為第 2、3 頸椎棘突間（啞門下 1 寸），啞$_2$ 為第 3 頸椎棘突間，啞$_4$ 為第 6、7 頸椎棘突間（大椎上 1 寸），啞$_3$ 在啞$_2$ 旁開 0.5 寸（雙側）。

胛縫穴位置：肩胛骨內緣壓痛點。

【針法】常用穴每次選 1 組，可輪流選用。其中第 1 組穴，一般取夾脊頸$_{5\sim6}$，如頸肩痛麻至腕指，可均取；第 2 組穴每次僅選啞$_{1\sim4}$ 中之 1 穴，餘穴選 1～2 穴。備用穴據不同症型，取 2～4 穴。

夾脊穴操作：取 28～30 號 1.5～2 寸之毫針，向脊髓方向成 75 度角刺入或旁開夾脊穴成 45 度角刺入，至針尖有抵

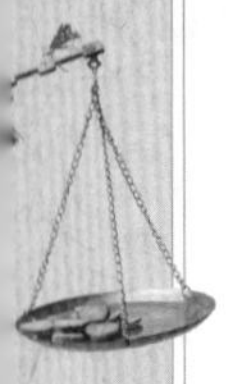

觸感即退針 5 分。採用提插結合小幅度捻轉，促使針感傳異。疼痛重者進提慢插，肢體麻涼甚者緊插慢提。一般則用平補平瀉法。啞$_{1、2、4}$穴均為直刺 1～2 寸，反覆提插不捻轉，啞$_3$ 進針法痛夾脊穴。要求取穴準確，得氣後輕提插 3～5 分鐘或搗針 2～3 分鐘，要求啞$_3$針感為上肢觸電感；餘穴應達到四肢觸電感。針感宜由弱到強，逐步獲得，不可亂搗猛刺。如針感不滿意，可調整方向；如仍無上述針感，則不必強求。緩慢出針，出針後揉按穴孔片刻。大椎穴，快速進針，緩慢送針至 1.5 寸深。進針時針尖略朝上，得氣後針尖略朝下；然後以拇指夾持針柄作快速小幅度捻轉，使病人有酸麻感循督脈下行；繼而改為自上而下有節奏捻轉（即拇指向上、食指向下捻針），運針半分鐘退針至皮下，復將針尖指向患側，提插捻轉 1 分鐘，使酸麻達到肩臂，不留針。風池向鼻尖方向進針 1.5 寸左右，使針感向頭頸部放射，天柱穴略向脊椎斜刺，針感向頸部放散為宜，均用平補平瀉法。其中胛縫進針 3～5 分，有局部酸脹為宜；養老穴取時手掌朝胸前，針尖向內管方向刺入，針感應向肩、肘、腕放射。以上穴位，除不留針者外，均留針 20 分鐘。每日或隔日 1 次，10～12 次為 1 療程，療程間隔 3～5 天。

【療效】療效判別標準：臨床痊癒：症狀完全消失，頸椎活動度正常，但頸部 X 片顯示退行性病變未見明顯改善；顯效：臨床症狀明顯減輕，勞累後頸部稍有不適，餘同上；有效：臨床症狀減輕，可做輕工作，餘同上；無效：症狀、體徵均未見改善。

共治 1991 例，其中 1741 例，按上述標準評定，臨床痊癒 778 例（44.7%），顯效 566 例（29.6%），有效 401 例

（23.1%），無效 46 例（2.6%），總有效率為 97.4%。

另 250 例，頸肩部疼痛改善率為 91.6%，指麻及頸肩關節活動障礙改善率分別為 89.5%和 94.2%。從總的治療情況看，以神經根針刺效果最好，而以脊髓型最差。

療法三

【取穴】頸肩上肢痛取相應頸椎夾脊穴、頸部阿是穴、天柱、風池、大椎、大杼、巨骨、曲池，外關、合谷等。腿痛取腎俞、大腸俞、秩邊、陽陵泉等。每次選 5～6 穴，以頸部及神經幹上段之穴位主穴，遠端穴位為配穴。

【針法】毫針刺上穴得氣後，接通 G—6805 治療儀，負極連主穴，正極連配穴，以連續脈衝波刺激。電流頻率約 200～250 次/分，電流大小以患者舒適為宜。每日 1 次，每次 30 分鐘。15 次為 1 療程，療程間隔 4～5 日。

【療效】用此法治療神經根型 27 例，椎動脈型 2 型，脊髓型 1 例。顯效 12 例，有效 16 例，無效 2 例。

療法四

【取穴】常用穴：夾脊頸$_{2\sim7}$。備用穴：養老、天柱、大椎、腎俞、大腸俞、曲池、外關、合谷、陽陵泉、秩邊。

【針法】常用穴：根據增生部位，選擇相應夾脊穴。備用穴，每次取 4～5 穴。常用穴以 2 寸毫針作 45 度角向脊椎方向刺入，運針至針感出現傳異，備用穴進針得氣，平補平瀉 1 分鐘。然後接通電針儀，負極接主穴，正極接配穴，連續波，頻率 120～250 次/分，電流強度以病人感到舒適為宜，一般在 1～1.5 毫安。每日 1 次，每次 30 分鐘，15 次為 1 療程，療程間隔 4～5 天。

【療效】共治療 168 例，部分配合中、西藥物。總有效

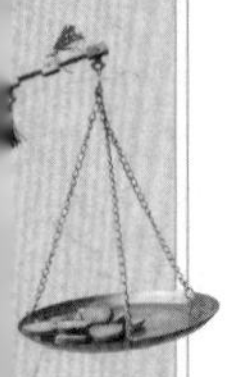

率為 93.3～96.4%。

4. 耳針療法

利用耳穴治療疾病的方法很多，但目前較為常用且效果比較理想的是壓丸法，即選用質地較硬且光滑的小粒種籽或藥丸（常用王不留行籽、油菜籽，六神丸等）貼壓耳穴，來治療疾病的一種方法。其操作方法為：先用 75%的酒精棉球消毒選定耳穴的皮膚，然後醫者用左手固定耳廊，右手持鑷子夾取貼有膠布的貼壓物對準穴位貼敷，並按壓數分鐘，待獲得耳廓發熱、脹、放散等類似針感即可。一般每週貼壓一次，可放置 7 天，貼壓期間每日讓患者自行按壓 2～3 次，每次 1～2 分鐘。貼壓 5 次為 1 療程。

⑴ 王不留行籽耳壓法

療法一

【取穴】主穴選肝、腎、頸項；配穴隨症加用內分泌、交感、脾、神門、心、太陽、上背、枕、肩。痛甚者加神門、交感；骨贅軟化控制不理想加內分泌；幫助復位加交感、心；沉困無力加脾；後頭痛加枕；背困痛加上背；背冷痛加肩等。

【用法】用探棒找出痛敏感點後，將王不留行籽貼壓穴處，每次每穴按壓 5 分鐘，要兩指對捏，一緊一鬆地按壓。每日按壓 5 次，隔日再換，雙耳交替，10 次為 1 療程，休息 10 天可再貼。

療法二

【取穴】選取頸椎耳穴相應部位。

【用法】找出穴位敏感點後，前後對稱貼壓，3 天換貼 1 次，治療期間酌情進行耳穴局部按摩。雙耳同時貼壓，10

次為 1 療程。主治各型頸椎病。

⑵ **藥麻子耳壓法**

【取穴】主穴：頸椎、腎、肝、脾、神門、皮質下。對症選穴：頭痛加枕、額；肩臂痛加鎖骨、肩、肘；眩暈加內耳、枕。

【用法】麻子去殼用 75%酒精消毒脫脂後，將膠布剪成 0.8×0.8cm 見方，將麻子放於膠布上，對準所選耳穴，貼壓在敏感點上。中年體壯患者施以對壓法或直壓法，年老體弱者及耳穴敏感人施以輕揉按摩法，每穴按 27 轉，使患者產生酸、麻、脹、痛、熱等感覺，囑患者每日自行按壓 3～5 次。每週治療 3 次，每次貼壓耳廓一側，兩耳交替貼壓，10 次為 1 療程。

⑶ **黃荊子耳壓法**

【取穴】主穴：頸椎、神門、肝、腎。配穴：神經根型產生的頭痛、肩痛者加枕、肩；血管型產生的頭痛、頭暈者加心；心悸、汗出者加交感；兼有外傷血瘀者加隔（耳中）；由神經根引起者加內分泌、腎上腺。

【用法】先以 75%酒精擦洗耳廓，將黃荊子置於 0.6×0.6cm 見方的膠布中間，對準所選耳穴貼壓。主穴頸椎敏感點可在耳廓前後相對稱貼壓，貼後按揉至局部有酸、麻、脹、痛感為度。每日按壓 10 餘次，每次每穴 3 分鐘，3 日更換。

⑷ **白芥子耳壓法**

【取穴】主穴：頸、頸椎、腎、肩。配穴：神門、肝、脾、皮質下。加減：胸前區疼痛加心、胸；視力減退加眼、肝；頭暈加腦點、心、腎；下肢痙攣行走不便加下肢相應穴

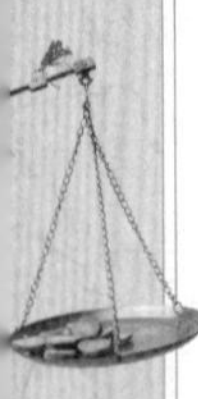

位。

【用法】找出穴位敏感點，常規消毒耳廓皮膚，將白芥子置於 0.6×0.6cm 見方的膠布中心，黏貼在所選耳穴上。每日重按壓 10 餘次，每次每穴 20.6×0.6cm 3 分鐘，隔日換藥 1 次，10 次為 1 療程。

5. 拔罐療法

常用於頸椎病的拔罐療法有如下幾種：

⑴ **方法一：**取大椎、風池、大杼、風門、阿是穴等，皮膚常規消毒後，用三棱針刺所選穴位 1～3 次，以見到出血為度，然後用閃火法將罐拔於所點刺的穴位上，留罐 10～15 分鐘，拔出血量為 1～2ml，去罐後擦去皮膚上的血跡，頭部做旋轉運動。每次可選 2～3 個穴，每週治療 3 次，一般 10 次為 1 療程。

⑵ **方法二：**取華佗夾脊穴、阿是穴、肩井、肺俞、天宗等，皮膚常規消毒後，用七星針扣打至皮膚點狀出血，然後拔罐 10～15 分鐘，每穴拔出瘀血 1～5ml。伴有神經根刺激徵者沿著手陽明大腸經及手太陽肺經循行路線穴施治；若尺神經受壓，則選擇手少陰心經和手太陽小腸經的穴位。針刺手法以提插撚轉瀉法為主，每次選擇 3～4 個穴位，每週治療 3 次，10 次為 1 療程。

⑶ **方法三：**取華佗夾脊穴、阿是穴、乘風、肩貞。天宗等，皮膚常規消毒後，用 1.5 寸毫針刺，手法用強刺激瀉法，取得針感後，留針 20 分鐘，起針後局部拔火罐 10 分鐘，待皮膚出現紅紫色瘀血為止。以上穴位每次選擇 3～4 個，每週治療 3 次，10 次為 1 療程。如上肢麻木疼痛重者加肩平髃、曲池、合谷、中渚；如頭暈、耳鳴重者加率谷、

百會、太衝；心慌、心悸重者加內關、足三里。

⑷ **方法四：**取夾脊穴、小腸經的肩外俞、天宗、阿是穴等，先在頸部塗適量的潤滑油，選擇小口徑火罐，用閃火法將罐吸拔於頸部，沿著以上經脈來回滑動火罐，至皮膚出現紅色瘀血現象為止。每週 1 次，4 次為 1 療程。

⑸ **方法五：**取阿是穴。取麻黃、防風、木瓜、川椒、竹茹、秦艽、穿山甲、乳香、沒藥、當歸各 30g，用紗布包好，放入鍋內，加水 3000ml，文火煎 30 分鐘至藥性煎出。將竹罐放入藥中，煮 5～8 分鐘，用鑷子夾出竹罐，甩去藥液，迅速用乾毛巾封住罐口，以便吸去罐口的藥液，降低罐口的溫度，保持罐內的熱氣，然後趁熱立即將竹罐扣於所選穴位，手持竹罐稍加按壓 1 分鐘，待竹罐吸牢於皮膚上即可。留罐 10～20 分鐘，至皮膚出現瘀血為止，每日 1 次，10 次為 1 療程。

6. 推拿療法

推拿療法是運用各種手法有節律、有規則地作用於患者體表特定穴位或一定部位，藉以調整臟腑的生理功能，改變其病理過程，以治療疾病的方法。推拿療法治療頸椎病不僅應用廣泛，療效滿意，簡便易行，而且痛苦小，患者易於接受。近年來，大量臨床實踐證明，推拿療法對頸椎病是一種行之有效的方法，並且是頸椎病首選及主要的治療方法，其治療作用可概括為以下幾個方面：

⑴ 推拿可以促進血液循環，疏通脈絡，從而有解痙止痛的作用。

⑵ 加寬椎間隙，擴大椎間孔，整復椎體和小關節滑脫，解除神經壓迫。

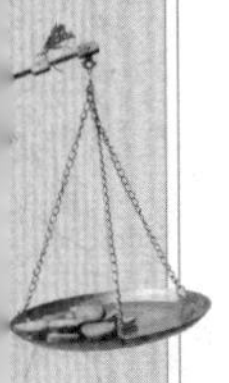

⑶ 鬆解神經根及軟組織粘連，緩解症狀。

⑷ 緩解肌肉緊張及痙攣，恢復頸椎活動。

⑸ 對癱瘓肢體進行推拿，可以減少肌肉萎縮，防治關節僵直和關節畸形。

療法一

1. 基本手法

⑴ 患者坐位，頭稍向前俯使項部充分暴露（體弱者可取俯臥位，胸前墊枕）。先以一指禪推、按揉法在頸項部中線自風府、啞門到大椎穴；兩側自風池而下到大杼穴，反覆操作 5～10 分鐘。

⑵ 點按天柱、肩中俞、肩外俞、天宗等穴各 5～10 次。

⑶ 以滾法於頸項、肩臂部、配合被動運動，反覆操作 3～5 分鐘，使肌肉充分放鬆。

⑷ 患者坐位，頭部稍向前屈。醫者立其身後，一手拇指按住患側椎體壓痛處，一手用肘部托住患者下頦，向前上方牽引，同時向患側輕柔轉動頭部，往往可以聽到整復的彈響聲。如仰臥位，肩後用枕稍墊高。醫者立於床頭，右手緊托患者枕部，左手托住頦部，將其頭自枕上拉起，使頸與水平呈 45 度角，略作牽引後，輕輕將頭作左右旋轉和前後擺動，亦常可聽到彈響聲，但左右轉動不要超過生理限度。

2. 隨症加減

⑴ 如出現上肢麻木、發脹、發抖或無力症狀者，基本手法外再加：①患者正坐位，醫者立其後，兩手分別端住患者的下頜，輕輕向上端提 1～3 分鐘。②經上法後，患者病症改善，感到輕鬆，再以一手扶患者前額，一手捏揉其兩側

頸部，從風池到肩井穴，順序向下揉，反覆 10～15 次。

⑵ 如發病已久，前臂及手出現肌肉萎縮，並伴見頭痛、頭暈或頭皮痛等症狀者，基本手法外再加：①醫者單手抓揉患肩及手臂 5～10 次，並做擦法，以熱為度。②捏、揉患肢內關、外關穴各 1～3 分鐘。③捏揉合谷穴 1～3 分鐘。④以手掌大魚際揉患側頭面部 3～5 分鐘，並在患側頭側部作散法 1～3 分鐘。

療法二

【取穴】風池、風府、肩髃、肩井、大椎等穴及頸肩部肌肉、頸部兩側胸鎖乳突肌、斜方肌。

【用法】先揉按頸肩部肌肉及風池、風府、肩髃、肩井、大椎等穴，揉、搓、按拿、彈撥頸部兩側胸鎖乳突肌、斜方肌及其他軟組織。用兩手掌根部托住下頜和枕骨粗隆，用力緩解上提頭顱約 1 分鐘，再用拇指指峰把偏歪的棘突向對側用力推；在上提頭顱的位置上將頭部輕揉地左右旋轉活動 3～5 次，然後再使頭部做輕柔的左右側屈活動 3～5 次。用拇指或四指按壓彈撥鎖骨上窩及腋下臂叢神經及腋總神經，使患臂及手指出現麻脹酸困乏。再用臥位牽引：床腿墊高 15～20°左右，頭高足低位用頜枕四頭帶臥位牽引，重量為體重的 1/10～1/8，每次 45 分鐘，日 1 次，10 為 1 療程。恢復期用魏氏頸部導引法，活動頸部，日 2 次。

【療效】用此法治療 213 例，顯效 187 例（87.8%），有效 21 例（9.9%），無效 5 例（2.3%）。

療法三

1. 頸椎推法

病員取坐位。術者立於後側，用手指或掌側小魚肌部置

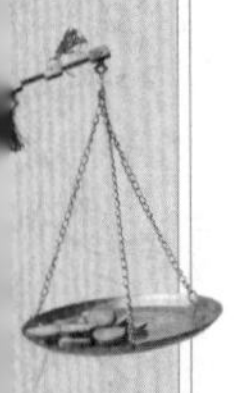

於頸部兩側，著力適當，自頸的上部向肩部推動。然後以雙手拇指自肩井穴向風池穴推按，或以拇指點揉上星穴，並沿兩側髮際推至頭維穴。每穴按壓片刻，以使局部有酸脹感，皮膚發熱發紅為宜。如有後頭部痛或頸項痛，可指壓風池穴和啞門穴；有手指麻木者可配用少海穴、養老穴等。

2. 頸部拿法

病員坐位。術者立於後側，用單手或雙手提拿頸後及頸兩側肌肉組織。在提拿時雙手交替用力，即左手提拿時，右手放鬆；右手提拿時，左手放鬆。

3. 頸部揉捏法

病員取坐位。術者立於後側，以雙手拇指或掌側小魚際肌部置於頸部兩側，著力均勻，上下來回揉捏 10～20 次。

4. 頸部運搖法

病員坐位，兩上肢反抱於背後。術者立於病員後側，放鬆局部肌肉，兩眼向前平視，雙手置於頸頷部，並用力向上提頸（向上拔伸），慢慢用力使頭部向左、右兩側各旋轉 30～40 度，重複 8～12 次。

5. 頸部側屈法

病員取坐位，兩上肢反抱於背後。術者立於後側，兩手掌側小魚際肌部緊貼於頸部兩側，然後雙手交替著力，使頭部向左、向右作側屈運動。反覆做 8～12 次。

6. 按肩搬頭法

病員取坐位，兩上肢反抱於背後。術者立於後側，左手按於右肩，右手置於頭頂，用力將頭頸部向右側搬動。然後用同樣的手法，右手按於左肩，左手置於頭頂，用力將頭向左側搬動。兩側交替進行操作，每側 8～12 次。

7. 指壓穴位

頸神經根型：指壓風池、肩井、肩髃、外關、少海、後谿等穴位；頸椎動脈型：指壓風池、太陽、列缺、合谷、聽宮等穴位，如有頭昏、頭痛、眩暈、目脹，加百會、頭維、上星；脊髓型（頸肩綜合徵）：指壓肩中、翳風、肩中俞、肩髃、期門、陽陵泉、後谿等穴位；交感神經型：指壓百會、肩井、顴髎、神門、外關、足三里，如頭暈、頭痛、眼脹痛，加四白、攢竹、太陽。

以上治療手法，應每日做 1 次，10～15 次為一療程。1 療程後，休息 1 週，再做第 2 療程。

8. 頸部牽引

病員取坐位。術者將特製的牽引頭帶，套於病員頸部，按照頸部胖瘦的情況扣好兩側皮環扣，然後將重力物（沙袋或砝碼）通過滑輪作牽引，重力物一般重 5～8 公斤。每次牽引 20～30 分鐘。

療法四

1. 治療方法

夏惠明根據臨床應用體會，分成以下幾部：

⑴ 疏鬆術：患者正坐，醫者立於後側，用推、揉法於兩側頸項，用力要均勻，力量要深達肌肉，使之舒筋通絡，行氣活血，解痙鎮痛，以鬆解痙攣僵硬的頸肩肌群。

⑵ 整復術：用滾法於肩及上背肌肉，適時作頭部前屈後伸、左右旋轉活動，進行鬆解整復，緩解由於頸椎病變時對神經根、血管及周圍軟組織的壓迫和刺激而引起的症狀，這是治療頸椎病的主要步驟。

⑶ 隨證加減：①神經根型：加點按頸椎兩側，從枕內

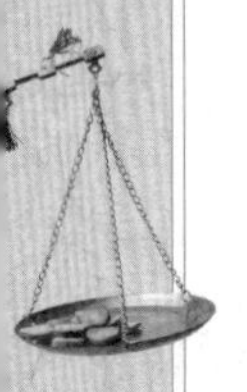

粗隆開始至第七頸椎橫突下方；用拿法於患側頸部及滾法於患側上肢；平推法於大椎穴以透熱為度。②椎動脈型：加用扶法於前額，按揉太陽、風池、風府、震百會、大椎穴。③交感型：加推橋弓穴，沿頭部兩側少陽經作掃散法，勾法於兩側太陽穴，然後拿風池、風府、肩井，按心俞。

2. 療效標準和結果

治癒：臨床症狀消失或基本消失，頸部活動正常，並已恢復工作；顯效：臨床症狀明顯減輕，平時可無症狀，天氣變化或勞累後，頸部有不適感，偶有輕微疼痛；好轉：臨床症狀減輕，或大多數症狀消失，但仍有少數或個別症狀改善不明顯；無效：症狀和體徵無改變，頸部活動仍受限。

50 例中治癒 24 例，顯效 22 例，好轉 4 例，總有效率為 100%。

3. 敷貼療法

療法一

【取穴】阿是穴。

【藥物】白花蛇 10 克，麝香 15 克，肉桂、乳香、沒藥、川草烏、川椒、白芥子各 5 克，冰片少許。

【用法】先將百花蛇焙黃，乳香、沒藥去油後，再同上藥共為細末，裝瓶備用。同時在膠布上撒藥粉少許，貼於頸部壓痛最明顯處。

【按】同時配服葛根、威靈仙各 30 克，全蟲 6 克、透骨草、仙靈脾、白芍、狗脊、雞血藤、木瓜各 15 克，桑枝 10 克，青風藤 12 克。

療法二

【取穴】阿是穴。

【藥物】三七 10 克，川芎 15 克，血竭 15 克，乳香 15 克，薑黃 15 克，沒藥 15 克，杜仲 15 克，天麻 15 克，白芷 15 克，川椒 5 克，麝香 2 克。

【用法】將前 10 味藥研細末，放入 150 毫升白酒中微火煎成糊狀，或用米醋拌成糊狀，攤在紗布上，並將麝香搽在上面，敷於患處。乾後可將藥重新調成糊狀備用，每劑藥可連用 3～5 次，15 次 1 療程。

療法三

【取穴】大椎、大杼、肩髃、肩井、後谿。

【藥物】吳茱萸 150～300 克，黃酒適量。

【用法】將吳茱萸研為細末，過篩。用時取藥末適量加黃酒拌勻，放鍋內炒熱，攪成糊狀。取藥糊乘熱攤於數塊清潔布上，分別貼於大椎、大杼、肩髃、肩井、後谿穴上，冷後再換，再貼之。

療法四

【取穴】阿是穴。

【藥物】青風藤、海風藤、羌活、獨活、藤黃、木瓜、麻黃、當歸、川芎、生川烏、生草烏、地龍、土元、補骨脂、杜仲、牛膝各適量。

【用法】將上藥於患處或主要疼痛部位外敷，7 天更換 1 次，1 週為 1 療程。

療法五

【取穴】阿是穴。

【藥物】麥冬 0.1 克，藤黃 1.5 克，朱砂 1.5 克，梅片 1.5 克，壁虎 1 條（焙乾取 1 半）。

【用法】以上諸藥共為細末，用膠布將藥面貼於患處。

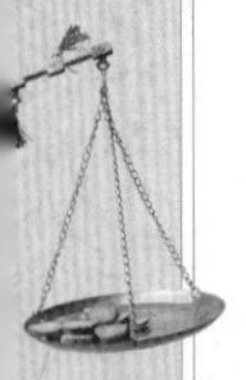

療法六

【取穴】阿是穴。

【藥物】烏梢蛇、細辛各 10 克，白花蛇 1 條，皂角刺、豨薟草、透骨草、穿山甲、生乳沒、杜仲、威靈仙、仙靈脾各 15 克，五靈脂 20 克，生川烏、生草烏各 9 克。

【用法】上藥共研細末，用陳醋或米醋（局部疼痛發冷者可用白酒或黃酒）調成糊狀，以杏核大小藥膏置膠布中央，貼於增生部位及相應穴位上。隔日 1 次，10 次為 1 療程。

8. 石蠟療法

石蠟療法是利用加熱熔化的石蠟作為溫熱介質（導熱體）敷貼於患部，以治療疾病的物理療法。

由於每公斤熔化的石蠟在冷卻凝固時，可放出 500 焦熱量，在局部產生溫熱作用，從而促進局部血管擴張、血液循環加快、細胞的通透性增強，有利於血腫的吸收和水腫的消散，加上石蠟冷卻時體積縮小，施壓於皮膚及皮下組織，產生柔和的機械壓迫作用，能促進組織內滲出液的吸收，防止淋巴液和血液滲出，並使溫熱作用深而持久，故有消腫止痛作用。

石蠟療法的具體方法有：

⑴ **刷蠟法**

用平毛刷浸沾加熱到 55℃～65℃的石蠟，在治療部位皮膚上迅速而均勻地塗抹幾層薄蠟，這幾層薄蠟迅速冷卻後，凝固成壓縮的軟蠟殼，形成一層導熱性低的保護層，然後在保護層外再刷 0.5 公分的石蠟殼，或用 6～8 層浸有 60～65℃石蠟的紗布或棉墊，稍擰乾敷於保護層上，包好。

⑵ 蠟布法

將浸蠟的紗布墊冷卻至皮膚能耐受的溫度，放於治療部位，然後用油布或膠布蓋好，較合適於家庭治療。

⑶ 蠟盤法（蠟餅法）

將熔解的石蠟倒入鋪膠布的盤中，厚度為 2～3 公分，待表層石蠟冷卻凝固後（表層溫度為 50～55℃，內層溫度比表層高 4℃～4.2℃），連同膠布一起取出放在治療部位，根據治療部位的形態，將蠟餅縮形，使之與皮膚充分接觸。

⑷ 蠟袋法

即以塑料袋裝蠟代替蠟餅進行治療。

9. 梳頭療法

梳頭療法是利用牛角梳的梳齒進行梳刮，深壓頸部及相關穴位，以治療頸椎病等疾病的一種民間流傳的自然療法。

其治療頸椎病的機理是：運用多功能牛角梳在頭頸部相應地全息穴區和經絡穴位上不停地刺激運動，感傳生物訊息，使頭頸部毛孔開洩，「廢物」外排，經絡暢達，氣血宣通，陰陽平衡，改善局部血液循環，以達到治癒目的。

具體操作方法是：取保健牛角梳和刮痧油（治療時塗在頸部），取坐位或站立位，全身放鬆。持梳呈 45°梳齒深觸頂枕帶上 1/3（百會至腦戶穴連線上 1/3，左右各旁開 0.5 寸的條帶）；頂後斜帶（絡卻穴至百會連線兩側各旁開 0.25 寸的條帶），自上而下，各梳刮 1 分鐘，每分鐘頻率 80 次，以發熱為宜。

持梳呈 90°，梳齒深觸風府（頂後正中髮際上 1 寸）至大椎（第七頸椎棘突下）；梳齒深觸雙側天柱（啞門穴旁開 1.3 寸），至大杼（第一胸椎棘突下旁開 1.5 寸）；梳齒深觸

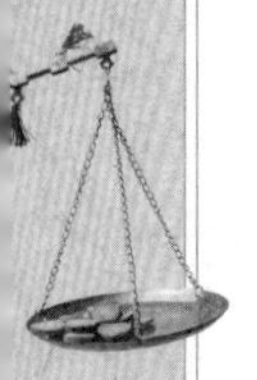

雙側風池（後頭部枕骨下頸部肌肉隆起外緣凹陷處）至肩井（大椎穴與肩峰連續中心），自上而下各梳刮 40 次，以出痧為宜。用保健牛角梳耳棒按揉神門穴（三角窩內，對耳輪上下腳分叉處稍上方）、腎（對耳輪上下腳分叉處下方）、頸椎（胸椎下 1/3）、頸（頸椎前側耳甲緣）各 60 次，以發熱為宜。

梳頭時一般用厲梳法，即加強按壓力，對年老體弱者宜用平梳法，即按壓力適中，頸部出痧 5 日左右消退後再繼續治療。

10. 藥枕療法

藥枕療法是將藥物作為枕芯裝入枕中，或自製薄型藥袋置於普通枕頭上，睡時枕用的一種治療方法。

⑴ **活絡通經枕**

【藥物】當歸、羌活、藁本、炙川烏、黑附片、川芎、赤芍、紅花、廣地龍、廣血竭、燈芯草、石菖蒲、桂枝、細辛、紫丹參、萊菔子、威靈仙、防風各 300 克，乳香、沒藥個 200 克，冰片 20 克。

【製法】上藥除冰片外，一起烘乾，共研粗末，兌入冰片，和勻，裝入枕芯，製成藥枕。

【用法】令病人枕於項下。

⑵ **頸椎康復枕**

【藥物】丹參 500 克，鬱金 400 克，石菖蒲 500 克，葛根 500 克，當歸 500 克，土蟲 100 克，生薑 400 克，破故紙 500 克，附子 500 克，威靈仙 200 克，明礬 500 克，巴戟天 500 克，元胡 300 克，合歡花 300 克，冰片 20 克。

【製法】上藥除冰片外，分別烘乾，共研細末，兌入冰片，和勻，裝入枕芯，製成藥枕。

【用法】令病人枕之。

⑶ **葛根升清枕**

【藥物】葛根 1000 克，人參葉 500 克，黃精 500 克，生白朮 500 克，巴戟天 200 克，升麻 100 克。

【製法】將上藥分別烘乾，研成粗末，混勻，裝入枕芯，製成藥枕。

【用法】令病人枕之。

⑷ **磁石冰片枕**

【藥物】磁石 1000 克，生鐵落 500 克，冰片 20 克，丹皮 500 克，夏枯草 500 克。

【製法】先將磁石、生鐵落打碎，丹皮、夏枯草一起烘乾，共研細末，兌入冰片，共和勻，裝入枕芯，製成藥枕。

【用法】令病人枕之。

⑸ **血瘀落枕方**

【藥物】川芎、羌活、獨活、丹參、急性子、玫瑰花、元胡、晚蠶砂各 200 克。

【製法】上藥分別烘乾，共研粗末，和勻，裝入枕芯，製成藥枕。

【用法】令病人枕於患側。

⑹ **風寒落枕方**

【藥物】細辛 300 克，白芷 500 克，川芎 400 克，羌活 400 克，獨活 600 克，石菖蒲 200 克，晚蠶砂 300 克。

【製法】上藥分別烘乾，共研粗末，混勻，裝入枕芯，製成藥枕。

【用法】令病人枕於患側。

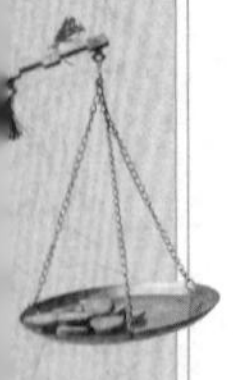

11. 外洗療法

⑴ **頸項洗方**

【藥物組成】兔兒酸 12g，川桂枝 9g，劉寄奴 12g，五靈脂 9g，伸筋草 12g，秦艽 12g，川紅花 9g，桑寄生 12g，紫藤枝 9g，大薊 9g，小薊 9g，乳香 9g，沒藥 9g。

【功效】舒筋通絡，化瘀定痛，養血營筋，滑潤筋膜。

【主治】落枕，頸部扭傷、轉動不便，局部肌筋腫脹疼痛，或頸部挫傷後積血成瘀，疼痛難忍，或頸椎病所引起的頸項板滯、疼痛等症。

⑵ **上肢洗方**

【藥物組成】川桂枝 12g，冬桑枝 12g，土地狗 9g，乾地龍 9g，地鱉蟲 6g，大獨活 12g，西秦艽 12g，紫藤枝 12g，山麻黃 12g，嫩勾藤 12g，雞血藤 12g。

【功效】活血營筋，通絡止痛，溫經止痙，祛寒化濕。

【主治】肩部腫脹疼痛，肢體麻木，筋絡攣縮。

⑶ **舒筋活穴洗方**

【藥物組成】伸筋草 9g，川紅花 6g，乳香 6g，沒藥 6g，海桐皮 9g，兔兒酸 6g，大當歸 9g，山勾藤 9g，地鱉蟲 6g，大獨活 9g。

【功效】舒筋活血止痛。

【主治】關節傷後血絡不通、痠痛等症。

以上洗方各藥放入紗布口袋右，然後倒入盆中外洗及薰洗，水涼後再加溫。一般每天洗 1～2 次，每袋藥可洗 3～5 次。

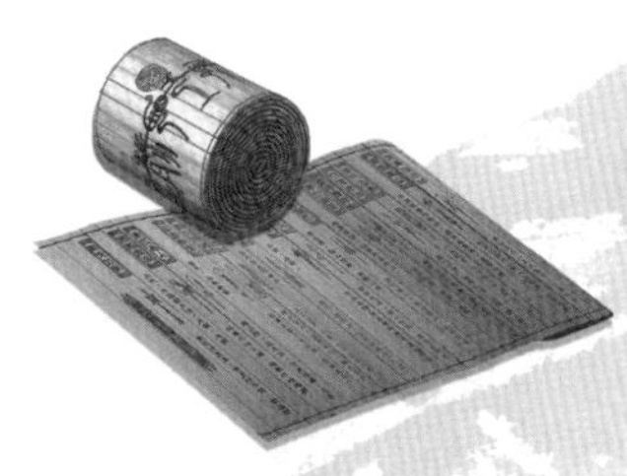

性功能障礙
（陽痿早洩）

一 性功能障礙的概念（陽痿和早洩）

引起性功能障礙的原因很多，大體可分為以下幾個方面：

1. 心理因素

由於在性功能障礙中功能性所占的比例較大，因此心理性原因收到了較大的關注，如性焦慮，性恐懼，童年時受到的性暴力，夫妻感情不和，工作壓力太大等等。

2. 器質性因素

目前研究表明，許多性功能障礙是由器質性原因引起的，常見的有神經源性疾病，內分泌性疾病，血管源性疾病以及各種原因引起的性器官的畸形、損傷以及性無能。

3. 藥物

長期服某些藥物如安眠酮、安定、利血平、氨苯喋啶、甲氰咪呱等。

4. 不良生活習慣

性交過頻，長期手淫，長期受淫穢書刊音像的刺激等。

5. 不良飲食習慣

過食高熱量，高脂肪飲食，偏食，嗜菸，酗酒等。但後來由於心理因素或器質性因素而發生陽痿。

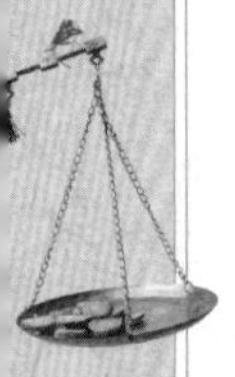

6. 按陽痿表現程度分為：

⑴ **完全性陽痿**

完全性陽痿是指陰莖完全不能勃起進行性交。

⑵ **不完全性陽痿**

不完全性陽痿是陰莖雖能勃起，但不能維持足夠的硬度和時間以完全性交。

早洩是指在性交過程中，陰莖未接觸或剛接觸女方外陰，或剛插入陰道就發生射精，隨後陰莖疲軟，不能維持正常性生活的一種病症。是較常見的男性性功能障礙疾病。不同人射精時間不同，同一人在不同時期或不同情況下射精早晚也有差異，大多數人在性器陽痿方面有不同程度的症狀和病因。內分泌原因造成的陽痿占陽痿病人的 5%～35%。其主要原因分為：

① **原發性機能減退症**

是指病變在睾丸水平，伴血中卵泡刺激素，黃體生成素或兩者均增高（即高促性腺激素性性機能低下），如染色體異常，雙側無睾症，閹割徵群。化療藥物，放射線，工業毒素，酒精，雄激素拮抗劑，導致催乳素分泌增加的藥物如：甲氰咪呱和滅吐靈。以及睾丸損傷，睾丸炎，肝腎疾病。

② **繼發性性機能減退症**

是指病變在下丘腦或垂體水平，血中卵泡刺激素及黃體生成素水平均低，睾酮水平也低，如先天性卡爾曼綜合徵，先天性促性腺功能低下症，高催乳素症，內外源性激素失常、腫瘤等。另外包括雄激素的合成障礙和雄激素的生成過程異常。

總之，內分泌性陽痿病因較多，其診斷除依靠病史、症狀、體徵外，更重要的是依賴實驗室檢查。

二 陽痿早洩的病因

1. 社會心理因素

這是一種非性的心理因素，其中最主要的是夫妻關係、感情等的不和；或夫妻間互不信任，懷疑對方有外遇；或因經濟問題、子女撫養、父母贍養而引起爭吵；或因喪失親人的悲傷、工作上的不順心等，均可造成精神創傷，給性功能帶來影響而致陽痿。

2. 性焦慮和恐懼

初次性交的失敗、婚前頻繁手淫的內疚及喪失對性功能的信心；由於性無知或父母及家庭的影響，致對性的問題有神祕和恐懼感；家庭矛盾或夫婦間感情不和，致心理負擔過重；過度疲勞、情緒激動、心情憂鬱、環境不理想；或因種種原因而被迫禁慾等均可引起陽痿。

在第一次發生陽痿時，往往都有特殊的發病因素干擾了正常性活動，於是因此而對自己的勃起能力產生懷疑，如懷疑自己的生殖器官是否發育太小，過去動過手術、有過手淫是否會影響性功能等等。因而每次性生活都高度緊張或焦慮，造成大腦皮層的強烈抑制而引起陽痿。

3. 性無知

在成長發育過程中，受宗教、家庭、傳統文化及道德倫理觀念的影響，認為性生活下流、骯臟，因此對性生活造成重大的壓抑和神秘感，有的甚至婚後終身未曾性交。

4. 性交不射精

⑴ 由於性交不射精，因此長期達不到性高潮，久之會

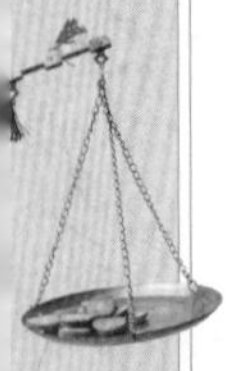

因心理壓抑併發陽痿。

⑵ **器質性因素**　目前研究表明，許多性功能障礙是由器質性原因引起的，常見的由神經源性疾病，內分泌性疾病，血管原源性疾病以及各種原因引起的性器官的畸形、損傷以及性無能。

⑶ **藥物**　長期服某些藥物如安眠酮、安定、利血平、氨苯喋啶、甲氰咪呱等。

⑷ **不良生活習慣**　性交過頻，長期手淫，長期受淫穢書刊音像的刺激等。

5. 不良飲食習慣

過食高熱量，高脂肪飲食，偏食嗜菸，酗酒等。

6. 糖尿病

糖尿病人陽痿的發生率高達 35～59%，是其他人的 2～5 倍。糖尿病引起陽痿的機理尚不清楚，一般認為與以下原因有關：

神經系統病變：糖尿病神經系統病變的發生率在 26～80%之間，多見於外周神經，植物神經亦可累及。患糖尿病後，自主神經纖維可見腫脹破裂、空泡化擄軸索直徑的改變，但這些神經纖維並無炎性改變。糖尿病患者陰莖內的去甲腎上腺素含量明顯低於正常人，也可間接反映交感神經受損。對糖尿病患者的陰莖海綿體組織檢查，發現所有的神經脫髓鞘，Schwann 細胞及神經周圍細胞之基底膜瀰漫性增厚。神經病理學研究也發現供應自主神經的血管病變，因而可影響神經的營養供應而引起陽痿。

血管病變：糖尿病患者的血管腔明顯狹窄，加上血管壁的鈣化及血管內膜的改變，都可影響血管供應。

精神因素：由於長期患病，而又必須限制飲食，依賴藥物，體力減弱等，都可產生焦慮而影響性功能。

內分泌異常：糖尿病病人常有睾丸功能不全。

應該注意的是，有時病人以陽痿就診，經檢查才發現是糖尿病。

7. 血管源性陽痿

陰莖勃起有賴於注入海綿體的動脈血流量增加及靜脈輸出量的適當減少，是血液捕獲在海綿竇內以保持其生理功能。有動脈病變引起供血不足引起的陽痿叫動脈源性陽痿，由靜脈功能不全引起的勃起障礙叫靜脈源性陽痿。二者可單獨出現，在少數病例可同時出現。

血管源性陽痿是器質性陽痿中最重要和最常見的原因，我國血管源性陽痿發生率在陽痿中占 30%左右。

⑴ 動脈源性陽痿

主要是指動脈供血不足，是 40 歲以上繼發性陽痿最常見的原因。患有外周動脈疾病時陽痿的發病率明顯增高，其中動脈硬化和損傷是兩個主要因素。

動脈壁損傷：損傷動脈壁的四個最常見的因素是糖尿病、吸菸、高血壓和高血脂。動脈粥樣硬化，尤其發於腹主動脈分杈、髂總動脈一股動脈旁路手術，導致下腹動脈血流減少，腎移植時一側腎動脈於髂內動脈對端吻合，有 10～30%患者發生陽痿，如對側採用同樣手術方式，陽痿發生率可上升到 65～100%；盆腔放療。外傷性多見於骨盆骨折。脊椎骨折和陰莖折斷。嚴重骨盆骨折可引起不可逆性性交功能喪失，約 33～80%發生陽痿。尿道膜部損傷且完全斷裂者，陽痿更常見。有時單純恥骨分離也可引起陽痿。脊椎腹

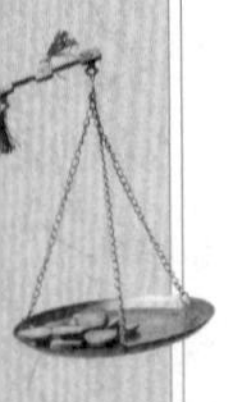

折引起的陽痿因損傷脊髓的平面及其嚴重程度的不同而不同。當胸$_{10}$和胸$_{12}$包括圓錐時，仍可發生反射性勃起；若病變包括圓錐則反射性勃起不能發生，精神性勃起雖可發生，但只產生部分陰莖勃起而不能性交。

⑵ **靜脈源性陽痿**

是因靜脈引流障礙（靜脈漏）引起者，可單獨發生於某一系統，亦可同時見於 2～3 個靜脈系統。好發部位是脊深靜脈。靜脈漏常見的因素有靜脈瓣膜功能不全或缺如、異常導靜脈的出現（如先天性陰莖彎曲）、導靜脈擴張、導常通道等。

8. 神經性陽痿

神經病變干擾了神經遞質在海綿竇及螺旋動脈的神經肌肉連接外的釋放，由此引起的勃起障礙為神經性陽痿。產生神經性陽痿最常見的原因有慢性酒精中毒、多發性硬化和腰椎間盤脫出。

據統計約 10%慢性酒精中毒病人有多發性神經病變，可引起陽痿。多發性硬化的特點是發作性，發作時可伴有陽痿，所以常很難正確診斷，並易在早期診為精神性陽痿。此類病人晚期幾乎都有性功能改變，常同時有延遲射精、不射精或難以達到性慾高潮或性慾減退。腰$_{4\sim5}$椎間盤脫出症的病人可引起陽痿。

9. 藥物性陽痿

臨床上許多常用藥物往往對性功能產生很強的抑制作用，因此詢問性功能障礙病人時，應重點瞭解有關藥物的影響。一般來說，在服藥過程中出現的陽痿是藥物的一種副作用，此種陽痿多是可逆的，停藥後可以恢復。

藥物引起陽痿常因於藥物對植物神經、內分泌的影響，及中樞的抑制和鎮靜作用。

引起陽痿的藥物常見有以下類別：

抗高血壓藥：如甲基多巴、利血平、胍乙啶、可樂寧、心得安等。

中樞抑制或鎮靜藥：如利眠寧、胼苯噠嗪、安定、巴比妥等。

治心臟藥：如地高辛、冠心平等。

利尿劑：如雙氫氯噻嗪、安體疏通、速尿等。

阿托品類：如阿托品、鹽酸雙環胺等。

其他：如影響內分泌功能的藥物如鴉片類、胃復安、甲氰咪呱等。

10. 內科疾病

任何急性或慢性疾病都可影響性功能，但透過何種途徑產生影響及影響的程度常不能預測，其機理可直接作用於器官和組織，也可以由意識的影響產生陽痿。一般心肺疾病不會引起陽痿，除非病情嚴重、體質極度虛弱或心肌梗塞後有恐懼心理才會影響性慾及性功能。有的病人並不是因為疾病本身，而是由於藥物影響。

慢性腎功能衰竭的病人常會發生陽痿，多是由於尿毒症的影響，出現睾丸萎縮及睾酮水平下降，神經系統功能紊亂，血清鋅水平降低，伴發疾病和藥物作用，精神壓力和情緒低落所致，用透析及腎移植治療可有好轉，但不能恢復至患病前的水準。

11. 生殖器疾病

先天性畸形：如有先天性陰莖彎曲、雙陰莖、小陰莖、

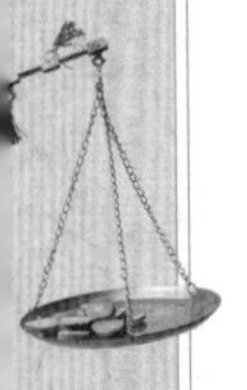

陰莖陰囊移位、膀胱後翻、尿道上裂、尿道下裂、海綿體功能障礙等。

陰莖損傷：陰莖創傷性離斷貨癌症切除使陰莖缺失或部分缺失，都會產生陽痿。

繼發性陰莖畸形：纖維性海綿體炎的病變輕重程度一，小的纖維斑塊可不影響功能，較重的可引起疼痛和不同程度的陰莖彎曲畸形而影響勃起。陰莖異常勃起不論用何種方法治療，發生陽痿的仍占 50%，其原因在於長期勃起後海綿體內疤痕形成，此也可繼發於各種分流手術後。

12. 老年性陽痿

陽痿常隨年齡而增加，據統計在 40 歲時的發病率約為 1.5%，而到 70 歲時達 25%。其中的原因除性興趣下降及性生活次數減少外，血漿睾酮水平隨年齡增長而降低，血管阻塞性病變增多可能是原因之一。

此外，老年人觸覺的普遍性降低也可以引起陽痿。

三 中醫如何辨證施治

（一）辨有火無火

陽痿而兼見面色蒼白、畏寒肢冷、舌淡苔白、脈沉細者、是為無火；陽痿而兼見煩躁易怒、小便黃赤、苔黃膩、脈濡緩或弦數者，是為有火。其中辨證以脈象、舌象為主。

（二）辨臟腑虛實

由於恣情縱慾、思慮、憂鬱、驚恐所傷者，多為脾腎虧虛，命門火衰，屬於虛證；由於肝鬱化火、濕熱下注、宗筋弛縱者，屬於實證。

（三）腎氣虛衰

症見陽事不舉而不堅，神疲乏力，頭暈耳鳴，健忘，失聰，氣短自汗，甚至動則氣喘，腰膝痠軟，舌淡苔薄，脈沉細。房勞過度，年少手淫，陰精暗耗，腎氣虧虛，故陽事不舉或舉而不堅，神疲乏力；腎精不足，腦髓失充，故頭暈，健忘，失聰；腎開竅於耳，腎氣不足，耳竅失養，則耳鳴；腎主納氣，腎虛納氣失職，故氣短，甚至動則氣喘；腰為腎之府，腎虛則腰膝痠軟；舌脈為腎氣虧虛之徵。

（四）命門火衰

症見陽事不舉，精薄清冷，頭暈耳鳴，面色蒼白，精神萎靡，腰膝痠軟，畏寒肢冷舌淡苔白，脈沉細。恣情縱慾，精氣虧虛，命門火衰，故見陽事不舉，精薄清冷；腎精虧耗，髓海空虛，故頭暈耳鳴；五臟之精氣不能上榮於面，故面色蒼白，精神萎靡；腰為腎之府，精氣虧虛，故見腰膝痠軟，畏寒肢冷；舌淡苔白、脈沉細，均命門火衰之象。

（五）心脾受損

症見陽事不舉，精神不振，夜臥不安，胃納不佳，面色不華，苔薄膩，舌質淡，脈細。

思慮憂鬱，損傷心脾，病及陰陽衝脈，而陽明總宗筋之會，氣血虧虛，則可導致陽事不舉，面色不華，精神不振；脾胃運化不健，故胃納不佳；心虛神不守舍，故夜寐不安；舌淡、脈細為氣血虧虛之徵。

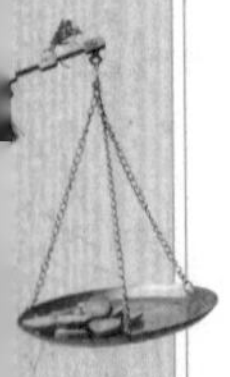

（六）恐懼傷腎

症見陽痿不舉，舉而不堅，膽怯多疑，心悸易驚，寐不安寧，苔薄膩，脈弦細。恐則傷腎，恐則氣下，可導致陽痿不舉，舉而不堅；情志所傷，膽傷則不能決斷，故見膽怯多疑；心傷則神不守舍，故心悸易驚，夜寐不安。

（七）濕熱下注

陰莖痿軟，陰囊潮濕、臊臭，下肢酸困，小便黃赤，苔黃膩，脈濡數。濕熱下注，宗筋弛縱，故見陰莖痿軟；濕阻下焦，故見陰囊潮濕，下肢酸困；熱蘊於內，故小便黃赤，陰囊臊臭；苔黃膩、脈濡數，均為濕熱內阻之徵。

（八）肝氣鬱結

症見陽事不舉或舉而不堅，精神抑鬱不樂，胸悶善太息，胸脅脹滿，咽乾或咽中有異物堵塞感，口苦，意志消沉或猜疑心重，舌質淡紅，苔薄白或薄黃，脈沉弦。

肝主宗筋，肝氣鬱結，則陽事不舉或舉而不堅；肝主疏洩，通暢氣血的運行，與情志關係密切，肝失疏洩，故可見精神抑鬱不樂，胸悶善太息，胸脅脹滿，咽乾或咽中有異物堵塞感，口苦，意志消沉或猜疑心重；舌質淡紅、苔薄白或薄黃、脈沉，皆肝氣不疏之徵。

（九）痰瘀阻絡

症見陰莖舉而不堅或持續時間短，頭暈耳鳴，下肢痿軟，小腹及睾丸脹痛，陰毛枯黃稀疏，舌質暗紅或有瘀斑，舌苔濁膩，脈滑弱或細數。瘀斑阻塞經脈，氣血運行受阻，宗筋失於氣血的充養，故陰莖舉而不堅或持續時間短；痰濁中阻，清陽不升，故頭暈耳鳴；痰瘀阻於下焦，則見小腹及睾丸脹痛，陰毛枯黃稀疏；舌質暗紅或有瘀斑、舌苔濁膩、脈滑弱或細數，皆痰瘀內阻之徵。

四 陽痿早洩的治療方法

（一）西醫的治療方法

1. 內分泌類藥物

① 性激素及促性腺激素如甲基睾丸、丙酸睾丸酮、氟羥甲基睾丸酮，人絕經期促性腺激素等。

② 腎上腺皮質激素及甲狀腺激素。

③ 溴隱亭。

2. 血管擴張類藥物

① 育亨賓鹼。

② 硝酸甘油。

③ 罌栗鹼。

④ 西地那非（萬艾可）。

3. 其他藥物。

① 士的寧　它是一種興奮強壯劑，具有增強脊髓前角細胞興奮的功能，使肌肉收縮有力，對神經性陽痿尤其適宜。用法：每日 1～2 次，每次口服 1 毫克，或在性交前 3 小時，1 小時各服 1 毫克。此藥有毒，不宜多服或久服。

② 維生素 B、地巴唑、新斯的明等，可作為神經型陽痿的輔助用藥。

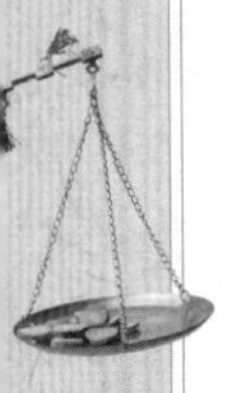

③ 小劑量安定鎮靜藥，維生素 B 類，維生素 E 等可酌情用於精神性陽痿。

以上藥物中，激素類及血管擴張類藥物的用法及注意事項請參見本書相關章節。

萬艾可，即國內所稱的「威而鋼」大陸稱為「偉哥」，英文名 Viagra，化學名枸橼酸西地那非，是用於治療男性勃起功能障礙的口服藥，它可以幫助許多勃起功能障礙患者在性興奮時達到和維持勃起。目前認為它是一種由作用於陰莖海綿體局部而起作用的勃起功能障礙治療藥物。它能使平滑肌舒張，增加陰莖的血流量，從而產生勃起。

PDE5 是陰莖海綿體組織中特異性的環鳥苷酸水解酶，萬艾可是 PDE5 高度的選擇性抑制劑。有性刺激在時，萬艾可由抑制 PDE5 而使由一氧化刺激產生的環鳥苷酶濃度得到維持或升高，進而維持勃起；當無性刺激引發一氧化氮產生時，環鳥苷酸的濃度不增加，此時服用萬艾可時，無助陰莖勃起。萬艾可能改善受損的勃起功能，引起對性刺激的自然反應。

（二）中醫的治療方法

1. 湯劑療法（民間偏方）

方 1　羊腎 500 克，雄雞 1 隻，冬蟲夏草 10 枚，益智仁 10 克，胡桃肉 30 克，杜仲 10 克。

【用法】將羊腎洗淨，去筋膜臊腺，切小塊腰花，備用。雄雞去毛和內臟，洗淨，同羊腎一起放砂鍋內，加入冬蟲夏草、杜仲、胡桃肉，益智仁，以小火煨燉，熟爛即可，調以醬油、蔥薑，食鹽等調料。服其湯吃其肉，分頓連續使用。

【說明】本方用於陽痿早洩，精薄清冷，精神萎靡。

方 2 鎖陽 9 克，肉蓯蓉 9 克，菟絲子 9 克，淫羊藿 15 克，遠志 6 克，陽起石 10 克，狗脊 9 克，補骨脂 9 克，石斛 10 克，當歸 10 克，山萸肉 15 克，炒山藥 15 克，茯神 12 克，五味子 12 克，海馬 3 克。

【用法】水煎，取汁，渣再煎，兩藥液混合，每日早、晚各服 1 次，連續用藥 1～2 月。上藥亦可製成蜜丸，每丸 9 克，每次 1 丸，每日 3 次，用淡鹽水送服。

【說明】該方用於陽痿早洩、形瘦色憔悴、精神倦怠、心悸健忘、睡眠欠佳等疾病。

方 3 鹿茸 20 克，冬蟲夏草 90 克，陽起石 30 克，巴戟天 30 克，金櫻子 30 克，食鹽 10 克，高粱酒 1500 毫升。

【用法】將以上藥味研細末，用白紗布包好，白酒浸泡，密封 1 月。每日 2 次，每次 10 毫升。

【說明】本方用於陽痿早洩、舉而不堅、伴頭暈、失眠、多夢、腰膝冷痛。

方 4 人參 9 克　茶葉 3 克。

【用法】水煎服。分 2 次服，早、晚各 1 次。

【說明】本方主治陽痿。

方 5 人參 15 克，天門冬 15 克，當歸（酒洗）15 克，生山藥 15 克，巴戟天 15 克，廣木香 15 克，車前子 15 克，川椒（微炒）15 克，肉蓯蓉 30 克，茯苓 15 克，石菖蒲 15 克，五味子 15 克，柏子仁 15 克，覆盆子 15 克，赤石脂 15 克，生地 30 克，熟地 30 克，澤瀉 15 克，懷牛膝 15 克，遠志 15 克，山萸肉 15 克，杜仲 30 克，地骨皮 15 克，枸杞子

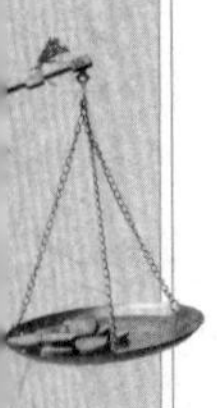

30克，菟絲子30克，紫河車1具。

【用法】以上藥味研細末，依法製為蜜丸，每丸7.5克重，早、晚各服1丸。白開水送下。

【說明】本方主治陽痿、早洩、遺精、舉而不堅、神經衰弱等疾病，該方具有良好的治療效果。

方6 熟地20克，炙首烏40克，枸杞子20克，山藥15克，陽起石30克（布包煎），淫羊藿10克，麻黃3克，黃狗腎紛0.5（臨睡前呑服）。

【用法】腰膝痠軟加焦杜仲15克、黃精13克；失眠加炒棗仁15克、遠志12克、蘇葉10克、百合10克；形寒肢冷加炙附子10克、肉桂5克、乾薑10克；氣怯乏力自汗加黨參15克、黃耆15克、山萸肉12克；頭暈脹痛加菊花12克、白芍10克；陰囊潮濕發冷加巴戟肉15克、菟絲子15克。

【用法】水煎服，日1劑。服藥期間禁忌房事、菸酒，忌食辛辣等刺激性食物。

【說明】大補真元，滋陰補陽。用於腎陰虛精虧所致陽痿，臨床治療25例，痊癒19例；顯效4例；無效2例。

方7 補骨脂、仙靈脾、山萸肉各10克，蜈蚣1條，陽起石20克，黃狗腎一條（碎塊先煎）、蛇床子、韭菜子、生地、熟地、巴戟天各10克，柴胡5克。

【用法】腎陽虧虛加肉桂5克、附片9克、鹿膠、黨參各15克；腎精不足型加龜膠、海參各15克；心脾兩虛型加黨參15克，黃耆20克、白朮、茯苓、茯神、遠志各10克；肝鬱氣滯型加川芎5克，升麻、香附、鬱金各10克。水煎服，每日1劑。

【說明】補腎壯陽，用於腎虛、腎陽不足之陽痿。隨配伍變化，亦可用於腎陰虛衰，心脾兩虛，肝鬱氣滯型的陽痿。臨床療效治療 41 例，痊癒 31 例，顯效 8 例，無效 2 例。功效滋陰降火。用於腎陰虧虛，陰虛火旺所致的陽痿。

方 8　黨參、炒山藥、白茯苓、炙甘草、當歸、炒棗仁、炙遠志、龍眼肉、桑螵蛸、覆盆子、仙靈脾、肉蓯蓉各 9 克。

【用法】水煎服，每天 1 劑。

【說明】補益心脾。用於心脾兩虛，氣血不足所致的陽痿。

方 9　當歸 12 克，川芎 12 克，白芍 12 克，熟地 15 克，菟絲子 10 克，蛇床子 12 克，五味子 12 克，覆盆子 15 克，枸杞子 15 克，仙茅 15 克，仙靈脾 15 克，巴戟 12 克。

【用法】腎陰不足者去仙茅、仙靈脾、巴戟、蛇床子、加天冬、麥冬、女貞子、肉蓯蓉各 10 克；兼濕熱者加茯苓 15 克，萆薢 12 克，黃柏 12 克，車前子 15 克（包煎）；精神情志因素者加柴胡、川楝子、合歡皮、青皮。水煎服，每天 1 劑，分 2 次服。

【說明】補血益精，溫壯腎陽。用於精血虧虛，腎陽不足所致的陽痿。臨床治療 20 例，痊癒 17 例（85%），好轉 2 例（10%）。無效 1 例（5%），總有效率 95%。

方 10　巴戟天、肉蓯蓉（酒浸 1 宿，刮去皮炙乾）、鹿茸、石斛、熟地黃、附子、菟絲子（酒浸 3 日，曬乾搗末）各 40 克，山藥、牛膝、肉桂、山茱萸、澤瀉、遠志、人參、黃耆、木香、檳榔、淫羊藿、牡丹皮、蛇床子、續斷、枳殼、茯苓、覆盆子各 30 克。

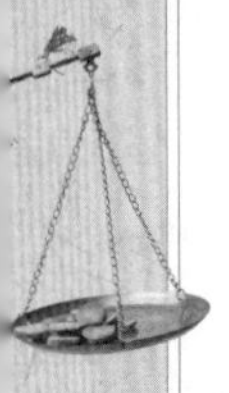

【用法】上藥共為細末，煉蜜為丸，如梧桐子大。每日空腹服 20 丸，漸加至 30 丸，鹽湯或溫酒送下。

【說明】補腎溫陽，填精益氣。用於腎陽虛衰之陽痿。

方 11　淫羊藿 100 克，菟絲子 200 克，製何首烏 200 克，熟地 100 克，枸杞子 300 克，鹿茸 10 克，肉蓯蓉 50 克，陽起石 100 克，水貂鞭膠 20 克，廣狗腎膠 100 克。

【用法】按以上比例，先將菟絲子、製何首烏、枸杞子用水煎煮 2 次，每次 2 小時，濾液合併、濃縮，加入 3 倍量 95%乙醇，沉澱 48 小時，過濾，回收乙醇，濃縮成膏狀。再將淫羊藿、黃耆、熟地、陽起石、肉蓯蓉水煎煮 2 次，濾液合併，濃縮成膏狀，與以上浸膏混合，低壓乾燥、研粉，過 80 目篩。然後將上述藥粉混勻，製成顆粒，裝入膠囊，每粒膠囊含藥 0.22 克。每次服 2～3 粒，1 日 3 次。

【說明】本有補腎壯陽，填精養血功效，可用於腎陰虧虛、腎陽不振、心腎損傷及心脾兩虛等類型的陽痿患者。療效臨床用本藥治療 105 例患者，痊癒 20 例（19.04%）；顯效 20 例（19.04%）；好轉 41 例（39.04%）；無效 24 例（22.9%），總有效率 77.1%。

方 12　穀精子 9 克，甘草 60 克，麻油 620 毫升，芝麻 120 克，紫草 6 克，天門冬 9 克，麥冬 9 克，遠志 9 克，生地 9 克，熟地黃 9 克，牛膝 9 克，蛇床子 9 克，虎骨 9 克，菟絲子 8 克，鹿茸 9 克，肉蓯蓉 9 克，川斷 9 克，紫梢花 9 克，木鱉子 9 克，杏仁 9 克，黃丹 150 克，松香 240 克，硫磺 6 克，雄黃 6 克，龍骨 6 克，赤石脂 6 克，乳香 5 克，沒藥 5 克，木香 5 克，母丁香 5 克，蟾酥 6 克，麝香 6 克，陽起石 6 克，冰片 30 克。

【用法】上藥除麻油外均先研細。前 2 味先煎，然後順序加入芝麻等 17 味藥，熬至枯黑，去渣離火，再下黃丹至赤石脂等 6 味藥，再上火熬半小時，依次下乳香至母丁香等 4 味藥，離火，再下蟾酥至冰片等 4 味藥，上藥攪拌調勻，裝瓷罐，蠟封口，水中去火毒 3～7 日。攤貼絹綿上，溫熱化乾，貼臍上，每日換貼 1 次。

【說明】溫腎陽，補精氣，通絡振痿。用於治療陽痿。

2. 丸劑療法

治療陽痿，早洩的中成藥較多，常用的有：

⑴ **延齡長春膠囊**

【藥物組成】生曬參、鹿茸（去毛）、鹿睾丸、狗腎、狗睾丸、淫羊藿、鐘乳石、蛇床子、海馬、蛤蚧、山萸肉、熟地黃、黃精、首烏、龜板膠各等份。

【功用】具有溫腎壯陽功效，多用以治療陽痿、早洩。

⑵ **海馬三腎丸**

【藥物組成】鹿腎、海狗腎、驢腎、海馬、胡桃仁、鹿茸、山藥、人參、附子、桑螵蛸、山萸肉、熟地、母丁香、枸杞子、韭菜子、肉桂、肉蓯蓉、補骨脂、仙茅、仙靈脾、蛇床子、大茴香、菟絲子、覆盆子、巴戟天、蓽澄茄、蛤蚧各等份。

【功用】具有溫腎壯陽功效，主要用於腎陽虧損，精竅不固之陽痿、遺精等。

⑶ **蛤蚧補腎丸**

【藥物組成】蛤蚧、仙靈脾、麻雀（乾）、當歸、黃耆、牛膝、枸杞子、鎖陽、黨參、肉蓯蓉、熟地黃、續斷、杜仲、山藥、茯苓、菟絲子、胡蘆巴、狗鞭、鹿茸各等份。

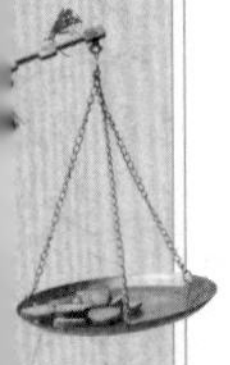

【功用】具有溫腎壯陽，補血填精之功效。

⑷ **補腎益氣丸**

【藥物組成】人參、鹿茸、黑豆、硫磺、黃耆、當歸、白朮、茯苓、熟地、白芍、川芎、肉桂、陳皮、甘草各等份。

【功用】有補腎壯陽，氣血雙補之功。

⑸ **男寶**

【藥物組成】驢腎、狗腎、人參、杜仲、肉桂、鹿茸、丹皮、黃耆、熟地、茯苓、白朮、山萸肉、淫羊藿、補骨脂、菟絲子、附子、巴戟天、肉蓯蓉、覆盆子、胡蘆巴、麥冬、仙茅、川斷、牛膝、玄參各等份。

【功用】具有溫通壯陽，補益精血的作用。

⑹ **雙鞭參茸精**

【藥物組成】鹿茸、紅參、鮮牛鞭、枸杞子、乾鹿鞭各等份。

【功用】具有補腎壯陽，生精養血之功。

⑺ **仙樂雄膠囊**

【藥物組成】仙靈脾、人參、鹿茸等。

【功用】具有補益精血，強壯腎陽之功。

⑻ **回春膠囊**

【藥物組成】海馬、蛤蚧、牛腎（製）、仙茅（製）、鹿鞭、黃柏（鹽製）、狗腎（製）、陽起石（煅）、肉蓯蓉、五味子、鹿角膠、韭菜子（鹽製）、刺五加浸膏各等份。

【功用】具有壯腎陽，益精髓之功。

⑼ **補腎斑龍片**

【藥物組成】鹿茸、鹿鞭（燙）、貂鞭（燙）、人參、淫羊藿（製）、肉蓯蓉、炒棗仁、柏子仁、黃耆、當歸（酒製）、附子（製）、熟地、韭菜子。

【功用】具有補腎壯陽，填精益髓之效。

⑽ **加味金鎖固精丸**

【藥物組成】龍骨、牡蠣、芡實、沙苑子、菟絲子、覆盆子、淫羊藿、蓮鬚、狗脊、五味子、仙茅、鎖陽、枸杞子各等分。

【功用】適用於腎氣虧虛型早洩。

⑾ **不倒丸**

【藥物組成】黑附子 6 克，蛇床子 15 克，淫羊藿葉 15 克，益智仁 10 克，甘草 6 克。

【用法】共為細末，經煉蜜 80 克調勻，做成 12 丸。每次服 1 丸，日服 3 次，溫開水送服。

【功用】補腎壯陽。主治腎陽虛陽痿。

⑿ **壯陽龜齡丸**

【組成】熟地 20 克，枸杞子 15 克，淫羊藿 10 克，蛇床子 10 克，陽起石 10 克，金櫻子 15 克，菟絲子 15 克，狗脊 15 克，鎖陽 10 克，海龍 10 克，何首烏 15 克，巴戟天 10 克，沙苑子 15 克，生山藥 10 克，黨參 20 克，炙甘草 10 克，杜仲 10 克。

【用法】將上藥研細末煉蜜為丸，每丸中 9 克。每日 2 次，每次 2 丸，早晚服。

【功用】補腎壯陽。主治腎虛陽痿。

⒀ **烏龍丸**

【組成】九香蟲 50 克，車前子 20 克，陳皮 20 克，白朮 25 克，杜仲 25 克。

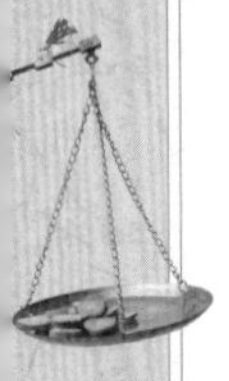

【用法】先將九香蟲炒至半生熟，車前子微炒，用布包，杜仲酥炙。上藥共為細末，煉蜜為丸如梧桐子大。每服5克，空心服，臨臥仍服1次，鹽白湯或鹽酒送下。

【功用】健脾利濕。適用於精神因素引起的神經性陽痿。

⒁ **老奴丸**

【組成】木香15克，燈心6克，大蜘蛛7個，胡桃肉（另研）30克，蓽澄茄30克，炒車前子30克，馬藺花（酒浸）30克，煅牡蠣30克，韭菜子30克，木通30克，山茱萸45克，補骨脂（酒浸）45克，桑螵蛸（酒浸）45克，全蠍45克，龍骨45克，母丁香60克，紫梢花60克，肉蓯蓉（酒浸）60克，蛇床子60克，茯苓60克，仙靈脾60克，八角茴香60克，巴戟天60克，遠志60克，當歸60克，沉香21克，牛膝（炒去煙）90克，熟地150克、

【用法】上藥共為細末，煉蜜為丸，如梧桐子大。每服30丸，空腹溫酒服下。

【功用】補腎壯陽。適用於精神衰弱、陽事不舉、腰膝無力等。

⒂ **菟絲子丸**

【組成】菟絲子300克，鹿茸30克，石龍芮30克，肉桂20克，炮附子30克，石斛1克，熟地黃1克，茯苓1克，牛膝1克，山茱萸1克，補骨脂1克，肉蓯蓉1克，防風1克，炒杜仲1克，蓽澄茄1克，沉香1克，巴戟天1克，炒茴香1克，五味子15克，桑平螵蛸15克，川芎15克，續斷1克，覆盆子15克。

【用法】將菟絲子、鹿茸、肉蓯蓉用米酒浸一宿，曬

乾，鹿茸酥炙，補骨脂酒炒，桑螵蛸酒浸後炒。上藥共為細末，酒煮麵糊為丸，如梧桐子大。每服 20 丸，空腹溫酒或鹽湯送下。如腰膝無力，木瓜煎湯晚餐前再服。

【功用】補腎壯陽。適用於腎精虧損、命門火衰、陽痿遺精。

3. 針灸療法

療法一

【取穴】

⑴ 常用穴：中極、關元、曲骨。

⑵ 備用穴：次髎、陰廉、大敦、神闕、三陰交、復溜。

【針法】每次選常用穴 2 個，備用穴 2～3 個。下腹部穴針刺前，先令患者排空小便，以 2.5～3 寸毫針深刺，以獲得電擊感向尿道根部放射為佳。餘穴以局部出現酸脹重麻為度。針感強，得氣好者，以平補平瀉法，輕快捻轉提插，運針 1 分鐘，留針 10 分鐘。得氣差者，用緩慢有力的提插捻轉，施以補中有瀉之法，運針 2 分鐘，留針 20 分鐘。起針時，略加運針。大敦、神闕用艾條作雀啄灸，每次 15 分鐘。每日或隔日 1 次，10 天為 1 療程，療程間隔 3～5 天，再進行下 1 療程。一般治療 3 個療程。

【療效】療效評判標準：痊癒：每週能進行 2 次正常同房；有效：每週可進行 1 次正常同房；無效：治療 3 個療程或以上仍無改善。

共治療 369 例，其中有療效統計 355 例，痊癒 219 例（61.7%），有效 96 例（27.0%），無效 40 例（11.3%），總有效率為 88.7%。快者 1 次即癒，但亦有超過 45 次以上

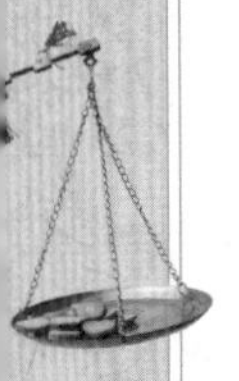

者。曾對 20 例在接受針刺前採用暗示指導同房方法及進行中西醫藥物長期治療無效的患者，經用上述方法後，除 3 例為器質性陽痿無效外，其餘 17 例均獲痊癒。

療法二

【取穴】

⑴ 常用穴：關元、腎俞、三陰交。

⑵ 備用穴：按辨證分型，分別選取。

① 命門火衰型：陽事不舉，面色蒼白，頭暈目眩，腰膝痠軟，形寒肢冷，脈沉遲而尺無力，舌淡苔薄，舌邊有齒印，選用氣海、大椎、命門、中脘、百會。

② 心脾受損型：係心脾俱傷，恐怯傷腎，症見面色萎黃，陽事不舉，或舉而不堅，夜寐不寧，膽怯多疑，心悸易驚，胃納不佳，脈細弦數，苔薄舌淡，選心俞、內關、中脘、足三里、大椎、印堂。

③ 濕熱下注型：陰莖痿軟，陰囊濕癢、臊臭，小便赤熱，下肢酸困，脈濡數，苔薄黃或膩，選用蠡溝、陽陵泉、肝俞、膽俞、太衝。

④ 氣滯血瘀型：屬器質性陽痿，多因跌打外傷，損及宗筋，氣血瘀滯，致宗筋弛縱不舉，選用膈俞、八髎、陽陵泉、環跳、太衝、命門、氣海、印堂。

【針法】每次取常用穴 2～3 個，據症加備用穴 2～3 個。關元穴及氣海穴，宜深刺使酸麻之感直達龜頭；印堂穴用小幅度高頻率提插結合撚轉；百會以艾條灸、雀啄灸 15 分鐘。命門火衰型，採用熱補法，其餘型均採取平補平瀉之法。熱補手法操作為：術者以左手食指壓緊穴位，右手持針撚轉或速刺入穴位，先淺後深，結合慢提緊按，先令氣至，在有酸脹的基礎上，將針向下插 1～2 分鐘，拇指向前捻轉 3～5 次，可讓患者呼吸或用拇指下刮針柄。如無熱感，可反覆多次，如再引不出熱感，亦不必強求。

留針時間：命門火衰型留針 25～40 分鐘，心脾受損型為 20～30 分鐘，濕熱下注型為 15～25 分鐘，氣滯血瘀型為 30～50 分鐘。留針期間，每隔 10 分鐘運針 1 次，每天 1 次，10 次為 1 療程，療程間隔 3～5 日。

【療效】共治 164 例，以前述標準評判：治癒 34 例（20.7%），有效 123 例（75.0%），無效（4.3%），總有效率 95.7%。其中病程在 1 年以下者治癒率為 28.4%，而 1 年以上者僅 8%，表明病程愈短，療效愈好。

療法三

【取穴】主穴：腎俞、陽痿穴（腎俞上 2.5 寸，督脈向外 1 寸）、中極。配穴：三陰交、足三里。

【針法】體弱者開始用輕刺激，逐漸增大至中等刺激；體壯者可用強刺激。每次取穴 1～4 個，配穴 2 個，留針 25 分鐘，每隔 6～7 分鐘行針 1 次。每日 1 次，10 次為 1 療程，療程間隔 3 日。

【療效】經 10～20 日治療，所治 22 例均收到較滿意療效。

療法四

【取穴】①腎俞、中極；②關元、三陰交。

【用法】腹部穴位用穿線法。從穴位旁 1.5 公分處穿過穴下，從另側 1.5 公分處穿過穴下，與經脈垂直埋入 1 號腸線 2～3 公分。腎俞、三陰交用注線法。用 12 號腰穿針裝入腸線，腎俞直刺 3 公分，埋入 1 號腸線 2 公分；三陰交直

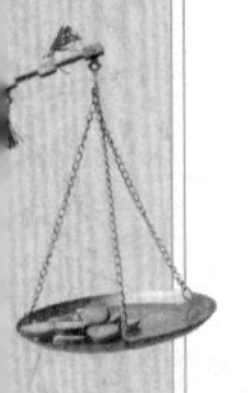

刺 2 公分，埋入 0 號腸線 1 公分。15 天埋線 1 次，5 次為 1 療程。兩組穴交替使用。

療法五

【取穴】敏感穴位。脾虛加足三里；心氣虛加神門；腎陽虛加腰陽關。

本病敏感穴位多分佈於下腹、腰骶及下肢的任督脈、足太陽、足太陰、足少陰等經脈上，常見扁平結節、橢圓形結節、泡狀軟性物及壓痛、凹陷等敏感反應。其常見的敏感穴位有：足太陽經之腎俞、志室、八髎、小腸俞、膀胱俞；督脈之命門、腰陽關；任脈之關元、氣海、曲骨；足陽明經之足三里、歸來；足少陰經之太谿、大赫、横骨；足厥陰經之曲泉、五里；奇穴之陽痿（腎俞上 2.5 寸，督脈外 1 寸）、子宮（中極旁 3 寸）。

【用法】用經穴測定法選取敏感反應最明顯的腰、腹及下肢部穴各 1 個進行埋線。腰腹部穴多用穿線法，埋入 2 號腸線 2 公分；八髎、督脈及四肢穴用注線法，選用 9～12 號腰穿針埋入 0～1 號腸線 1～2 公分。15 天 1 次，4 次為 1 療程，每療程間隔 2 個月。

療法六

【取穴】腎俞、陽痿穴、足三里。

【用法】用植線法。穴位局部消毒，局麻後，將 1 號腸線 3 公分套於埋線針尖缺口上，刺入穴位，腎俞與陽痿直刺 3 公分，足三里直刺 2 公分，取出埋線針，將腸線留置穴內，外蓋敷料。20 天埋線 1 次。

4. 飲食療法

在中國的傳統飲食文化中，有許多食物對身體有補益作用。傳統中醫認為吃什麼就能補什麼，比如說吃動物腎臟可以補腎，動物的生殖器官有贈強人類生育機能的作用，這些都說明，只要合理選用食品大多能達到較好的保健效果，增強性功能的食品可分為以下幾類介紹：

⑴ **肉食類**　如羊睾、雞睾、狗鞭、牛鞭、鹿鞭、豬腎、牛腎、羊腎、鹿腎、鹿血、養血等。

⑵ **昆蟲類**　食用蟻、蝗蟲、蜻蜓、蠶蛹、蜂蛹、九香蟲等，其中食用蟻含有大量微量元素鋅、鋅在性激素合成，精子發育、前列腺液的組成中具有極大的作用，因而對性功能的提高極有好處。

⑶ **魚貝類**　泥鰍、黃鱔、桂魚、鯽魚、海貝、黃魚、烏龜、秋刀魚、墨魚、鯉魚等，其中又以烏鯉魚效果為佳。

⑷ **爬行類**　菜蛇、蛤蚧、田雞，其中蛤蚧有溫補腎陽之效，常用於治療腎陽虧虛型陽痿。

⑸ **果仁果皮**　松仁、核桃、板栗、枸杞子、棕籽、棗泥、龍眼肉、桂圓肉、花生等。

總而言之，在日常膳食中合理選用食品，對身體皆有益處，現代研究表明，動物內臟、牛肉、蛋類等含有較多的膽固醇，其中 50% 左右是腎上腺皮質激素和性激素，這對調補性功能有助，從而為「吃啥補啥」的傳統觀點提供了理論依據。

由於受「藥補不如食補」的觀念的影響，許多陽痿患者常會問及關於飲食調理的問題，根據許多專科醫生和患者的經驗，證明食療對性功能的增強具有一定的作用，因此，提倡飲食調理性功能確實是行之有效的。下面對相關的食膳及食療方做一粗略的介紹：

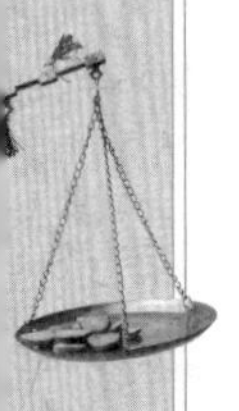

⑴ **韭菜炒羊肝** 韭菜 90 克，洗淨切段，羊肝 120 克切片，鐵鍋急火炒熟後加入少許食醋即可使用。用以治命門火衰之陽痿。

⑵ **羊肉粥** 羊肉 100 克（洗淨），切成碎末，粳米 150 克淘乾淨入鍋加水煮，煮至半熟時加入羊肉末，攪勻，煮爛即可食用。隨時可食。用於陽痿、早洩及身體虛弱畏寒者。

⑶ **肉蓯蓉燉羊腎** 肉蓯蓉 5 克～10 克，羊腎 1 對，共煮熟調味食用。治命門火衰陽痿。

⑷ **陽起石牛腎粥** 牛腎 1 個洗淨切成小塊。陽起石 30 克，用紗布包著加入適量的水煮 1 小時，取澄清煎液，然後加入粳米 50 克及牛腎煮粥，加入調味品食用，每日 1 次，連服 5 天。治腎虛陽痿。

⑸ **藥蝦醬** 取韭菜子 30 克，枸杞子、蛇床子 15 克，菟絲子 10 克，水煎服。每日 1 劑。另將大蝦 40 克剪去頭尾，略搗爛，加醋適量成 30 克蝦醬即可。用於腎陽虧虛陽痿，本方溫而不燥。

⑹ **蒸羊睾** 取蔥管數根，內裝蝦仁以填滿蔥管為度，文火焙乾研為細末，每日早晨沖服 6 克。另用羊睾丸 1 對，加陳酒少許蒸熟，每天早晨服下。1 個月為 1 療程。溫腎壯陽，用於命門火衰之陽痿。

⑺ **東坡羊肉** 羊肉 240 克，馬鈴薯、胡蘿蔔各 45 克，醬油 60 克，料酒 10 克，糖 5 克，大蔥 9 克，生薑 3 克，大蒜 1 克，花椒 8 克，植物油 120 克。將羊肉切成小塊，馬鈴薯、胡蘿蔔刮皮洗淨，切成菱形塊。將大炒勺放在旺火上，倒入植物油燒至見煙時，把羊肉塊放入約炒 5 分鐘，肉變金黃色時即可撈出，倒去餘油。然後把炒勺放在微火上，倒入

炒好的羊肉塊，加入清水，然後把其餘的調料一次性放入，一直煨到肉爛，再放入炸過的馬鈴薯及胡蘿蔔塊，一起再煮5 分鐘後倒入湯盤內即得。佐餐食用。可補精血，助元陽，用於腎陽虧虛所致陽痿不舉。

⑻ **蟲草燉胎盤** 取冬蟲夏草 15 克，鮮胎盤 1 只。將二味加水置瓦盅中，隔水燉熟服用，吃胎盤喝湯，一般 1～2 次可見效。主要用於氣血不足、精液虧損之陽痿、遺精症。

⑼ **子雞烏龜湯** 取未產過蛋，重約 1000 克的子雞 1 隻，去毛及內臟；另取中約 500 克的烏龜 1 隻，去甲；白胡椒 9 克，紅糖 500 克，裝入雞腹腔內，置於砂罐中，加白酒 1000 毫升，加蓋，並用泥封加文火煨至肉爛為度。食湯和肉，2 天～3 天吃完。隔 15 日如法配服。本方補腎滋陰，用於腎陰虧虛陽痿。

⑽ **蟲草燉甲魚** 冬蟲夏草 10 克，甲魚 1 隻。將宰好的甲魚切成大塊，放入鍋內煮一下撈出，割開四肢，剔去腿，油洗淨，蟲草用溫水洗淨。大棗數枚水泡脹。甲魚放在湯碗中，上放蟲草、紅棗、加料酒、鹽、蔥、薑、蒜等，上蒸籠蒸熟後食用。本品有溫陽益氣、滋陰固腎作用，用於治療腎虛陽痿、遺精。

⑾ **麻雀蛋雙子湯** 麻雀蛋 10 個，用水煮熟，剝去皮，菟絲子、枸杞子各 15 克，加水煎約 30 分鐘，下雀蛋煮 10 分鐘。飲湯吃蛋，連吃多次。有滋補肝腎作用，用於肝腎兩虛之陽痿。

⑿ **雞肉粥** 取雞肉 60 克，粳米 50 克。將田雞去毛及內臟，洗淨，與淘淨的粳米共加水煮粥，熟透即成，隨意服食。補腎壯陽，用於腎虛陽痿。

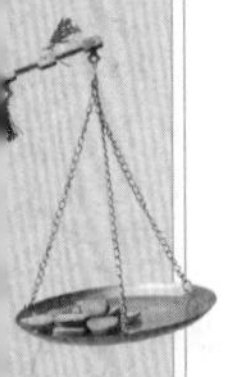

5. 推拿療法

療法一

⑴ 揉神闕穴：雙手掌相對摩擦，待產生熱後以掌根或魚際部在肚臍處揉捻，當臍部發熱時繼續揉 1～2 分鐘。

⑵ 揉關元、氣海、中極穴，各 1 分鐘。

⑶ 摩小腹：手掌沿小腹逆時針方面撫摩 100 次，再順時針方向撫摩 100 次。

⑷ 推腹：雙手掌重疊，沿任脈自神闕下推至中極穴，反覆操作約 1 分鐘。

⑸ 搓腎俞、命門穴：雙手交替搓擦腎俞、命門穴，使熱感透達到骶部為好。

⑹ 揉大腿內側：沿兩大腿內側揉捏肌肉下至腹股溝處，反覆進行，約 2 分鐘。

⑺ 一手托陰囊，一手沿陰莖兩側輕輕揉捏，反覆數遍，如有勃起，仍繼續揉捏，約 1～2 分鐘後，改揉陰莖上下部分，力量不可太重，輕柔適中，約 1～2 分鐘。

⑻ 雙手掌搓熱後，相對輕搓陰莖，若有勃起，仍可繼續輕搓，約 1 分鐘。

⑼ 揉捻三陰交穴，約 1 分鐘。

⑽ 搓湧泉穴，至發熱，結束手法。

療法二

⑴ 點穴：用拇指點揉神闕（臍孔），向尾骨方向用力，繼點按關元、曲骨、陰莖根部上方凹陷及陰莖兩側，每穴半分鐘至 1 分鐘。

⑵ 摩小腹：用掌摩法摩小腹部，左轉 30 次，右轉 30 次。

⑶ 擦腰骶：用手掌置於腰部（左手置於左側，右手置於右側），自腎俞至關元俞上下擦 50～60 次，至腰部發熱為宜。

⑷ 搓陰莖：雙手扶住陰莖。相互用力進行揉搓，搓數次後，用手抓住陰莖頭部向外提拉數次，然後再搓揉，反覆 3 次。

⑸ 合陰囊：雙掌夾住陰囊，相對合掌而拍擊陰囊，開始時用力要輕，以後逐漸加力，每次 50 下。

⑹ 提肛：收縮肛門（如憋尿或憋大便的動作）15 次，頻率不要太快。

⑺ 點會陰：用中指點揉會陰穴 30～50 次（會陰穴位於陰囊與肛門之中點）。

6. 氣功療法

功法一

站立，先調勻呼吸，屏除雜念，一俟入靜，即作順式腹式呼吸。從頭至腳，從胸、腹、膝、足、背、腰、臀、足，依次全身放鬆。吸氣時意守放鬆部位，舌抵上齶；呼氣時放鬆該部位，如覺骨肉分離，口微開，反覆 3 次。全身放鬆後，緩緩吸氣入鼻，經膻中下納丹田；同時收提肛門睾丸，意守丹田片刻，再將氣由丹田經膻中從鼻孔呼出，同時慢慢放鬆肛門、睾丸。每日早晚各 1 次，每次 20～30 分鐘。

【按】練功中有兩點必須注意，切不可忽視。一是呼吸一定要深長、勻細、自然。二是必須徹底入靜。此外，練功時舌抵上齶所產生的津液，宜徐徐嚥下。

功法二

⑴ 吸提抓閉功方法：雙腳並步站立，兩腳掌用力抓

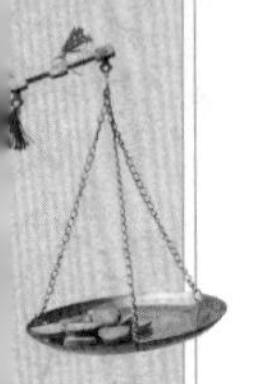

地，兩腿用力向裏挾。吸氣時，用力提肛縮睾，兩手握拳。吸足氣後，舌抵上齶不動，閉住氣，達極限時呼氣。同時舌放下，全身放鬆，此為 1 次，調勻呼吸反覆練習。每次練習時間 5～7 分鐘，每日 3 次。每次練完功後，全身熱感明顯。

⑵ 搓腎俞功方法：雙腳站立與肩同寬，兩手四指上下內外揉搓腎俞穴位，此功隨時可以進行。

⑶ 和帶脈功方法：取劉貴珍氏內養功坐式，腰部轉動，向左和向右轉動的次數相等。此功隨時可練，看電視時亦可以練。

⑷ 兜外腎功：兩手掌相對，搓熱後，兩手交替兜雙側睾丸，早晚各 1 次，每次一般不超過 10 分鐘。

【按】本功法在練抓閉呼吸時，用力勿過猛。此外，練功期間應避免房事。患者也可加服中藥治療。

功法三

⑴ 運氣點穴法：患者取仰臥位，醫者側立，運氣以掌按點少腹部，由臍中向下順序至曲骨穴，手法先輕後稍重，各 6～12 遍，以強腎壯丹田之氣。

⑵ 運氣拍打法：患者先仰臥後俯臥位，醫者側立，運氣後以掌拍打患者的下腹部及腰骶部（八髎穴）6～12 遍，以有熱感為宜。

⑶ 自我練功法：患者可結合練力士蹲起功，仰臥位，自我拍打下腹部。練功吸氣時意念守後丹田（命門），以強腎固脾。

功法四：引導功

⑴ 病者仰臥，衣寬、帶鬆、枕平、肢展、身適，做到

心安、神寧，待入靜後神注下丹田。要求內聽內視來幫助放鬆入靜。

⑵ 呼吸要自然，待肢體放鬆後逐漸加深，變慢變細，並要均勻，達到小腹溫熱得氣為度。

⑶ 一旦得氣，意念加強，調動全身的氣機來增強下丹田氣感。每次 30 分鐘，每天早晚各 1 次。

練功後自我按摩小腹，逆時針 36 週，順時針 36 週，繼而雙手合掌托握睪丸、陰囊、陽器，進行搓揉 15 分鐘，頻率每分鐘 100 次，使陰部諸器發熱為度。

在以上患者練功的基礎上，醫者可配合點穴治療。

⑴ 患者取仰臥位，囑其依法入靜。醫者立於側旁；運氣後以右手勞宮穴對準病者百會穴發氣，術者發功時感到有訊息回饋（如絲如線牽拉反應）時，即緩慢地順從督脈經向下導移到命門穴，依法往來 7 次。

⑵ 雙手重疊按摩患者腰骶部。要求手法輕重適宜，深透裏層，帶動皮下筋脈，使腰骶部神經組織受到刺激，感到酸脹。

⑶ 患者仰臥，醫者以指叩點，震顫腹股溝（衝門穴），撥委中、三陰交、崑崙等穴，使其穴產生脹麻感傳射到下肢末端。雙側交替，每次每穴 1～3 分鐘。

⑷ 患者俯臥，醫者以雙手大指螺紋面沿背部膀胱經從上至下按揉，往返 7 次，再合掌拍打命門七七四十九下結束。

以上方法每天 1 次，1 週為 1 療程。一般 3 週後即能見效。

【按】氣功與按摩相結合治療陽痿能起到雙管齊下的作

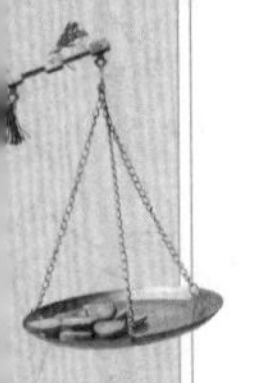

用，透過鍛鍊使患者元氣充盈、精固陽壯，佐以發功點穴術，既能起到開通閉塞、行氣活血的作用，又有調和陰陽、強壯筋骨的效果。

7. 外貼療法

療法一　振陽丸

【組成】蟾酥 3 克，麝香 0.5 克，急性子 15 克，阿片 3 克，蔥白適量。

【用法】先將蟾酥、急性子、阿片共研為細末，加入麝香，再研極細，滴水和成丸藥 1 粒。用蔥白搗融包裹，外用濕紙再包 1 層，放炭火中煨 3～5 分鐘，取出換紙。再包再煨，反覆 7 次，去紙和蔥，將藥製丸，如綠豆大。睡前取藥丸 3 粒，用白酒化開，塗於曲骨穴和陰莖頭，每晚 1 次。

【主治】命門火衰之陽痿。

說明】①曲骨穴位於前正中線、臍下五寸、恥骨聯合上方。②治癒後注意節制房事。

療法二　三子散

【組成】急性子、蛇床子、菟絲子各等量，熟附片 3 克，蟾酥 3 克，元寸 0.3 克。

【用法】先將 3 子和附片研成末，再加入蟾酥、元寸再研至極細末，以黃酒調和成糊備用。臨證，將藥糊分別塗敷於臍中穴（神闕）、曲骨穴上，外用紗布覆蓋，膠布固定。每日換藥 1 次，15 天為 1 療程。

【主治】陽痿不舉。

【說明】藥粉以黃酒調糊。局部起疱者用龍膽紫塗。

療法三　鳳仙花貼

【組成】鳳仙花子 15 克，阿片 3 克，元寸 0.3 克，蔥白適量，蟾酥 3 克。

【用法】先把鳳仙花子研為細末，過篩，加阿片、蟾酥、元寸調勻，再研更細，加大蔥搗為丸，如黃豆大。陰乾後用白酒化開，塗在敷料上，貼在臍中、曲骨即可。每晚 1 次，直至病癒。

【主治】陽痿屬虛者。

療法四　起陽痿餅

【組成】急性子 30 克，天竺黃 30 克，蜈蚣 10 條，炮穿山甲 10 克，元寸 0.5 克，麵粉、黃酒適量。

【用法】將前 5 味藥混合研末，加入麵粉適量拌勻，再將煮熟的黃酒倒入，調和製成 2 個藥餅。1 個貼臍，另 1 個貼曲骨穴，蓋以紗布，膠布固定。

【主治】陽痿不舉、腰膝痠軟、畏寒肢冷、氣短乏力、脈細微者。

8. 藥酒療法

⑴ **對蝦酒**

【處方】對蝦 1 對，白酒 250 克。

【用法】將鮮大對蝦洗淨，放入酒罐中，蓋好蓋，浸泡 7 天即成。每日服 2 次，每次 10～15 克。

【功效】補腎壯陽。

【適應症】適用於性機能減退、陽痿等症。

【禁忌】動風、發瘡疥者禁服。

⑵ **仙靈脾酒**

【處方】仙靈脾 250 克。

【用法】將藥切碎。用白布袋盛，用白酒 1000 克浸，密封 3 日後開取。每日 3 次，每次空腹飲 1 杯。

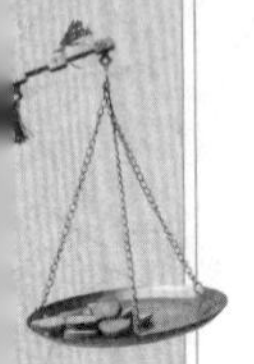

【功效】補腎壯陽，祛風除濕，強筋骨。

【適應症】腰腿軟弱無力，陽痿早洩。

⑶ **韭菜籽白酒方**

【處方】韭菜籽 100 克，白酒 75 克。

【用法】韭菜籽焙乾研末，以酒沖服。分 3 次服，1 天服。

【功效】補腎壯陽，收斂固精。

【適應症】陽痿夢遺、滑洩或精液隨小便流出症。

⑷ **海狗腎酒**

【處方】海狗腎、糯米、酒各適量。

【用法】將海狗腎用酒浸後，搗爛，與糯米、酒麴釀酒。每次 2 湯匙。日 2 次。

【功效】補腎、固精、壯陽。

【適應症】陽痿滑精、精冷、腰痠痛等。

⑸ **巴戟二子酒**

【處方】巴戟天、菟絲子、覆盆子各 15 克，米酒 500 克。

【用法】將巴戟天、菟絲子、覆盆子用米酒浸泡，7 天後可服用。每次 1 小杯，1 日 2 次。

【功效】補腎、固精、壯陽。

【適應症】陽痿精液異常、滑精、小便頻數等。

⑹ **二子酒**

【處方】覆盆子、韭菜籽各 150 克，黃酒 1500 克。

【用法】將以上兩藥炒熟，研細，混勻，浸黃酒中 7 天。日喝藥酒 2 次，每次 100 克。

【功效】補腎、固精、壯陽。

【適應症】陽痿精冷、精少等。

9. 保健品療法

隨著人們對性生活品質要求的提高，市場上出現了性保健用品專賣店，主要經營那些用來協助患有性功能障礙的人康復性功能的，其中就有不少治療陽痿的保健品，以下對如何選擇使用這類保健品作簡單的介紹。

⑴ **男性的負壓吸引裝置** 負壓吸引裝置的形式多種多樣，外觀也越來越精巧，其主要機制是透過負壓使陰莖達到被動勃起狀態，然後用止血帶固定在陰莖根部以確保陰莖勃起的維持。這種方法是機械性的，對於陽痿的康復幾乎沒有多大作用，而且副作用不小，有時還會引起患者的不適感，因此，實際應用者很少，不值得推廣使用。

⑵ **陰莖保健環和助勃器** 保健環系一環形氣囊，充氣可在陰莖根部產生「握緊」作用，減少陰莖靜脈血液回流，使陰莖海綿體血液充分充盈，促進陰莖持續勃起，結合按摩作用，可增強勃起不堅，或伴有早洩的患者使用。助勃器則是國外發明的一種性工具，形如加厚的避孕套，根部有一根吸管，其上有關閉塞，待口吸形成負壓後，蓋好關閉塞，即可性交。它對解決陽痿患者的勃起困難有一定的作用。

⑶ **假陰道對陽痿患者有一定幫助** 由於假陰道內含振盪器或蠕動裝置，對陰莖有一定按摩、刺激作用，有助於其功能的恢復。現在的人工陰道是由高級塑料膠加工而成的，其仿生功能已很接近於人體自身，因此，對於那些因夫妻感情不和所造成的精神性陽痿患者相當適應，而且效果明顯。

⑷ **振盪器** 其原理是用電動小馬達帶動一個突輪裝置，從而產生頻率為 80 次／秒的振盪或頻率可調的振盪。

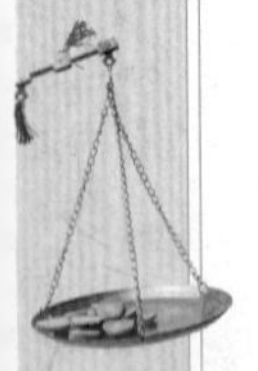

這種高頻率的振盪刺激容易激起性興奮的不斷增長，並使不射精的患者很快突破高潮，使射精障礙得以克服。

⑸ **磁療內褲**　近來市場上又多了一種磁療的陽痿康復用具，其種類較多，但大多是穿戴在內褲以接近陰囊來做治療，據說具有一定的效果，但近年來對其真實的作用產生了疑問，說其作用主要是心理原因，其是否作用有待近一步研究證實。

另外，還有許多其他的陽痿保健品，比如外用藥、壯陽藥、印度神油等，在選用這些用品時務必讀懂它們使用方法和使用禁忌，然後再開始決定自己的取捨。

10. 洗足療法

洗足療法也稱浴腳療法，是用藥液浸泡洗腳治療疾病的一種方法。

本療法流傳較久。歷代醫家總結認為：春天洗腳，升陽固脫；夏天洗腳，濕邪乃除；秋天洗腳，肺腑潤育；冬天洗腳，丹田暖和。清代吳尚先《理瀹駢文》載：「臨臥濯足，三陰皆起於足指，寒又從足心入，濯之所以溫陰而卻寒也。」

臨床應用

【藥物】取附子、蛇床子、雄蠶蛾、石菖蒲、遠志各 30 克，丁香 15 克，浮萍草 60 克。

【用法】上藥水煎，去渣，濾液加水洗腳。每晚臨睡前 1 次。治療期間禁止房事。

【主治】腎陽虛陽痿。

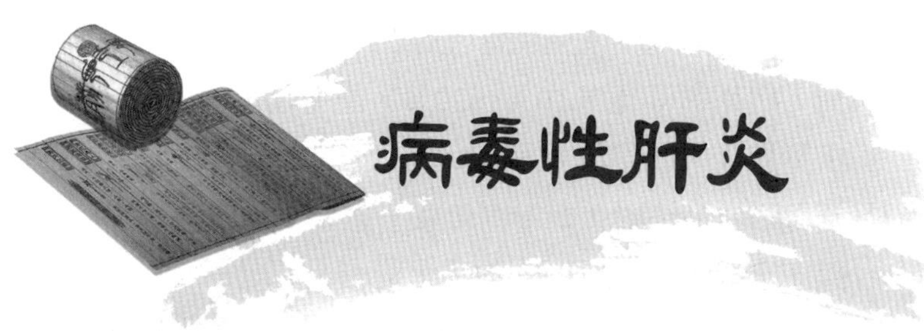

病毒性肝炎

一 病毒性肝炎的概念

何謂病毒性肝炎？

病毒性肝炎是指一組由肝炎病毒引起的，以肝臟損害為主的全身性疾病。一般可分為 A 型、B 型、C 型、D 型、E 型、F 型和 G 型肝炎。病毒性肝炎是世界性分佈的傳染病，每年受肝炎折磨的病人數以億計，其中 200 多萬人發生死亡，其中以 B 肝病毒的危害影響面最大，全球現有 3 億人 B 型帶原者。

D 型肝炎病毒為一種有缺陷的病毒，不能單一獨感染人體，常與 B 型肝炎病毒重疊感染或混合感染，促使病情加重或慢性化。A 型肝炎和 F 型肝炎是腸道傳染病，主要由不潔飲食、飲水，尤其是毛蚶等貝殼類小水產品引起感染，A 肝多見於兒童及青少年，病程為 2—4 個月，冬春季節是 A 肝發病的高峰期，A 肝病後可終身免疫，一般不會成為慢性帶病毒者或慢性肝炎、肝硬化和肝癌。F 型肝炎病毒引起的肝炎簡稱 F 肝（HEV），傳染源主要是由患者糞便、污染水源或食物，F 肝與 A 肝類似，病初無力、噁心、嘔吐、尿黃、眼黃較明顯，黃疸嚴重（整個皮膚發黃，持續時間長），出現以上症狀去醫院做一下血清檢查，即可確診，大

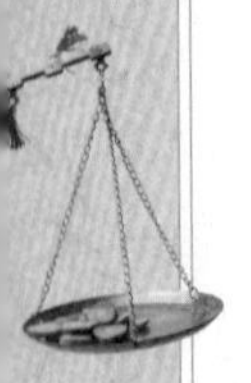

多在 6 個月內恢復。妊娠婦女感染 F 型肝炎後，可明顯加重病情，病死率可高達 10%～20%，應引起足夠重視。

B 型肝炎、C 型肝炎和 D 型肝炎主要由輸血，使用血製品或微量血液注射（如針刺治療）途徑引起感染。

臨床上病毒性肝炎可分為四個型：

1. 急性肝炎　以膽紅素升高與否可分為黃疸型和無黃疸型肝炎兩種。在食慾不振、倦怠感和發燒之後，緊接著便是黃疸的出現，有時還會引發肝臟的腫脹。在血液的肝功能檢查時可以發現明顯的變化。

2. 慢性肝炎　可分為慢性遷延性和慢性活動性肝炎。由 B 肝病毒引起者 20%～70%可發展為肝硬化，其演變為肝癌的機會比健康人高 200 倍；由 C 型肝炎病毒引起者 20%發展為肝癌。

3. 重症肝炎　可分為急性重症肝炎（暴發性肝炎），亞急性重症肝炎（亞急性肝壞死）和慢性重症肝炎三種，病死率達 70%左右。

4. 瘀膽型肝炎　黃疸持續 6 週以上不退，但症狀較輕。

二、病毒性肝炎的臨床表現

（一）急性肝炎

1. A 型肝炎

起病時 83%有發熱，體溫大多在 38～39℃，平均發熱 3 天。除常見的症狀體徵外，5～13%起病伴有關節痠痛；2.1～7.6%的病人有皮疹；2.5%有出血傾向；0.5%有心律失常；91%有黃疸，病人血清膽紅素、谷丙轉氨酶大多在3週內恢復正常。另有少數患者黃疸明顯，血膽紅素明顯增高，而且持續6～8週以上，診斷為膽汁淤積型肝炎，大約占總數的2.05%。

這組病例發熱時間較長，並有明顯皮膚瘙癢、大便顏色變淺、腹脹等症狀。有潰瘍史者患A肝易伴以上消化道出血，而且多見於男性。

2. B型肝炎

⑴ **急性黃疸型肝炎：**

臨床分為黃疸前期、黃疸期和恢復期，整個病程2～4個月。黃疸前期，有些病人出現一些前驅症狀，如胃腸道症狀、低熱、關節痛、蕁麻疹、多形紅斑等。黃疸出現後前驅症狀大多消失，發熱減退，食慾好轉，但有些患者發熱及消化道症狀在短期內仍存在。

⑵ **急性膽汁淤積型肝炎：**

臨床出現下列現象時應考慮膽汁淤積型肝炎：①發病前有明顯B型肝炎接觸史；②病人有發熱、感冒、關節痛、蕁麻疹等黃疸前期症狀；③黃疸出現後有乏力、食慾不振和噁心等症狀，但無腹痛；④大便色淺但呈灰白色，即或呈灰白色，也為一過性；⑤黃疸持續數月，但皮膚色澤仍為橘黃色；⑥全身尚好，無體重減輕和貧血現象；⑦膽囊不大，腹部無包塊，脾臟可觸及，超音波無膽囊和膽管擴張。

3. C型肝炎

急性C型肝炎臨床表現經過一般較輕，臨床較為多見。與B型肝炎比較，本病血清谷丙轉氨酶（SGPT）和膽紅質水平較低，黃疸持續時間較短，病情相對較輕。但C

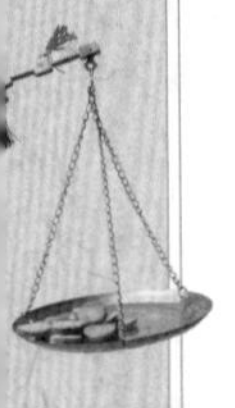

型肝炎發展成慢性肝炎的比例較高，有的學者認為 40～50%，其餘為自限或自動康復。

（二）慢性病毒性肝炎

1. 慢性遷延性肝炎

慢遷肝的症狀比較輕微，常見的症狀有間歇性全身乏力，食慾不振，腹脹，肝區不適或隱痛。多數患者一般狀況良好，多無黃疸。少數病例有噁心、厭油、便溏，失眠、多夢，男性在生殖期時可能有頻繁遺精現象。體徵上可有輕度肝腫大，脾也可腫大，但非進行性的。

2. 慢性活動性肝炎

在幾型慢活肝中，B 型慢性活動性肝炎的臨床表現比較複雜。有些慢活肝可無臨床症狀，而只是由於體檢時偶爾發現肝功能異常、HBsAg 陽性和肝腫大，進一步檢查才被確認為慢活肝。在 HBsAg 慢性帶原者中，約有 8～20％左右實際不是慢活肝。

多數 B 肝慢活肝患者一般健康水準下降，自覺力，勞動力減退，偶有低熱，午後體溫波動於 37.3～37.5℃之間。常有食慾減退，頭痛，失眠，多夢，出汗，情緒煩躁易怒或對戰勝疾病缺乏信心而精神抑鬱，沉默寡言。

體徵方面，病情活動時，常出現黃疸，輕者經過適當休息與治療，黃疸迅速消失；有些病例黃疸加深，自覺皮膚瘙癢，大便灰白色似陶土樣，表現為肝內膽汁淤積，黃疸持續多日而難以消退。慢活肝患者多面色晦暗，在面、頸及上胸部常見毛細血管擴張或有蜘蛛痣。

有的病例有肝掌，肝臟腫大，質地中等，具叩壓痛，但也有少數病人無肝臟腫大和叩壓痛。脾臟常呈進行性腫大。

女性患者表現為閉經或月經週期紊亂、痤瘡、多毛、紫紋、滿月臉等。男性可表現為乳腺發育、睾丸萎縮、性功能減退、陽痿等

三 病毒性肝炎實驗室及其他檢查

(一)血　象

急性期白細胞常稍低或正常，淋墨細胞相對增多，偶可見異常淋巴細胞。一般不超過 10%。

(二)肝功能檢查

1. 血清酶活力測定

血清酶中以 SGPT 最敏感、最常用。在病毒性肝炎時，SGPT 升高一般反應肝細胞有損害。SGPT 升高數值也常較 SGOT 為高，通常 SGOT/SGPT<1。在慢肝和肝硬化時則常等於或 >1。重型肝炎時如黃疸迅速加深而 SGPT 反而下降，常提示肝細胞大量壞死。

γ－谷氨醯轉肽酶（γ 一 GT）是膽管梗塞的靈敏指標，但特異性不高，在急性、慢性肝炎時均可升高；阻塞性黃疸和原發性肝癌 100%升高。另外，鹼性磷酸酶與之相似。

其他如精氨酸酶陽性率很低，實用價值較小；膽鹼酯酶明顯降低時常提示肝細胞損害嚴重；單胺氧化酶似可反映肝纖維化程度。

2. 蛋白代謝功能測定

絮狀試驗國外多已不用，國內學者認為仍有一定價值。

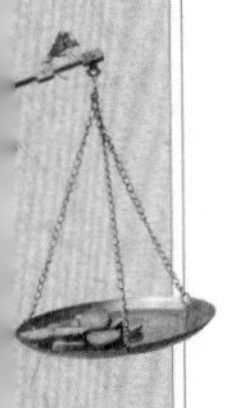

如長期明顯異常則提示病情已為慢性。但需注意，如患者血脂過高，其血清本身呈混濁狀態，易誤為濁度異常。A/G、血清蛋白電泳或各種免疫球蛋白的測定常更準確。

3. 色素代謝功能試驗

尿三膽試驗、總膽紅素及直接膽紅素（或黃疸指數及凡登白試驗）有助於黃疸的鑑別。

4. 其他

凝血酶原時間明顯延長常提示肝功能嚴重受損，對判斷重型肝炎的預後有較大的意義。膽固醇在阻塞性黃膽時明顯升高，在重症肝炎如明顯降低，常提示預後不良，餐後 2 小時血清膽汁酸測定可較靈敏地反映肝臟病變。

四 中醫對病毒性的肝炎的辨證施治

肝臟具有多種生理化功能，常被喻為人體的「中心實驗室」。如肝臟在蛋白質、糖、脂類、維生素等物質代謝中均起著重要的作用。另外肝臟還具有解毒、排泄功能，以及對激素的「滅活」（在肝內破壞而是去活性）作用等。

中醫學的臟腑學說也認為肝的功能很廣泛。如肝主疏洩、藏血、開竅於目、其華在爪。這時指的作用不僅包括解剖形態學上的肝，還包括了肝的廣義上的功能，如把四肢抽搐、角弓反張等症狀統稱為「肝風內動」，則與神經系統的症狀密切相關。

從中醫學對肝的生理和病理的論述可以看到與生理、生化的聯繫。如肝主疏洩，可協助脾胃之氣升降。肝失疏洩，膽汁分泌排泄受到障礙，則影響脾胃的消化功能。肝臟具有解毒功能，如蛋白質分解代謝產生的氨是一種有毒物質，主要在肝臟透過尿氨酸循環合成尿素從腎臟排出。如肝失去疏洩之職，氣機不暢，則可引起情志方面的異常變化。這種功能異常與精神情志方面的變化可見肝硬變晚期，如肝臟不能把氨合成尿素，可造成血氨升高，而引起肝性昏迷及其前後的一系列的精神表現。

在《張氏醫通》論膨脹中說：「蓄血成脹，腹上青紫盤見，或手足紅縷、赤痕、大便黑。」詳細地描述了肝硬化和肝硬化腹水的臨床體徵。腹脹和腹上青筋為腹水和腹壁靜脈曲張，是由於門脈高壓和側支循環的開放。手足紅縷、赤痕俗稱「朱砂手」，就是現在所說的「肝掌」，它與「蜘蛛痣」的體徵是同一道理。

已知肝臟對激素有滅活作用，當肝炎重病便是，有人認為體內雌激素破壞減少，或性激素失調，雌激素在血中蓄積，具有使小動脈擴張的作用。「蜘蛛痣」或「肝掌」可能就是這些部位小動脈擴張的結果。並有「大便黑」的記載，說明有食管或胃底靜脈曲張破裂造成上消化道出血，經消化液的分解作用以及與多種物質如胃酸、亞硝酸鹽、硫化氫等接觸後，可使亞鐵血紅蛋白（紅色）氧化為高鐵血紅蛋白（棕色），或使血紅蛋白所含的鐵轉變為硫化鐵（黑色）而形成黑便或潛血試驗強陽性。

肝藏血，唐王冰註釋《素問》中說：「肝藏血，心行之，人動則血運於諸經，人靜則血歸於肝臟。」從生理學來看，人體即使在安靜休息時，血液總量的絕大部分依然在心血管內迅速地循環流動著，這部分血量稱為循環血量。而在活動時更促進了血液循環，以適應生理功能的需要，因此有「眼受血而能視，足受血而能步，掌受血而能握，指受血而

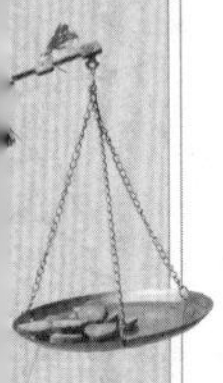

能攝」的記載。

還有一部分含血細胞較多的血液滯肝、肺、皮下和脾等處的血竇、毛細血管網和靜脈內，流動較慢，這部分血量稱為儲備血量。因此肝臟也起了部分儲血庫的作用。

（一）辨證要點

1. 有黃疸者辨陽黃與陰黃

從發病時間及病程長短來看，陽黃起病速，病程短；陰黃起病緩，病程長。從黃疸的色澤和臨床症狀看，陽黃黃色鮮明，屬熱證實證；陰黃黃色晦暗或黧黑，屬虛證寒證。

2. 辨正氣受損的程度

肝炎日久，正氣必傷。濕為肝炎最常見的病邪之一，感濕邪後，脾首受其害，先是脾失健運，胃失和降，日久則脾虛。脾虛的基礎上又會發展為腎虛、肝虛等。此外，氣虛日久可以及血，陰虛日久可以及陽，以致最後出現氣血兩虛，陰陽俱損。臨床需仔細辨證，隨時調整治法和方藥。

（二）辨證分型

1. 濕熱蘊結

多見於急性黃膽型肝炎、淤膽型肝炎、急性重症肝炎早期及慢性肝炎活動期。據濕熱的偏盛又可進一步分為濕重型和熱重型兩種。

熱重於濕：症見身目俱黃，其色鮮明如橘子色，口乾口苦，噁心厭油，不思飲食，脘腹脹滿，大便秘結或乾燥，尿黃赤，舌質紅、苔黃或黃膩，脈弦大。

濕重於熱：症見面目俱黃，其色較鮮明，口黏或淡，噁心納呆，胸脘痞滿，疲乏無力，便溏或黏滯不爽，舌質淡而潤、苔白膩，脈弦滑。

2. 寒濕困脾

寒濕陰黃，多見於慢性肝炎、淤膽型1肝炎，偶見於急性肝炎，且多聚濕偏寒型轉化所致。症見身目俱黃，其色晦暗，嘔逆納少，脘悶腹脹，畏寒肢冷，身體睏倦，大便稀溏，舌淡苔白膩或白滑。

3. 熱毒內陷

又稱「急黃」，主要見於重型肝炎。症見起病急驟，突然出現黃疸，心煩口渴，脘腹脹滿，極度乏力，口有肝臭味，小便黃赤，大便秘結，或伴有高熱，病情迅速惡化，神昏譫語，衄血，舌質紅絳，苔黃膩乾燥，脈弦數或弦大。

4. 肝鬱氣滯

多見於急性無黃膽型肝炎、慢性肝炎及早期肝硬化。症見兩脅或右脅脹痛，痛無定處，胸悶腹脹，易急躁，時時太息，咽部似有物阻塞，舌質紅、苔薄白，脈弦。

5. 肝胃不和

可見於急性肝炎、慢性肝炎及肝硬化。症見胃脘脹滿或疼痛，兩脅竄痛，灼心吞酸，暖氣呃逆，納食減少或噁心嘔吐，舌質淡紅、苔薄白或淡黃，脈弦滑。

6. 肝鬱脾虛

可見於慢性肝炎、肝硬化、重症肝炎恢復期。症見兩脅脹痛，腹脹午後為甚，肢困乏力，食慾不振，大便稀溏，舌淡或暗紅、苔薄白，脈沉弦。

7. 氣滯血瘀

見於慢性肝炎、肝硬化。症見兩脅刺痛或痛有定處，肋

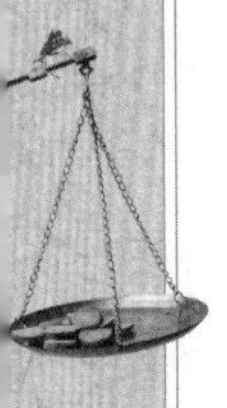

下痞塊，面色暗晦，赤縷紅掌，皮膚甲錯，婦女閉經或行經夾塊，伴小腹疼痛，舌質紫暗或有瘀斑或舌下青筋怒張，脈弦澀。

8. 脾腎陽虛

可見於慢性肝炎、肝硬化。症見畏寒肢冷，面色不華或暗晦，少腹腰膝冷痛，肢脹浮腫，食少腹脹，便溏或完穀不化，或五更洩，小便清長或尿頻，舌淡胖有齒痕、苔白，脈沉細。

9. 肝腎陽虛

可見於慢性肝炎、肝硬化、亞急性肝炎恢復期。症見腰膝痠軟，足跟痛，手足心熱，頭昏目弦，兩眼乾澀，咽乾口燥，失眠多夢 右肋隱痛，或伴低熱，舌質紅、少苔或無苔，脈弦細數。

10. 氣陰兩虛

可見於慢性肝炎、肝硬化。症見全身乏力，心悸氣短，頭暈目眩，面色無華或蒼白，勞累後脅痛，口燥咽乾，五心煩熱，納差腹脹，大便溏瀉，舌質紅或淡、苔薄白或無苔，脈沉細無力。

11. 痰濕互結

常見於慢性肝炎合伴脂肪肝。症見虛胖無力，納食香甜，右脅不適，大便黏滯不暢，舌苔白膩，脈弦滑。

12. 濕熱未盡

可見於急性肝炎恢復期、慢性肝炎或肝硬化。症見身倦，右脅痛，腹脹，口苦，胃納欠佳，或輕微黃疸，小便黃，大便秘結，舌質紅、苔膩。

五 病毒性肝炎的治療方法

(一)西醫的治療方法

1. 抗病毒治療

⑴ **α－干擾素**(IFN—α):可阻止病毒複製,抑制免疫反應,增加巨噬細胞的吞噬能力。對於慢性 B 型肝炎,推薦治療劑量每日 500 萬 U,每週 3 次,療程 3～6 個月。慢性 C 型肝炎每次 300 萬 u,3 次/週,治療 4～6 個月。副作用為高熱、低血壓、脫髮、粒細胞減少、貧血等。治療慢性 C 型肝炎療效較高(HCVRNA 轉陰率 50%),但復發率也高(50%),早期治療對防止肝硬化很有意義。

為提高療效,有人主張與其他抗病毒藥物或免疫調節劑聯合或交替使用。

⑵ **拉米夫定**:每日 1 次,每次 100mg,療程 1 年～2 年。用於慢性 B 型肝炎患者,能抑制病毒逆轉錄酶,使 HBVDNA 迅速轉陰,但停藥後復發,無明顯毒副作用。

⑶ **泛昔洛韋**:每日 1 次,每次 750mg,療程 1～2 個月。用於慢性 B 型肝炎患者,能抑制病毒逆轉氨酶,有一定臨床療效,無明顯毒副作用。

⑷ **利巴韋林**(病毒唑):每日 0.6 克～1.2 克,靜脈滴注或肌肉注射,或口服 0.4 克,每日 3 次,配合 d 一干擾素治療慢性 C 型肝炎,有協同作用。

2. 免疫調節治療

⑴ **胸腺肽**:每日 160mg,靜脈滴注,或每日 1 次,每次 40mg 肌注,由影響 cAMP 而增強 T 細胞活化。

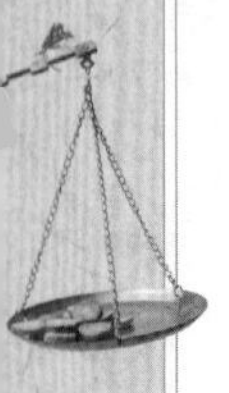

⑵ **抗B肝轉移因子：**每日 1 次，每次 4ml 肌注，療程 2 個月，為B型肝炎疫苗免疫動物而製備的特異性轉移因子，有轉移細胞免疫活性之效。

⑶ **白細胞介素－2**（IL －2）：是 T 細胞分泌的淋巴因子，具有免疫增強作用。可用重組 IL －2（rIL －2）250×106～2.5×106U 連續靜脈輸注 24 小時，每週 5 天，共 8 週，或肌注 1000～2000U。療程 28 天～56 天。

3. 改善肝功能

⑴ **多種維生素：**維生素B群、維生素 c、維生素 E、維生素 K 等。

⑵ **聯苯雙酯：**每日 3 次，每次 5 粒～10 粒，用藥後 ALT 活性迅速下降，但容易反跳，因此至少應用半年以上，ALT、AST 正常以後逐漸減量。

⑶ **甘草甜素：**如甘利欣、強力寧、強力新等，每日 100 毫克～200 毫克，靜脈滴注或口服，有類似皮質激素的非特異性消炎作用，無繼發感染的副作用。長期、大量應用，可出現水鈉潴留及低鉀血症。

⑷ **門冬氨酸鉀鎂：**每日 20 毫克～30 毫克，加入 10% 葡萄糖液中靜脈滴注，可促進肝細胞代謝，改善肝功能，降低膽紅素及維持電解質平衡。

（二）中醫民間療法

1. 湯劑療法

⑴ **扶正護肝湯**

【組成】葉下珠 10 克，黃耆 20 克，莪朮 10 克，三棱 12 克。

【用法】每日 1 劑，分 4 次服用。

【療效】具有抗 B 肝病毒，調整免疫機能，保護肝細胞，抗肝纖維化和抗腫瘤等多種藥理作用，用於慢性 B 型肝病患者，有效率為 80%。

⑵ **溫胃解毒湯**

【組成】巴戟天 20 克，仙靈脾 15 克，虎杖 12 克，菟絲子 12 克，枸杞子 12 克，陳皮 10 克。

【用法】每日 1 例，分 3 次服用。

【療效】具有抗肝維化作用，對於肝細胞恢復功能有促進作用。用於慢性 B 型肝炎，C 型肝炎患者。

⑶ **護肝湯**

【組成】銀花 30 克，敗醬草 30 克，龍膽草 30 克，鬱金 15 克，丹參 30 克，當歸 20 克，黨參 15 克，白朮 12 克，炒萊菔子 10 克，茵陳 30 克。

【用法】水煎服，每日 1 劑，分 2 次服。

【療效】用於肝炎黃疸，肝功能嚴重損害者。

⑷ **附龍舒肝湯**

【組成】淡附片 30～120 克，龍膽草 9 克，白蒺藜 9 克，石決明 30 克，女貞子 9 克，當歸身 9 克，炒白朮 9 克，乾薑 6 克，粉丹皮 9 克，生甘草 6 克。

【用法】其中淡附片、乾薑、生甘草、石決明先煎 2～3 小時，然後納入諸藥再煎 1 小時。

【功用】功能溫陽益陰，培土榮土。主治慢性遷延性肝炎。

【加減】氣虛者加黨參 15～60 克、生黃耆 15～30 克；濕熱重者加綿茵陳 15～30 克、焦山梔 9 克、炒酒黃芩 3～9

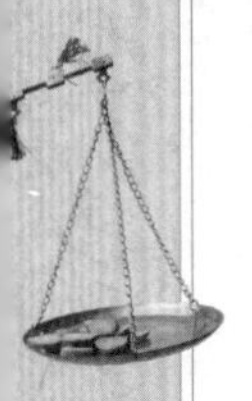

克；濕阻加法半夏9克、雲茯苓9克、川厚朴3克；納呆加淮山藥、炒枳實、法半夏、炒穀芽、炒麥芽等；陰虛肝旺加靈龜板30克、製鱉甲30克、炒杭菊9克等；肝腎兩虧加炒川斷9克、厚杜仲9克、枸杞子9克；外感發熱加銀花9克、連翹9克、炒川連3克、炒酒黃芩6～9克。

【療效】應用39例，痊癒（肝功能試驗正常，主要症狀消失，恢復工作在3個月以上情況良好）17例；基本治癒（肝功能試驗正常，症狀基本消失，試行恢復工作未發現異常）14例，進步（肝功能試驗好轉，一般症狀減輕）4例。無效（治療後症狀、體徵無明顯好轉）4例。

⑸ 溫腎湯

【組成】巴戟天15克，仙靈脾15～30克，菟絲子30克，桑寄生30克，丹參30克，陳皮6克，虎杖15～30克，黃芩10～15克。水煎服。

【功用】溫腎健脾，化濕活血。主治慢性B型病毒性肝炎。

【加減】見乏力、面浮、腳腫、舌淡胖，加黃耆、黨參；兼見低熱、口苦、泛惡、尿黃、舌紅苔厚膩等濕熱證者，減溫腎藥劑量，加白花蛇舌草、川連、蒼朮、小薊草、白茅根等；脅痛甚者加玄胡、鬱金；腹脹納呆加茯苓、半夏、雞內金、麥芽；出血傾向較著者加生地、仙鶴草。

【療效】應用60例，HBsAg轉陰者26例（占43.3%），未轉陰者34例（占56.7%），症狀及體徵均有一定程度改善。

⑹ 賈氏系列方

【組成】① 黃耆30克，丹參30克，白芍15克，當歸

15 克，杞子 15 克，熟地 15 克，桑寄生 15 克，製首烏 15 克。② 黃耆 30 克，沙參 15 克，麥冬 15 克，太子參 15 克，石斛 15 克，生地 15 克，製首烏 15 克，五味子 6 克，枸杞子 15 克。③ 柴胡 12 克，枳殼 12 克，陳皮 12 克，半夏 12 克，蘇梗 12 克，白朮 15 克，黃耆 15 克，川芎 9 克，香附 9 克，生甘草 6 克。④ 丹參 12 克，炙鱉甲 12 克，赤芍 15 克，穿山甲 15 克，桃仁 12 克，三棱 12 克，莪朮 12 克，紅花 9 克。

【用法】上 4 方均水煎服。

【功用】① 方功能補腎益氣，柔肝養血；主治肝腎不足型慢活肝。② 方功能益氣養陰；主治氣陰兩虛型慢活肝。③ 方功能疏肝健脾，化濕和中；主治肝鬱脾虛型慢活肝。④ 方功能活血化瘀；主治瘀阻絡脈型慢活肝。

【加減】

① 方：肝腎陰虛加沙參 15 克、麥冬 15 克、丹皮 12 克、川楝子 15 克、山萸肉 9 克；瘀血加赤芍 15 克、澤蘭 15 克、鬱金 15 克、穿山甲 30 克、炙鱉甲 30 克；衄血加制川軍 15 克、炒蒲黃 15 克（包）、青黛 6 克（包）；濕熱加製川軍 15 克、甘露消毒丹 30 克（包）；腹水者重用黃耆 60～90 克、加澤瀉 30 克、黑白丑各 15 克。

② 方：瘀血者重用黃耆 60 克，加丹參 30 克、赤芍 15 克；濕熱加生大黃 9 克、生甘草 6 克；脾虛腹脹加雞內金 30 克、焦山楂 30 克、生麥芽 15 克。

③ 方：瘀血加丹參 30 克、三棱 12 克、莪朮 12 克；腎虛加桑寄生 15 克、菟絲子 15 克、益智仁 12 克；心氣不足加棗仁 20 克、生牡蠣 30 克。

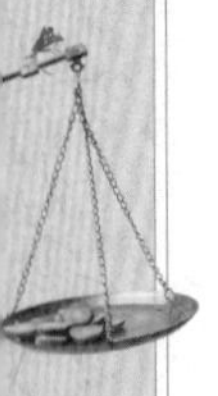

④ 方：理氣加柴胡、枳殼各 12 克、香附 12 克；益氣加黃耆 30 克、黨參 30 克；益肝腎加杞子 15 克、製首烏 10 克、熟地 15 克、桑寄生 15 克；濕熱互結加製川軍 10 克、甘露消毒丹 30 克（包）。

【療效】治療肝腎不足型 64 例，顯效 19 例，好轉 21 例；治療氣陰兩虛型 25 例，顯效 11 例，好轉 8 例；治療肝鬱脾虛型 20 例，顯效 8 例，好轉 8 例；治療瘀阻絡脈型 5 例，顯效 2 例，好轉 2 例。

⑺ **抗原湯**

【組成】當歸 10 克，白朮 10 克，柴胡 10 克，茯苓 15 克，虎杖 15 克，茵陳 20 克，白花蛇舌草 30 克，甘草 6 克。

【用法】水煎服，1 個月為 1 療程。

【功用】清熱解毒，活血調肝。主治 B 型慢性病毒性肝炎。

【加減】濕熱偏重伴黃疸，加蒲公英、敗醬草；脾氣虛加黨參、黃耆、山藥；脾腎陽虛，去茵陳，加巴戟天、仙靈脾、菟絲子；氣滯而肝區脹痛，加川楝子、鬱金；血瘀而肝區刺痛，加丹參、玄胡；肝腎陰虛去柴胡，加熟地、何首烏；肝脾腫大加三棱、莪朮、鱉甲；噁心嘔吐納差加藿香、砂仁、焦三仙；腹脹去甘草，加炒萊菔子；牙齦出血加女貞子、旱蓮草。

【療效】應用 123 例，平均療程 4～6 個月，總有效率為 90%。

⑻ **疏肝健脾湯**

【組成】柴胡 12 克，枳殼 12 克，川芎 12 克，香附 12

克，鬱金15克，茯苓15克，陳皮12克，半夏12克，白朮15克，黃芩15克。

【用法】水煎服。

【功用】疏肝理氣，健脾和胃。主治B型慢性遷延性肝炎。

【加減】腎氣虛加黃耆30克、桑寄生15克、菟絲子15克、仙靈脾15克；兼血虛者加當歸15克、枸杞子15克、白芍15克、丹參30克；兼陰虛者加生地15克、沙參15克、麥冬15克、丹皮12克、炙鱉甲1 5克、枸杞子15克、川楝子15克；兼瘀血者加穿山甲30克、三棱15克、莪朮15克、赤芍30克、丹參30克；兼有濕熱者加製大黃15克、甘露消毒丹30克（包）。

【療效】應用102例，治癒（主要症狀消失，肝脾恢復正常或明顯回縮，肝區無明顯壓痛或叩擊痛，SGPT40單位以下，HBsAg陰轉）23例，占22.55%；顯效（主要症狀明顯減輕，肝脾正常或回縮，肝區壓痛或叩擊痛明顯減輕，肝功能基本正常）44例，占43%；好轉（主要症狀明顯減輕，肝脾回縮，肝區壓痛、叩擊痛減輕，肝功能接近正常）15例，占14.71%；無效20例，占19.60%。總有效率為80.40%。

⑼ 調肝降球方

【組成】醋柴胡5～10克，廣鬱金10～30克，生黃耆15～30克。炒白朮10～15克，蒸黃精15克，紫丹參15～30克，炒赤芍10～15克，炒白芍10～15克，陳皮6～10克，青皮6～10克，焦山楂10克，伏苓10～30克，綿茵陳15克，左秦艽15克，生甘草5克。

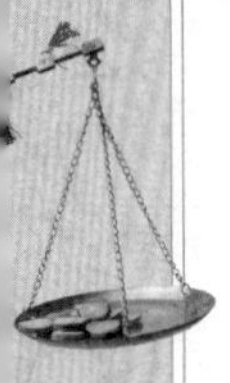

【用法】水煎服。

【功用】疏肝健脾補虛。主治慢性遷延性肝炎白球蛋白比例倒置。

【加減】肝脾腫大加炙鱉甲 30 克；HBsAg 陽性加苦參 15 克；SGPT 高加敗醬草 15 克；膽囊炎加蒲公英 30 克；血紅蛋白低於 10 克加紫河車 15 克。

【療效】應用 20 例，白球比例 1～0.9：1，有 1 年以上的肝炎病史。治癒（比例正常，症狀消失）5 例，顯效（比例正常，症狀基本消失）9 例，無效（比例仍倒置，症狀無改善）6 例，其中 4 例 HBsAg 陽性，轉陰性 2 例，2 年內復發 2 例。

⑽ 復肝湯

【組成】金錢草 12 克，車前子（包）12 克，澤瀉 12 克，薏苡仁 12 克，草決明 15 克，山楂 12 克，丹皮 10 克，丹參 15 克，白花蛇舌草 15 克，草河車 12 克，桑枝 30 克，生黃耆 15 克，何首烏 12 克，當歸 12 克，大黃炭 10 克，生地 15 克，桃仁 10 克，黃精 15 克。

【用法】水煎服。

【功用】清除濕邪，扶正補虛，調理氣血。主治慢性 B 型肝炎。

【加減】月經過多去桃仁；便溏去生地或改為生地炭；有黃疸者金錢草改用茵陳。

【療效】治療 78 例，顯效（SGPT、TTT 恢復正常或其下降程度超過治療前水準 50％）41 例，占 52.6％；有效（SGPT、TTT、指標下降超過治療前水準 25％，但不足 50％）27 例，占 34.6％；無效 10 例，占 12.8％。總有效率為 87.2%。

⑾ **補心丹**

【組成】柏子仁 12 克，酸棗仁 12 克，天冬 10 克，麥冬 12 克，當歸 12 克，五味子 9 克，生地黃 14 克，黨參 12 克，玄參 10 克，丹參 16 克，遠志 8 克，茯苓 12 克，桔梗 10 克。

【用法】水煎服。

【功用】養心安神，滋陰柔肝。主治慢性遷延性肝炎。

加減：兼有脾虛去玄參、天冬，加白朮、炙甘草；肝脾腫大加鱉甲、雞血藤、紅花。

【療效】治療慢性遷延性肝炎 34 例，治癒（主要症狀消失，肝脾恢復正常或明顯回縮，肝區無明顯壓痛或叩痛，肝功能恢復正常）29 例，好轉（主要症狀基本消失，肝脾腫大穩定不變，有輕度的壓痛及叩痛，肝功能基本正常）3 例，無效（主要症狀無好轉，肝功能無改善）2 例。總有效率 94.1%。

2. 丸片劑療法

⑴ **B 肝一號片**

茵陳、柴胡、白芍、升麻、梔子、川芎、香附、龍膽草、甘草、三棱、莪朮、薑黃、赤芍、葛根、黃芩、黃耆、棗皮等 32 味藥組成。共製成片劑，每服 8 片，1 日 4 次，3 個月為 1 個療程。用於慢性 B 型肝炎伴肝功能異常者。

⑵ **B 肝六號片**

由茵陳、虎杖、枸杞、何首烏、枳殼、佛手、板藍根、菟絲子、山楂、金錢草、白茅根等藥組成。共製成片劑，每服 6 片，1 日 4 次，3 個月為 1 個療程。用於慢性 B 型肝炎

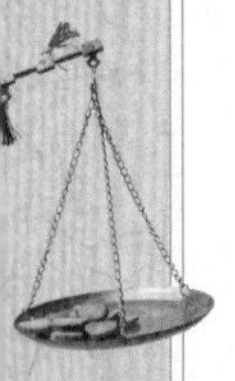

腎虛邪實者。

⑶ **剔毒護肝湯**

由葉下珠、黃耆、莪朮等藥組成。具有抗 B 肝病毒、調整免疫機能、保護肝細胞、抗肝纖維化和抗腫瘤等多種藥理作用。

用於慢性 B 型肝炎患者。

⑷ **溫腎解毒湯**

巴戟天 15 克，仙靈脾、虎杖各 15 克～30 克，菟絲子、桑寄生、丹參各 30 克，陳皮 6 克等，1 日 1 劑，用於慢性 B 型、C 型肝炎患者。

⑸ **健肝丸**

茵陳 64 斤，五味子 22 斤，大黃炭 14 斤，鬱金、丹參、太子參、地骨皮、當歸各 2 斤，蜂蜜 16 斤。先將茵陳加水煎煮成渣，濃縮烤乾研末再將餘藥研粉過篩 100 目，加蜜水泛為丸，每次 10g，1 日 3 次。用於慢性肝炎肝功能不良者。

⑹ **B 肝寧**

由黃耆、蠶砂各 15 克，黨參、蚤休、白芍、丹參、貫眾、女貞子、白朮、川楝子、枳殼各 10 克，茵陳、苡米各 30 克，菟絲子 20 克，甘草 6 克。每日 1 劑，用於慢性 B 型肝炎患者。

⑺ **復肝片**

板藍根、金銀花各 25 克，丹皮、柴胡、焦三仙各 15 克。上藥按比例製成片劑，每片 0.25 克，每次 6 片，每日 2 次。

用於慢性 B 型肝炎肝功能不良患者。

⑻ **益肝沖劑**

由丹參、丹皮、桃仁、當歸尾、白朮、茯苓、陳皮、雞內金、廣香、厚朴、鬱金、板藍根、山藥、三棱、山楂等組成，隨症選用。1 日 1 劑，用於慢性 B 型肝炎患者。

⑼ **強肝湯 1 號**

由黃耆、丹參各 12 克～30 克，當歸、白芍、黨參、白朮、茯苓、生地、茵陳、山楂、山藥各 6 克～15 克，鬱金、甘草各 3 克～12 克，澤瀉、黃精各 5 克～15 克：板藍根 8 克～12 克，1 日 1 劑，用於慢性肝炎氣血虛、腎虛、脾虛各型患者。

⑽ **強肝湯 2 號**

由銀花、敗醬草各 10～30 克，龍膽草、梔子、鬱金各 3 克～15 克，丹參 12 克～30 克，當歸、香附各 6 克～15 克，黨參、白朮各 3 克～15 克，車前子 10 克～15 克，炒萊菔子 6 克～12 克，茵陳 6 克～45 克。每日 1 劑，用於慢性肝炎實證、肝功能嚴重損害者。

⑾ **肝太平片**

由黨參 20 克，苡仁 30 克，蚤休 15 克，丹參 30 克，貫眾 20 克，茵陳 15 克，女貞子 20 克，蠶砂 10 克，香附 10 克，鬱金 10 克，川楝子 10 克，柴胡 12 克，枳殼 10 克，菟絲子 10 克，甘草 6 克，共製成劑，9 克重丸子，每日 2 次每次 1 丸，口服。

⑿ **肝靈丸**

由五味子 20 克，靈芝 12 克，丹參 20 克，桃仁 12 克，紅花 12 克，精製為 9 克重蠶丸，每日 3 次，每次 1 丸，1 個月為一個療程。

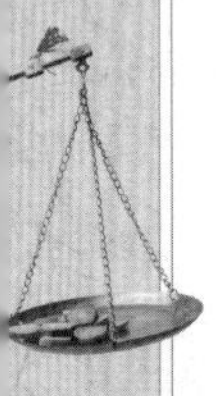

3. 針灸療法（包括耳針）

療法一

【取穴】

⑴ 常用穴：①至陽、肝俞、陽陵泉；②大椎、氣海。

⑵ 備用穴：足三里、丘墟。

【針法】慢性肝炎取第一組穴，無症狀 B 型肝炎病毒表面抗原帶原者取第二組穴。酌配備用穴。第一組穴操作，至陽穴向上斜刺 1 寸，肝俞向脊椎側斜刺，陽陵泉和足三里均直刺 1.5 寸，以得氣為度，留針 10 分鐘。第二組，大椎穴針刺得氣後，小幅度持續捻轉 1～2 分鐘，以向下傳導為佳，不留針；氣海穴直刺至局部酸脹，留針 30 分鐘，如配足三里，留針 30 分鐘，每 10 分鐘捻轉 1 次。針後以艾條溫和灸 5～10 分鐘。丘墟穴，直刺，得氣後施平補平瀉法：二組穴，均為每週針 3 次，3 週為 1 療程，療程間停針 3～5 天。

【療效】共治慢性肝炎 21 例，針刺後療效與服用垂盆草沖劑相同，且在降低 HBsAg 滴度和促使 HBeAg 的轉陰上，效果更為明顯。

無症狀 B 型肝炎病毒抗原帶原者，共觀察 32 例。總近期有效率為 75％。其中 HBsAg 有效率 71.9％（陰轉率 25％），HBeAg 陰轉率 33.3％，抗－HBe 陽轉率為 25％，抗一 HBc 陰轉率為 25％，HBV—DNA 陰轉率為 28.6％。遠期總有效率（經 1 年隨訪）為 72.7％。

值得一提的是，有人對 4069 人調查，發現既往有針灸史者 HBsAg 的陽性率 2.5％，較無針灸既往史者的陽性率 8.0％為低，有顯著統計學意義（P<0.01）。

針刺可降低陽性率，這與針刺在平衡陰陽的基礎上全面增強抗病能力有關。

當然，也要求在針刺時重視嚴格消毒，以防止由針具等傳播。

療法二

【取穴】足三里、陽陵泉、行間為主穴。發熱者加外關、曲池，濕濁甚加期門、支溝，噁心嘔吐加內關、內庭。

【針法】多用瀉法，留針 30 分鐘，10 分鐘捻針 1 次。每日針刺 1～2 次，30 天為 1 療程。

【療效】治療急性黃疸型病毒性肝炎 111 例，結果治癒 102 例（91.9%），餘 9 例效果不佳而轉用其他療法。治癒者中黃疸指數和谷丙轉氨酶恢復正常所用時間分別為 15.29 天和 25.37 天，HBsAg 陽性患者治療後有 38.5%轉陰。

療法三

【取穴】① 常用穴：肝、脾、腎、肝炎點、三焦。② 備用穴：失眠多夢加神門、皮質下，胃納不佳加胃，便秘腹脹加大腸，口乾口苦加胰、膽、腹。

【針法】每次取常用穴 3～4 穴，據症酌配備用穴。找得耳穴敏感點後，用揿釘式皮內針埋入，上用膠布固定。或用磁珠壓丸法，方法是以市售 380 高斯左右強度的小型磁珠，置在 0.7cm 見方的膠布上，貼在敏感點處。每日令患者自行按壓耳穴 3～4 次，每次 3～5 分鐘。每週埋針或壓丸 2 次，7～10 次為 1 療程。療程間隔為 5～7 天。

【療效】以耳穴埋針治療 100 例慢性肝炎病人，結果痊癒 50 例（50%），顯效 12 例（12%），有效 25 例（25%），無效 13 例（13%）。

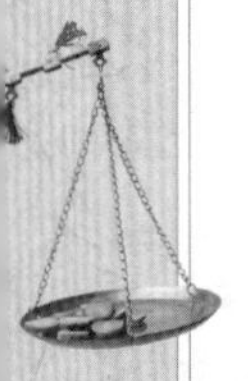

療法四　王不留行籽耳壓法

【取穴】肝、肝陽 1、肝陽 2、肝炎點、脾、交感、腎上腺、膽。

【用法】患者取坐位或臥位，用耳穴探測儀或探棒找出敏感點，將王不留行籽置於 0.5cm 見方的膠布中間，對準耳穴貼壓。按壓片刻後，囑其每隔 1～2 小時按壓 1 次，隔日耳壓 1 次，7 次為 1 療程。

療法五　綠豆耳壓法

【取穴】① 肝、任 2、任 4、神門，以疏通肝經之氣。② 肝、膽、肝炎點、十二指腸、直腸下段、肛門。③ 肝、肝陽 1 或肝陽 2、目 1、目 2，肝炎見有頭昏或鞏膜黃染者取之。④ 肝、膽、十二指腸、督 4、直腸下段、肝門。⑤ 膽、膽俞、督 10、太陽。⑥ 脾、胃、脾俞、神門。以肝為主，全面調整。

【用法】用探測儀找出敏感點後，將綠豆置於 0.8cm 見方的膠布中，按所選組穴貼壓。重按壓片刻後，囑患者自行按壓，每日 10 餘次，隔日 1 換。

療法六　草決明耳壓法

【取穴】肝、脾、肝炎、肝陽點、交感、肝炎區。

【用法】將膠布剪成 0.8cm 見方，把草決明 1 粒，貼在膠布中心備用。貼壓前，先用大頭針圓頭在相應區域找出敏感點，再用 75 %酒精局部消毒，將貼有草決明的膠布對準選穴中心點，按壓膠布以固定藥粒。

囑患者每日自行按壓 2～3 次，每次每穴按壓 5 分鐘。手法由輕到重至有壓痛感。每 6 天換藥 1 次。4 次為 1 療程，每療程間隔 3 天。

4. 穴位液體注射法

【穴位】注射療法是選用藥物注入有關穴位的治療疾病的一種方法。

療法一

【取穴】三陰交。

【用法】用維生素 B_{12} 100 μ g，每日注射 1 次，雙側交替進行，10 次為 1 療程。

【療效】張氏用維生素 B_{12} 100 μ g 於三陰交穴位注射，每日 1 次，治療急性黃疸性肝炎 36 例，平均 15.1 天臨床治癒；對照組口服一般保肝藥及靜脈輸肌苷、維生素 C 等治療，平均 22.4 天治癒。結合各項指標（臨床症狀的改善，主要體徵的緩解，肝功能恢復情況，HBsAg 陰轉），穴注組明顯優於對照組。

療法二

【取穴】足三里（雙）、陽陵泉（雙）。

【用法】用蒸餾水每次每穴注射 1～2ml，每日 1 次。每次取一組穴位，交替使用，7 次為 1 療程，1 療程後間日注射 1 次。足三里穴注射後慢出針，按壓針孔；陽陵泉穴注射後，快出針，不按針孔，以出少許血為佳。

【療效】取足三里、陽陵泉，每次一組穴，交替使用，第 1 週每日 1 次，第 2 週間日 1 次，每次每穴注射蒸餾水 1～2ml，治療 A 型肝炎 30 例，臨床治癒 29 例，治癒率為 96.67%，其症狀平均消退時間為 3.133±1.28 天，體徵為 5.28±3.05 天，黃疸指數恢復正常平均時間為 10.15±5.27 天，SGPT 恢復正常平均時間為 13.63±4.01 天。對照組 30 例用田基黃注射液 2ml，13'1 次肌注，蘇肝 13 服液 20mg、

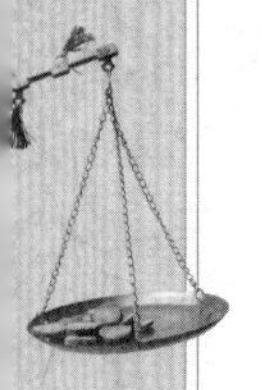

齊墩果酸片 3 片、維生素 B_1 20mg、多酶片 2 片，1～3 次，均飯後口服，臨床治癒 28 例，占 93.33%。兩組治癒率無明顯差異。

療法三

【取穴】主穴：①足三里、陽陵泉；②陽陵泉、三陰交；③足三里、血海。配穴：脾虛肝鬱明顯者加脾俞、肝俞；濕熱蘊結者加肝俞、膽俞；陰虛火旺者加肝俞、膽俞、膈俞；氣虛血瘀耆加脾俞、膈俞。

【用法】陰虛火旺者主穴每次每穴注射蒸餾水 lml，配穴每次每穴注射 0.2ml；其他三型主穴均注射 1.5～2ml，配穴注射 0.5ml。每 1 療程依次選上述 1 組穴，每次選主穴和配穴各 1 個，間日治療 1 次，兩穴交替使用，1 個月為 1 療程。

【療效】連氏對 22 例慢性 B 肝隨機分為三組，第 1 組 8 例，取穴：①足三里、阻陵泉；②陽陵泉、三陰交；③足三里、血海。治療分 3 個療程，共 3 個月，每 1 療程依次選上述 1 組穴位，每次選 1 穴，間日治療 1 次，兩穴交替使用。陰虛火旺者每次每穴注射滅菌蒸餾水 lml，脾虛肝鬱、濕熱蘊結及氣虛血瘀者均注射 1.5～2ml。第 2 組共 9 例，在 I 組治療的基礎上，每次辨證加入 1 個背俞穴。脾虛肝鬱明顯者加脾俞、肝俞；濕熱蘊結者加肝俞、膽俞；陰虛火旺者加肝俞、膽俞、膈俞；氣虛而瘀者加脾俞、膈俞。陰虛火旺者背俞穴每次每穴注射蒸餾水 0.2ml，其他三型患者均每次每穴注射 0.5ml。

第 3 組共 5 例，選穴同 I 組，用干擾素（每 2ml 含 2.5×104 單位），每次每穴注射 lml。治療後三組除主要症狀、體徵均有不同程度的改善外，SGPT、ZnTT、r—GT、A/G 等指標均有明顯改善，其中 II 組改善較明顯，但與其他二組比較無統計學差異。三組 HB—sAg 的總陰轉率為 63.6%，HBeAg 的總陰轉率為 100%（19/19 例），抗－HBe 的總陽轉率為 77.3%，上述各指標的改善 II 組略優於其他二組，但亦無統計學差異。

另外，治療前後患者血清干擾素及微量元素亦有一定變化，結果顯示，水針穴位注射治療慢性 B 型肝炎，對改善肝功能，促使 HBsAg、hBeAg 陰轉和抗－HBe 陽轉方面均有較大療效，提示本法可能有抑制 HBV 複製及清除 HBV 的作用。

三組中療效以 II 組略高於其他兩組，提示據中醫辨證加用背俞穴可能有提高療效的作用。

療法四

【取穴】足三里、腎俞。

【用法】用黃耆注射液或當歸注射液、丹參注射液，每穴注入 1ml，每日 1 次，10 次為 1 療程。

【療效】用 100%黃耆注射液，在足三里（雙）、腎俞（雙）穴每次每穴注射 1ml，每 3 天交替注射 1 次，2 個月為 1 療程，部分病例增注黨參注射液 1ml。對照組用厭氧菌苗 0.5～1ml 至陽穴注射，每週 1 次，12 次為 1 療程，兩組均給常規保肝治療。治療組 174 例 HBsAg 陽性經治療陰轉 79 例，滴度下降 52 例；對照組 84 例，陰轉 27 例，滴度下降 29 例。黃耆組明顯優於對照組（P<0.01）。

療法五

【取穴】肝俞、二極管俞、陽陵泉、足三里。

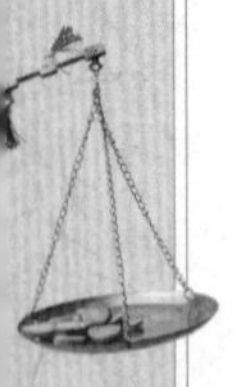

【用法】用維生素 K_1 注射液，每穴注入 5mg，每週 3 次，1 月為 1 療程。

【療效】徐氏等取肝俞、膽俞、陽陵泉、足三里，用維生素 K_1 每穴注射 5mg，每週 3 次，治療慢性活動性肝炎 32 例，臨床治癒率 93.7%，好轉率 6.3%。其中 HBeAg 陽性的 10 例中，9 例治療後轉陰，而藥物對照組 11 例中僅 1 例轉陰，兩組有顯著性差異（$P<0.01$）。

療法六

【取穴】① 常用穴：足三里、脾俞、肝俞、三陰交、至陰。② 備用穴：期門、中都、胃俞、地機。

【用法】丹參注射液、肌苷酸納、維生素 B_1 加維生素 B_{12}，任取一種。

以常用穴為主，療效不顯時酌配或改用備用穴。每次取 2 對穴。每穴注射量：丹參注射液為 1 毫升、肌苷酸鈉為 50～100 毫克、維生素 B_{12} 毫升（含量 100 毫克）和維生素 $B_1$21 毫升（含量 100 微克）混合後，分注於 4 穴。

注射時，用 5 號齒科長針頭，穴位常規消毒後，迅速刺入，慢慢送針，至有較明顯的酸脹得氣感時，用中等速度推入藥液。

第 1 療程，每日 1 次；至第 2 療程，如症狀改善，可改為隔日 1 次；待各項肝功正常，症狀消失後，宜劑量減半，再鞏固一二療程。15 次為一療程。

【療效】共治 125 例慢性肝炎，大部分都有不同程度效果。其中 108 例，痊癒 26 例（24.1 %），顯效 23 例（21.3%），有效 43 例（39.8%），無效 16 例（14.8%）。總有效率為 85.2%。

療法七

【取穴】大椎、肝俞、脾俞、心俞、胃俞、肝炎穴。失眠、心悸加神門；呃逆、汗多加勞宮、後谿；胃痛、噁心嘔吐加內關；消化不良、便稀、貧血加足三里；頭痛頭暈、口乾加太衝；肝區痛；乏力加三陰交。

【用法】用丹參注射液或維生素 B 注射液隔日注射大椎、肝俞穴各 0.5～1 毫升，四肢穴位隔日 1～2 毫升，15 次為 1 療程，療程間隔 5 天。

【療效】治療遷延性、慢性肝炎 15 例，經 3～15 次治療，均獲痊癒。

注意事項

① 治療時應對患者說明治療特點和注射後的正常反應，如注射後局部可能有酸脹感，4～8 小時內局部有輕度不適，有時不適感持續時間較長，但一般不會超過 1 天。

② 嚴格遵守無菌操作，防止感染，最好每注射一個穴位換一個針頭。使用前應注意藥物的有效期，並注意藥物有無沉澱變質等情況。

③ 注意藥物的禁忌、劑量、配伍、副作用以及過敏反應等問題，凡會引起過敏反應的藥物，均應先作皮試，陽性者不可應用，副作用較大的藥物，使用時應謹慎。

④ 一般藥液不宜注入關節腔、髓腔和血管內，以防引起關節紅腫熱痛等不良反應；誤入骨髓腔，則有損害骨髓的可能。

⑤ 胸腹部穴位注射不宜過深，以防傷及內臟。主要神經幹經過的部位作穴位注射時要注意避開神經幹，以保護其不受損害。

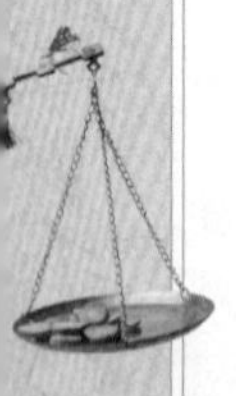

⑥ 年老體弱者，注射部位不宜過多，用藥量可酌情減少，以免暈針。孕婦的下腹部、腰骶部穴及合谷、三陰交等穴，一般不宜作穴位注射，以免引起流產。

5. 氣功療法

功法一：強肝法

⑴ **起式：**

站立閉眼，兩手在丹田處聚攏，掌心勞宮穴相對，做 3 次用嘴慢慢吐出氣息的噓息，要先吸後呼。然後手輕緩離開丹田，兩手背相對，與丹田在同一水平線上。兩手分開至胯部後翻掌，成兩手心相對合攏在原處。如此做 3 次後，將右腳向前邁半步，腳尖著地，用鼻做一短促的吸氣，兩手自然擺動，收回右腳，邁出左腳，如此做 9 次。

⑵ **行式：**

起式後，先睜開眼睛，雙手擺動，右手擺至胯處，左手至胸前，右腿放鬆向前邁半步，落步時用鼻作一短吸。隨後雙手開始向相反方向擺動，左手擺至胯處，右手至胸前，左腳向前半步，用鼻作一短呼吸。手、頭、腳、腰、呼吸等各種動作互相配合；很有節奏，每分鐘 50 步左右。

⑶ **收式：**

停步後，閉眼，先做起式 3 次，然後兩手由丹田上抬至膻中，兩指尖相對；大拇指朝氣戶穴，做 3 次噓息後，兩手重疊下垂，放回兩胯旁，睜眼，恢復平時體型。

功法二：簡易療肝功

每日丑時（1～3 點）坐在床上，面向東方，兩腿伸直或自由盤腿。兩手握拳，大拇指放在無名指內側第一節上與中指相連之處，然後四指捏在大拇指上。兩拳握好後，右拳在下左拳在上連接起來，如握木杵狀，貼在肝區上（右上腹）。齒微叩，唇微開一線，兩目輕閉，以意平視下前方。鼻吸清氣，由口呼出，呼氣時從齒縫出，意默念「噓」字（不出聲），自覺肝區有輕微震動感有效。呼吸應儘量做到深長均勻。

白天練功時，可找一空地，面向東方，兩足平立與肩同寬，兩手不必握拳，抱在樹上（兩手的高度在胸腹之間，身與樹的距離適當），兩目平視樹身或輕閉，意想身體和樹合一。其他與坐式一樣練呼吸。樹最好選擇柳樹、玉蘭樹等陰性的樹，樟樹、肉桂樹等陽性的樹不行。

平時可多做轉腰、甩手、慢跑等動功，本功法治療慢性肝炎，約練一個半月可以見效。

功法三

預備式：兩腳平行，與肩等寬，兩手自然下垂於體側，虎口圓，掌心向內。排除雜念，鬆靜站立，從頭到腳放鬆。然後口唇輕閉，舌尖輕頂上齶，鼻吸鼻呼。

導氣：將鼻吸之氣隨意念下沉於丹田，然後經會陰沿椎正中上行於大椎穴，再從大椎穴用意念分為兩段，沿兩臂直達內勞宮。

雙回氣：將氣送入營宮穴後，兩臂外旋，轉掌心向上，十指放鬆向前。隨後雙臂向前平伸，捧氣似球，緩慢向上托起，貫於天目穴。然後張臂護胸與肩平，兩手沿胸、腹向下緩慢導氣，下行於小腹前，將兩手分開，抱氣似球，貫入下丹田。

貫氣：以腰為軸，帶動雙臂略向右移，同時將意念丹田之氣緩貫入肝區。重心移向左腳，右腳向前上半步，前腳掌

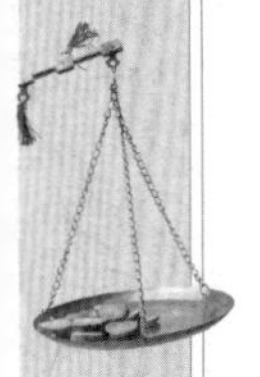

外側著地。

排肝氣：右手不動，意守肝區，左臂內旋，轉掌心向下。接著左膝向前伸屈，與腳尖成一直線，右膝微屈，稍向右傾。上身隨之前屈，目視左手，左手隨屈膝而將虎口沿右腹和下肢內側正中緩慢向足尖導氣。

撈氣：左手臂外旋，轉掌心向上呈凹狀，緩慢撈氣向上托起。同時上身抬起，兩膝伸直目視左勞宮，將氣貫入下丹田。如此左右交替各1次，再行貫氣法。重複進行6遍。

甩手：兩手將丹田之氣貫入肝區，右腳落地，重心隨移向右腳。左腳向前邁出一步，左手放鬆，五指分開，按住肝區。接著右手從左手指指縫緩慢抓氣成半握拳，右臂外旋，轉掌心向上，然後用力將病氣甩下。

貫氣：右手向前，掌心向上，托氣似球，同時目視勞宮穴，向上緩慢將氣貫入百會穴。隨後右手沿右耳側向下導引至肝下緣。

撈氣：右手掌向外推氣，然後右臂內旋，轉掌心向右呈凹狀，緩緩撈氣入肝區。

甩氣：右手掌心向內，意守肝區，掌心與肝區相距約13公分。左手從肝區抓氣向左前下方用力甩下，五指鬆開，掌心向下。

再行貫氣法：動作相同，方向相反。如此做6遍。

雙回氣：左手將氣貫入肝區後，右腳向前邁出半步，與肩等寬，同時兩手從肝區自然下垂於體側，虎口圓，掌心向內，鬆靜站立，目視前方。接著兩臂外旋，轉掌心向上，掌指朝前平伸，捧氣似球，緩緩向上托起，貫入天目穴。然後張臂擴胸，與肩相平，兩手沿胸、腹外側向下緩慢導氣，下行於小腹前，隨後交兩手分開抱氣似球，貫入下丹田。最後收功，恢復預備式。

功法四：「噓」法（六字決）

發音「噓」，XU，讀音需。

口型：兩唇微合，舌尖向前伸而兩邊向中間微捲。

動作：兩手重疊（左手在裏，右手在外，女性相反），內外勞宮穴相對，以魚際穴壓住肚臍，勞宮穴對丹田。呼氣時讀：「噓」字，兩眼盡力睜大並內視肝區，呼氣盡後吸氣。做6次。

經絡循行：呼氣時，以意領氣，肝經之脈氣由足大趾外側大敦穴上行，環繞陰器，經少腹，絡膽入肺，上喉嚨、眼、前額，到百會穴，沿肺經下行到拇指內側少商穴。

另外動作也可採用靜坐和站立兩種。

靜坐：在床上或凳上坐好，兩腿伸直，怒目揚眉，意念是卑視病灶，視為「小病，不久即癒」。然後頭部左顧右盼，來回慢慢轉動，轉到左邊即發「噓」字音。隨後再怒目揚眉向右轉，轉到右邊時發「噓」字間頭正時吸氣，頭轉到左右時呼氣發「噓」字音。

站立：頭部動作與靜坐相同，另加雙手拍肩動作，揚眉，頭部左頤右盼，頭向左轉，右手拍打左肩；頭向右轉，左手拍打右肩；頭正吸氣，在呼氣時發「噓」字音。

站立：頭部動作與靜坐相同，另加雙手拍肩動作，揚眉，頭部左顧右盼，頭向左轉，右手拍打左肩；頭向右轉，左手拍打右肩；頭正吸氣，在呼氣時發「噓」字音。

功法五

⑴ **姿勢**：取右側臥位，頭微前俯，頭頸保持在左右不

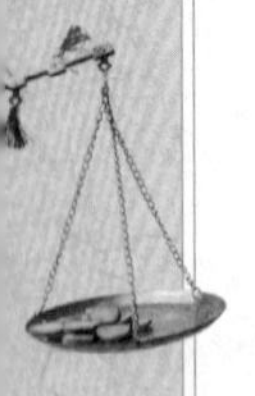

倚、稍抬高的位置。脊柱微向後弓，呈含胸拔背之勢。右上肢自然彎曲，五指舒伸，掌心向上，置於身前枕上，距身約 2 寸左右；左上肢自然伸直，放於同側髖部。右下肢自然伸直；左下肢膝屈曲約成 120 度角，輕放於右下肢上。

⑵ **呼吸**：輕輕閉口，以鼻作腹式呼吸，先行吸氣，用意領氣下達小腹，然後呼吸稍作停頓，再把氣徐徐呼出，如此反覆。

呼吸時配合默念字句，一般先由念三個字開始，以後可再增多字數。如吸時默念「自」字，停頓時默念「己」字，呼氣時默念「靜」字；舌體亦隨之起落，吸氣時舌抵上齶，停頓時舌不動，呼氣時舌下落。

⑶ **意守**：意守丹田即臍下 1 寸 5 分氣海穴，或肝臟。

本功法每日練 4 次；每次 30～60 分鐘。

功法六：健脾疏肝功

⑴ **意守丹田行開合**：

① 預備姿勢：鬆靜站立，雙手輕輕緩慢地由體側向腹前聚攏，開始兩手心相對，移至腹前，兩掌心則轉向腹部。先將左手的虎口放在肚臍上，使掌心（勞宮穴）按在丹田處（即氣海穴，臍下 1.5 寸處），再將右手掌心重疊在左手背上，雙手抱丹田，口呼鼻吸，調整呼吸。

② 行功姿勢：腹式呼吸，吸氣時肚臍自然向內向後收，呼氣時臍部自然向外鼓，意守肚臍，好似肚臍在呼吸。行功時呼氣，雙手向兩側慢慢分開，這叫做「開」。開時兩手背相對，手指併攏，開的寬度略寬於自己的身體。呼氣，翻手使手心相對，雙手慢慢地向腹前丹田處聚攏，這叫做「合」。合到手要接觸時，又翻手，手背相對。如此反覆，

每次做30個開合。

⑵ **健脾疏肝行氣血**：接「意守丹田行開合」預備姿勢。左腳向前外方輕輕劃半步，腳尖拇趾觸地，足跟上提，膝關節微曲，雙手隨左腳劃出之同時，自然伸向左前下方，成抱球狀。

吸氣，氣自左腳拇趾內側隱白穴，沿內側赤白肉際，上行過內踝之前緣，沿小腿內側正中線上行，在內踝上8寸處，交出足厥陰肝經之前，沿大腿內側緣，經腹至哀穴處入腹，屬脾絡胃，向外上方行至腋，向上前方，經中府入裏，上行挾咽，連舌本，散舌下，此即氣升脾經。雙手保持抱球狀，隨氣機上升，提至上前方與舌相平。

呼氣時，舌抵下齶，手勢隨氣機沿肝經下降，成按摩狀下降至腹右側。同時，左腳跟落地，右腳向右前外方劃半步，拇趾觸地，腳跟向上提收，膝關節微曲，氣從舌降於任脈，沿喉嚨、脅肋至膈入肝，挾胃，折向外脅肋至小腹，繞陰器，沿股內側過膝，至內踝前緣下足背，經中封穴、太衝穴，至足拇趾外側。呼氣畢，右足著地，左足向前外方劃半步，又起第二勢。如此反覆，30數息至120數息。

功法七：銅鐘氣功

⑴ **姿勢**：一般採用銅鐘式（站功）。

⑵ **呼吸**：先做自然呼吸2～3次，後再練腹式深呼吸。

⑶ **意守**：一般意守中脘或丹田（臍中）。

⑷ **輔助功**：攪海（舌功）左右各36次，此時口中津液增多，且暫勿嚥下，接著做漱津36次，然後將口中津液分3次徐徐嚥下，而嚥時吸氣，用意念引津液緩緩送入丹田。然後再行下一個輔助功，揉腹部，以臍為中心，將兩手心擦

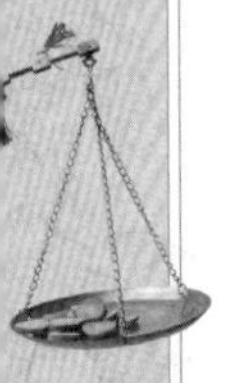

熱，先向左按摩 81 圈，繼則向右按摩 81 圈，隨後按摩胃俞、足三里左右各 36 次。

6. 飲食療法

常常可以在一些書報、雜誌上看到有肝病的病人，某些東西不能吃，或者是一定要吃哪一些東西才能夠補肝。在這些說法當中有許多沒有經過現代醫學的進一步的驗證。所以很難判定，這些流傳在市面上對於肝病飲食的說法，到底是正確還是不正確。儘管如此，對於肝病病人的飲食及日常生活，有幾點是應該注意而且是能夠做到的：

⑴ 均衡飲食，不偏食。每種食物有不同的營養，經常調換食物品種，會提高胃腸道對營養的吸收。

⑵ 若肝硬化併發腹水或下肢水腫，則需要限制水和鹽的攝入。

⑶ 肝昏迷的病人，必須要限制蛋白質。慢性肝炎或肝硬化但沒有肝昏迷的病友，則不必限制蛋白質（包含各種的肉類）。

⑷ 忌食黴變食品。黴變食品如家藏花生、玉米、稻穀、小米、白薯乾、蘿蔔乾等均易產生黃麴黴毒素，黃麴黴毒素是公認的致癌物質。B、C、D 肝病毒本身也是人們公認的致癌微生物，一旦日常飲食中再含有致癌物質，就更容易促發肝癌。所以儘量吃新鮮的食物，不要食用發霉變質的東西。

⑸ 不食用有哈喇味的動植物油。動植物油切勿存放太久，已經變質的不宜食用。

⑹ 能維持均衡飲食的話，一般不用再補充維生素。如果覺得確實需要，可以適當的補充維生素 B 及維生素 C。

⑺ 米糠中不僅含有豐富的 B 群維生素，能夠保護肝臟，而且米糠纖維吸附致癌有害物的效果相當好。由於人體中缺乏消化米糠纖維的酵素，因此所吸附的有害物質被米糠纖維以大便的形式全部排出體外。肝病或 B 肝表面抗原長期帶原者，如能經常採用米糠調劑食譜，以吸附和排泄消化道中的有害物質，則不失為預防肝癌的好辦法。

⑻ 定時就餐可協調胃腸功能，養成規律的生理時鐘，有利於肝臟功能的恢復。

⑼ 飲食量相對固定。儘量做到每餐基本定量，以平時的八成飽為度。過飢過飽對肝臟不利。暴飲暴食會使肝病復發。

B 肝病徽表面抗原自然陰轉要靠科學食療、充足睡眠、忌飲白酒、不能過勞，其中科學食療最為重要。B 肝病人要做到科學飲食主要應從以下方面著手：

⑴ **足量攝取蛋白質食品：**

蛋白質主要的生理功能是維持人體組織生長、更新和修復。壞死的肝細胞需要蛋白質（經過生化作用）來修復、更新，這就是 B 肝患者應多吃蛋白質食品的道理，成人每天進食 40g 蛋白質才達到最低生理需要量。一般正常人每日所需蛋白質為 70g，B 肝患者應稍多吃一些，以每日 80～90g 為佳。

每日進食 80～90 g 蛋白質該如何計算?每日喝牛奶 750 g（約含蛋白質 30 g），雞蛋一個（含蛋白質 5 g），糧食 400 g（含蛋白質約 40 g），再進食適量的魚、肉、豆製品也就夠了。

牛奶中蛋白質含量為 3.5％～4％，消化吸收率高達

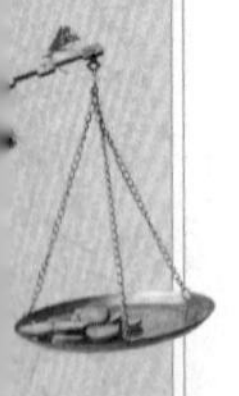

97％～98％，且是最佳優質蛋白質，是人類改善營養、增強體質的最佳食品，多喝牛奶有助預防肝癌等多種癌症。這樣既多攝取了蛋白質食品，又比花錢買保肝藥效果好。

⑵ **適量補充糖、脂肪、維生素：**

我國人民主食以穀物類食物為主，該類食物富含澱粉及多糖。因此，B 肝患者不必再另外補充糖。長期以來人們的膳食結構傾向於低脂肪飲食，對 B 肝病人來說，一般每日攝入 50 脂肪是適宜的。蔬菜、水果的適量攝入，不但可為機體攝入充足的維生素和纖維素，而且新鮮的蔬菜、水果多有抗癌作用。像番茄、菠菜、橘子、蘋果等低價位的蔬菜、水果，B 肝病人可以經常食用，又不增加經濟負擔。

患有肝病的人在日常生活中除了用藥物治療外，往往忽略了飲食療法。其實，日常飲食也是治療肝病的重要輔助方法，以下介紹幾種對肝臟有益的食品。

① **優酪乳：**優酪乳中的乳酸桿菌能抑制和殺死腸道裏的腐敗菌，減少尤其他毒素引起的中毒現象。肝病病人如果食入過量蛋白，會使衰弱的肝臟負擔加重，而且蛋白質在腸道內經細菌分解後會產生氨及其他有毒物質，可誘發肝昏迷。飲用優酪乳，使腸道呈現酸性環境，可減少氨的吸收以及腸道細菌對蛋白質的分解作用。

② **豆腐：**豆腐內含較高的蛋白質、脂肪及維生素 B_1、維生素 B_2 等多種營養成分，有益氣和中、清熱解毒、生津潤燥功效，若與泥鰍合用能健脾益氣、降黃除濕。

③ **田螺：**有清熱利水、除濕解毒功效，對於急慢性肝炎、肝硬化、黃疸、風濕痺痛等有一定的療效。脾胃虛寒者忌用。

④ **豬肉**：有補中益氣、滋陰養肝的作用。濕熱痰滯者慎用。

⑤ **蜂蜜**：具有養肝和保護肝臟的功能。蜂蜜中不但含有肝細胞易於吸收的葡萄糖，而且還能促進組織的新陳代謝，增加肝糖的儲存，因而可提高機體的抗感染能力。注意痰濕、中滿痞脹及腸滑泄瀉者忌服。

⑥ **蜂王漿**：有滋補、強壯、益肝及健脾作用，能加強人體抵抗力及促進蛋白質合成、促進新陳代謝、調節血壓、提高造血機能等功能。

⑦ **食醋**：有養肝、健胃、殺菌、散淤及解毒作用。燒菜時加一些，可促進鈣、鐵、磷等成分的溶解，易被機體吸收。但胃潰瘍及胃酸多者不宜食用。

⑧ **豬膽**：有清熱、潤燥、解毒、除濕、瀉肝膽之火、通大便等功效。膽鹽可刺激膽汁的分泌，增加腸蠕動，促進脂肪的消化及吸收。

以上食品對肝臟雖有好處，但不可一味食用，適量食用，才能達到治療目的。

食物是人體生命活動的物質基礎，針對自身疾病和營養情況選擇補充食品，往往勝過吃藥。食療可改善人體各器官的功能，各種食品都將對人體的某種器官發揮一定的作用。飲食得當則可維持生理平衡，一般認為，米、麵、肉、蛋多屬酸性食物，蔬菜、水果以鹼性居多，適當調理有利於人體代謝的酸鹼平衡。

根據中醫學理論結合現代醫學觀點，認為食療是人體自我調理最基本的措施。瞭解每種食品的基本營養成分和性味作用，是自我療養中最高明的「醫道」。

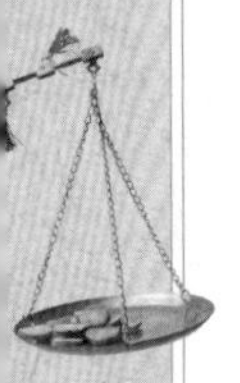

肝臟是人體中最大的消化器官。蛋白質、脂肪及碳水化合物（米、麵食等）進人體內後，都要由腸道吸收進入肝臟，在肝內經過代謝、合成營養物質後，才能被人體所利用。在此過程中，高蛋白飲食會增加肝臟負擔，其中間代謝產物還會對肝細胞產生毒性作用，但肝臟有病變後又需要補充營養豐富的物質，以滿足修復的需要，因此肝炎患者的飲食應該是有營養、調配得當、有利於消化吸收。

合理而適度的飲食可增強機體的免疫力，也為肝組織的修復提供必須的營養物質。肝炎患者的食物種類及數量應根據個人吸收利用的特點、病情、病期、營養狀況、食慾及平時的飲食習慣適當加以調整，不必過分強調「三高一低」（高蛋白、高碳水化合物、高熱量、低脂肪）飲食。一般來說，肝炎患者的營養原則應該包括以下幾點：

① 少食多餐：患肝病後會影響消化，不宜一次食量過多。以免加重肝臟負擔，加重胃腸道噁心、腹脹等感覺。

② 容易消化：凡難消化的食物不宜多吃。

③ 低脂肪：高脂肪可影響消化又加重肝臟負擔，所以主張低脂肪飲食，特別是要少吃動物脂肪。

④ 不宜高蛋白飲食：高蛋白飲食可加重肝臟負擔，使黃疸加深，而且在蛋白質的代謝過程中會產生許多有害的毒素，會加重肝損傷或使舊病復發。

⑤ 進食富含維生素食品，維生素在物質代謝轉化、合成過程中可作為輔基、輔酶，每天補充一定量的維生素有利於肝病康復。

⑥ 以新鮮、天然、平衡包含為主。

⑦ 少吃或不吃辛辣或其他刺激性食品。

可用如下幾種藥食湯劑治療

⑴ **茵陳蛇肉湯**

【處方】茵陳 30 克，蛇肉 100～150 克。

【用法】將上 2 味煎湯飲用。

【功用】消炎退黃。主治急性黃疸型肝炎。

⑵ **紅棗花生湯**

【處方】大紅棗、花生仁、冰糖各 50 克。

【用法】加水先煮花生，後下紅棗、冰糖。每日睡前 1 劑，連續食用 1 個月。

【功用】降血清轉氨酶。主治急慢性肝炎、肝硬化。

⑶ **穀糠雞蛋蜂蜜湯**

【處方】穀糠 100 克，雞蛋 2 個，蜂蜜 50 克。

【用法】用水 2 碗煮穀糠至 1 碗水，去渣留湯，將雞蛋去殼攪勻，加入蜂蜜，再煮熟吃。1 日吃 1 次。

【功用】利尿退黃。主治急性黃疸型肝炎。

⑷ **雞腎蘿蔔陳皮生薑湯**

【處方】鮮雞腎（連腎衣 1 個），蘿蔔 1 個，陳皮 1 片，生薑 2 片。

【用法】將上述雞腎、蘿蔔等放在一起用水煮，湯渣一起服食。

【功用】利尿、消炎、退黃。主治慢性黃疸型肝炎肝區脹痛。

⑸ **陳皮紅棗湯**

【處方】陳皮 50 克，紅棗 10 枚。

【用法】水煎。加少量白糖代茶喝。

【功用】清熱解毒，健脾退黃。主治急性肝炎。

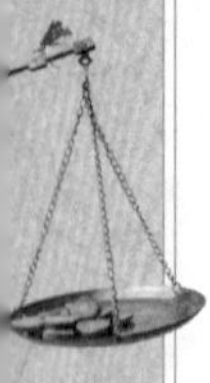

⑹ **黃瓜藤雞蛋湯**

【處方】黃瓜藤1條，雞蛋1個。

【用法】用水2碗煮黃瓜藤至1碗水，將雞蛋去殼攪勻，再煮熟：飲湯吃蛋。

【功用】益膽、退黃。主治急性黃疸型肝炎。

⑺ **豬膽馬蹄方**

【處方】豬膽1個，荸薺（馬蹄）500克。

【用法】用水煮熟吃。

【功用】利尿、益膽、退黃。主治黃疸，全身發黃，黃色晦暗。

⑻ **田基黃煲雞蛋方**

【處方】鮮田基（又名地耳草）120克（乾品30～60克），雞蛋2個。

【用法】每次用鮮田基120克、雞蛋2個加清水適量同煮，蛋熟後再煮片刻，水煎成1碗。飲湯吃蛋，每天1次，連服5～7天。

【功用】消炎退黃。主治急性黃疸型肝炎身黃如橘子色者。

⑼ **雞骨草煲田螺方**

【處方】雞骨草30～60克，田螺250～400克。

【用法】先用清水養田螺24～48小時，勤換水，去除污泥，用柴刀砍去田螺篤少許，同雞骨草一起煲湯飲用。每日服1次。

【功用】益膽退黃。主治傳染性黃疸型肝炎。

⑽ **黃豆白菜方**

【處方】黃豆60克，白菜45克。

【用法】上 2 味煎服。

【功用】清熱、潤肝、消炎、除黃。主治急性黃疸型肝炎。

⑾ **蜂蜜豬膽汁方**

【處方】豬苦膽 1 枚，蜂蜜 100 克。

【用法】取苦膽汁同蜂蜜調勻，放鍋內蒸 20 分鐘飲服。

【功用】清熱、解毒、祛濕。主治肝炎黃疸症者。

⑿ **胡椒雞蛋方**

【處方】鮮雞蛋 1 個，白胡椒 7 粒。

【用法】先將雞蛋鑽一個孔，然後把自胡椒 7 粒放入雞蛋內，用麵粉封孔，外用濕紙包裹，放入蒸籠內蒸。服時剝去蛋殼。將雞蛋胡椒一起吃下。

成人每日 2 個，小孩每日 1 個，10 天為 1 療程，間歇 3 天後，再服第 2 療程。

【功用】溫中下氣，消炎解毒。主治黃疸型肝炎。

⒀ **金針菜蒸瘦豬肉方**

【處方】金針菜（黃花菜）或金針菜根 50 克，瘦豬肉適量。

【用法】將金針菜或根用水煮湯飲，或與瘦豬肉蒸熟吃。當菜食，每日 1～2 次。

【功用】利尿、益膽、退黃。主治黃疸，全身發黃。

⒁ **蕪菁菜籽方**

【處方】蕪菁菜籽（即大頭菜籽）10～15 克。

【用法】將菜籽晾乾，研末，似開水調服，服後見大便瀉下則癒。

【功用】清熱、祛濕、潤腸。主治黃疸、便秘、小便色赤、皮色如金之症。

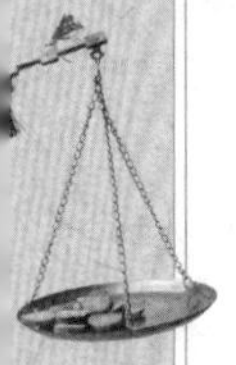

⒂ **鮮茅根煮瘦豬肉**

【處方】鮮茅根150克（乾品100克），瘦豬肉250克。

【用法】將茅根截2公分長，瘦豬肉切絲，2味加水適量共煮熟，加食鹽、佐料，分頓食用。

每日服食2～3次。

【功用】祛濕、利膽、退黃。主治黃疸（濕重於熱者，症見面目色黃，不甚鮮明，脘脅脹滿，頭昏身重，腹脹便溏，食慾不振，舌苔黃膩，脈濡緩）。

⒃ **玉米鬚煲蚌肉**。

【處方】玉米鬚30～60克，蚌肉150～200克。

【用法】將上2味煲湯服食。隔日服1次。

【功用】清肝熱，退黃疸。主治急性黃疸型肝炎。

⒄ **芹菜煲紅棗**

【處方】芹菜200～400克，紅棗50～100克。

【用法】將上2味煲湯。分次服用。

【功用】清熱利尿，補肝消炎。主治急性黃疸型肝炎。

⒅ **柚子湯**

【處方】柚子2個。

【用法】將柚子燒灰研細末。每天飯後服6～9克，1日3次。

【功用】消炎祛黃。主治黃疸。

⒆ **泥鰍粉**

【處方】活泥鰍數條。

【用法】取活泥鰍放清水中養1天，使其腸內容物排盡，然後乾燥，烤箱內烘乾研粉。每服10克，日服3次。

【功用】益肝、祛黃、消炎。主治急慢性肝炎。

⒇ **服豬油法**

【處方】豬板油 90 克。

【用法】將豬板油熔化晾涼，1 次飲服。

【功用】清熱利濕。主治黃疸型肝炎、肝臟腫大者。

7. 飲茶療法（茶劑）

⑴ **奇異果根茶**

【處方】奇異果根 120 克，紅棗 12 枚。

【用法】上藥加水煎湯，取汁。代茶飲。

【功用】主治急性肝炎。

⑵ **黃瓜皮茶**

【處方】黃瓜皮不拘量。

【用法】煎湯，去渣，取汁。代茶飲。

【功用】濕熱發黃，面目全身盡黃，色如橘皮者。

⑶ **青蒿茵蘆茶**

【處方】青蒿 60 克，茵陳 30 克，蘆根 45 克。

【用法】將上 3 味同煎，去渣，取汁。代茶飲。

【功用】急性黃疸型肝炎。

⑷ **垂陰茶沖劑**

【處方】垂盆草、陰行草各 500 克，矮地茶 250 克。

【用法】加工成棕褐色顆粒，每袋重 13 克。開水沖服，每次袋，每日 3 次，代茶飲。

【功用】急性病毒性肝炎和慢性肝炎。

⑸ **鳳尾草茶**

【處方】鮮鳳尾草 100 克。

【用法】將鮮鳳尾草搗爛絞汁，開水沖調，代茶頻飲。

【功用】急性肝炎、急性膽囊炎。

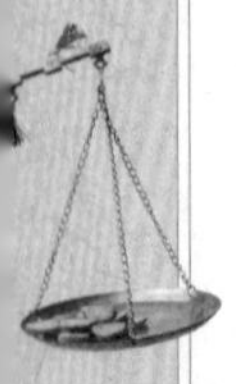

⑹ **麥苗茶**

【處方】鮮麥苗 1 把，滑石粉 15 克。

【用法】水煎，去渣。代茶飲，連服 7 日。

【功用】濕熱發黃，身熱口渴，胸脘痞悶；面目遍身發黃，如橘皮色，但頭出汗，小便不利，舌苔黃膩，脈滑數者。

⑺ **滑石紅糖茶**

【處方】滑石 12 克，紅糖 10 克。

【用法】將滑石用布包紮，煎汁，去渣，加紅糖再煮片刻即可飲用。

【功用】濕熱發黃，面目皮膚發黃，其色鮮明。發熱口渴，小便短少深黃，右脅疼痛，或內有痞塊，或噁心嘔吐，脘腹脹滿，大便秘結，舌紅苔黃膩，脈弦數者。

⑻ **黃瓜根茶**

【處方】黃瓜根適量。

【用法】將黃瓜根搗爛，取汁。代茶飲。

【功用】陽黃初起之身熱不渴，而目與全身發黃；頭汗出，小便不利者。

⑼ **茵陳乾薑茶**

【處方】茵陳 15 克，乾薑 6 克；紅糖適量。

【用法】將茵陳、乾薑煎湯，去渣，溶入紅糖待用。代茶飲。

【功用】陰黃，身不熱；口不渴，身目發黃，其色晦暗，四肢發涼，瀉下清冷者。

⑽ **硝磺茶**

【處方】生大黃 10 克，元明粉 6 克，白糖適量。

【用法】將大黃製成粗末，同元明粉用沸水沖泡，入糖令溶，取濾液。代茶頻飲。

【功用】黃疸病。

⑾ **雄花茶**

【處方】雄花（即玉蜀黍花）60克。

【用法】上藥煎水，取汁。代茶頻飲。

【功用】黃疸型肝炎、膽囊炎等。

⑿ **榕樹葉茶**

【處方】榕樹葉（乾）10克，白糖適量。

【用法】上藥洗淨，切絲，曬乾，煎水取汁。代茶飲。

【功用】黃疸。

⒀ **菟絲草茶**

【處方】菟絲草20～30克，白糖適量。

【用法】將上藥切碎，沸水沖泡，放糖。代茶飲。

【功用】黃疸型肝炎。

⒁ **清肝利黃茶**

【處方】排錢樹根30克，茵陳、積雪草、車前草各10克，甘草6克。

【用法】上藥共為粗末，水煎，取汁。代茶飲。

【功用】急、慢性黃疸型肝炎。

⒂ **樺木皮茶**

【處方】樺木皮、鈴兒茵了各等份。

【用法】煎湯，取汁。代茶飲。

【功用】五疸發黃。

⒃ **葧薺茶**

【處方】葧薺120克。

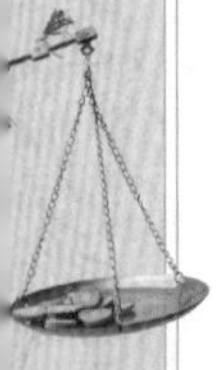

【用法】將上藥打碎，煎湯，取汁。代茶飲。

【功用】黃疸濕熱，小便不利。

⒄ **荸薺柳葉茶**

【處方】荸薺 500 克，柳樹葉 6 克。

【用法】將荸薺洗淨，加入柳樹葉煮湯。將湯代茶飲，並食荸薺。

【功用】急性黃疸型肝炎鞏膜、皮膚黃染，發熱口渴，小便短赤，大便秘結，腹脹，納減，厭油膩，脈弦數，舌苔黃膩者。

⒅ **消黃茶**

【處方】車前子、半邊蓮、茵陳各 15 克，糖適量。

【用法】將上藥共加水煎湯，取汁，入糖令溶，保溫。代茶頻飲。

【功用】黃疸型肝炎。

⒆ **柴甘茅根茶**

【處方】柴胡 50 克，甘草 10 克，白茅根 1 握（相當於 50 克左右）。

【用法】上藥共為粗末，煎水，取汁。代茶頻飲。

【功用】黃疸病兼有表證者。

⒇ **茵陳香蘆茶**

【處方】茵陳、香薷各 30 克，蘆根 45 克。

【用法】上 3 味共為粗末，煎水，取汁。代茶飲。

【功用】黃疸型肝炎。

㉑ **旱柳芽茶**

【處方】旱柳芽 10 克。

【用法】開水泡。亦可酌加紅糖。代茶飲。

【功用】黃膽型肝炎及預防。

⑵ **石花茶**

【處方】石花 30 克。

【用法】洗淨沸水沖泡，或煎湯，取汁。代茶飲。

【功用】黃疸。

⒇ **無花果葉茶**

【處方】無花果葉（乾）10 克，白糖適量。

【用法】將上藥洗淨，切碎，曬乾，用時沸水沖泡，入白糖令溶。代茶頻飲。

【功用】主治黃疸。

㉔ **馬鞭草茶**

【處方】馬鞭草 30 克，白糖適量。

【用法】將上藥研為粗末，用白紗布包裹，加白糖，沸水沖泡。代茶頻飲。

【功用】黃疸型肝炎。

註：臨床發現有些患者用藥後，有盜汗現象，但此類患者黃疸消退比較迅速。

㉕ **黃花菜茶**

【處方】黃花菜鮮根（苜宿草）30 克。

【用法】將上藥洗淨，加水煎湯，取汁。代茶飲，1 次飲盡。

【功用】熱蘊夾濕、阻遏中焦而引起的黃疸，身目皆黃，小便不利，甚至小便赤痛、尿沙石淋等症。

㉖ **半枝蓮茶**

【處方】半枝蓮 30 克。

【用法】水煎或開水沖泡。代茶徐徐飲之。

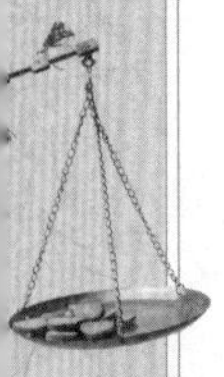

【功用】肝炎肝腫大、腫硬化腹水等症。

⑵⑺ **平肝清熱茶**

【處方】龍膽草、醋柴胡、川芎各 1.8 克，甘菊、細生地各 3 克。

【用法】將上藥搗為粗末。每日 1 劑，水煎數沸，代茶徐徐飲之。

【功用】肝炎、膽囊炎、急性眼結膜炎、慢性胃炎、早期高血壓等。

⑵⑻ **鮮半枝蓮茶**

【處方】鮮半枝蓮茶 120 克。

【用法】將上藥加水煎湯，取汁。代茶飲用。

【功用】肝炎、肺膿腫、闌尾炎等。

⑵⑼ **茵陳紅糖茶**

【處方】茵陳 15 克，紅糖 60 克。

【用法】水煎茵陳約 15 分鐘，濾汁，去渣，調入紅糖，頻頻代茶飲之。

【功用】寒濕發黃，黃色晦暗，納少，脘悶或腹脹，大便不實，神疲畏寒，舌質淡、苔膩，脈沉遲者。

注意事項

⑴ 辨證施茶。

⑵ 應長期少量飲用，不可一次大量飲用，否則有害無益。

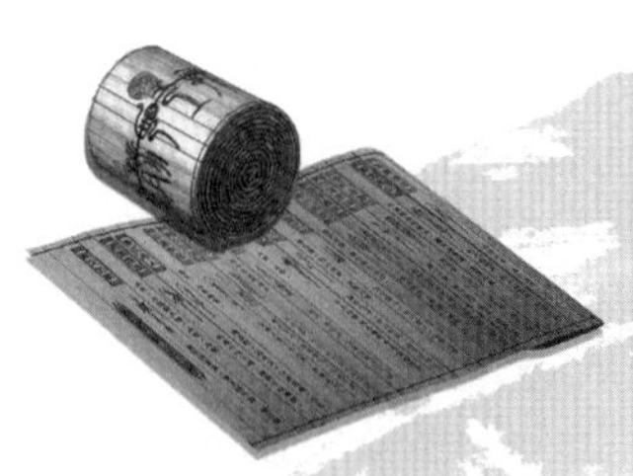

慢性腎炎尿毒症

一 什麼是慢性腎炎尿毒症

腎炎是一常見病，多發病。它是以蛋白尿和血尿為主要特徵的並可伴有水腫、高血壓、貧血或腎功能不全和尿毒症的一組病因不一，發病機理不盡相同，只是臨床表現相似的腎小球疾患。臨床上有原發性腎小球疾病和繼發性腎小球疾病的分別。

本病的病因不一，概括起來有生物源性病因：其中多數與甲種溶血性鏈球菌感染有關，除此之外，其他多種細菌、病毒、黴菌、螺旋體、原蟲乃至寄生蟲等均可成為本病的病因。

自源性病因：見於多種惡性腫瘤或某些良性腫瘤所產生不同類型的腎小球病變。另外，妊娠高血壓綜合徵時，由於胎兒毒素可能作為一種內源性抗原而使母體產生抗體，於是抗原抗體造成對腎小球的損害而發病。

變應原性病因：係指抗體接觸某些外來物質後所產生的免疫反應，尤其在II III IV型反應中，由於免疫反應物直接引起組織損傷而發病。

物理病因：多因腰背部或腰部外傷而導致發病。

臨床上原發性腎小球疾病包括急性腎炎，急進型腎炎，

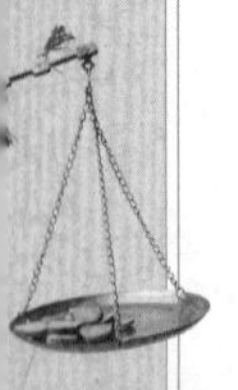

慢性腎炎，腎病綜合徵，隱匿型腎炎。繼發型腎小球疾病包括狼瘡性腎炎、紫癜性腎炎、澱粉樣變腎病以及糖尿病腎病等。

腎炎是一個廣義的概念，它包括既包括急性腎炎、慢性腎炎，也包括腎病綜合徵等。過去從狹義上來講，腎炎是指血尿、高血壓、蛋白尿等引起的綜合徵，又稱腎炎綜合徵，它一般不包括以大量蛋白尿為主要表現的一類病人。以大量蛋白尿為突出表現的則稱為腎病綜合徵。由於腎炎與腎病綜合徵只是臨床表現上有差異，它並不能代表其病理實質有差異，因此目前已較少採用這種分類分型的方法。

腎炎與尿毒症的關係可以從以下幾個方面來理解：

首先腎炎是導致尿毒症的一個主要病因。根據統十資料，約 60%～80%的尿毒症（慢性腎功能不全）是由於慢性腎炎引起的。雖然其他一些因素，如腎盂腎炎、高血壓、糖尿病等等，都可以導致尿毒症的發生，但原發性腎小球腎炎仍然是最主要的引起尿毒症的原因。

其次，尿毒症是腎炎的結果。除了一部分急性腎炎透過適當的治療可以痊癒外，大部分腎炎很難治癒。那麼腎炎發展的結果必然是尿毒症，只是不同類型的腎炎發展到尿毒症的時間、速度不完全一樣。當然如果治療得當，腎炎發展到尿毒症的時間就長，速度就慢，有的甚至不會發展到尿毒症。而如果治療不當，則可以加速腎炎向尿毒症的方向發展，從而提早出現尿毒症。

腎炎向尿毒症的發展過程除了與治療是否得當有關外，主要還與腎炎的病理類型有關。如膜性腎病常常在 5 年左右發展至腎功能不全。

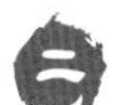 腎炎及尿毒症的臨床症狀及化驗室與其他檢查

(一)症　狀

1. 浮腫

慢性腎炎基本上都有水腫，但程度有很大差異。輕者僅面部、眼瞼和組織疏鬆部（如陰部）水腫，重者全身水腫，並可有腹水。水腫有的間歇出現，有的則始終存在，也有少數病人始終無水腫。

2. 尿異常

尿量的變化與水腫及腎功能情況有關。水腫期間尿量減少，無水腫者尿量多數正常；腎功能明顯減退，濃縮功能障礙者常有多尿及夜尿多；慢性腎炎晚期，由於腎單位的大量破壞引起腎功能衰竭時，又可出現少尿，甚至尿閉。慢性腎炎患者偶爾出現肉眼血尿，但大多數情況下只有鏡檢血尿。

蛋白尿是腎炎的常見表現之一，但應注意的是：

①腎炎不一定有蛋白尿。有的腎炎只表現有血尿，而沒有蛋白尿。如有的 IgA 腎炎、紫癜性腎炎，多以血尿為主。

②有蛋白尿也不一定就是腎炎。蛋白尿有兩種，即生理性蛋白尿與病理性蛋白尿。生理性蛋白尿是健康人遭受到某種刺激時出現的一過性蛋白尿，一旦刺激消失，蛋白尿就會隨之消失，這種蛋白尿一般尿蛋白的量不超過每日 200 毫克。在以下幾種情況下，可以出現生理性蛋白尿，但並不表示是腎炎：寒冷、疼痛等引起腎血管痙攣；脊柱前凸對腎靜脈的壓迫（多見於兒童）；劇烈運動後；靜脈輸注蛋白；進食過多的蛋白質等。

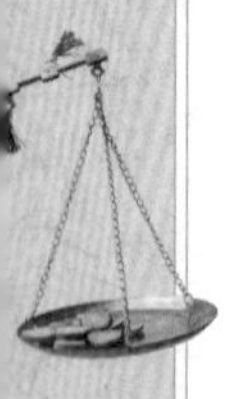

③蛋白尿的多少與腎炎的病情嚴重程度並不一定有直接關係。也就是說，尿蛋白多，不一定腎炎就很嚴重，如微小病變型腎炎，可以有大量蛋白尿，有時 24 小時尿蛋白量可以達到數克、數十克甚至幾十克，但預後卻良好；尿蛋白少，也不表明腎炎的病情就很輕微，如慢性腎炎發展到晚期，蛋白尿往往反而會逐漸減少或者突然減少，這種現象不但不是腎炎好轉的徵象，反而是腎炎惡化的表現。但是，長期大量蛋白尿，可以導致腎臟的損害加重。

3. 全身症狀

患者常有疲乏、食慾不振、頭痛頭暈、失眠等不適。

4. 系統症狀

慢性腎炎後期，由於腎單位的大量損害，引起腎功能衰竭時，患者會相繼出現各系統受累的症狀。

消化系統症狀出現較早，一般是食慾不振，厭食，口中有特殊的金屬味，病情嚴重時可有頻繁的噁心、嘔吐、口腔炎、上消化道或下消化道出血，大量腹水形成。

5. 高血壓

部分患者有高血壓，可為持續性的，也可為間歇性的，以舒張壓較高為特點。高血壓多為中等度，在 19.99～23.99/11.19～15.96kPa（150～180/90～120mmHg），個別病人血壓可以很高，甚至出現高血壓腦病及腦出血，這多見於疾病晚期。一般來說，血壓升高意味著腎臟損害較重。

6. 眼底

眼底所見與病程長短及腎臟病理變化等因素有關，輕者可見靜脈交叉，繼而小動脈變細，動靜脈交叉壓迫明顯。眼底出現出血及絮狀滲出說明病情嚴重，但更嚴重的是視神經乳頭水腫。

（二）化驗室及其他檢查

1. 尿

尿量：無水腫時可正常，水腫期間尿量減少。隨病情的發展，尿量可由多尿、夜尿多又到少尿，甚至尿閉，此時腎功能往往已極度衰竭。

尿比重：尿比重偏低，多在 1.020 以下。在疾病的晚期常固定在 1.010 左右。

尿蛋白：尿中最重要的發現是尿蛋白，可以說慢性腎炎都有蛋白尿。尿中蛋白的量多少不一，一般 1～3g/d，亦可見大量蛋白（>3.5g/d）。尿中蛋白的多少對預後的估計並無意義，在出現腎功能衰竭時，尿中蛋白反而減少。

細胞：尿沉渣中常見紅細胞增多，通常為 3～5 個/高倍鏡，有時沒有，但在急性發作期可有明顯的血尿，甚至肉眼血尿。尿中紅細胞增多反映疾病處於活動期。白細胞、多數顆粒和透明管型。

2. 腎功能

慢性腎炎的腎功能損害主要表現為腎小球濾過率的下降，即肌酐清除率的降低。但大多數患者的腎小球濾過率都沒有降至正常值的 50％以下，此時腎功能處於代償期，血清肌酐及尿素氮可在正常範圍。

當肌酐清除率（Ccr）在 25～50％時，為腎功能不全期，此時血清肌酐和尿素氮開始升高；Ccr 降至 10～25％以下時，為腎功能衰竭終末期，血清肌酐和尿素氮極度升高。慢性腎炎晚期，腎小管功能也會受到損害，此時酚紅排

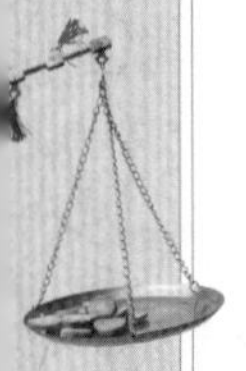

泄試驗、尿濃縮及稀釋試驗都減退。

3. 血液

慢性腎炎在水腫明顯時，常見輕度貧血，血色素與紅細胞比例下降。病情嚴重的病人可有較嚴重的貧血，這多與病人腎功能衰竭，腎內促紅細胞生成素減少有關，表明腎單位損害已較嚴重。此外，病人血中還常見自細胞輕度增高，白蛋白降低，膽固醇升高。一般只有在腎功能不全時才會有血尿素氮的升高。腎功能衰竭嚴重時，血尿素氮明顯升高，血氣分析 pH、CO2 －CP 下降，K、Na、Cl、P、Ca 可能不正常等。

4. 血常規

血常規檢查的內容比較多，其中主要的有血紅蛋白。由於腎臟不僅僅是一個泌尿器官，它也是一個內分泌器官。如果腎臟有損害，可以引起一些激素的分泌受到影響，其中促紅細胞生成素的分泌如果受到影響，就可以引起紅細胞的生成障礙，紅細胞少了，也就是貧血了。這時做血常規檢查，就可以發現，紅細胞數量減少，血紅蛋白降低。

當然，腎臟病的貧血還與腎衰的時候產生毒素不能及時排出，使紅細胞的壽命縮短了有較大的關係。這些因素都與腎臟的損害嚴重程度有關，因此，腎臟損害越嚴重，血紅蛋白會越低。這樣，我們只要檢查血常規，從血紅蛋白的高低就可以知道腎臟損害的嚴重程度了。

5. 生化學檢查

前面說到的腎功能檢查同樣屬生化檢查範圍。除此之外，還有電解質、血氣分析等。電解質測定是指檢查血裏面含的鉀、鈉、氯、鈣、磷等離子的量。血氣分析是測定血中的酸、鹼、氧和二氧化碳等的含量。測定這些指標，一方面可以幫助瞭解腎臟的功能情況，另一方面可以幫助指導臨床治療用藥。

6. 超音波

超音波檢查可以確定腎臟的位置、大小，並可以根據腎實質回聲的情況對腎臟的損害程度作一個大體上的估計與判斷。超音波可確定腎臟的大小、形態、內部結構，對判斷腎炎的預後具有相當重要的意義。如果腎臟縮小，常常表示腎炎的預後不好。超音波也可以用於腎穿刺前定位。超音波還可以用於排除腎炎以外的一些疾病，用於鑑別診斷。

7. 其他影像檢查

如 X 線腹部平片、CT 掃瞄、共振等檢查，都可以從某一個方面瞭解腎臟的形態、輪廓、大小、結構等，可以根據病情選用。這些檢查同樣可以用於鑑別診斷。

三 中醫對腎炎和尿毒症的辨證施治

（一）辨證要點

1. 辨外感內傷

腎炎水腫有外感和內傷之分，外感常有惡寒、發熱、頭痛、身痛、脈浮等表證；內傷多由內臟虧虛，正氣不足，或反覆外感，損傷正氣所致。故外感多實，內傷多虛。不過外感日久不癒，其病亦可由實轉虛；內傷正氣不足，抗病能力下降，也容易招致外感。

2. 辨病性

辨水腫應分清寒熱、察明虛實。陽水屬熱屬實，陰水屬

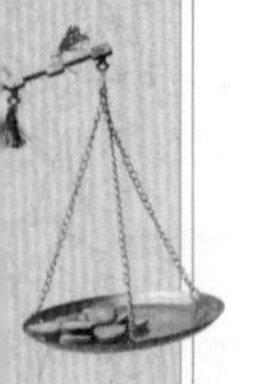

寒屬虛，臨床上除單純的熱證和寒證之外，往往是寒熱夾雜，較難辨識。一般而言，青少年初病，或新感外邪，發為水腫，多屬實證；年老或久病之後，正氣虛衰，水液瀦留，發為水腫者，多以正虛為本，邪實為標。

3. 辨病位

水腫作為慢性腎炎的一個主要症狀，可由肺、脾、腎三臟功能失常引起，臨床所見雖相互影響，共同作用，但又常以一臟為主，需細審證候，分清主次，重點施治。

一般來講，以肺臟病變為主者，多見咳逆；以脾為主者，多兼見脘腹滿悶、食少；以腎為主者，多並見腰膝痠軟，或見肢冷，或見煩熱。同時結合其他五臟脈證特點，可有助於辨明病位。

4. 辨陰水、陽水

中醫學中水腫分陰水和陽水兩類，慢性腎炎引起的水腫以陰水為主，但在急性發作期又常可轉化為陽水。陽水多因外感引起肺氣不利，三焦氣機壅滯，臨床表現為頭面浮腫，漸及全身，腰以上腫甚，按之凹陷，皮膚光澤，伴惡寒發熱，煩渴，肢體疼痛，舌苔白滑，脈浮緊或浮數。陰水多因於勞倦、內傷損傷肺、脾、腎三臟，臨床表現以足跗先腫，漸及全身，腰以下腫甚，按之凹陷，伴脘痞，便溏，不渴，舌苔白膩，脈濡緩或細弱。

5. 辨病勢

辨病勢即辨疾病的發展趨勢。如病始何臟，累及何臟；是脾病及於腎，還是腎病及脾；是氣病及水，還是水停導致氣滯；是正復邪，還是正邪盛等，這對治療和預後都有重要意義。

（二）辨證分型

慢性腎炎雖病情複雜，但比較公認的病機是本虛標實之證。本虛涉及肺、脾、腎三臟的虧虛和氣血、陰陽的不足，標實則主要是外感、水濕、濕熱、血瘀、濕濁等。慢性腎炎有水腫、蛋白尿、高血壓三大症，在某個階段常以一個表現為主，因此也可以據主症進行辨證。

1. 本虛辨證

⑴ **肺腎氣虛：**症見面浮肢腫，面色萎黃，少氣無力，易感冒，腰膝痠痛，舌淡苔白潤，有齒痕，脈細數。

⑵ **脾腎陽虛：**症見浮腫明顯，面色蒼白。畏寒肢冷，腰脊酸腿軟，足跟痛，神疲，納呆或便溏，性功能異常（如遺精、陽痿、早洩）或月經失調，舌嫩淡胖，有齒痕，脈沉細或沉遲無力。

⑶ **肝腎陰虛：**症見目睛乾澀或視物模糊，頭暈，耳鳴，五心煩熱，口乾咽燥，腰脊痠痛，或夢遺，或月經不調，舌紅少苔，脈弦數或細數。

⑷ **氣陰兩虛：**症見面色無華，少氣乏力或易感冒，午後低熱或手足心熱，口乾咽燥，或長期咽痛，咽部紅腫，舌質偏紅、少苔，脈細或弱。

2. 標實辨證

⑴ **外感：**如感風寒，則症見畏寒發熱，無汗頭痛，鼻塞流清涕，咳嗽，痰多清稀，舌苔薄白，脈浮緊。如感風熱，則症惡風發熱，微惡風寒，或有汗出，頭痛，鼻塞流濁涕，咳痰黃稠，口乾欲飲，咽痛，舌苔薄黃，脈滑數。

⑵ **濕熱：**症見面有痤瘡，口苦口黏，不欲飲水，胸脘

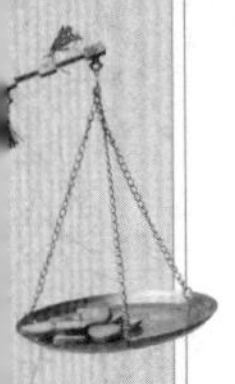

痞悶，納呆，舌苔黃膩，質紅，脈滑數或弦滑。

⑶ **熱毒：**症見皮膚瘡癤，發熱，口渴，咽痛，便秘，尿赤，舌質紅，苔黃或燥，脈數。

⑷ **瘀血：**症見面色晦暗，或黧黑，唇暗，兩脅脹痛，或腹脹，或身倦乏力，少氣懶言，婦女可經閉痛經，舌質暗或有紫斑，脈澀。

3. 主症辨證

⑴ **水腫：**肺失宣降引起的水腫以頭面部較明顯，嚴重者全身浮腫，腹脹便溏，尿少色黃，舌苔薄白，脈多滑數。脾虛濕困型水腫為頭身浮腫，但以腰以下為甚，按之凹陷不易恢復，面色無華，神疲乏力，不欲飲食，腹脹便溏，小便短少，舌體胖，苔白膩或白滑，脈沉緩或沉細。

陽虛水泛型水腫多全身性，腰以下為甚，按之凹陷不易恢復，畏寒肢冷，納呆，便溏，少尿或夜尿多，腰痛肢酸，或頭眩心悸，面色灰滯或蒼白，舌質胖或有齒痕，苔白膩，脈沉遲無力。

⑵ **蛋白尿：**蛋白尿多因於脾虛不攝、腎虛不固和陰虛火旺三類。

由脾虛不攝引起者伴面色萎黃，倦怠乏力，脘悶，腹脹，納呆，便溏，舌淡苔白潤，脈虛弱。腎虛不固者，尿中蛋白每因疲勞而增多，休息可以減少，伴有面色虛浮，倦怠乏力，神疲，氣短懶言，腰膝痠軟，夜尿多，男子遺精早洩，女子帶下清稀量多，舌淡苔薄自，脈沉細等。陰虛火旺引起的蛋白尿多時間比較久，伴手足心熱，面色潮紅，口咽乾燥，頭痛，眩暈，耳鳴，口乾喜飲，腰膝痠軟，夜寐不寧，遺精，舌紅少苔或無苔，脈細數。

如蛋白尿日久難消，常因體內蘊有濕熱，因濕熱膠結在一起，迫精外洩，故尿中蛋白難以消失。

⑶ **高血壓：**慢性腎炎性高血壓以陰虛火旺和陰陽兩虛型多見。陰虛火旺型症見頭暈耳鳴，面部烘熱，口咽乾燥，眼目乾澀，急躁易怒，或手足心熱，腰膝痠軟，舌紅少苔或無苔，脈弦細。陰陽兩虛型症見頭暈耳鳴，面色蒼白，畏寒肢冷，腰痠腿軟，夜尿多，口乾喜飲，舌胖質紅，脈象沉細或數。

⑷ **血尿：**慢性腎炎的血尿以濕熱傷絡和陰虛火旺居多。由濕熱傷絡引起者，症見鏡檢血尿，紅細胞較多，且常頑固難癒，伴有濕熱的症狀，如下肢浮腫、口黏口苦或口乾不欲飲水、或見皮膚瘡癤等。

病人由於熱傷血絡，血滲膀胱，產生血尿。由於陰虛火旺引起者，症見鏡檢血尿，伴有五心煩熱，潮熱盜汗，口渴咽乾，舌紅少苔，脈細數等。

血尿由於虛火灼傷陰絡引起。此外脾氣虧虛亦可引起血尿，症見鏡檢血尿，紅細胞數相對少一些，伴有納呆乏力、面色萎黃、腹脹便溏等症。

四 腎炎、尿毒症的治療方法

（一）西醫的治療方法

治療腎炎的西藥主要有以下幾類：

1. **腎上腺皮質激素：**就是我們平時常說的激素，它包括潑尼松、甲潑尼龍、地塞米松等。激素用法在下面的問題中有專門介紹。

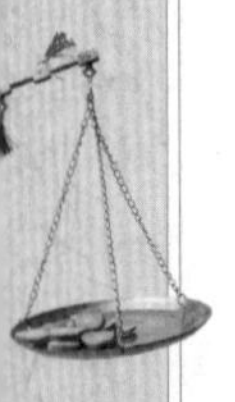

2. **細胞毒藥物：**常用的有鹽酸氮芥、環磷醯胺、苯丁酸氮芥、硫唑嘌呤等。這類藥物以鹽酸氮芥、環磷醯胺較為常用，其中環磷醯胺的用法在後面會詳細介紹。

3. **抗凝藥：**常用的有肝素、華法林、尿激酶、蝮蛇抗栓酶等。這類藥物一般是注射用藥，其中肝素的用法在下面的問題中還會談到。

4. **抗血小板聚集藥：**常用的有雙密達莫（潘生丁）、異搏定等。

5. **免疫調節劑：**常用的有左旋咪唑、卡介苗（如斯奇康）等，這類藥物用藥時間要長些，一般長於 3 個月，常與激素合用。左旋咪唑常常以 50 毫克，每天 1 次，或者每週吃 2 天～3 天，每天 50 毫克，每天 3 次。

6. **血管緊張素轉換酶抑制劑：**如卡托普利、貝那普利等。卡托普利一般從每次 6.25 毫克（1/4 片）開始，逐漸增加劑量到每次 25 毫克（1 片），每天服 3 次。貝那普利則吃 5 毫克～20 毫克，每天 1 次。有減少尿蛋白，減輕或延緩腎功能惡化的作用。

7. **其他可以減少尿蛋白和保護腎功能的藥物：**目前認為血管緊張素 II 受體拮抗劑，如洛沙坦，長效二氫吡啶類鈣通道阻滯劑，如氨氯地平，利尿劑等，均可以透過其有效地控制高血壓而達到減少尿蛋白，保護腎功能的目的。洛沙坦可以每次吃 50 毫克～100 毫克，每天 1 次。氨氯地平每次吃 5 毫克，每天 1 次。

8. **靜脈免疫球蛋白：**常用於治療膜性腎病，用法為每日 400 毫克，連用 3 日，間隔 3 週，重複 3 次，然後每隔 3 週用藥 1 次，共 10 個月。可使尿蛋白完全緩解或部分緩解，腎小球病變有改善。

（二）中醫民間療法

1. 湯劑療法（民間偏方）

⑴ 加減補陽還五湯

【組成】黨參 15 克，黃耆 30～60 克，菟絲子 15 克，丹參 15～30 克，當歸 12 克，桃仁 10 克，紅花 10 克，益母草 30～60 克，六月雪 30～60 克，苡仁 15 克，地龍 10 克。

【用法】水煎服。

【功用】益氣活血。主治慢性腎炎。

【療效】治療 40 例，顯效 14 例。有效 18 例，無效 8 例。普通型有效率 86.4%（19/22），高血壓型有效率 81.8%（9/11），腎病綜合徵有效率 57.1%（4/7），伴有鏡下血尿者有效率 77.8%（14/18），腎功能不正常者有效率 77.8%（7/9）。

⑵ 益母地黃益腎湯

【組成】益母草 30 克，半邊蓮 30 克，黃耆 15 克，熟地 15 克，淮山藥 10 克，澤瀉 15 克，山萸肉 6 克，茯苓 10 克，蘇葉 30 克。

【用法】水煎服。

【功用】滋陰補腎，益氣活血。主治慢性腎炎。

【加減】腎陽虛者加葫蘆巴、仙靈脾；脾陽虛者加白朮；肝陽上亢者加懷牛膝、杜仲、石決明；咽腫痛者加連翹；皮膚瘙癢起風疹者加蟬蛻；瘀血症狀較明顯者加重益母草至 60 克。

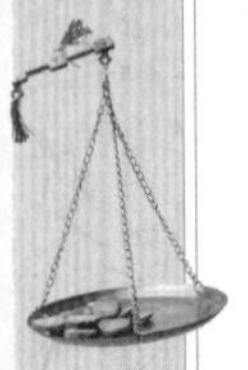

【療效】治療 122 例，總有效率為 71.3%，普通型有效率達 92%。

⑶ **玉米鬚方**

【組成】乾燥玉米鬚 50 克。

【用法】加水 600 克，用溫火煎煮 20～30 分鐘，成 300～400 毫升，經過濾而口服，每日 1 劑。

【功用】利濕消腫。主治慢性腎炎。

【療效】治療 9 例，痊癒 3 例，好轉 2 例，療效不明顯 4 例。

⑷ **活血益腎湯**

【組成】當歸 9 克，赤芍 9 克，川芎 9 克，桃仁 9 克，紅花 6 克，銀花 9 克，白茅根 15 克，益母草 9 克，板藍根 12 克，地丁 9 克。

【用法】水煎服。

【功用】清熱解毒，活血化瘀。主治慢性腎炎。

【療效】治療 64 例，總有效率 93.7%，蛋白尿完全消失為 48.4%。

⑸ **賈氏益腎湯**

【組成】黃耆 30 克，土茯苓 30 克，薏仁根 30 克，童子尿 30 克，益母草 30 克，旱蓮草 30 克，女貞子 15 克。

【用法】水煎服。

【功用】益氣活血，滋陰清熱。主治慢性腎小球腎炎普通型。

【加減】腎陰虛者加玄參、麥冬、生地；腎陽虛者加附子、肉桂；脾腎陽虛者加腎氣丸、大腹皮、炒白朮；肝旺腎虧者加杞菊地黃丸、續斷。

【療效】治療 154 例，顯效 69 例，有效 65 例，無效 20 例。

⑹ **賈氏腎炎方**

【組成】淮山藥 15 克，大生地 15 克，菟絲子 12 克，黨參 15 克，牛膝 9 克，女貞子 12 克，墨旱蓮 12 克，赤石脂 15 克，仙茅 15 克，仙靈脾 15 克。

【用法】水煎服。

【功用】健脾益腎。主治慢性腎炎普通型。

【加減】兼濕毒型合用蒲公英、紫地丁、半邊蓮、野菊花、鳳尾草、忍冬藤；腎陽虛加服金匱腎氣丸。

【療效】治療 72 例，好轉 44 例，無效 28 例。

⑺ **賈氏慢腎方**

【組成】

① 白花蛇舌草 30 克，蟬衣 9 克，七葉一枝花 15 克，蒲公英 30 克，板藍根 30 克，玉米鬚 30 克，生米仁 20 克，鐵掃帚 30 克，鮮茅根 30 克。

② 黨參 12 克，黃耆 12 克，白朮 12 克，茯苓 12 克，黃連 3 克，炮薑 3 克，丹參 30 克，生地榆 30 克，馬鞭草 30 克，桑椹子 30 克，炙甘草 9 克，當歸 12 克，山楂肉，大棗 4 枚。

③ 黃精 30 克，大薊 30 克，小石葦 30 克，益母草 30 克，覆盆子 30 克，熟地 15 克，杜仲 15 克，補骨脂 15 克，細辛 3 克，核桃肉 15 枚。

【用法】水煎服。

【功用】① 方功能清熱解毒利濕；主治隱匿性腎炎或慢性腎炎普通型見濕熱症者。② 方功能益氣活血；主治慢性

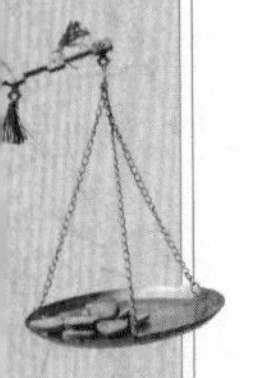

腎炎蛋白尿及紅血球同時出現者。③ 方功能滋陰補腎固澀；主治慢性腎炎普通型以蛋白尿為主者。

【加減】肺脾氣虛、少腹墜脹、小便不暢者，加升麻 9 克、黨參 15 克；體虛怕冷、常易感冒者，加黃 30 克、白朮 15 克、防風 9 克；皮膚感染濕疹者，加地膚子、白鮮皮各 30 克；關節痠痛者，加徐長卿、威靈仙、金雀根各 30 克；小便短赤或澀痛者加滋腎通關丸 15 克，尿檢有顆粒和管型者，加扦扦活 30 克。

【療效】治療 100 例，完全緩解 29 例，基本緩解 48 例，部分緩解 19 例，無效 4 例。

⑻ **芡實方**

【組成】芡實 30 克，黨參 12 克，白朮 12 克，茯苓 12 克，淮山藥 15 克，菟絲子 24 克，金櫻子 24 克，黃精 24 克，百合 18 克，枇杷葉 9 克。

【用法】水煎服。

【功用】清肺健脾，固澀補腎。主治慢性腎炎普通型。

【加減】尿蛋白多者加山楂肉；尿紅細胞多者加旱蓮草。

【療效】治療 52 例，顯效 19 例，有效 29 例，無效 4 例。

⑼ **賈氏慢腎方**

【組成】

① 白朮 10 克，澤瀉 10 克，豬苓 10 克，桂枝 10 克，陳皮 10 克，大腹皮 10 克，茯苓 15 克，乾薑 15 克，丹參 30 克，白茅根 30 克。

② 熟地 10 克，山藥 10 克，山萸肉 10 克，杜仲 10

克，當歸10克，黨參10克，茯苓10克，菟絲子15克，白朮15克，黃耆20克，丹參20克，甘草6克。

【用法】水煎服。

【功用】① 方功能溫陽利水；主治慢性腎炎水腫期。② 方功能健脾補腎活血；主治慢性腎炎無水腫期。

【加減】應用①方，如有明顯表證者，加麻黃、杏仁、桔梗、荊芥以宣肺解表；如咽痛、口乾合併各種感染者，加二花、連翹、牛蒡子、蒲公英、山豆根；久病氣虛、自汗惡風、氣短者，加黃耆 30～60 克；腎陽虛者，加製附片；濕鬱化熱，舌苔黃膩者，加黃柏、木通、滑石。

應用②方，如以陽虛為主者，加附片、肉桂；遺精陽痿者，加巴戟天、肉蓯蓉；陽損及陰，陰虛陽亢者，加白芍、牛膝、龍骨、牡蠣、杭菊花；肢體微腫、腹脹納差、噁心嘔吐者，加半夏、陳皮、厚朴；潮熱、盜汗、心煩失眠、舌紅苔少、脈細數者，加知母、黃柏、麥門冬、五味子。

【療效】治療 105 例，基本緩解 31 例，顯效 31 例，好轉 34 例，無效 9 例，總有效率為 91.4%。

⑽ 烏柏樹皮飲

【組成】近水旁之烏柏樹樹幹的韌皮部 60 克。

【用法】加米 50 粒，磨碎，用白布濾過，去渣，濾出液加水至大半碗，慢火煎之，至剛沸為度，趁溫頓服，每日 1 次。忌鹽、鹹物、蝦蟹、鴨蛋、糯米、鯉魚、無鱗魚等 4 個月。

【功用】緩下利水。主治各種腎性水腫。

【療效】治療 24 例，水腫全部消退者占 75%，水腫顯著消退者占 25 9/6。

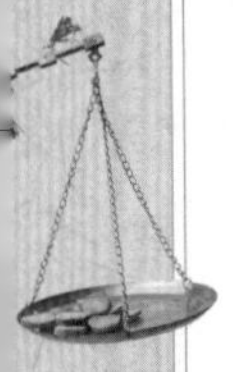

⑾ **京葫蘆蟲簡方**

【組成】京葫蘆 9 克，蟲簡 9 克。

【用法】放入 500 毫升水中煎煮，至 150 毫升時止，將其過濾，每次服 50 毫升，每日 3 次。12 歲以下兒童量減半。

【功用】利水消腫。主治腎炎水腫。

【療效】治療 19 例，水腫消失占 89.48%。開始發生療效最快者為第 3 日，最遲者為第 12 日。

⑿ **養陰清利慢腎方**

【組成】生地 10～20 克，北沙參 10～20 克，玄參 10～20 克，墨旱蓮 15～30 克，荔枝草 15～30 克，黃柏 10 克，小薊 15～30 克，白茅根 30～60 克。

【用法】水煎服。

【功用】養陰清利。主治慢性腎炎血尿。

【加減】熱毒重者加白花蛇舌草 15～30 克；咽痛甚者加蟬蛻 6 克、射干 10 克；腰痛著者加川斷 15 克；乏力明顯者加太子參 15 克；夾瘀者加丹皮 10 克、赤芍 10 克。

【療效】治療 19 例，顯效 6 例，有效 9 例，無效 4 例，總有率為 78.95%。

⒀ **馬鞭草方**

【組成】馬鞭草 30～60 克，生地榆 30 克，紅棗 5 枚。

【用法】水煎服。

【功用】清熱消炎，涼血止血。主治血尿。

【療效】治療 31 例，有效率達 87.1%。

⒁ **桃紅活血湯**

【組成】黨參 15 克，黃耆 30～60 克，菟絲子 15 克，丹參15～30克，當歸12克，桃仁10克，紅花10克，益母草30～60克，米仁15克，地龍10克。

【用法】水煎服。

【功用】益氣補腎，養血活血，化瘀生新。主治慢性腎炎。

【療效】治療80例（普通型52例，高血壓型17例，腎病綜合徵11例），分本方組和西藥組2組（各40例）。本方組顯效14例，有效18例，無效8例；西藥組顯效8例，有效15例。

2. 散劑療法

為了堅持能長期治療，可以製作一些散劑成膏藥處方如下：

⑴ **腎康散**

【組成】紫丹參、益母草、生白茅根各100克，夏枯草50克，桑白皮30克，生槐花50克，土茯苓100克，藿香30克，澤瀉50克。

【用法】上藥烘乾，共研細末，過篩，貯瓶備用。每次服10～15克，1日3次，溫開水送服。

【功用】涼血活血，清肺瀉肺，利水消腫。主治慢性腎炎急性發作。

【療效】治療350例，其中急性腎炎195例，慢性腎炎急性發作155例。

結果：臨床治癒（臨床症狀消失，尿常規等檢查恢復正常）210例，顯效（臨床症狀基本消失，尿常規等檢查顯著好轉）101例，有效（症狀減輕，尿常規改善）35例，無效4例。總有效率為98.86%。

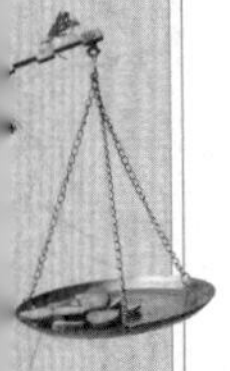

⑵ **蜈蚣雞蛋方**

【組成】蜈蚣 1 條，生雞蛋 1 個。

【用法】將蜈蚣去頭足焙乾為末，納入雞蛋（先打個小洞）內攪勻，外用濕紙及黃土泥糊住，放灶內煨熟，剝取雞蛋吃。每日吃 1 個，7 天為 1 療程，病不癒隔 3 天再進行下 1 療程。

【功用】搜風解毒。主治急、慢性腎炎。

【療效】治療 36 例（兒童 29 例），治癒 35 例。用藥 5 個療程治癒者 18 例，3 個療程治癒者 12 例，4～6 個療程治癒者 5 例。

⑶ **三蟲散**

【組成】祁蛇安 20 克，全蠍 20 克，蜈蚣 15 條。

【用法】上藥共研細末，分 8 小包，首次每日服 2 包，上、下午各服 1 包，以後每日 1 次，每次服 1 包。用適量黃酒送服，不會飲酒者可用溫開水送服。

【功用】搜風解毒。主治慢性腎炎。

⑷ **十味散**

【組成】黃耆 100 克，芡實 100 克，黑豆 50 克，山萸肉 50 克，枸杞子 50 克，冬蟲夏草 10 克，白花蛇舌草 50 克，益母章 50 克，蟬蛻 50 克，蜈蚣 10 克。

【用法】上藥為末，每次服 5 克，每日 3 次，30 天為 1 療程。

【功用】益氣補腎。主治慢性腎炎蛋白尿。

⑸ **溫陽利膏**

【組成】別直參 30 克（另燉汁，沖入收膏），黃耆（炙）90 克，熟附片 45 克，野乾朮 90 克，雲茯苓 120 克，甘草

（炙）15 克，懷山藥 90 克，炒當歸、甘枸杞各 45 克，炒熟地（砂仁 24 克拌炒）90 克，大黃炭 120 克，煨益智仁 90 克，破故紙 45 克，川厚朴、白蔻仁各 24 克，炒枳殼 45 克，懷牛膝 60 克，陳木瓜 45 克，炒澤瀉 90 克，廣陳皮 45 克，焦苡仁、大紅棗各 120 克。另加龜鹿二仙膠 90 克，驢皮膠 120 克。

【用法】上味濃煎 2 次，濾汁去渣，再加龜鹿二仙膠、驢皮膠，文火收膏，收貯備用。冬令進補，每次服一湯匙，每日服 3 次，溫開水調服。

【功用】溫補脾腎，消水退腫。主治水腫（慢性腎炎）症屬陰水。

⑹ **逐水消腫方**

【組成】黑丑 63 克，白丑 63 克，紅糖 120 克，老薑 300 克，大棗 60 克。

【用法】製成軟膏，分成各等份，於 2 天內服完，每餐前空腹服。忌油鹽 3 個月。

【功用】逐水消腫。主治慢性腎炎。

3. 飲食療法

⑴ **急性腎炎病人的食療方有哪些？**

急性腎炎病人有以下食療方可供選擇：

① **薺菜花茶**：薺菜花適量，水煎代茶，時時飲用。具有涼血止血，清熱利尿的作用，可以用於急性腎炎血尿的病人。現代研究發現，薺菜還有一定的降壓、降尿蛋白的作用，對急性腎炎高血壓、蛋白尿也有一定的療效。

② **竹茅飲**：淡竹葉、白茅根各 15 克，加水適量，稍煮沸，代茶飲。也可將藥物置於保溫杯中，以新開水沖泡，蓋

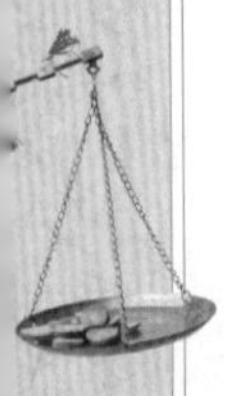

嚴，浸半小時後飲用。具有清熱利尿，涼血止血的作用，可以用於急性腎炎血尿，尿色鮮紅的病人。

③ **赤小豆粥**：赤小豆 30 克，粳米 30 克。將赤小豆於先 1 天浸泡 1 夜，瀝去水，與粳米一起煮粥，粥成後再加入適量白糖，即可食用。具有利尿消腫的作用，可以用於急性腎炎水腫，小便不利的病人。

④ **芹菜粥**：芹菜 30 克，白米 50 克。將芹菜洗淨，切成段，將白米淘洗乾淨，加水適量，煮粥，然後放入芹菜稍至芹菜熟爛，即可食用。每日早晚餐溫服。具有平肝清熱降壓的作用，可以用於急性腎炎高血壓的病人。

⑤ **砂仁甘草鯽魚**：新鮮鯽魚 1 條，約重 2 5 0 克～300 克，去鱗及內臟，洗淨，將砂仁 6 克（研細末），甘草 3 克（研細末），裝入魚腹中，用線縫好，放在碗內，加水清蒸，不用油鹽醬醋，分 3 次當菜吃。忌鹽。可以用於急性腎炎水腫。

⑥ **花生蒜頭**：花生（連皮）120 克，蒜頭 2 個，煮熟後隨意吃，每天 1～2 次。具有清熱解毒，利尿止血的作用，可以用於腎炎水腫及血尿。

⑦ **鰍魚豆腐湯**：鰍魚 250 克，豆腐 150 克。將鰍魚先用清水餵養 2 天，以去除污泥，加清水適量，煮至半熟時，加入豆腐，再煮至熟。水腫尿少明顯者，不加鹽。吃鰍魚和豆腐、喝湯。具有利尿消腫的作用，可以用於急性腎炎尿少水腫的患者。

⑧ **胡蘿蔔湯**：胡蘿蔔 150 克，燒湯，每日當點心服。具有健脾利尿，散瘀止血的作用，對於急性腎炎患者，尿中僅有少量紅細胞、微量蛋白的時候，可以選用。

⑨ **玉米鬚煮蚌肉**：玉米鬚 50 克，蚌肉 120 克。將蚌肉漂洗乾淨，與玉米鬚一道放入鍋內，先用大火燒開，再用小火慢慢熬至蚌肉熟爛，即可食用。具有利水消腫的作用，可以用於急性腎炎水腫的病人。

⑵ 腎炎尿少水腫病人的食療方有哪些？

腎炎尿少水腫的病人，常常可以選用一些有利尿作用的藥物做成茶、粥飯、點心、糕點或菜餚等，在選用食物時，也可以考慮儘量選食那些有利尿消腫作用的食物，達到利尿消腫的治療目的。常用食療方有：

① **赤小豆鯉魚湯**：赤小豆 50 克，鯉魚（如無鯉魚，也可用鯽魚代）1 條約 300 克，植物油適量，味精少許。鯉魚去鱗，剖開，除去內臟，洗淨，入油鍋稍煎，加入赤小豆，水適量，鍋內慢火煮約 30 分鐘，出鍋前加少許味精。連湯食用。具有健脾利水的作用。適用於腎炎尿少水腫屬中醫脾虛者。

② **鵝肉冬瓜湯**：鵝肉 250 克，冬瓜 500 克，植物油適量，味精少許。將鵝肉洗淨切塊，先入沸水中過一下，再入熱油鍋中稍炒一下，加入適量水，燉至半熟時，加入預先切好的冬瓜塊同燉至鵝肉熟爛，加入少許味精，出鍋即可食用。具有補腎健脾，祛濕利水的作用。適用於脾腎虧虛之腎炎尿少水腫。也可用赤小豆、冬瓜一起熬湯。

③ **茯苓餅**：茯苓 250 克，粳米粉 250 克，白糖 100 克。將茯苓打成粉，與粳米粉和勻，加入白糖拌勻，用水調成糊狀，煎餅，或作成餅蒸熟食。具有健脾利水，寧心安神的作用。適用於腎炎尿少水腫屬中醫脾虛者。

④ **健脾粥**：黨參 15 克，白朮 10 克，淮山藥 30 克，苡

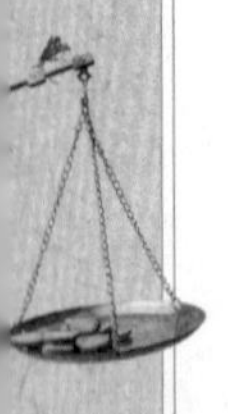

米 30 克，粳米 50 克。分別洗淨後，一同放入砂鍋內，加水適量，慢火熬成粥。具有健脾利水的作用。適用於腎炎尿少水腫屬脾虛者。

⑤ **西瓜翠衣茶**：鮮西瓜皮 30 克，適量綠茶，以新燒開的水沏茶飲用。具有清熱解毒、利尿消腫的作用，適用於各型腎炎有水腫者。

⑥ **葵菜羹**：羊肉 500 克，草果 5 個，良薑 6 克，羊肚 1 個，羊肺 1 具，蘑菇 250 克，胡椒 15 克，白麵 500 克，葵菜 500 克，蔥、鹽醋適量。先將羊肉、草果、良薑熬成湯，將另燉熟的羊肚、羊肺、蘑菇切細，放入湯中再加胡椒麵及葵菜、蔥、鹽、醋，即成羹。另用白麵做成細麵條，煮熟，蘸此羹食。具有益氣利尿的作用，可以用於腎炎氣虛而有尿少、水腫的病人。

⑶ 腎炎蛋白尿的病人食療方有哪些？

腎炎蛋白尿的病人在選用食療方時，主要目的是消除蛋白尿，適量補充蛋白質，常常選用那些有降尿蛋白作用的藥物，配合相應的食物，或選用含蛋白質較高的食物，配合降尿蛋白的藥物做成食療方。以下食療方可供選用：

① **冬蟲夏草燉水鴨**：冬蟲夏草 3 克～10 克，水鴨 1 隻，植物油適量，精鹽、味精各少許。將水鴨洗淨切塊，可在沸水中過一下，入熱油鍋中稍炒，加入適量水及洗淨的冬蟲夏草，慢火燉至鴨熟爛，出鍋前加入少許精鹽及味精，即成。具有平補脾腎的作用。可以用於腎炎有大量蛋白尿且中醫辨證屬脾腎虧虛者。

② **黃耆玉米鬚粥**：黃耆 30 克，玉米鬚 30 克，糯米 100 克。將黃耆、玉米鬚洗淨，與糯米一同入鍋，加入適量

水，煮粥即可。具有健脾補氣，利尿消腫的作用。適用於腎炎有蛋白尿，且中醫辨證屬脾虛者。

③ **玉米鬚茶**：玉米鬚 50 克～100 克，煎湯或開水泡茶，分次飲。具有利尿消蛋白的作用，適用於各種類型腎炎有蛋白尿的病人。

④ **白果芡實糯米粥**：白果 10 枚，芡實 30 克，糯米 30 克。白果去皮，洗淨，糯米淘洗乾淨，與芡實一道放入鍋內，加水適量，先用大火燒沸，再用小火慢慢熬成稀粥，即可食用。具有健脾除濕消蛋白的作用，可用於慢性腎炎蛋白尿的病人。但本方因為含粗蛋白較高，不宜用於腎炎而腎功能不全（血肌酐、血尿素氮升高）的病人。

⑤ **魚蓉羹**：鮮魚肉 100 克，番茄 20 克，豌豆 25 克，乾香菇 15 克，麵粉 150 克，精製植物油 200 克，黃酒、味精、精鹽、乾澱粉各適量。先將香菇用開水泡開，洗淨，去根，切成小方丁；番茄切丁，麵粉用水調好；取魚肉於沸水中撩去水，碾成碎肉泥；鮮湯燒開，倒入魚肉泥、豌豆、香菇丁、番茄丁、黃酒、精鹽等，待水再開時，加入乾澱粉、味精，略攪拌幾下，加入少許植物油，即可食用。具有補益脾胃的作用，可以用於腎炎蛋白尿的病人。

⑷ 腎炎血尿病人的食療有哪些？

腎炎血尿的病人可以選用以下食療方：

① **白茅根蛋白湯**：新鮮白茅根 50 克，雞蛋 2 個，植物油適量，精鹽少許。先將白茅根煎湯，去白茅根，取湯，入熱油鍋內煮沸，打入雞蛋（如果病人有明顯高血脂症，可去蛋黃）花，稍作攪拌，水沸後加入精鹽少許，出鍋即可食用。也可出鍋前加入少許蔥花。具有清熱通淋的作用，可用

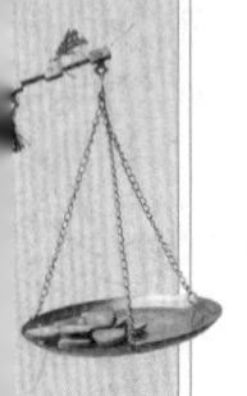

於腎炎血尿屬血熱者。也可用於血尿合併有蛋白尿，且伴有尿頻、尿急、尿痛，或伴有口乾的病人。

② **車前葉粥**：新鮮車前葉 30 克～60 克，蔥白 1 莖，粳米 50 克～100 克，煮粥吃。有利尿止血的作用。適用於尿血而有尿時灼熱感的病人。

③ **芹菜汁**：新鮮芹菜適量，冷開水洗淨，搗爛，絞汁服，每次半碗至 1 碗。具有清熱涼血止血的作用，可以用於尿血而且血色鮮紅，小便灼熱，口渴心煩的病人。

④ **冬瓜湯**：冬瓜 250 克，連皮切塊。水煎成湯，吃冬瓜，飲湯。有利尿止血的作用，可以用於腎炎血尿及尿少水腫的患者。

⑤ **馬齒莧藕汁**：馬齒莧及鮮藕各 500 克，分別用絞汁機（或果汁機）絞取鮮汁，混勻，每次飲 50 毫升，每日 2～3 次，連服 3 日為 1 療程。具有清熱解毒，涼血止血的作用，適用於各型尿血，尤其對尿血血色鮮紅，同時伴有尿熱尿痛，心煩口渴，舌質紅的腎炎病人。

⑥ **複方小薊飲**：小薊 15 克，藕節 15 克，新鮮白茅根 30 克。分別洗淨，加水適量，煎取藥汁，兌入西瓜汁、梨汁適量，即可食用。具有涼血止血，利尿通淋的作用，可用於急性腎炎血尿的病人。

⑸ 腎炎高血壓病人的食療方有哪些？

腎炎高血壓的病人可以選用以下食療方：

① **菊花茶**：杭菊 50 克，開水泡成茶，每日飲用。具有平肝清熱的作用。適用於腎炎而有高血壓屬中醫肝經有熱或肝陽上亢者。也可以加入適量的枸杞子，一同泡茶。

② **芹菜汁**：鮮芹菜 500 克，搗爛，取汁，開水沖服，

每日服 1 劑。或芹菜根 60 克，水煎服。具有平肝清熱的作用，可用於腎炎高血壓患者。也可用胡蘿蔔絞汁服。

③ **清蒸甲魚**：甲魚 1 隻，不加鹽，可加冰糖，清蒸熟後空腹吃或佐餐吃都可以。具有滋陰潛降的作用，可用於腎炎高血壓的病人。

④ **天麻蒸乳鴿**：天麻 20 克，乳鴿 1 隻（約重 150 克）。天麻切片，乳鴿宰殺後去毛、剖開，去內臟，將天麻納入乳鴿腹內，合攏，上蒸籠蒸熟，加入適量調味品，即可食用。具有平肝熄風降壓的作用，可以用於腎炎高血壓的病人。也可加入適量的鉤藤，加強降壓的作用。乳鴿也可用黑母雞代。

⑹ 腎炎腎功能不全病人的食療方有哪些？

腎炎腎功能不全的病人可以選用以下食療方：

① **砂仁鯽魚**：砂仁 5 克，鯽魚 250 克，精鹽適量，味精少許。將鯽魚剖開，除去內臟，去魚鱗，洗淨，適量精鹽均勻抹在魚身四周，砂仁納入魚腹中，合攏魚腹，放入碗內，加適量水，入鍋內隔水蒸熟爛，去砂仁，食鯽魚及湯。具有醒脾開胃，化濕止嘔的作用，可以用於慢性腎炎腎功能不全而有嘔吐者。砂仁也可以根據病情改用其他藥物，如改用黃耆，具有健脾益氣的作用，可用於慢性腎炎或慢性腎炎腎功能不全而有疲倦乏力者；用枸杞，具有補益肝腎的作用，可以用於慢性腎炎及腎炎腎功能不全腰膝痠軟者等。

② **六月雪煨烏骨雞**：六月雪（又稱路邊荊、路邊金）60 克，烏骨雞 1 隻，調味品適量。六月雪洗淨後用紗布包好（潔淨紗布），放入鍋內，或放雞腹內，加清水，煮燉至肉酥後，去六月雪紗布藥袋，吃雞肉，喝湯。有利尿洩濁的

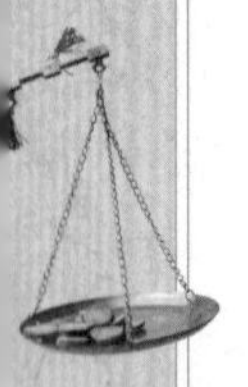

作用，對慢性腎炎腎功能不全有效。

③ **木耳羹**：黑木耳與白木耳各 15 克，泡發，共燉脹後，再以小火慢慢煮至木耳軟爛，加少量糖（冰糖或白糖均可）調味，即可食用。具有滋陰清潤的作用，可以用於腎炎腎功能不全的病人。

④ **紅茶鯽魚**：紅茶 15 克，鯽魚 1 條（約重 300 克）。將鯽魚去鱗及內臟，剖開，紅茶放入魚肚內，合上魚肚，入蒸籠內蒸熟，吃魚肉。具有利水消腫的作用，可以用於腎炎腎功能不全而有水腫的病人。

⑤ **冬蟲夏草燉胎盤**：冬蟲夏草 10 克，新鮮胎盤半個。將胎盤漂洗乾淨，如胃口較薄的人，可以將胎盤的膜去掉，再用刀切碎剁細，加水適量，和冬蟲夏草一起燉至胎盤熟爛，加入少許鹽和其他調味品（如胡椒、味精等），即可食用。具有補益肺腎的作用，可用於腎炎腎功能不全的患者，但不可多食。如無胎盤，可用水鴨或黑母雞代。

⑺ 腎炎貧血病人的食療方有哪些？

腎炎貧血病人的食療方有以下幾種可供選用：

① **耆棗茶**：黃耆 15 克，紅棗 15 克，分別洗淨，加水適量，稍煮 5 分鐘，代茶，每日飲用。具有益氣健脾生血的作用，可以用於腎炎貧血而有食慾不好，疲乏等的患者。

② **阿膠粥**：阿膠 6 克，糯米 50 克，冰糖適量。阿膠炒微黃，搗碎。糯米、阿膠加水適量，煮成粥。一俟粥熟，加冰糖調味，稍煮，即可食用。每次一碗，早晚溫服。有滋陰補血的作用。適用於各型腎炎貧血的病人。也可加入枸杞子 6 克，一同做粥。

③ **耆歸雞湯**：黃耆 30 克，當歸 10 克，烏骨雞（或土

雞）1 隻。雞宰殺後，去毛及內臟，將洗淨的黃耆及當歸放入雞腹內，加水適量，燉熟爛，取出黃耆及當歸，加入適量調味品，食雞肉，喝雞湯。具有益氣補血的作用，可用於腎炎氣虛血弱型貧血的病人。

④ **當歸生薑羊肉湯**：當歸 30 克，生薑 15 克，羊肉 250 克。羊肉切塊，放滾水中先滾一下，取出。當歸、生薑用紗布包好，與羊肉一起放入燉鍋內，加水適量，燉熟爛，或隔水燉熟爛，加入適量調味品，即可食用。具有溫中補血的作用，適用於腎炎血虛的病人。

⑤ **太子羊肉羹**：太子參 30 克，何首烏 15 克，龍眼肉 20 克，羊肉 500 克。將羊肉剔筋，焯去血水，切成丁。將太子參、何首烏、龍眼肉分別洗淨，放入潔淨紗布袋內，紮好。放入蔥白、薑、紹酒、鹽等調料適量。置砂鍋內，加清水淹過料，先用大火燒沸後，撇去浮沫，再以小火煨 2 小時～3 小時，將羊肉煮至熟爛，撈去藥包及蔥薑，加入味精少許，即可食用。具有補氣益血的作用，可用於氣血兩虧的腎炎貧血病人。

⑥ **當歸養血膏**：當歸 500 克，阿膠 250 克。當歸加水煎汁，阿膠用黃酒浸一晚，濾去黃酒。在當歸汁內加入阿膠，用小火煎熬，待阿膠完全熔化後，和勻，即可食用。每次吃 2 小匙，每日 2 次。具有補血養血的作用，可以用於腎炎貧血的病人。

⑻ 腎炎夜尿頻多病人的食療方有哪些？

腎炎夜尿頻多，常常是腎小管功能已有損害的現象，中醫多認為是腎氣虧虛的表現，可以選用以下食療方：

① **桑螵蛸高粱粥**：高粱 100 克，桑螵蛸 20 克。先將桑

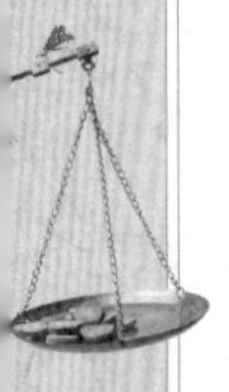

螵蛸洗淨，煮取藥汁，再用藥汁與高粱煮粥，粥成即可食用。具有補腎縮尿的作用，可用於腎炎而尿頻的病人。

② **參杞茶**：人參 5 克或參鬚 10 克，枸杞子 10 克，加水適量，稍煎煮約 5 分鐘，代茶飲。具有補腎健脾益氣的作用，可以用於腎炎夜尿多而有疲乏的患者。

③ **益腎水鴨**：菟絲子 10 克，枸杞子 10 克，覆盆子 10 克，益智仁 10 克，桑椹子 10 克，水鴨 1 隻洗淨，用潔淨紗布袋包好，與薑、蔥等調料一起放入鴨肚內，合上鴨肚，加水適量，大火煮沸後，改用慢火（小火）燉至鴨肉熟爛，取出藥物，食鴨及湯。具有溫補脾腎縮尿的作用，可用於腎炎而有夜尿頻多的患者。

⑼ 腎炎尿多病人的食療方有哪些？

腎炎尿多與夜尿頻多有相同之處，但有時腎炎的恢復階段也可見到，這時的食療除了補益縮尿外，還要注意的是補鉀。以下食療方可以選用：

① **蓮子芡實羹**：白蓮子 150 克，芡實 150 克，澱粉、冰糖各 50 克。先將白蓮子、芡實浸泡 1 夜，次日瀝去水，再漂洗乾淨，兩藥一起入鍋內水煮，將熟時放入適量澱粉調勻成羹，再加入冰糖，稍煮，即可食用。具有健脾收澀的作用，可用於腎炎尿多。

② **益智仁粥**：益智仁 5 克，糯米 50 克。先將益智仁研為細末，備用。糯米淘洗乾淨，加水適量，常法煮成粥，粥熟後調入益智仁末，加糖少許，稍煮片刻，即可食用。每天早晚各吃 1 碗。具有補腎縮尿的作用，可用於腎炎尿多的病人。

③ **芡實燉老鴨**：芡實 100 克，益智仁 100 克，老水鴨

1 隻，蔥、薑、精鹽各適量。將水鴨宰殺後，去毛及內臟，洗淨，鴨肫洗淨留用。芡實、益智仁分別洗淨，與蔥、薑、鹽一起放入鴨肚內，合上鴨肚，加水適量，先用大火燒開，再用慢火燉至鴨熟爛，加入味精少許，即可食用。具有健脾補腎縮尿的作用，可用於腎炎尿多的患者。

⑽ 腎炎經常感冒病人的食療方有哪些？

腎炎因免疫功能低下，常常容易感冒，在中醫來講，多屬正氣虧虛，在選用食療方時，應該根據是氣虛還是陰虛，分別選用相應藥物，製成相應的食療方。以下食療方可供選用：

① **參蘇飲**：黨參 15 克，蘇葉 10 克，黃耆 15 克。分別洗淨，加入適量的清水，煮沸後代茶，每日飲用。具有益氣解表的作用，可以用於表虛自汗，易受風邪而感冒，或已有感冒的腎炎病人。

② **黃耆燉烏骨雞**：黃耆 50 克，烏骨雞 1 隻，料酒、蔥、薑、味精、食鹽各適量。若無烏骨雞，也可以用童子雞。黃耆洗淨切片，烏骨雞去毛及內臟。將雞肉剁成塊，放入沸水鍋內燙 3 分鐘，撈出，洗淨血沫，裝入汽鍋（或砂鍋，或壓力鍋）內，加蔥、生薑、鹽等調料，再放入洗淨的黃耆片，加水適量，燉至雞熟爛，加味精少許，即可食用。也可將雞剖開，黃耆納入雞腹內，加入蔥、薑、鹽等調料，隔水燉熟爛，食用雞肉及喝湯。具有補虛固表的作用，適用於腎炎易感冒，平素汗多的病人。

③ **木耳羹**：製作法見前面。具有滋陰潤肺的作用，可以用於腎炎而易感冒，常有咳嗽、咽痛的病人。

④ **黃耆粥**：黃耆 20 克，洗淨後煎取藥汁 400 毫升，去

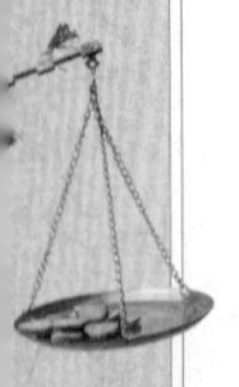

黃耆，用藥汁水，加入粳米 50 克，煮粥，粥成後加入適量紅糖或白糖，即可食用。具有益氣固表的作用，可以用於腎炎體虛，容易感冒，平時自汗，氣短乏力的病人。

⑾ 腎炎低蛋白血症病人的食療方有哪些？

腎炎低蛋白血症的病人主要是長期蛋白尿的結果，因此在選用食療方的時候，除補充蛋白質外，還要注意選用一些有消除蛋白尿作用的藥物，共同組成食療方。以下食療方可供選用：

① **阿膠枸子粥**：阿膠、枸杞子各 20 克，粳米 60 克。先煮粳米和枸杞子，至爛熟粥成，加入阿膠，再煮至阿膠熔化，和勻，即可食用。具有補腎養血的作用，可用於腎炎低蛋白血症的病人。黃耆粥也可以選用。

② **羊奶**：新鮮羊乳，煮沸後加少量白糖，每次飲 200 毫升，每日早晚各 1 次。具有補益氣血的作用，可以用於腎炎蛋白尿後低蛋白血症以及伴有水腫的病人。

③ **蟲草燉水鴨**：做法及作用見前。

⑿ 腎炎易疲乏病人的食療方有哪些？

腎炎病人常常有疲乏的表現，以下食療方可供選用：

① **黃耆燉雞**：生黃耆 100 克，黑母雞 1 隻，蔥、生薑、精鹽味精各適量。將母雞宰殺後，去毛及內臟，其中雞肫洗淨後留用。生黃耆洗淨，切成片，放入雞肚內，加入清水、調料，與雞肫一起，燉至熟爛，去黃耆，即可食用。具有益氣補虛的作用，可用於腎炎易疲乏的病人。但若病人已有腎功能不全，要注意食用量，因為本方含蛋白質量較高。黃耆也可以用黨參等替代。

② **蟲草粥**：冬蟲夏草 5 克，研成粉。精米 50 克，冰糖

適量，分別洗淨，入砂鍋內，加水適量，煮成粥，粥熟後和入冬蟲夏草粉，稍煮，即可食用。具有平補肺脾腎的作用，可用於腎炎各種情況下的疲乏。

③ **耆棗茶**：做法見前面。

⒀ 腎炎缺鈣轉筋病人的食療方有哪些？

對於腎炎缺鈣的病人，常見的是出現轉筋，但也有不轉筋的，選用食療方時總以含鈣高的食物為宜，也可以含鈣高的食物或藥物，與健脾促進消化的食物或藥物一起做成食療方。下面的食療方可供選用：

① **豬骨山藥粥**：豬腿骨適量，山藥 30 克，粳米 30 克。先將豬腿骨洗淨，敲破露出骨髓，加水適量，慢火熬湯，湯後去豬骨，取湯，加入山藥與粳米，熬成粥，即可食用。具有健脾補髓的作用，可用於腎炎而有缺鈣的病人。

② **蘿蔔排骨牡蠣湯**：蘿蔔 500 克，排骨 300 克，牡蠣 100 克。先將牡蠣用清水漂洗乾淨，再入沸水中撩去水。排骨切成塊，也入沸水中撩去水。油鍋加熱，將排骨、牡蠣入鍋內稍炒一下，加入清水及精鹽、薑、料酒等調味品適量，燉至排骨熟爛，去牡蠣殼，加入少許味精，食排骨、牡蠣肉及湯。具有健脾補中，通利二便的作用，可用於腎炎低鈣抽筋及血肌酐、血尿素氮增高的病人。

③ **龍骨粥**：煅龍骨 30 克，搗碎，加水適量，入砂鍋內煎 1 小時，澄清去渣，取藥汁，加入淘洗乾淨的糯米 100 克，煮粥，早晚服。具有收斂潛陽的作用，可以用於腎炎抽筋的患者。

⒁ 運用飲食療法治療腎炎時應注意些什麼？

腎炎病人在運用飲食療法時應注意以下幾點：

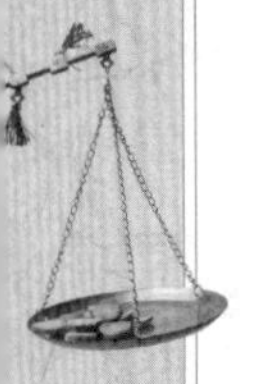

① **根據腎炎的類型選用飲食**：急性腎炎可以適當多進食一些蛋白質，而慢性腎炎，尤其是發展至腎功能不全的時候，應當控制蛋白質；糖尿病腎病則要控制糖的食入，痛風性腎病則要控制嘌呤含量高的食物，如動物內臟等的食入等。

② **根據病人的階段選用飲食**：腎功能正常階段與腎功能不正常階段的飲食應該是有區別的，不能一成不變。

③ **根據病人的體質選用飲食**：陰虛體質的病人應當進食滋補為主的飲食，而陽虛體質的病人就要進食溫補為主的飲食。

④ **根據病人的飲食習慣選用飲食**：可以根據飲食要求靈活運用，只要能保證營養物質及熱量的供應量，防止不利於病情的食物食入，不必拘泥。

⑤ **根據體重、活動量計算飲食**：在控制蛋白質及熱量的時候，不能死搬硬套，應該根據病人的體重、活動量進行計算，靈活掌握。

⑥ **根據氣候調節飲食**：夏天應當適當多補充水分，而冬季則可以適當控制水分；秋季以滋補類飲食為好，但冬季就應該以溫補為主等。

4. 體針和耳針療法

療法一

【取穴】足三里、復溜、關元、水分、水溝、解谿、中脘、上巨虛、石門、氣海、照海。

【針法】每次取 3～5 穴。關元、中脘、氣海、水分、石門採用灸法，著膚灸 3～7 壯。餘穴針刺，採用瀉法或平補平瀉之法。如體質虛弱者，宜補中有瀉。留針 15～20 分鐘。

療法二

【取穴】常用穴：① 肝俞、脾俞、腎俞、志室、飛揚、太谿；② 膻中、鳩尾、中脘、肓俞、氣海、三陰交、復溜、京骨。

【備用穴】偏陽虛加大椎、命門、關元；偏陽虛加京門、膈俞；面浮肢腫加人中、陰陵泉、三焦俞、膀胱俞；血壓偏高加太衝、足三里；咽痛加合谷、天鼎；胸有壓痛加俞府、步廓；腎功能不全加夾脊胸 5～7。

【針法】常用穴酌選 3～4 穴，二組穴位輪流選用。備用穴據症酌取。以針刺為主，配用灸法。用 30 號毫針，淺刺得氣即輕加捻轉後臥針，留針 20～30 分鐘，留針期間，間隔輕捻行一針。大椎、命門、關元三穴施以麥粒灸，每次 5～7 壯。針灸每週 2 次，1 5～20 次為一療程，療程間隔約1週左右。

【療效】療效評判標準：顯效：症狀顯著改善，24 小時尿蛋白總量低於 1 克，腎功能維持正常；有效：症狀及 24 小時尿蛋白總量均較治療前改善；無效：症狀、體徵均無改變。

以上法共治 15 例，顯效 5 例（33.3％），有效 3 例（20.0%），無效 7 例（46.7%），總效率為 53.3%。

1. 綠豆耳壓法

【取穴】腎、命門、三焦、膀胱、任 1、任 5。

【用法】將圓形綠豆置於膠布上，貼壓上述耳穴雙側。貼壓後囑患者用手每日按壓 9～12 次，每次每穴 3～5 分鐘。

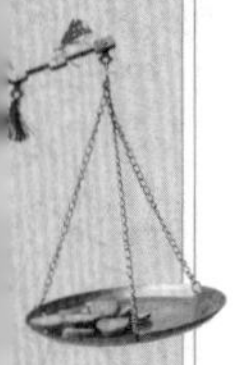

2. 草決明耳壓法

【取穴】腎、膀胱、任 1、任 5、腎上腺。

【用法】用火柴棒按壓穴區找出痛敏感點作好標記，然後將草決明粘於 0.7cm 見方的膠布正中，對準穴位貼壓。貼後每日按壓 12 次，每次每穴 15 下，5 日為 1 療程。

3. 急性子耳壓法

【取穴】腎、腎炎點、任 1、任 5、督 4、膀胱、內分泌。

【用法】將急性子酒精消毒後晾乾置於 0.5cm 見方的膠布中央備用，用探棒探測耳廓穴區找出敏感點貼壓。每日按壓 2 次，每次每穴 15 下。

療法四（穴位的注射法）

【取穴】腎俞、足三里。

【用法】板藍根注射液。常用穴 2 對，每次均取以上述藥液 8 毫升，用 5 號齒科針頭吸入注射器，穴位常規消毒，直刺得氣後，略加提插使感應強烈，中等速度推入藥液，每穴 2 毫升。隔日 1 次，20 次為一療程。一般須治 3～4 個療程。

【療效】本法對慢性腎小球疾病主要體徵蛋白尿有較好的效果。共治 63 例，其中，慢性腎炎普通型 30 例，尿蛋白轉陰 12 例（占 40.0%）；腎病型 24 例，尿蛋白轉陰 10 例（占 41.7%）；其他腎小球疾病 9 例，無 1 例轉陰。總有效率為 34.4%。經統計學分析，以對普通型療效最好，腎病型次之，其他腎小球疾病最差。

療法五（穴位埋線法）

【取穴】腎俞。

【用法】用注線法。在穴位局部消毒局麻後，用 18 號腰穿針置入 3～4 號羊腸線 2 公分，垂直刺入穴內 3 公分，局部出現酸脹感後，注入腸線，外用敷料覆蓋，30 天埋線 1 次。

療法六

【取穴】敏感穴位。浮腫尿少配陰陵泉；腹脹便溏加天樞；心悸加內關；喘咳加肺俞、腎俞；納差加中脘；血壓高配足三里。

本病敏感穴位主要分佈於腰部及下肢的足太陽、足少陰、足太陰等經，常見壓痛、硬結、麻木及按壓舒服感等敏感反應。常見的敏感穴位有：足太陽經之腎俞、三焦俞、膀胱俞、肺俞、脾俞、八髎、承山、金門；足少陰經之太谿、復溜、水泉、肓俞、築賓；足陽明經之水道；手少陽經之會宗；足太陽經之陰陵泉、三陰交；督脈之筋縮、中樞；任脈之水分、石門、中極；奇穴之子宮。

【用法】用注線法。背俞穴用 12 號腰穿針向脊柱方向斜刺，將 1 號腸線 1.5 公分埋於肌層；腹部穴向下斜刺埋入 1 號腸線 1 公分於肌層；八髎及四肢肌肉豐滿的穴位直刺埋入 0 號腸線 1 公分；餘穴斜刺埋入 0 號腸線 0.5～1 公分。15 天 1 次，5 次為一療程。

5. 氣功療法

功法一：呼吸靜功

⑴ 每日於子（23～1 時）、午（11～13 時）、卯（5～7 時）、酉（17～19 時）四個時辰，獨處靜室，床鋪厚褥，盤坐於上，以乾棉球塞耳。

⑵ 閉目絕念，意隨呼吸上下於心腎之間，呼吸不急不

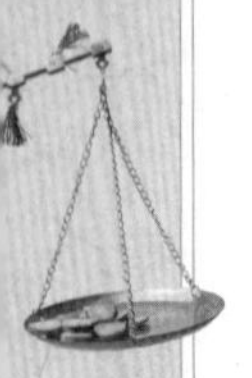

慢，任其自然。坐約一炷香的時間後，可自覺口鼻之氣漸漸柔和；再約一炷香時間，可覺口鼻之氣似無出入。

⑶ 下床前，先緩緩伸腿，開目，去耳塞。下床行數步後，仰臥床上稍睡片刻。起床後喝稀粥半碗。

功法二：睡眠功

不拘晝夜，當一陽來復之時，先端身正坐，叩齒 36 通。然後寬衣鬆帶而側臥，一腿自然伸直，另一腿微屈置直腿上，兩膝相併。兩手十指如鉤，一手掐子訣（拇指尖掐無名指第一節橫紋）而掩臍；另一手握劍訣（食指、中指伸直相併，無名指、小指屈於掌心，拇指壓住無名指指甲）而曲肘枕頭下。眼對鼻，鼻對臍，唇齒輕合，舌抵上齶，閉目內視丹田。如鹿之運轉任督、鶴之內養胎息、龜之綿綿呼吸，虛靜自心，毫無雜念。

如此靜臥，一般可練功數小時。睡功畢，起身前或兩手互搓致熱，然後按摩頭面心胸。

功法三：守一功

⑴ 臥、坐、站姿均可，手足隨意置放，只須身心儘量放鬆，除一切雜念，把意念集中並意守在體內某一部位。最常見的是分別意守下、中、上丹田，尤以意守臍下小腹中（有人稱此為中丹田，也有人稱此為下丹田）為多。此處為元氣之海，只要經常意守該處，元氣即可日漸充盛，元氣強盛即能防病治病。

⑵ 在元氣強盛、功有小成的基礎上，還可採取意守兩腎之間的方法以祛疾，直至病癒為止。至於全身性疾病，則仍以意守丹田為主。

⑶ 練習純熟之後，則不但臥、坐、站可進行，即使在

走路時或做某些不需十分集中注意力之事時，皆可應用本療法。

功法四：影入功

坐或立式，想像自身中分出一個「小人」──影人，長約 3～4 寸，立於鼻上。由此小影人吸取遙遠天空中大量存在的「太和元氣」，從上而下，穿屋入室，從頭頂灌下，直入四肢百脈，以至全身每個部位。當此太和元氣通貫全身時，可自覺渾身戰動，一般可連續通貫數十遍。操練時以鼻吸口呼，呼吸須調得深、長、細、勻，吸氣時可微微叩齒，呼氣時如蟄蛇吐氣緩緩而作。

功法五：站樁功

⑴ 站樁姿勢：兩腳開立，約與肩同寬，頭正頸直，含胸拔背，沉肩垂肘，鬆腰開胯，兩膝微曲。兩手放置法有多種，可以自然下垂於腿側，可以互握於腹前，也可以採取小臂上抬，兩掌作上托下按、前推或如抱球狀等姿勢。

⑵ 行功方法：姿勢擺好後，兩眼輕閉或微露一線光，向前平視，口唇輕合，以鼻自然呼吸。練功時，意念可先集中兩手掌，體會兩手熱、脹、麻等感覺。待這種感覺充分後，以意漸移此種感覺至前臂、肩、背、胸腹、會陰、大腿、小腿、足底等，直至全身微熱舒適。還可根據病情採用不同的想像法，如患寒證者可想像丹田內起火，燒遍全身，或想像天空陽光燦爛，周圍一片溫熱。患熱證者則可想像腎中一汪寒水，流遍全身，或周圍片冰天雪地。心情煩躁者可想像置身於一片山青水秀之中，令人心曠神怡等等。

每次練功約 30～60 分鐘，收功可將兩手搓熱後按摩全身，然後散步片刻。每日練功 1～3 次。

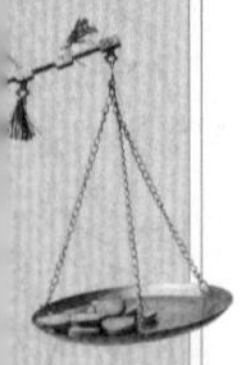

6. 茶劑療法（飲茶）

⑴ **玉冬茶**

【配方】玉米鬚、冬瓜皮、赤小豆各適量。

【用法】煎湯，取汁，代茶飲。

【適應症】急性腎炎浮腫、尿少者。

2. 尿感茶

【配方】海金沙簟，紫草、連錢草、鳳尾草各 16 克。

【用法】取 40％的連錢草、粉碎為細粉備用；其餘諸藥合煎 2 次，合併靜置過濾，濾液濃縮成稠膏狀，加入連錢草細粉，均勻混合製成顆粒，乾燥，分裝成 100 包。每次半包，每日 3 次，白開水泡服。

【適應症】急慢性腎盂腎炎、急性腎炎、泌尿道結石症等。

3. 尿利清茶

【配方】五月艾（根莖）45 克，鳳尾草、白茅根各 15 克，蜂蜜 10 克。

【用法】將上 3 味共為粗末，煎取藥汁，加入蜂蜜。代茶，飯前飲用，每日 2 次。

【適應症】腎盂腎炎、尿路感染、膀胱炎等症。

4. 蓄藺茶

【配方】萹蓄、馬藺根、黃耆、甘草各 10～15 克。

【用法】上藥共為粗末，煎湯，取汁。代茶飲。

【適應症】慢性腎盂腎炎。

5. 車前草茶

【配方】車前草 20 克。

【用法】將上藥研為粗末，煎水或沖泡。代茶飲。

【適應症】慢性腎盂腎炎、膀胱炎、癃閉、慢性腎炎水腫、高血壓等。

6. 西瓜白茅茶

【配方】西瓜皮 60 克，白茅根（鮮品）90 克。

【用法】將上 2 味同煎取汁。隨量飲用，每日 3 次。

【適應症】慢性腎炎，症見血尿、管型尿，浮腫，高血壓病等。此茶亦可治腎炎水腫。

7. 赤豆冬瓜茶

【配方】赤豆、冬瓜各適量。

【用法】上 2 味同煮作湯。隨量代茶飲用。

【適應症】腎炎、營養性水腫及腳氣等症。

8. 竹葉陳皮茶

【配方】鮮竹葉 15～20 片，陳皮瓠子殼 5～6 片（約 30 克）。

【用法】開水沖泡，代茶飲。

【適應症】慢性腎炎。

9. 山扁豆草茶

【配方】山扁豆草 10～15 克。

【用法】上藥研為粗末，加水煎湯，取汁。代茶飲。

【適應症】腎炎水腫。

10. 玉米鬚茶

【配方】玉米鬚不拘量。

【用法】將玉米鬚曬乾，切碎為粗末。每用 60 克，煎成濃湯，代茶頻頻飲之。

【適應症】腎炎水腫、黃膽型肝炎、高血壓，無併發症的慢性膽囊炎、膽結石、糖尿病，吐血、衄血。

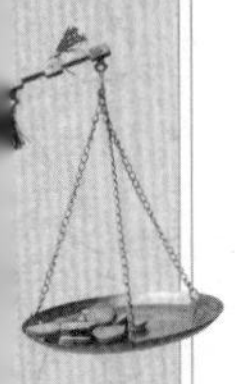

11. 向日葵花茶

【配方】向日葵花 30 克，麥秸 30 克。

【用法】上 2 味共為粗末，沸水沖泡。代茶飲。

【適應症】腎炎，水腫。

12. 菩提樹根茶

【配方】菩提樹根 250 克，白糖適量。

【用法】將上藥製為粗末，煎水，取汁，入糖令溶。代茶飲用，每次 30 克。

【適應症】腎炎水腫。

7. 足療方法

方 1　柳枝湯

【藥物組成】鮮柳枝適量。

【功能主治】疏風清熱，宣肺行水。適用於風水氾濫型腎炎水腫，尿少。

【使用方法】將上藥入鍋中，加水適量，先浸泡 10 分鐘，再煎煮 30 分鐘，去渣取汁，倒入盆中，先燻蒸，待藥溫降至 40°C 左右時，再浸泡雙腳 30 分鐘，每天 2～3 次，連續 2～3 天。

【來源】《泡腳按摩祛百病》

方 2　雙木湯

【藥物組成】楠木、桐木各適量。

【功能主治】發汗解表。適用於腎炎水腫，尿少者。

【使用方法】將上藥入鍋中，加水適量，先浸泡 10 分鐘，再煎煮 30 分鐘，去渣取汁，倒入盆中，先燻蒸，待藥溫降至 40℃左右時，再浸泡雙腳 30 分鐘，每天 3—5 次，連續 5～7 天。

【來源】《泡腳按摩祛百病》

方 3　車前子浮萍方

【藥物組成】車前子 30 克，浮萍 200 克，生薑 30 克。

【功能主治】宣肺行水消腫。主治風水氾濫型水腫。

【使用方法】將上 3 藥入鍋中，加水適量，煎煮 20 分鐘，去渣取汁，與 3000 毫升開水同入泡足桶中，先燻蒸，待藥溫降至 40℃左右時，後泡洗雙腳，每次 40 分鐘，7 天為 1 個療程。

【來源】《泡足驗方》

方 4　麻黃桂枝浮萍方

【藥物組成】麻黃 15 克，桂枝 20 克，浮萍 150 克，車前子 50 克，白酒 50 克。

【功能主治】宣肺發表，滲濕利水。主治風水氾濫型水腫。

【使用方法】將上 4 藥入鍋中，加水適量，煎煮 20 分鐘，去渣取汁，加入白酒，與 3000 毫升開水同入泡足桶中，先燻蒸，待藥溫降至 40°C 左右時，後泡洗雙腳，每次 40 分鐘，7 天為 1 個療程。

【來源】《泡足驗方》

方 5　麻黃防己方

【藥物組成】麻黃 20 克，防己 15 克，車前草 30 克，玉米鬚 100 克，冰片 2 克。

【功能主治】疏風發表，滲濕利水。主治風水氾濫型水腫。

【使用方法】將上 4 藥入鍋中，加水適量，煎煮 20 分鐘，去渣取汁，加入冰片，與 3000 毫升開水同入泡足桶

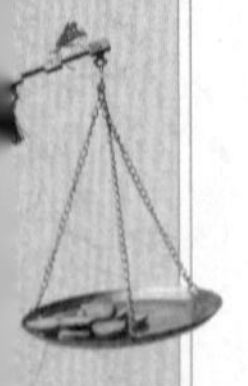

中，先燻蒸，待藥溫降至 40°C 左右時，後泡洗雙腳，每次 40 分鐘，7 天為 1 個療程。

【來源】《泡足驗方》

方 6　紅豆浴

【藥物組成】赤小豆 100 克。

【功能主治】解毒利水消腫。適用於濕毒浸淫型腎炎初期，下肢水腫明顯。

【使用方法】將上藥入鍋中，加水適量，先浸泡 10 分鐘，再煎煮 30 分鐘，去渣取汁，倒入盆中，先燻蒸，待藥溫降至 40℃左右時，再浸泡雙腳 30 分鐘，每天 1 次，連續 3—5 天。

【來源】《泡腳按摩祛百病》

方 7　桐葉赤豆湯

【藥物組成】桐葉、赤小豆各適量。

【功能主治】解毒利水消腫。適用於濕毒浸淫型腎炎水腫，小便量少者。

【使用方法】將上藥入鍋中，加水適量，先浸泡 10 分鐘，再煎煮 30 分鐘，去渣取汁，倒入盆中，先燻蒸，待藥溫降至 40℃左右時，再浸泡雙腳 30 分鐘，每天 2 次，連續 3～5 天。

【來源】《泡腳按摩祛百病》

方 8　蔥莖湯

【藥物組成】蔥葉適量。

【功能主治】通陽化濕解表。適用於水濕浸漬型水腫尿少。

【使用方法】將上藥入鍋中，加水適量，先浸泡 5～10

分鐘，再煎煮 30 分鐘，去渣取汁，倒入盆中，先燻蒸，待藥溫降至 40℃左右時，再浸泡雙腳 30 分鐘，每天 1 次，連用 3～5 天。

【來源】《泡腳按摩祛百病》

方 9　防己木瓜車前子方

【藥物組成】防己 50 克，木瓜 30 克，車前草 30 克。

【功能主治】健脾化濕利尿。適用於水濕浸漬型水腫尿少。

【使用方法】將上藥入鍋中，加水適量，先浸泡 5～10 分鐘，再煎煮 30 分鐘，去渣取汁，倒入盆中，先燻蒸，待藥溫降至 40℃左右時，再浸泡雙腳 30 分鐘，每天 1 次，連用 3～5 天。

【來源】《泡腳按摩祛百病》

方 10　澤瀉車前草方

【藥物組成】澤瀉 30 克，車前草 100 克，玉米鬚 50 克。

【功能主治】利水消腫。主治水濕浸漬型水腫。

【使用方法】將上 3 藥入鍋中，加水適量，煎煮 20 分鐘，去渣取汁，與 3000 毫升開水同入泡足桶中，先燻蒸，待藥溫降至 40℃左右時，後泡洗雙腳，每次 40 分鐘，7 天為 1 個療程。

【來源】《泡足驗方》

方 11　四皮湯

【藥物組成】茯苓皮 30 克，五加皮 20 克，大腹皮 20 克，生薑皮 15 克。

【功能主治】健脾化濕，通陽利水。主治水濕浸漬型水

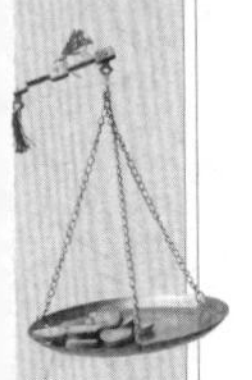

腫。

【使用方法】將上 4 藥入鍋中，加水適量，煎煮 20 分鐘，去渣取汁，與 3000 毫升開水同入泡足桶中，先燻蒸，待藥溫降至 40℃左右時，再泡洗雙腳，每次 40 分鐘，7 天為 1 個療程。

【來源】《泡足驗方》

方 12　冬瓜皮白茅根方

【藥物組成】冬瓜皮 100 克，白茅根 60 克，葫蘆瓢 100 克，馬鞭草 30 克，白酒 50 克。

【功能主治】健脾化濕，通陽利水。主治水濕浸漬型水腫。

【使用方法】將上 5 藥入鍋中，加水適量，煎煮 20 分鐘，去渣取汁，與 3000 毫升開水同入泡足桶中，先燻蒸，待藥溫降至 40℃左右時，後泡洗雙腳，每次 40 分鐘，7 天為 1 個療程。

【來源】《泡足驗方》

方 13　吳茱萸蒺藜湯

【藥物組成】吳茱萸 10 克，刺蒺藜 6 克，夏枯草 3 克，茺蔚子 3 克。

【功能主治】清熱利濕，溫運脾陽。適用於脾陽虛衰型腎炎水腫，尿少。

【使用方法】將上藥入鍋中，加水適量，先浸泡 10 分鐘，再煎煮 30 分鐘，去渣取汁，倒入盆中，先燻蒸，待藥溫降至 40℃左右時，再浸泡雙腳 30 分鐘，每天 2 次，7 天為 1 個療程，連續 5 個療程。

【來源】《泡腳按摩祛百病》

方 14　附桂三皮湯

【藥物組成】大腹皮 30 克，茯苓皮 30 克，廣陳皮 30 克，附片 10 克，桂枝 10 克，生薑 50 克。

【功能主治】溫運脾陽，以利化濕。適用於脾陽虛衰水腫尿少者。

【使用方法】將上藥入鍋中，加水適量，先浸泡 5～10 分鐘，再煎煮 30 分鐘，去渣取汁，倒入盆中，先燻蒸，待藥溫降至 40℃左右時，再浸泡雙腳 30 分鐘，每天 1 次，連用 3～5 天。

【來源】《泡腳按摩祛百病》

方 15　桂枝二苓方

【藥物組成】桂枝 30 克，豬苓 20 克，茯苓 20 克，製附子 15 克，澤瀉 15 克，乾薑 30 克。

【功能主治】健脾利濕，通陽利水。主治脾陽虛衰型水腫，日久不癒者。

【使用方法】將上 6 藥入鍋中，加水適量，煎煮 20 分鐘，去渣取汁，與 3000 毫升開水同入泡足桶中，先燻蒸，待藥溫降至 40℃左右時，後泡洗雙足，每次 40 分鐘，7 天為 1 個療程。

【來源】《泡足驗方》

方 16　黨參生薑利濕湯

【藥物組成】黨參 30 克，黃耆 30 克，白朮 30 克，茯苓 30 克，生薑 30 克。

【功能主治】健脾利濕。適用於脾虛型水腫。

【使用方法】將上藥入鍋中，加水適量，先浸泡 5～10 分鐘，再煎煮 30 分鐘，去渣取汁，倒入盆中，先燻蒸，待

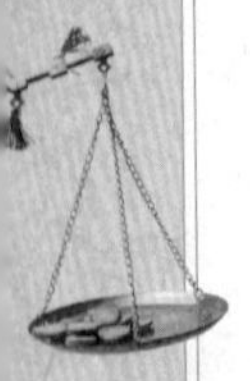

藥溫降至40℃左右時，再浸泡雙腳30分鐘，每天1次，連用3～5天。

【來源】《泡腳按摩祛百病》

方17　牽牛子商陸根方

【藥物組成】牽牛子30克，商陸根20克，五加皮20克，辣椒30克。

【功能主治】利水消腫。主治濕熱壅盛型水腫，對功能性水腫、營養不良水腫尤適。

【使用方法】將上4藥入鍋中，加水適量，煎煮20分鐘，去渣取汁，與3000毫升開水同入泡足桶中，先燻蒸，待藥溫降至40℃左右時，後泡洗雙足，每次40分鐘，7天為1個療程。

【來源】《泡足驗方》

方18　旱蓮草湯

【藥物組成】旱蓮草60克，蒲黃15克，車前草15克。

【功能主治】清熱養陰止血。適用於腎炎下肢水腫，血尿。

【使用方法】將上藥入鍋中，加水適量，先浸泡10分鐘，再煎煮30分鐘，去渣取汁，倒入盆中，先燻蒸，待藥溫降至40℃左右時，再浸泡雙腳30分鐘，每天2～3次，連續3～5天。

【來源】《泡腳按摩祛百病》

方19　雙葉當歸水

【藥物組成】桑葉15克，當歸15克，菊花15克，益母草15克。

【功能主治】清熱通淋。適用於腎炎。症見血壓上升，身體水腫，小便短赤，視物不清。

【使用方法】將上藥人鍋中，加水適量，先浸泡 10 分鐘，再煎煮 30 分鐘，去渣取汁，倒入盆中，先燻蒸，待藥溫降至 40℃左右時，再浸泡雙腳 30 分鐘，每天 2 次，連續 5～7 天。

【來源】《泡腳按摩祛百病》

尿毒症

慢性腎衰的終末期即為人們常說的尿毒症。尿毒症不是一個獨立的疾病，而是各種晚期的腎臟病共有的臨床綜合徵，是慢性腎功能衰竭進入終末階段時出現的一系列臨床表現所組成的綜合徵。引起尿毒症的原因有：慢性腎小球腎炎，慢性腎盂腎炎，腎結核，腎小動脈硬化症，泌尿道結石，前列腺肥大，膀胱癌，紅斑狼瘡，糖尿病等。

尿毒症的胃腸道症狀出現最早，帶有納差，噁心，嘔吐和腹瀉，口中有氨味，齒齦也常發炎，口腔黏膜潰爛出血等；神經系統可有失眠，煩躁，四肢麻木灼痛，晚期可出現嗜睡甚至抽搐，昏迷；心血管系統可出現高血壓以及由心包炎及心力衰竭引起的心前區疼痛，心悸，氣急，腹脹，浮腫，不能平臥等；血液系統可出現貧血及黏膜出血現象；呼吸系統可有肺炎及胸膜炎引起的咳嗽，胸痛等。中醫認為本病病機為腎精虧損，濕毒瘀阻所致。泡腳藥組方選擇以發汗、利尿、解毒之品為主。

方 1　川椒發汗浴

【藥物組成】川椒 25 克，紅花 25 克，蒼朮 25 克，細辛 25 克，防風 25 克，羌活 25 克，獨活 25 克，麻黃 25 克，桂枝 25 克，艾葉 25 克。

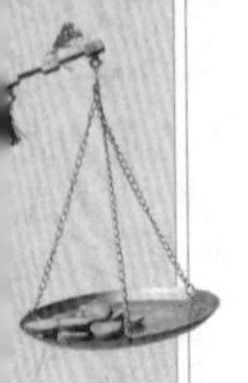

【功能主治】發汗解表，溫經利水。主治尿毒症。

【使用方法】將上藥入鍋中，加水適量，先浸泡 10 分鐘，再煎煮 30 分鐘，去渣取汁，倒入盆中，先燻蒸，待藥溫降至 40℃左右時，再浸泡雙腳 30 分鐘，每天 1 次，連續 10 天。

【來源】《泡腳按摩祛百病》

方 2　麻黃解表水

【藥物組成】麻黃 30 克，桂枝 30 克，細辛 30 克，羌活 30 克，獨活 30 克，蒼朮 30 克，桔梗 30 克，紅花 30 克。

【功能主治】清熱利尿解毒。主治尿毒症。

【使用方法】將上藥入鍋中，加水適量，先浸泡 10 分鐘，再煎煮 30 分鐘，去渣取汁，倒入盆中，先燻蒸，待藥溫降至 40℃左右時，再浸泡雙腳 30 分鐘，每天 1 次，連續 3～10 天。

【來源】《泡腳按摩祛百病》

方 3　腎藥浴湯

【藥物組成】麻黃 15 克，細辛 15 克，紫蘇葉 30 克，桂枝 25 克，連翹 25 克，木瓜 25 克，紅花 25 克。

【功能主治】清熱利尿解毒。主治尿毒症。

【使用方法】將上藥入鍋中，加水適量，先浸泡 10 分鐘，再煎煮 30 分鐘，去渣取汁，倒入盆中，先燻蒸，待藥溫降至 40℃左右時，再浸泡雙腳 30 分鐘，每天 2 次，連續 7～10 天。

【來源】《泡腳按摩祛百病》

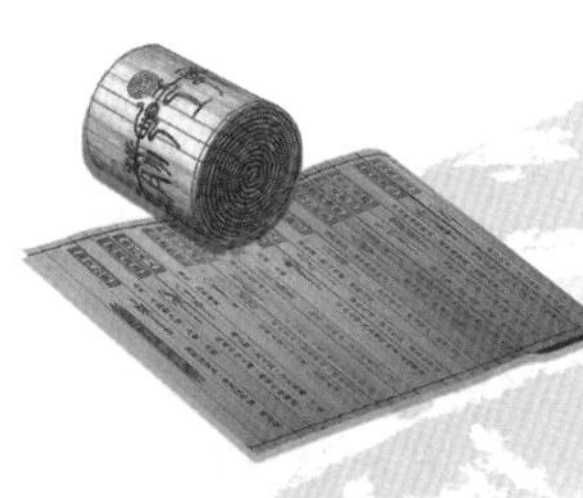

前列腺疾病

一 認識前列腺的功能

前列腺是男性生殖系統附屬性腺中最大的實質性器官。位於盆腔內不成對（只有一個），在尿道與膀胱交接的部位（見附圖 1、2），包繞尿道前列腺部，後面與直腸相鄰，肛門指檢時在距肛門緣 8～10 公分處的直腸前壁可以摸到前列腺（見圖 1）。

精囊：左右成對，各長約 4～5 公分，呈分葉狀結構，

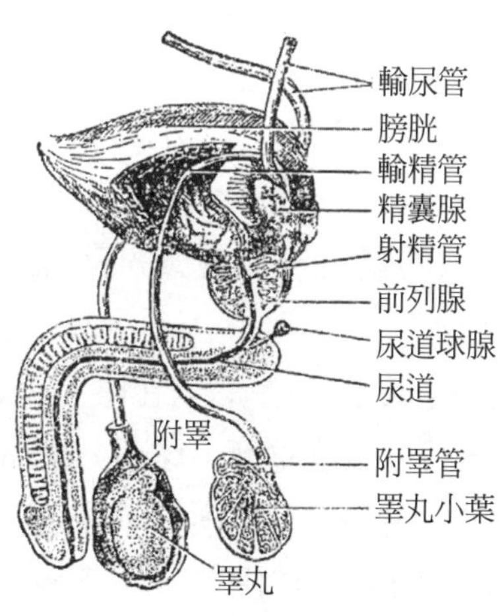

圖 1　男性生殖器及前列腺的位置

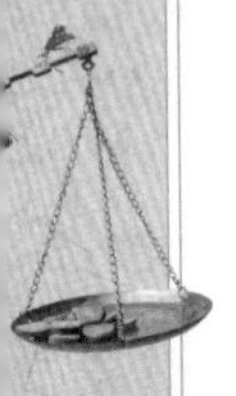

是前後扁平的棱錐形囊體，位於前列腺上方，輸精～壺腹外側，膀胱感與直腸之間，並與前列腺，輸精管壺腹、膀胱直腸的淋巴相通。

射精管：左右成對，為左右精囊管及左右輸精管壺腹匯合而成，射精管為前列腺後葉及中葉的分界線，並且穿過前列腺（穿過的深淺位置不一）進入尿道前列腺部，開口於尿道嵴上（見圖 2）。

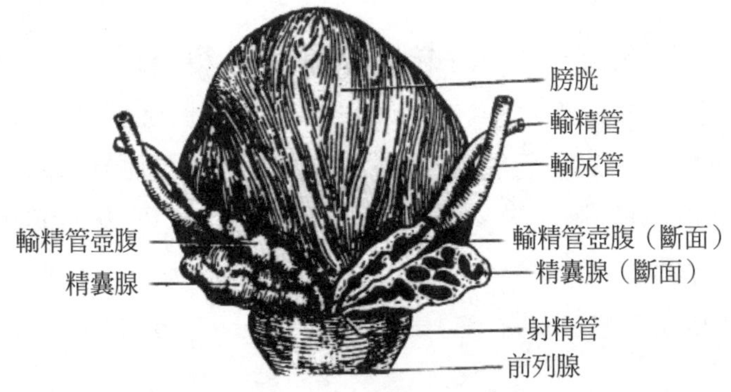

圖 2　前列腺、精囊腺及尿道球腺

前列腺包膜可分為 3 層：① 外層：為一層疏鬆結締組織，內有豐富的靜脈血管網。② 纖維鞘。是由金筋膜臟層包裹前列腺所形成的鞘。③ 肌層與間質組織內的大量肌肉纖維相聯結而成。

男性尿道全長 20 公分左右，在陰莖未趨於勃起狀態下，呈「S」形，可分為陰莖部、球部、膜部和前列腺部。尿生殖膈將尿道分為前、後兩部分。前尿道自尿道外口起，至尿生殖膈下緣止；後尿道自尿生殖膈下緣起，至尿道內口止。

前尿道分為 3 個部分：① 陰莖頭部尿道：由尿道外口至冠狀溝平面。② 懸垂部尿道：又稱陰莖部尿道，為尿道最長的部分。③ 球部尿道：位於兩個陰莖海綿體的腹側，有尿道海綿體包線。

後尿道分 2 個部分：① 膜部尿道：較短，是尿道穿過尿生殖膈的一段，被尿道膜部括約肌環線。② 前列腺部尿道：位於尿生殖膈上筋膜與尿道內口之間，周圍有前列腺包圍，完全位於盆腔內，是尿道最寬的部位。其底部隆起的精阜，是尿道內診鏡檢查的重要標誌。精阜的遠近端尿道黏膜形成的皺襞，稱尿道嵴。在近端尿道嵴之間的小窩，是前列腺中葉腺管的開口處；精阜兩側的陷窩為前列腺側葉腺管的開口部；精阜中央的陷窩為胚胎時苗勒管的遺痕，謂之前列腺囊。

在解剖學上，前列腺的前面幾葉位於後尿道的周圍，而後葉則在射精管之後。

前列腺即是內分泌腺又是外分泌腺，正常情況下，前列腺每天約分泌 0.5～2 毫升黏性液體，這些液體呈弱酸性（PH6.5），並且是精液的組成部分，約占精漿的 20%～30%，射精時在精囊液之前排出，不射精時隨尿液排出體外。

正常前列腺液中含有鈉離子（Na_{+}）、鉀離子（K_{+}）、鈣離子（Ca_{2+}）、氯離子（CI_{-}）、鋅離子（Zn_{2+}）、鎂離子（M 克 $_{2+}$）、枸櫞酸鹽、酸性磷酸酶、纖維蛋白溶解酶、透明度酸酶、前列腺素、精胺、澱粉等。

纖維蛋白溶解酶可使凝固的精液重新液化，如果前列腺發生炎症改變或其他病變，可使纖維蛋白溶解酶的分泌減

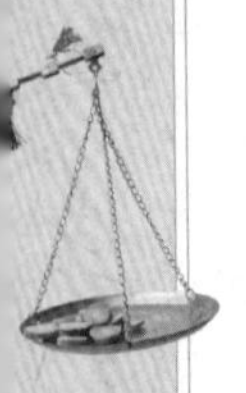

少，導致精液不液化或液化不良，精子活動受到影響而進一步導致男性不育。

前列腺分泌的大量透明持酸酶使精子容易穿透子宮頸的精液栓和卵子的膠狀膜，有利於精子與卵子相結合而受精。

酸性磷酸酶有利於男性第二性徵（陰毛、鬍鬚、喉結等）的發育和成熟。鋅離子（Zn_{2+}）為精子的發育和新陳代謝所必須，並為精子的運動提供能量。

前列腺中含有大量淡黃色卵磷脂子體，前列腺炎時，卵磷脂小體被白細胞吞噬而顯著減少，甚至消失。前列腺的分泌主要受雄激素的調節，體內雄激素對促進前列腺的分泌亦有調節作用。

二 前列腺疾病的發病機理

（一）西醫病因病理

慢性前列腺炎的病因尚不清楚，看法也不一致，有的甚至相互矛盾。一般認為慢性前列腺炎有細菌性和無菌性兩種，病因也有所不同。

1. 慢性細菌性前列腺炎

⑴ **急性前列腺炎：**

如病情嚴重或治療不徹底，炎症可以轉為慢性。

⑵ **血行感染：**

體內某一病灶內的細菌經血流而致前列腺炎。如上呼吸道感染時，口腔及咽部細菌可進入血流，先形成菌血症，細菌隨血流到達前列腺引起炎症。如細菌數量少，毒力低，病人抗毒能力又較強，臨床多不明顯，但可因失治、誤治而轉為慢性炎症。

⑶ **淋巴感染：**

下尿路或結腸的炎症，可由淋巴管而感染前列腺。

⑷ **直接蔓延：**

後尿道的炎症由前列腺管而入腺體，尿道器械的應用以及上尿道感染均可使細菌經尿道進入前列腺，這是最常見的途徑。

⑸ **性慾過旺：**

前列腺充血，會陰部及尿道損傷，其他泌尿生殖系疾病如尿道狹窄、前列腺增生、下尿路梗塞及前列腺結石等都可能成為慢性細菌性前列腺炎的誘因。

慢性前列腺炎非特異性感染的病原菌以金黃色葡萄球菌最多，其次為白色葡萄球菌、類鏈球菌、大腸桿菌及類白喉桿菌。球菌與桿菌混合感染常見，也有特異性與非特異性感染共同存在著。

2. 無菌性前列腺炎

無菌性前列腺炎病因不明，有人認為是由於機體植物神經功能紊亂引起的一種泌尿系症候群，也有人認為是因為機體的免疫反應功能紊亂，誘發前列腺所引起的一種變態反應性炎性疼痛。目前認為可能的原因有以下情況：

⑴ **性生活不正常：**

如性生活過度、性交中斷、頻繁的手淫等，都會造成前列腺充血。

⑵ **性慾興奮而不能射精：**

如已婚男子常習慣於有規律的性生活，如果女方有病、懷孕等原因不能進行性生活，而男方的性慾又十分旺盛，這

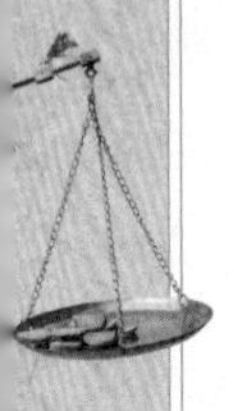

種旺盛的性刺激能引起性衝動，卻又不能得到射精的機會，或性生活過度抑制，也會產生長的自動興奮，均可產生前列腺充血。

⑶ **手淫：**

未婚男子經常手淫或經常的性衝動引起生殖器勃起，會導致前列腺充血。

⑷ **會陰部直接受壓：**

如騎自行車、騎馬過久、長時間久坐不動等。都會引起前列腺充血。

⑸ **其他：**

如飲酒、嗜食刺激性食物、不適當的前列腺按摩（如按摩次數過頻、按摩時用力過大等），受冷受寒等，也常是誘發前列腺充血的因素。

（二）發病機理

細菌感染並不是慢性前列腺炎發病的唯一因素，前列腺本身內存性不足也是發病的重要因素。

目前認為除細菌感染之外，以下因素也是慢性前列腺炎發病的原因。

1. 內分泌機能不足

前列腺是男性最大的附性腺體，只能在大腦高級中樞的調節作用下才能發揮正常的分泌功能，以維持腺體的正常組織結構。

隨年齡的增長，神經中樞的控制能力逐漸減弱，男性激素水平下降，出現內分泌平衡失調。此時腺體本身可發生退行性變，即腺體的分泌機能下降，纖維組織增生，從而為細菌的感染提供了有利條件。

2. 腺體的血液循環障礙

前列腺的血液供應十分豐富，它來自前列腺上、中、下三條動脈，而回流血液的靜脈則少些，要先經過許多細小的血管，才能逐漸回到大的靜脈血管中，這就使得前列腺內的血流阻力增大。

此時如再遇到一些使靜脈回流障礙加重的因素，就可以使前列腺充血。長時間的前列腺充血會加快前列腺的退變，並給細菌滯留創造條件。

3. 腺體內梗阻

前列腺有 15～20 條排泄管開口於尿道前列腺部，前列腺液就是從這裏排出去的。由於排泄管在腺體的不同部位走行方向不同，所以前列腺液排出時受到的阻力也不同。在腺體的中心區，排泄管與尿道的走行方向基本一致，所以阻力也很小；而在外周部，排泄管與尿道成直角相交，阻力較大，分泌物就不易排出，可出現尿瀦留和繼發感染。

（三）病理變化

慢性前列腺炎的病理變化表現為腺泡、腺管和間質呈炎性反應，有多核細胞、淋巴細胞、漿細胞和巨噬細胞浸潤，結締組織增生、壞死灶纖維化，腺管管腔變窄，或小管被膿細胞和上皮細胞堵塞引起腺泡擴張，腺泡擴張則腺體呈現柔韌感。最後腺體結構被破壞皺縮而成纖維化，前列腺因纖維性變而縮小。纖維化波及後尿道，可使膀胱頸硬化。

精囊及輸精管壺腹也有纖維組織增生，壁層增厚，精囊及射精管開口可致纖維化狹窄。

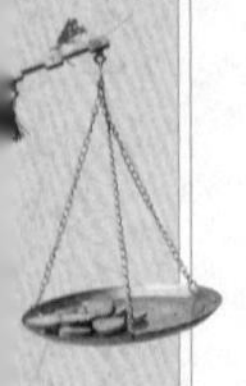

三 中醫對前列腺疾病的認識

1. 濕熱蘊結

忍精不洩，頻繁手淫或房事，溢液敗精內阻蘊滯，生濕化熱；入房不慎，衣褲不潔，濕熱由下竅而入，浸淫於上；飲食不節，嗜食肥甘辛辣刺激食品以及飲酒太過，釀成濕熱，留注下焦而成本病。

2. 瘀血阻滯

瘀血既可以是慢性前列腺炎發病的致病因素，也可以是病理變化過程中的一種病理產物。臨床所見，一旦有瘀血產生，病性往往會變得比較頑固。

導致血瘀的原因，可由於久坐、久行，使血液鬱積於下，運行不暢；感受寒邪，寒邪凝澀經脈；濕熱蘊結，日久不去，阻遏氣血運行，脈絡瘀滯等。

3. 脾氣不足

素體脾胃虛弱，或飲食不節，過食辛辣厚味，損傷脾胃，或久病內傷，脾胃呆滯，皆可使脾氣虧虛。脾主運化水濕，又主升清降濁，脾氣不足，則水濕不化，清氣不升，濕濁下洩，發生本證。

4. 腎臟虧虛

先天稟賦不足、久病遷延不癒、房勞過度、長期手淫等，均可傷腎，導致腎虛。腎主藏精，司生殖；腎又主水液代謝，司小便的生成與排泄。因而，如腎氣不足，則氣化不利；腎陰不足，虛熱內生，則內擾精室；腎陽虧虛，則溫煦無權，精關不固。以上皆可以引起小便不利、精液外洩、生殖不能等病證。

四 前列腺疾病的臨床典型症狀

1. 排尿異常

主要表現為尿頻、尿急、尿痛。一般慢性前列腺炎病人首先出現的是尿頻，即排尿次數增多，尤其是在夜間更為明顯。以後，隨病情的發展，可出現尿急，往往是一有尿意就迫不急待地要排。而尿痛則常常表現在尿終末時的尿道內澀痛或後尿道內燒灼痛，這疼痛有一個特點，就是多喝水、尿量增加時可以減輕，而尿減少、尿色發黃時尿痛會加重。

有一部分病人會發現尿道外口有白色分泌物，即俗稱的尿道滴白。這種情況多數是發生在早上起床或大便用力時，常被誤認為是「漏精」而異常恐懼。其實這只是一種尿道分泌物或前列腺溢液，屬於慢性前列腺炎的一種表現，與精液外溢不是一回事。

還有少數病人會有排尿結束時出現鮮紅的肉眼可見的血尿，即終末血尿。不過，對於這類病人，必須要先作泌尿系全面檢查，只有在排除了全身其他疾病引起血尿後，才能確定為慢性前列腺炎引起的血尿。

2. 疼痛

疼痛有兩種情況，一種是局部疼痛，一種是反射性疼痛。

⑴ 局部疼痛

局部疼痛是慢性前列腺炎病人常見的症狀，這種疼痛多數並不嚴重，只是覺得局部有脹痛、墜痛或痠痛，有人把它稱為「前列腺痛」。其發生原因主要是前列腺的炎症病理變化引起鄰近肌肉的保護性痙攣，刺激了周圍的神經而導致疼

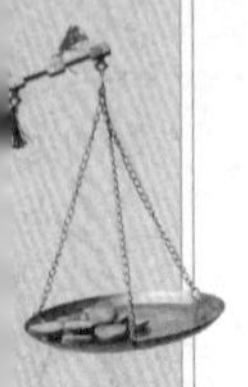

痛反應。

⑵ 反射性疼痛

這是由於前列腺出現炎症時，腺體內張力增加，刺激了前列腺的神經，再反射到腰骶部的低級神經中樞，而這種神經中樞還有著許多神經與腰腿等部分相連，一旦受到刺激，就引起一系列連鎖反應，產生反射性疼痛。其特點是涉及範圍廣泛，包括腰骶部、大腿、臀部、陰莖及陰囊等各部分。在臨床上，就有一些長期患腰腿痛的病人，幾經治療都沒有效果，最後才發現是慢性前列腺炎所引起的。

3. 性功能異常

慢性前列腺炎病人的性功能異常是頗為常見的，有時還是最主要、最早出現的症狀。這就使得許多病人長期以來因為性功能障礙而感到煩惱和焦慮，四處奔波，尋醫問藥，終無好轉，直到最後才發現是慢性前列腺炎在作祟。這類性功能異常幾乎包括性功能的各種方面，如性慾減退、精液減少或不液化、不育、陽痿等。

在疾病早期，約 62%的病人會出現不同程度的性慾減退，原因可能與初病慢性前列腺炎的病人緊張、情緒低沉有關。隨著疾病的加重，前列腺、精囊腺及周圍組織充血、水腫，性敏感性增強，既可出現早洩現象，也可出現陰莖異常勃起和夢遺。

而陽痿一般發生在疾病的後期，這時腺體纖維化、萎縮，內分泌障礙，易於導致陽痿。至於男性不育，可以是慢性前列腺炎的一種併發症，多數發生在疾病的晚期。這時，除了感染細菌可以直接影響精子存活外，腺體的纖維硬化、腺管阻塞，也可妨礙精子的排出。

4. 神經衰弱

神經衰弱往往表現為夢多、易驚、神志不定和情緒低沉。如果慢性前列腺炎的其他症狀不明顯，就很容易誤診為單純的神經衰弱。臨床中常會碰到許多青年男性病人，長期神經衰弱沒法治好，直到出現了性功能異常，到泌尿科檢查後，才得知是慢性前列腺炎引起的。

5. 併發症

慢性前列腺炎可以引起其他一些併發症，如精囊炎、後尿道炎、膀胱炎和附睾炎等。這些炎症基本上都和細菌感染有關，既可以是前列腺炎引起的，也可以反過來加重前列腺的損害。

⑴ **附睾炎：**

致病菌經輸精管逆行進入附睾造成發炎，可有周身不適及發熱、陰囊紅腫、附睾腫大觸痛諸症。

⑵ **不育：**

前列腺炎可減少精子數量，降低精子活性；前列腺液有細菌存在時，細菌可引起細胞分解、精子壽命縮短及精子凝集等現象，從而導致不育。

⑶ **過敏性疾病：**

主要見於神經炎、虹膜炎、結膜炎和關節炎等。過敏由細菌毒素引起。

6. 其他表現

前列腺疾病根據其對身體影響部位和程度不同臨床表現也不盡相同。急性前列腺炎常伴有發燒、寒戰、厭食、乏力等全身感染中毒症狀，並可合併急性附睾炎、精囊炎，引起睾丸附睾腫大。

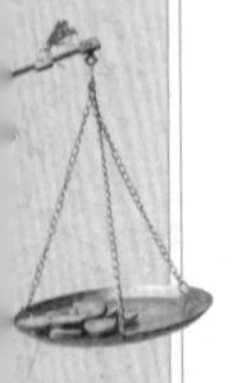

良性前列腺增生、前列腺腫物造成下尿路梗阻，嚴重時引起輸尿管尿液反流、腎臟積水、腎功能損害。慢性尿瀦留可引起繼發感染及尿路結石，繼發精囊炎可出現血精和射精疼痛。晚期前列腺癌可表現為腰骶部疼痛、坐骨神經痛、骨折等轉移症狀。慢性前列腺炎患者常伴有健忘、失眠、多疑、急躁、情緒變化等臨床表現。

五 前列腺疾病的化驗室診斷

1. 前列腺液檢查

正常前列腺是一種乳白色漿液，每日分泌量約為 0.5～2.0ml，含總脂 280mg%，其中磷脂占 65%，而以卵磷脂為主。顯微鏡下每高倍鏡視野數在 10 個以內，卵磷脂小體滿視野為正常。

慢性前列腺炎時，前列腺液體微黃渾濁或含有絮狀物，巨噬細胞吞食大量脂類，使前列腺液中白細胞增多，每高倍鏡視野超過 10 個以上診斷便可成立，嚴重者可成堆存在，而卵磷脂小體減少或消失。但鏡檢結果與前列腺液滴量之多少、厚薄，有無合併尿道炎、污染等情況有關，因此，前列腺液檢查，有時應連續 3 次複查前列腺液，所見者才較為可靠。

2. 前列腺液培養及藥敏試驗

將按摩收集的前列腺液置於血瓊脂平板、EMB 瓊脂及硫代乙醇鹽肉湯等培養基中培養，在細菌性前列腺炎者可發現培養基內有大量細菌生長，並可作出藥物敏感試驗。

3. 尿液和前列腺液的細菌定位檢查

一般均採用 Meares—Stamey 定位方法，可同時作分段尿和前列腺液的細菌定量培養。試驗前讓患者多飲水，清潔尿道口，收集首先排出的尿液 10ml（VB_1）作為尿道標本，繼而收集中段尿 10ml（VB_2）作為膀胱標本，然後作前列腺按摩，並收集前列腺液 3～5 滴（EPS），最後再收集前列腺按摩後立即排出的 10ml（VB_3）作為前列腺及後尿道標本，然後將標本分別進行細菌培養計數和藥敏試驗。

當 VB_1、VB_2 無細菌或菌落小於 3000/ml，而 EPS 或 VB_3 菌落數大於 5000/ml，即可診斷為慢性前列腺炎。

若不能獲得 EPS，則 VB_3 的菌落數至少是 VB_1 的二倍方有意義。VB_1 等四個標本均無細菌時，可診斷為無菌性前列腺炎。

上述方法比較繁瑣，不必對每一個前列腺炎的患者都作該項檢查，對久治不癒、療效差的患者可以採用。

4. 精液檢查

前列腺感染嚴重時，在精液中可發現大量膿細胞和細菌，對不願作前列腺按摩或按摩失敗時，精液檢查有一定參考價值。但精液檢查很難作出定位診斷，因為附睾、精囊等有炎症時，精液中同樣可以有細菌存在。

5. 前列腺液 PH 值測定

正常前列腺液的 PH 值為 6.5 左右（6.3～6.5），前列腺炎時可上升到 7～8（7.7～8.0）。一般認為：①PH 的測定對慢性前列腺炎的診斷有參考價值；②前列腺炎治療後好轉情況與前列腺 PH 回覆正常成正比；③有時僅作此項檢查可免除反覆的細菌培養。

6. 前列腺液鋅含量測定

前列腺含鋅量較體內其他組織多，鋅的含量與前列腺液

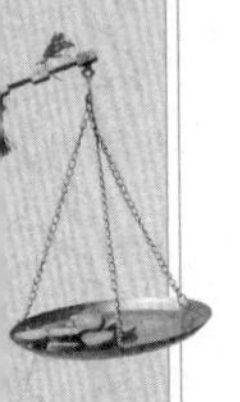

殺菌能力及抗菌保衛機制有關。國外資料表明：93 個正常人、136 次前列腺液含鋅量測定為 488±18μg/ml（正常值 150±1000μg/ml），而慢性前列腺炎時降低為 145±16μg/ml。

7. 免疫檢查

近年來國內外學者報導，慢性前列腺炎患者血清效價增高，應用抗生素治療後恢復正常。Ablin 發現，此類患者前列腺液中的 IgG、IgM 的總量明顯增加。

有學者採用高敏感的固相放射免疫（SPRIA）的技術和福爾馬林溶液固定菌體抗原法，在慢性前列腺炎者前列腺按摩液中發現 IgA 和 IgG，並對敏感細菌呈現特異性免疫反應。IgA 是起主要作用的抗體，但它的特異性尚不清楚。

因為精液是性器官和組織排出的混合液，同時在前列腺增生及早期尚未合併感染的前列腺癌患者精液中 IgA 亦同樣增高，但這一指標在診斷慢性前列腺炎方面指出了方向，也有助於臨床參考對此採用免疫治療，以提高治癒率。

六 前列腺炎要與以下幾種前列腺癌病辨別診斷

1. 前列腺痛

前列腺痛由於盆底肌群及尿道外括約肌痙攣引起，表現為尿頻、尿急、尿痛、排尿困難、尿有白色分泌物、血尿等。病人會陰、肛周、下腹部、腰骶部、腹股溝等部位疼痛不適，久坐、騎車後加重，直腸檢查兩側提肛肌壓痛明顯，前列腺觸診正常而無壓痛。

前列腺液檢查無炎性細胞（白細胞及膿細胞），前列腺液及尿液培養無細菌生長。

2. 前列腺膿腫

前列腺膿腫多為急性細菌性前列腺炎的併發症，50～60歲多見，常伴有糖尿病，半數病人有急性尿瀦留、尿頻、排尿困難、直腸不適、血尿、尿道流膿，有的伴有附睾炎。

直腸指診前列腺病側增大，觸之軟，有波動感。偶爾前列腺可自然向尿中破潰，也可向直腸破潰，被誤認為直腸周圍膿腫。

3. 前列腺結石

指發生在前列腺腺泡內和腺管內的結石。其發生與前列腺慢性炎症、前列腺液瀦留、腺管狹窄、代謝紊亂等因素有關。無機鹽如草酸鈣、磷酸鈣、磷酸鎂等沉積在前列腺腺泡內的澱粉樣體、上皮細胞和炎性滲出物上形成結石。

患者可出現腰骶部、會陰部疼痛不適，性功能紊亂如陽痿、早洩等症狀。合併尿道炎時可有尿頻、尿急、尿痛，終末血尿等，但直腸指診檢查可捫及前列腺有結石摩擦感；骨盆 X 線平片在恥骨聯合區一側有陽性結石影。

4. 前列腺結核

前列腺結核的症狀與慢性前列腺炎相似，有會陰部、腰骶部隱痛及尿頻、尿急、尿痛、尿道內分泌物等表現，但常具有泌尿系結核及其他部位結核病灶的病史，直腸指診檢查前列腺呈不規則結節狀，附睾腫大變硬，輸精管有串珠狀硬結，前列腺液結核桿菌直接塗片或培養找到結核桿菌，前列腺活組織檢查可見到結核結節或乾酪樣壞死。

5. 肉芽腫前列腺炎

肉芽腫前列腺炎是一種特殊類型的前列腺炎，多表現為急性過程，發熱、膿尿、尿頻、尿急、尿痛、會陰部疼痛，

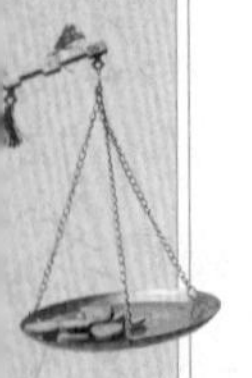

症狀進展快，可迅速發生尿瀦留。但也可表現為慢性過程。

直腸指診腺體增大，有硬結如癌腫，短期內硬結生長較快，細針吸取細胞學檢查是獲得形態學診斷最有效的方法，可以鑑別各種類型的肉芽腫前列腺炎。組織學檢查表現肉芽腫性反應，用激素、中藥、胎盤組織液等試驗性治療，硬結能逐漸縮小。

6. 前列腺癌

前列腺癌晚期可出現尿頻、尿痛、排尿困難等症狀，但患者常有消瘦、乏力、貧血、食慾不振等明顯全身症狀；直腸指診前列腺堅硬如石，表面高低不平；血清鹼性磷酸酶增高；前列腺液塗片或前列腺活檢可發現癌細胞；超聲檢查可見腺體增大，邊界回聲不整齊或有缺損，內部光點不均勻，癌腫部分有較亮光點或光團；CT 檢查，當腫瘤侷限於前列腺包膜內時，可發現前列腺形態不對稱，在精囊和膀胱後壁間有一層很薄的組織間隙，這間隙消失可能是前列腺腫瘤向外浸潤的早期特徵。CT 可以確定前列腺癌的浸潤程度。

7. 恥骨骨炎

臨床上恥骨骨炎表現類似慢性前列腺炎。病人常有下腹、會陰等處的疼痛及尿頻、尿痛等排尿不適症狀，部分病人可出現尿流率下降。X 線檢查可幫助診斷。恥骨骨炎 X 線特徵為：①恥骨聯合間隙增寬（>10mm）；②恥骨階梯徵（雙側恥骨上支水平相差 2mm 以上）；③恥骨聯合邊緣不規則，出現侵蝕和反應性骨硬化。以上徵象一項或一項以上陽性即可診斷為恥骨骨炎。

恥骨骨炎的病因尚不清楚，有人認為與病變處長期慢性勞損有關，可能與感染、骨壞死、軟骨下骨折和恥骨聯合處長期的剪力作用有關，也可因骨盆手術、懷孕、骨變性、風濕病等而伴發。

七 前列腺疾病的治療方法

（一）西醫的治療方法及原則

治療前列腺炎的西藥種類較多。

① 一般治療藥物：如維生素 C、維生素 E、能量合劑（ATP、肌苷、輔酶 A）、電解質、液體等。

② 病因治療用藥：抗生素，如喹諾酮類的氧氟沙星等；頭孢類的先鋒 IV、先鋒 V、先鋒鉍、菌必治等；大環內酯類的紅黴素、螺旋黴素、四環素、強力黴素等等；磺胺類的複方新諾明等；青黴素類的青黴素、氨芐青黴素等。以及治療黴菌的克黴唑、治療滴蟲的甲硝唑、治療支原體的阿奇黴素等。

③ 對症治療用藥：如治療失眠的安定；治療神經官能症的谷維素，治療陽痿的萬艾可（Viagra）；鎮痛用的顱通定、普魯本辛；激素類藥物如地塞米松、強的松等；經尿道滴注的硝酸銀，局部封閉的利多卡因、普魯卡因等。

運用西藥治療前列腺炎應掌握以下幾個原則：

① 針對病因，有目的使用抗生素或其他抗病原微生物的藥物。切記盲目使用抗生素，或多種抗生素，不但不能有效地殺滅治病微生物，還可以引起體內菌群失調，或二重感染，導致其他病變的發生。

因此，在應用抗生素之前，都應該做前列腺液或終末尿細菌培養＋藥敏，做到有的放矢。如果前列腺液或終末尿細

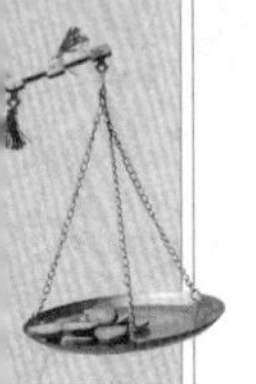

菌培養無菌生長，那麼一般不用或小劑量、短療程應用抗生素，起預防作用。

② 抗生素的應用要達到一定療程，由於前列腺組織結構的特殊性，前列腺炎時，應用抗生素比一般尿路感染應用抗生素的時間適當延長，特別是慢性前列腺炎，往往是幾種抗生素交替應用，如非淋菌性（支原體和衣原體感染）前列腺炎，使用抗生素時一般以 4 週為一療程，否則難以達到根治。

③ 在沒有條件做細菌培養時，前列腺炎一般首選喹諾酮類抗生素，如諾氟沙星、環丙沙星、氧氟沙星、左氧氟沙星、洛美沙星等。

④ 對症治療，及時運用某些西藥，減輕患者不適症狀和心理負擔，如出現失眠時，可適當應用鎮靜催眠藥；出現會陰、腰骶疼痛較甚時，可應用解痙鎮痛藥；出現嚴重陽痿時，可適當應用陰莖勃起藥物。

⑤ 多種途徑應用西藥，根據不同的病情，可選擇不同的用藥途徑，一般急性前列腺炎，以靜脈給藥為主；慢性前列腺炎，以口服給藥為主，還可配合灌腸給藥、會陰部電滲給藥、局部注射給藥等。

西藥治療急性前列腺炎是指發生在前列腺的急性炎症，引起急性前列腺炎的常見致病微生物有細菌、滴蟲、黴菌、支原體、衣原體等。根據終末尿細菌培養，或直接塗片檢查，可以瞭解具體的病因。如為細菌感染可用左氧氟沙星 0.1 克，靜脈滴注，每日 2 次，連用 7～10 天。黴菌感染可用克黴唑口服或斯皮仁諾口服。支原體或衣原體感染可選用阿奇黴素 0.1 克，靜脈滴注，5～7 天為一療程，然後改為口服，繼續 2～3 週。患者出現體溫升高時，應配合輸液，補充能量等治療。

透過一定療程的治療，當患者症狀消失，體徵正常，小便常規檢查均正常，仍需鞏固治療 3～5 天，約一週後行前列腺超音波及前列腺按摩液化驗，只能當這兩項檢查均正常時，方可確定急性前列腺炎已治癒。特別是前列腺液的常規化驗，是判斷前列腺炎是否痊癒的重要指標。

臨床醫師往往容易忽視這一點，認為患者的自覺症狀已消失，提問恢復正常，血、尿常規等檢查均已恢復正常，急性前列腺炎就以治癒，這是不正確的。

前列腺按摩不能進行得太早，一定要在症狀體徵消失，終末段小便常規化驗均正常一週後才能進行前列腺按摩，否則容易引起炎症擴散。

如果前列腺液化驗結果異常，則宜繼續進行下一個療程的治療，儘量做到一次性完全治癒，避免轉變成慢性前列腺炎。

西藥治療慢性前列腺炎是男科中的一種疑難雜症，容易反覆發作，纏綿難癒，目前西醫治療慢性前列腺炎仍以抗生素為主，同時配合其他藥物輔助治療。

西醫治療慢性前列腺炎時就注意以下幾點：

①切忌盲目應用抗生素。慢性前列腺炎是由急性前列腺炎治療不徹底，或治療不當，遷延所致。變成慢性後，其致病菌往往已不是急性期的致病菌，因此，不能簡單地重複急性期所應用的抗生素，要在停止使用所有抗生素一週後，取前列腺液做細菌培養＋藥敏，根據檢查結果選用合適的抗生素。否則，盲目地使用抗生素，不但致病菌沒有被殺死，還

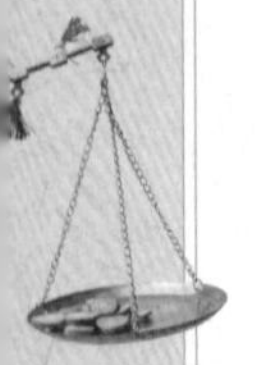

會引起二重感染，使病情變得更加複雜難治。

②抗生素的應用要達一定療程。前列腺炎變成慢性階段，一般都應用過多種抗生素，細菌等致病微生物對藥物都產生了一定的耐藥性，因此，在選用抗生素時，除選準藥物外，還要達到一定療程，一般使用抗生素以 10 天為一療程。一個療程結束後，停藥一週，再取前列腺液做細菌培養，根據檢查結果，再考慮應用何種抗生素。

③如果前列腺細菌培養為無菌生長，則一般不提倡使用抗生素，或僅應用小劑量，短療程的抗生素，預防感染。

④根據患者病情，選用西藥，對症處理。慢性前列腺炎發展到一定階段，很容易引起陽痿、早洩、神經衰弱等症，這些併發症的發生，給患者身心健康造成較大影響，因此，可適當應用藥物，對症處理。如應用安定、谷維素等治療神經衰弱，應用萬艾可（Viagra）等治療陽痿（只能偶爾使用）等，患部疼痛較甚者，可適當使用鎮痛藥物如去痛片、顱痛定等。

（二）中醫民間療法

1. 中藥湯劑療法

⑴ 中藥對急性前列腺炎進行辨證施治

急性前列腺炎發病比較快，其主要症狀有尿頻、尿急、尿痛、會陰部、肛門部脹痛，全身惡寒發熱不，疲乏無力等。

如果同時還有尿道灼熱刺痛，尿道口有白色分泌物流出，舌質紅，苔黃膩，脈滑數者，可以辨證為膀胱濕熱證，採用清熱利濕法治療，中藥方劑可選用八正散加減，常用藥物有車前子10克、木通10克、梔子10克、滑石20克、燈心草6克、萆薢10克、瞿麥10克、萹蓄10克、大黃10克、金錢草20克、甘草5克。

如果出現寒戰高熱，周身痠痛、肉眼血尿，排尿困難或尿閉者，可以辨症為熱毒瘀結證，採用清熱解毒，排膿散結法治療。

中藥方劑可選用五味消毒飲合透膿散加減，常用藥物有銀花20克、野菊花10克、蒲公英10克、紫花地丁10克、敗醬草10克、皂角刺10克、生黃耆15克、王不留行10克、丹皮10克、生地10克、赤芍10克、甘草3克。

如果出現會陰、睪丸、附睪脹急疼痛，尿血或尿膿，尿道口灼痛，口苦口乾，或面紅耳赤，煩躁易怒，大便秘結者，可辨證為肝經濕熱證。採用清熱利濕瀉肝的治法，中藥方劑可選用龍膽瀉肝湯加減。

常用藥物有：龍膽草6克、柴胡10克、梔子10克、黃芩10克、生地黃10克、丹皮10克、木通10克、澤瀉10克、車前子10克、延胡索10克、川楝子10克、蒲公英10克、延胡10克、甘草5克。

⑵ 中藥對慢性前列腺炎進行辨證施治

慢性前列腺炎常見的症狀有腰骶、會陰、小腹、睪丸等部位脹痛不適，排尿不適，尿道口滴白，或陽痿、早洩等。

如果出現小便頻急、尿道灼熱刺痛，小便黃，尿末或大便時有白濁滴出，會陰、腰骶、睪丸有明顯脹痛不適者，可辨證為濕熱蘊結證。採用清熱利濕的治法，中藥方劑可選用少腹逐瘀湯加減。

常用藥物有：紫胡10克、延胡10克、川楝子10克、

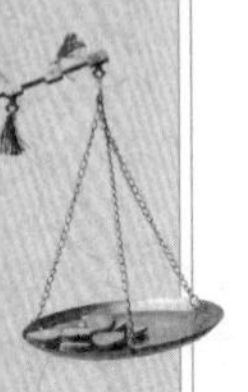

青皮10克、丹參20克、赤芍10克、桃仁10克、紅花5克、蒲公英10克、敗醬草15克、甘草5克。

如果出現尿末或大便時有白濁溢出，或者一有性衝動就有白濁流出，腰膝痠軟，頭暈眼花，五心煩熱，失眠多夢，遺精頻作，陰莖易於勃起，舌紅口乾者，可辨證為陰虛火旺證。採用補腎養陰，清熱降火的治法。中藥方劑可選用知柏地黃湯加減。

常用藥物有：知母10克、黃柏10克、生地15克、熟地10克、淮山藥15克、山茱萸10克、澤瀉10克、茯苓10克、丹皮10克、苡米20克、紅藤10克、王不留行10克、甘草5克。

如果出現小便末溢流白濁，小便澀痛，小腹、睾丸、會陰墜脹隱痛不適，心煩失眠，腰膝痠軟，或手足心熱，或遺精滑精，或性功能減退，舌質紅者，可辨症為陰虛濕熱血瘀證，採用補腎祛瘀，利尿清熱的治法。中藥方劑可選用滋陰趨于湯加減。

常用藥物有：生地15克、黃柏10克、知母10克、旱蓮草15克、澤蘭10克、龜板10克、鱉甲10克、延胡10克、丹參20克、苡米20克、滑石20克、紅藤15克、乳香10克、沒藥10克、甘草5克。

如果出現疲乏無力，稍遇勞累後即有白濁溢出，陽痿早洩，小腹冷痛，日久不癒，頭暈耳鳴，腰膝痠軟冷痛，小便清長者。可辨證為腎陽不足證。採用溫補腎陽的治法。中藥方劑可選用右歸丸合金鎖固精丸加減。

常用藥物有：鹿角霜10克、杜仲10克、菟絲子10克、枸杞子10在、熟地10克、山茱萸10克、芡實10克、沙苑蒺藜10克、煅龍骨15克、煅牡蠣10克、甘草5克。

以上列舉的只是慢性前列腺炎的基本證型，具體到每一個病人的不同病情，往往要複雜得多，因為它受各種因素的影響，因此要靈活辨證，隨證加減運用。

⑶ 中藥對前列腺的傳統方劑

① 萆薢化濕湯

【組成】萆薢、薏苡仁、蒲公英、梔子、赤芍各15克，車前子、牡丹皮、黃柏、柴胡各10克，甘草6克。

遺精加苦參15克；小腹及會陰脹痛加川楝子、救必應、乳香、沒藥各10克；前列腺液有膿球加黃耆15～30克，當歸10克；紅細胞多或見血精加生蒲黃，小薊、茅根各15克；睪丸痛加橘核15克，川楝子、烏藥各10克；前列腺質硬有結節者，加夏枯草30克、紅花10克，莪朮、穿山甲各6克；頭昏、腰痠脹、陽痿及性功能減退者，合二仙湯化裁。

【用法】每日1劑，水煎服，服藥期間每2週做前列腺按摩1次。

【功用】清熱解毒、利濕。主治慢性前列腺炎。

【療效】共治53例，治癒（症狀、體徵消失，前列腺液檢查正常者）30例，好轉（症狀、體徵好轉，前列腺液檢查結果，卵磷脂小體增加，白細胞、紅細胞減少者）22例，無效（臨床症狀及體徵無改善，前列腺液檢查無變化者）1例。

② 複方地虎湯

【組成】地龍、虎杖、穿山甲、萊菔子各20克，木通、車前子各15克，黃耆30克，甘草10克。

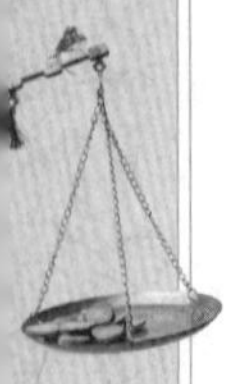

陽痿者兼服五子衍宗丸；血精者加生地、茅根；遺精者加金櫻子、芡實；滑精者加補骨脂、菟絲子、五味子；早洩者加鎖陽，或兼服金鎖固精丸；性功能低下者，陽虛加淫羊藿、巴戟天、肉蓯蓉、菟絲子，陰虛加女貞子、王不留行；前列腺有硬性結節者加莪朮、雷丸。

【用法】每日 1 劑，水煎服。

【功用】清熱利濕，通絡散結。主治慢性前列腺炎。

【療效】共治療 232 例，128 例治癒（主要症狀消失，前列腺液每隔 1 月檢查 1 次，連查 3 次正常，腺體變軟，觸痛消失），62 例好轉（主要症狀消失，前列腺液中白細胞數在正常範圍，或腺體局部有硬結），42 例遷延（治療過程中症狀明顯好轉，停藥後在誘因作用下出現反覆，留有各種類型的性功能異常症狀，或合併症尚未治癒）。

③ **前列湯**

【組成】粉萆薢、菟絲子、牛膝、雲茯苓、澤瀉、車前子、台烏藥、石菖蒲、馬鞭草、甘草、沙苑子、益智仁、淮山藥。

尿黃、尿道灼熱疼痛者加碧玉散或合導赤散；小腹、會陰、睾丸脹痛明顯者加川楝子、玄胡索、荔枝核；腰骶痠痛者加杜仲、川斷；遺滑不止者加煅龍牡；性機能減退者加五味子、仙靈脾、黃精；口渴、便秘者加天花粉、生山梔；口渴、小便不利者加滋腎丸；會陰、睾丸墜脹明顯者加補中益氣丸；前列腺液中膿細胞多者加蒲公英、白花蛇舌草；前列腺液或精液中有紅血球者加女貞子、旱蓮草；前列腺質地偏硬、高低不平或有結節者加三棱、莪朮、鱉甲。

【用法】水煎服，日 1 劑。

【功用】固腎導濁。主治慢性前列腺炎。

【療效】共治 133 例，痊癒（主要症狀消失，肛門指檢恢復正常，前列腺液連續 2 次以上鏡檢白細胞在 10～20 個之間/HP）42 例，占 31.6%；好轉（主要症狀減輕或消失，但肛門指檢及前列腺液鏡檢無明顯改善）36 例，占 27%；無效（主要症狀、肛門指檢及前列腺液鏡檢較治療前均無明顯好轉）5 例，占 3.8%。治癒率為 69.2%，總有效率為 96.2%。療程最短者 10 天，最長者 1 年半，平均療程 95 天。

④ 活血治濁湯

【組成】赤芍 12 克，丹皮 12 克，丹參 12 克，桃仁 12 克，紅花 9 克，澤蘭 15 克，王不留行 15 克，敗醬草 30 克，蒲公英 20 克，黃柏 12 克，木香 9 克，牛膝 15 克，皂角刺 9 克，穿山甲 15 克，車前子 9 克，甘草 8 克。

伴有腎陰虛出現頭暈耳鳴、失眠、多夢、遺精、五心煩熱、盜汗、腰膝腿軟、舌紅少苔、脈細數者，加女貞子、龜板、杞子、柏子仁、酸棗仁、遠志、五味子等；伴有腎陽虛出現畏寒、精神不振、自汗、乏力、陽痿、舌淡苔白、脈沉遲無力者，加杜仲、補骨脂、鎖陽、菟絲子、肉蓯蓉、巴戟天、桑寄生；氣虛者，加黨參、黃耆；肉眼血精者，加仙鶴草、大薊、小薊、茅根。

【用法】水煎服，日 1 劑。同時輔以熱水坐浴，1 日 2 次，每次 30 分鐘。超短波理療，每次 15 分鐘，15 次為 1 療程。

【功用】活血化瘀，清熱利濕。主治慢性前列腺炎。

【療效】共治 110 例，其中 41 例服藥 12～16 劑後，症

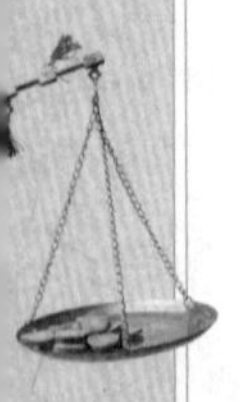

狀明顯減輕，繼服 30～50 劑，症狀消失。59 例服藥 16～20 劑症狀開始減輕，繼服 40～70 劑症狀基本消失或顯著減輕。以上 100 例中，3 例肉眼血精均消失；4 例不育症患者中，3 例已生育。有效率 91%。對 100 例有效者進行了直腸指診與前列腺液檢查，發現前列腺壓痛明顯減輕或基本消失，卵磷脂小體增加或基本恢復正常，紅細胞消失或少於 3×10^{12} 個/L，白細胞少於 0.01×10^{9} 個/L（均高倍視野）。

⑤ **清利理化湯**

【組成】川楝子、川牛膝、劉寄奴、桃仁、甘草、黃柏、小茴香各 10 克，苡仁、白芍各 20 克，敗醬草 30 克，熟附子 3 克，瞿麥、玄胡各 15 克。

若小便灼痛甚者，去附子、小茴香加滑石；小腹及睾丸墜痛、氣短神疲者，加黨參、黃耆；陽痿、早洩、脈沉細者，合五子衍宗丸溫養腎氣；射精疼痛及血精排出者，去附子、小茴香，加生地、知母、茅根、炒蒲黃；前列腺體有結節者，加醋炒鱉甲、生內金。

【用法】水煎服，日 1 劑。

【功用】清熱利濕，理氣化瘀。主治慢性前列腺炎。

【療效】共治療 34 例，治癒（臨床症狀消失及實驗室檢查正常，並追訪 1 年以上無復發）14 例，好轉（症狀及體徵減輕，實驗室檢查有改善）16 例，無效（症狀及實驗室檢查均無改善）4 例。其中，服藥 30～50 劑者 10 例，51～100 劑者 19 例，100 劑以上者 5 例。

⑥ **化濁飲**

【組成】公英、丹參各 30 克，黃柏、仙靈脾、橘荔核各 12 克，鹿角霜 20 克，牛膝 15 克，乳香、沒藥、枸杞子各 10 克，小茴香 9 克，六一散 10 克（包）。

膀胱刺激症狀明顯者加知母 10 克、蒼朮 15 克；疼痛劇烈者加元胡、皂角刺各 15 克；性機能減退者加鹿啣草 30 克、寄生 15 克。

【用法】每日 1 劑，連服 40～60 天，根據病情配合服用六味地黃丸。服藥同時配合做前列腺按摩，每週 2 次，症狀減輕後每週按摩 1 次，6 週後可半月按摩 1 次。

【功用】補腎活血。主治慢性前列腺炎。

【療效】治療 30 例。凡諸症消失，前列腺液檢查紅、白細胞消失，卵磷脂小體 70%以上，有關功能恢復者，為治癒，共 20 例；症狀基本消失，前列腺液檢查接近正常，紅、白細胞在 3 個以下，卵磷脂小體在 50%以上，有關功能好轉者，為好轉，共 8 例；症狀改善不明顯，前列腺液化驗波動不定，功能無改善者，為無效，共 2 例。有效率達 93.3%。

⑦ 萆薢化濁湯

【組成】萆薢、木通、澤蘭、肉蓯蓉、生地、桃仁各 12 克，公英、淫羊藿各 20 克，車前子、丹參、覆盆子各 15 克，紅花 10 克。

尿道刺激症重者，加元胡、白茅根各 12 克；陽痿重用淫羊藿、肉蓯蓉，加陽起石 15 克；血精加地榆、白茅根、小薊；遺精、早洩加芡實 12 克、生龍牡各 20 克、金櫻子 15 克；性功能低下加重淫羊藿、肉蓯蓉、生地、覆盆子的用量。

【用法】水煎服，日 1 劑。同時早晚熱水坐浴 1 次，每週行 1 次前列腺按摩。15 天為 1 個療程。

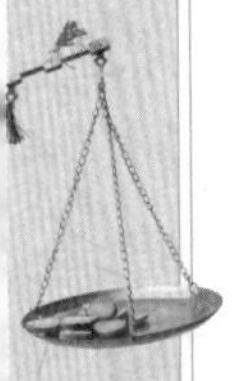

【功用】清熱利濕，化瘀補腎。主治慢性前列腺炎。

【療效】共治療 26 例，3 個療程內患者症狀、體徵消失，化驗結果正常者，為痊癒，共 16 例，其中最短 7 天治癒，最長 3 個療程；症狀、體徵消失，化驗白細胞每高倍鏡下大於 10 個，卵磷脂小體仍低於 50%，但較治療前明顯好轉者，為顯效，共 8 例；症狀、體徵、化驗改善不顯著者，為無效，共 2 例。總有效率為 92.8%。

⑧ **益蒲車苓湯**

【組成】益母草 30 克，蒲公英 20 克，土茯苓 20 克，車前子 20 克，瞿麥 10 克，玉米鬚 20 克，甘草梢 5 克，赤芍 10 克，皂角刺 10 克，烏藥 10 克。

若熱盛者加紫地丁、龍膽草；濕邪偏重者加苡仁、萆薢；陰虛者加枸杞、生地；氣陰兩虛者去皂角刺，加黃耆、黨參、白朮。

【用法】水煎服，日 1 劑，連服 1～2 個月，待病情大減後，再以補腎固攝鞏固療效。

【功用】清熱利濕，活血解毒。主治慢性前列腺炎。

【療效】共治 35 例，痊癒（臨床症狀消失，前列腺觸痛消失，前列腺液鏡檢膿細胞<5 個/HP）22 例，好轉（症狀和體徵消失或減輕，前列腺液膿細胞減少）10 例，無效（症狀、體徵和前列腺液檢查均無改善者）3 例。

⑨ **錦琥湯**

【組成】大黃（錦紋）、半夏各 10～15 克，琥珀 5～10 克。

【用法】將大黃、半夏水煎成 200 毫升，用 100 毫升沖服琥珀 5～10 克，1 次服完，每日早晚各服 1 次。初用本方，藥量從輕到重，因人而異。服用前 3 劑時，大黃用量 10 克，病人服藥有輕度腹痛，不用停藥，兩日後腹痛可自行緩解。

【功用】清熱活血化痰。主治慢性前列腺炎。

【療效】治療 34 例，經服藥 1～2 週治癒（自覺症狀消失，前列腺無壓痛，中央溝存在。前列腺液檢查：白細胞數 10 個/HP 以下，卵磷脂小體明顯增加，在 70%以上）30 例，好轉（自覺症狀消失，但前列腺液中白細胞數達不到正常標準範圍，卵磷脂小體增加不明顯）2 例，無效（雖自覺症狀消失，前列腺液基本無變化）2 例。

⑩ **三法湯**

【組成】生地、熟地各 15 克，知母、黃柏、龍膽草、車前草、黑豬苓、川澤瀉、全當歸、桃仁、淮牛膝各 9 克，蜣螂 3 克。

【用法】水煎服，日 1 劑。

【功用】補腎填精，清利濕熱，活血化瘀。主治慢性前列腺炎。

【療效】共治療 10 例，痊癒（症狀消失，尿常規、前列腺液鏡檢正常）7 例，占 70%；好轉（自覺症狀基本消失，尿常規趨於正常，前列腺液鏡檢卵磷脂小體稍偏低，白細胞數及膿球較前減少）2 例，占 20%；無效（自覺症狀、尿常規、前列腺液鏡檢均無明顯改善）1 例，占 10%。服藥少則 50 天，多則半年。

⑪ **二仙三炒湯**

【組成】芡實 30 克，金櫻子 30 克，黃柏 20 克，蒼朮 5 克，牛膝 10 克。

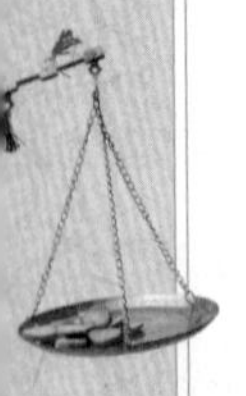

小腹脹甚者加川楝子 10 克；尿急、尿痛者加竹葉 10 克、甘草梢 10 克、木通 5 克；遺精、早洩者加煅牡蠣 30 克、白蓮鬚 10 克；頭昏加太子參 30 克；不寐加合歡皮 30 克；關節疼痛者加防己 10 克。

【用法】每日 1 劑，加水 500 毫升，濃煎取汁 250 毫升，分兩次溫服，忌食辛辣肥甘。

【功用】補腎固澀，清熱利濕。主治慢性前列腺炎。

【療效】共治療 53 例，經治療後，臨床症狀消失，直腸指檢前列腺大小正常，無壓痛，前列腺液檢查正常（每一高倍視野白細胞<10 個）者 32 例，占 60.4%；臨床症狀消失，直腸指檢前列腺較治療前縮小，但仍大於正常，壓痛明顯減輕，前列腺液檢查，白細胞明顯減少（每一高倍視野白細胞 10±個）者 9 例，占 17%；無效 12 例。總有效率為 77.4%。服藥最少 15 劑，最多 47 劑，平均服藥 29 劑。

⑫ 六味地黃湯

【組成】地黃、茯苓、丹皮、澤瀉各 9 克，山藥、山萸肉各 12 克。

膀胱濕熱證明顯者加萹蓄、瞿麥、車前草各 15 克；腎陽虛明顯者重用地黃 15 克，加知母、黃柏各 9 克；腎陽虛明顯者加附子 9 克、肉桂 6 克。

【用法】每日 1 劑，水煎服，1 月為 1 療程。此外，服藥同時每日熱水坐浴 1 次。

【功用】滋補腎陰。主治慢性前列腺炎。

【療效】本組 25 例，經以上治療後，自覺症狀消失，前列腺檢查無觸痛，腺體質軟、彈性正常，前列腺液鏡檢正常者為治癒，共 13 例，其中膀胱濕熱 8 例，腎陽虛 2 例，腎陰虛 3 例；自覺症狀消失，前列腺檢查無觸痛，腺體質軟、彈性正常，前列腺液鏡檢卵磷脂小體稍偏低、白細胞數較前減少者為好轉，共 7 例，其中膀胱濕熱 1 例，腎陽虛 4 例，腎陰虛 2 例；自覺症狀、前列腺檢查及前列腺液鏡檢均無改善者為無效，共 5 例，其中膀胱濕熱 2 例，腎陰虛 3 例。本組有效病例，服藥最多為 3 療程，最少為 1 療程，平均為 1.8 療程。

⑬ 升清降濁湯

【組成】柴胡 8 克，升麻 6 克，桔梗 9 克，茯苓 10 克，豬苓 10 克，澤瀉 10 克，車前子 10 克，木通 10 克。

如辨證為濕熱型，症見尿頻、尿急、尿痛、排尿不適或灼熱感，尿末有白色或渾濁分泌物滴出，會陰、腰骶部脹痛，睾丸墜脹，舌苔黃膩、脈滑數者，加蒼朮 10 克、黃柏 10 克、金銀花 10 克、蠶砂 10 克；如為瘀滯型，以會陰、小腹或陰囊部疼痛為主，小便淅瀝不爽，血尿或血精或閉塞不通，舌質正常或有紫斑、苔色正常，脈弦緊或細澀者，加丹參 12 克、王不留行 8 克、赤芍 6 克、琥珀末 5 克、當歸尾 9 克；如為腎虛型，症見腰痠腿軟、頭暈眼花、耳鳴、失眠、多夢、遺精、尿頻、餘瀝不盡、舌質淡、脈細弱者，去車前子、木通、豬苓，加山萸肉 10 克、枸杞 12 克、菟絲子 9 克、覆盆子 10 克。

【用法】水煎服，日 1 劑。

【功用】升清降濁。主治慢性前列腺炎。

【療效】本組 43 例，顯效：臨床症狀消失，前列腺液鏡檢白細胞在 10 個以下，無膿細胞，前列腺無觸痛，有 27 例，占 63%；有效：有關症狀減輕，前列腺無改變，鏡檢

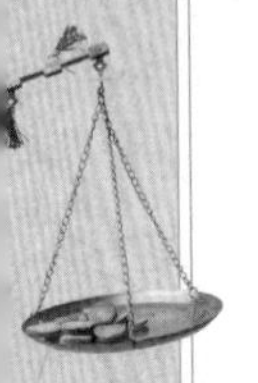

白細胞在 10 個以下，無膿細胞，有 13 例，占 30%；無效：臨床症狀仍在，直腸指診前列腺仍腫脹觸痛，前列腺液鏡檢白細胞仍在 10 個以上、少數膿細胞、卵磷脂小體減少，有 3 例，占 7%。總有效率為 93%。一般服藥 1～3 週多可見效，2～4 週療效明顯，其中有 50%病人直腸指診前列腺明顯縮小。

⑭ 萆薢分清飲合菟絲子丸

【組成】萆薢、菟絲子、石菖蒲、茯苓、山藥、車前子、生草梢、黃柏、沙苑子、丹參、牡蠣等。

滴白多者重用萆薢，加五味子；腰痠加川斷；少腹腹痛全金鈴子散、烏藥；肛門墜脹、面色少華加白芍，兼服補中益氣丸；便溏加芡實、苡仁、雞內金；便秘口渴加天花粉、麥冬、石斛；尿頻、尿急、尿痛合導赤散；性功能減退合大補陰丸、黃精；前列腺液或精液中有紅細胞，甚至血精者，合二至地黃湯；溲黃或前列腺液、精液中膿細胞多者，加荔枝草、蒲公英、黛滑石；卵磷脂消失或減少者加益智仁、遠志、製首烏；症狀消失或複查前列腺液、精液正常後，服五子衍宗丸、胚寶片。

【用法】水煎服，日 1 劑。

【功能】清溫熱，祛瘀血。主治慢性前列腺炎。

【療效】經治 18 例，臨床症狀全部消失，精液和前列腺液恢復正常。其中太太懷孕者 12 例，女方正在婦科治療者 6 例。服藥最少 20 劑（2 例），最多 150 劑（1 例），一般在 30～50 劑間，平均在 46 劑。

⑮ 七寸金湯

【組成】敗醬草 15 克，蒲公英 30 克，七寸金（學名地耳草）30 克，穿山甲 15 克，三棱 10 克，澤蘭 9 克，王不留行 10～12 克，生黃耆 30 克。

【用法】水煎服，每日 1 劑。

【功用】清濕熱，袪瘀血。主治慢性前列腺炎。

【療效】共治 50 例，其結果：臨床症情控制（主要症狀明顯改善或基本消失，兼有前列腺液或按摩前列腺後尿常規鏡檢恢復正常，性功能有所恢復）者 20 例，顯效（主要症狀明顯改善，超音波或直腸指診前列腺縮小，兼有前列腺液或按摩前列腺後尿常規化驗白細胞減少，未見膿細胞）者 19 例，好轉（症狀或客觀檢查皆有所改善）者 15 例，無效（症狀或檢查未見明顯改善）者 6 例。總有效率為 88%。

⑯ **玄地阿膠湯**

【組成】玄參 15 克，生地 15 克，阿膠 10 克（烊），黃柏 10 克，蒲公英 20 克，紫草 20 克，車前子 10 克，乳香 10 克，沒藥 10 克。

氣虛乏力者，加黨參、黃耆；陽虛肢冷者，加附子、肉桂；大便燥結者，加大黃、元明粉；下腹脹甚者，加烏藥、川楝子。

【用法】每日 1 劑，水煎服，忌食辛辣、肥、甘、酒、酸。

【功用】補腎活血，清利濕熱。主治慢性前列腺炎。

【療效】共治 86 例，顯效（臨床症狀消失，直腸指診前列腺大小如常、無壓痛，前列腺液檢查，每一高倍視野白細胞<10 個）46 例，占 53.47%；好轉（臨床症狀大減，直腸指診前列腺亦縮小，但仍大於正常，前列腺液檢查，白細胞較前明顯減少，但仍高於正常）28 例，占 32.57%；無效

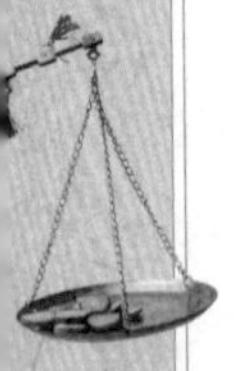

（臨床症狀、前列腺指診和前列腺液檢查無明顯改變）12例，占13.96%。總有效率為86%。

⑰ **前列腺Ⅱ號方**

【組成】地龍15～30克，王不留行20～30克，土茯苓15～20克，白花蛇舌草20～30克，木通10克，車前子10克，黃柏6～10克，蒲公英10克，川芎10克，川斷20克。

濕熱重加萆薢；瘀血重加丹參、紅花、桃仁，去黃柏、蒲公英；濁邪重，前列腺液常規有膿球者加萆薢、敗醬草；氣滯少腹會陰墜脹疼痛，去黃柏，加首烏、柴胡、倒提壺；陽痿加蜈蚣、蜂房，去黃柏、蒲公英；睾丸腫脹疼痛加龍膽草、荔枝核、橘核；腎陽虛去黃柏、蒲公英，加懷牛膝、巴戟、補骨脂；腎陰虛加知母、生地。

【用法】水煎服，日1劑。

【功用】清熱利濕，活血祛濁通絡。主治慢性前列腺炎。

【療效】治療44例，痊癒（臨床症狀消失，前列腺液檢查恢復正常）8例，顯效（臨床症狀明顯減輕，前列腺液檢查有好轉）15例，（有效者臨床症狀減輕，前列腺液檢查改變不明顯）16例，無效（臨床症狀和前列腺液檢查均無變化）5例。痊癒的8例中療程最短者20天，最長者40天，病程均在1年以內。無效者年齡均在45歲以上，病程均在2年以上。總有效率為89%。

⑷ 治療前列腺炎常見的中草藥有哪些？

治療前列腺炎常見的中草藥有：

① **清熱利濕解毒藥**：黃柏、黃芩、龍膽草、銀花、蚤

休、紫花地丁、蒲公英、野菊花、土茯苓、魚腥草、敗醬草、紅藤、生地、丹皮、赤芍、車前子、萹蓄、滑石、茯苓、澤瀉、苡米、半邊蓮；

② **理氣活化瘀藥**：延胡、枳實、川楝子、青皮、木香、厚朴、烏藥、丹參、澤蘭、益母草、牛膝、桃仁、紅花、乳香、沒藥、王不留行；

③ **補腎藥**：鹿茸、補骨脂、巴戟天、淫羊藿、山茱萸、熟地、枸杞子、女貞子、旱蓮草、龜板、鱉甲、杜仲；

④ **其他類藥**：金櫻子、芡實、柴胡、遠志、合歡、夜交藤、柏子仁、酸棗仁等。

前列腺炎常用清熱利濕解毒藥物；慢性前列腺炎常根據不同病人的具體情況分別或同時選用上述 4 類藥物。現將其中最常用的舉例說明其功效和用法：

黃柏　功效：清熱燥濕，解毒療瘡，瀉火除蒸。應用：急性前列腺炎時小便灼熱刺痛，單用有效，亦可與車前子、川牛膝等配伍。慢性前列腺炎陰虛火旺證，症見尿道灼熱，口乾欲飲、五心煩熱者，常與山茱萸、知母、丹皮等配伍使用。

龍膽草　功效：清熱燥濕，瀉肝火。應用：常用於治療急性前列腺炎，或慢性前列腺炎急性發作期。

蚤休　功效：清熱解毒，消腫止痛。應用：用於急性前列腺炎疼痛較甚，或合併睾丸炎等，或伴寒戰高熱者。

紫花地丁　功效：清熱解毒。應用：常用於急性前列腺炎腫痛較甚時。

蒲公英　功效：清熱解毒，利濕。應用：常用於急性前列腺炎和慢性前列腺炎急性發作時。單用蒲公英鮮品煎水服

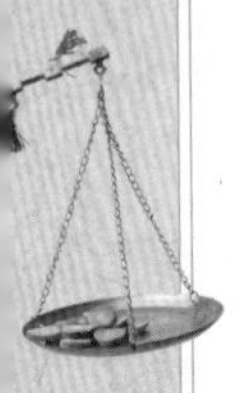

亦有良好療效。

野菊花 功效：清熱解毒。應用：常用於急性前列腺炎會陰脹痛劇烈者，煎水保留灌腸或做成栓劑塞肛門內治療急、慢性前列腺炎亦有效。

土茯苓 功效：清熱解毒，除濕。應用：對前列腺炎合併梅毒者療效明顯。與蒲公英、野菊花等配合煎水保留灌腸治療急、慢性前列腺炎療效較好。

魚腥草 功效：清熱解毒通淋。應用：常用於治療急性前列腺炎或慢性前列腺炎急性發作時。單用鮮品煎水服療效亦佳。

敗醬草 功效：清熱解毒，祛瘀止痛。應用：常用於急性前列腺炎或慢性前列腺炎睾丸、會陰部脹痛明顯者。

丹皮 功效：清熱涼血，活血散瘀。應用：常用於急性前列腺炎或慢性前列腺炎急性發作時症見發熱口乾，睾丸、會陰等部位脹痛明顯者。

赤芍 功效：清熱涼血，祛瘀止痛。應用：主要用於急性前列腺炎或慢性前列腺炎急性發作，症見發熱口乾，會陰、睾丸等部位脹痛較甚者；亦可用於慢性前列腺炎腰骶、會陰等部位疼痛明顯者。

車前子 功效：清熱利尿通淋。應用：適用於急性前列腺炎和慢性前列腺炎急性發作時小便淋漓澀痛者。

萹蓄 功效：清熱利尿通淋。應用：適用於急性前列腺炎和慢性前列腺炎急性發作時小便淋漓澀痛者。

茯苓 功效：利水滲濕，健脾補中，寧心安神。應用：適用於急、慢性前列腺炎兼見心脾兩虛之證，如小便不利，不欲飲食，夜寐多夢等。

澤瀉　功效：利水滲濕洩熱。應用：適用於急、慢性前列腺炎症見小便滴瀝澀痛者。

苡米　功效：利水滲濕，清熱排膿，健脾止瀉。應用：適用於急性前列腺炎、前列腺膿腫、慢性前列腺炎症見小便不暢，不欲飲食或食不消化者。

半邊蓮　功效：利水消腫，清熱解毒。應用：適用於急性前列腺炎或前列腺膿腫症見小便不利者。

延胡索　功效：活血、行氣、止痛。應用：適用於急、慢性前列腺炎兼見睾丸、會陰、腰骶等部位脹痛較甚者。

枳實　功效：行氣消痰，散結消痞。應用：適用於慢性前列腺炎兼見腹部脹滿疼痛，睾丸、小腹、會陰等部位脹痛不適者。

川楝子　功效：行氣止痛，殺蟲。應用：適用於急、慢性前列腺炎兼見胸脅、少腹、睾丸等處脹痛不適者。

木香　功效：行氣之血。應用：適用於慢性前列腺炎兼見少腹、會陰、睾丸等處脹痛者。

丹參　功效：活血祛瘀，涼血消痛，除煩安神。應用；適用於慢性前列腺炎症見睾丸、會陰、少腹等刺痛或漲痛者。

益母草　功效：活血祛瘀，解毒利尿。應用：適用於慢性前列腺炎或慢性前列腺炎急性發作時，兼見腰骶、會陰、睾丸等部位脹痛或刺痛者。

牛膝　功效：活血祛瘀，補肝腎，痛淋澀。應用：適用於慢性前列腺炎，病程日久，氣滯血瘀，肝腎不足，症見會陰、腰骶脹痛或刺痛，或腰膝痠軟，小便不爽者。

桃仁　功效：活血祛瘀，潤腸通便。應用：適用於慢性

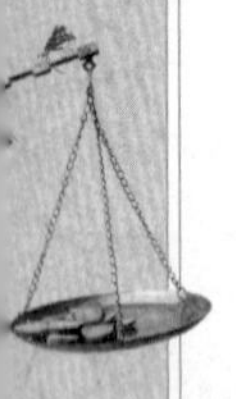

前列腺炎氣血淤滯較嚴重時，兼見少腹、會陰、睾丸等處脹痛或刺痛著。

乳香　功效：活血消腫、生肌。應用：適用於慢性前列腺炎氣血運行不暢，兼見少腹、會陰、睾丸等處脹痛或刺痛著。

沒藥　功效：活血消腫、生肌。應用：適用於慢性前列腺炎氣血運行不暢，兼見少腹、會陰、睾丸等處脹痛或刺痛著。

王不留行　功效：活血通經，利尿。應用：適用於慢性前列腺炎症見腰骶、會陰、少腹等處疼痛不適，小便不爽者。

巴戟天　功效：補腎陽，強筋骨。應用：適用於慢性前列腺炎，病程日久，腎陽不足，症見腰膝痠軟無力，喜暖畏寒者。

淫羊藿　功效：壯腎補養。應用：適用於慢性前列腺炎，病程日久，症見腰膝痠軟，陽痿、早洩、尿頻、遺精者。

山茱萸　功效：補益肝腎，收斂固澀。應用：本品既能補腎陽，又能補腎陰。凡慢性前列腺炎兼有肝腎兩虛之症，如腰膝痠軟、頭暈耳鳴、陽痿遺精等，均可應用。

熟地　功效：補血，滋陰。應用：適用於慢性前列腺炎病程日久，症見潮熱盜汗，口乾欲飲，頭暈耳鳴，遺精早洩等。

龜板　功效：滋陰潛陽，補腎健骨。應用：適用於慢性前列腺炎病程日久，症見腰膝痠軟，潮熱盜汗，遺精早洩等。

2. 丸劑療法

⑴ **前列腺丸**

【組成】魚腥草、鳳尾草、土茯苓、車前草、丹參、益母草各 15 克，萆薢、川楝子、莪朮、肉蓯蓉各 12 克，漏蘆、丹皮、女貞子、麥冬各 10 克，生甘草 8 克。

【用法】水煎濃縮後製丸（或片），每丸含生藥量 1.4 克。每次 8 丸，日服 3 次。腎陽虛加腹金匱腎氣丸，每次 1 丸，每日 2 次；腎陰虛加服麥味地黃丸或六味地黃丸，每次 1 丸，每日 2 次。連續服藥 1 個月為 1 療程，停藥一週，繼續第 2 療程。

【功用】清熱利濕，補腎行氣活血。主治慢性前列腺炎。

【療效】共治療 50 例，結果痊癒（臨床症狀消失，前列腺局部檢查正常，腺液常規連續兩次化驗正常，追蹤一年未復發者）14 例，顯效（症狀好轉，前列腺局部檢查基本正常，腺液常規檢查卵磷脂小體仍減少，而白血球在 10 個以下）19 例，進步（症狀好轉，前列腺局部檢查不正常，腺液常規檢查有進步但不正常）15 例，無效 2 例。總有效率 96%。其中 21 例症狀消失，腺液連續兩次化驗正常者，治療時間最長 7 個月，最短 1 個月，平均 75.8 天；一年後復發率為 26.3%。

⑵ **前列康丸**

【組成】丹參、澤蘭、赤芍、桃仁泥、紅花、王不留行、敗醬草、白芷、乳香、川楝子、青皮、小茴香各 9 克。

【加減】氣滯，加香附、木香；虛寒，加烏藥、益智仁、巴戟天；淤熱，加蒲公英；正虛，加黃耆、黨參、當

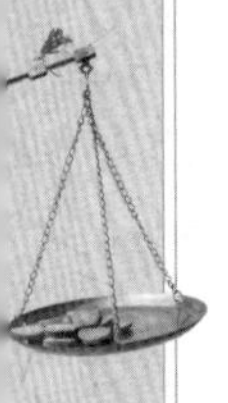

歸、首烏；濕熱，加滑石、萹蓄、瞿麥、赤小豆；腎虛，加仙靈脾、巴戟天、肉蓯蓉、女貞子。

【用法】上藥共研細末，煉蜜為丸，每丸重 9 克，一次 2 丸，每日 2 次。或作水煎劑服用。

【功用】活血化淤，理氣解毒。治療淤血凝結、脈絡阻滯所致的慢性前列腺炎，病程較長，會陰、少腹疼痛，前列腺腺體質韌而縮小，前列腺液不易取出或檢查見有成堆膿細胞，舌有瘀點，脈澀者。

⑶ **菟絲子丸**

【組成】菟絲子丸 120 克，茯苓、山藥、沙苑子、車前子、遠志各 60 克，牡蠣 30 克，石斛 120 克。

【用法】上藥為末，用石斛熬膏，煉蜜為丸。每次 6 克，每日 2 次，開水送下。亦可作湯劑，用量按原方比例酌減。

【功用】補腎澀精。治療腎精不固所致的慢性前列腺炎，症見病程較長，終末尿滴白，尿道口時有黏液溢出，小便餘瀝不盡，腰痠夢遺，潮熱盜汗，性慾減退，舌紅少苔，脈沉細，前列腺液中卵磷脂小體明顯減少者。

3. 體針療法

療法一

【取穴】關元、中極、太谿、太衝、會陰。

【針法】均採取平補平瀉法，得氣後留針。關元、太谿各加灸 3 壯，中極使針感向下放射，會陰處點穴按摩並與艾條灸交替進行 15～30 分鐘，隔日 1 次。

【療效】共治療 44 例，治癒 37 例，無效 7 例。治療最少 13 次，最多 44 次。其中 1 例隨訪 13 年，14 例隨訪 10

年，療效鞏固。

療法二

【取穴】會陽、腎俞。

【針法】採用瀉法，重刺激，不留針。會陽穴用 26 號 4 寸毫針，直刺 2～3 寸深，當患者的會陰部出現酸脹感時，提插 3～5 次後出針，不留針。腎俞穴用 28 號 2 寸針，斜向脊椎方向刺入 1 寸左右，待局部有酸脹感時出針，不留針。每日或隔日針刺 1 次，10 次為 1 療程。

【療效】治療 102 例，經治療後自覺症狀消失，前列腺液常規檢查白細胞 10 個以下，卵磷脂小體 75%以上，被評為治癒者 47 例（46.1%）；自覺症狀基本消失，前列腺液常規檢查白細胞數較前減少 2/3 以上，卵磷脂小體在 50～70%之間，被評為顯效者 20 例（19.6%）；自覺症狀大部分消失，前列腺液常規檢查白細胞數較前減少，卵磷脂小體較治療前增多，被評為好轉者 19 例（18.6%）；症狀無變化，或症狀雖有改善但前列腺液常規化驗無變化，被評為無效者 16 例（15.7%）

療法三

【取穴】經外前列腺炎特定穴（待定名，位於會陰穴到肛門的中點）

【針法】採用瀉法，留針。用 28 號 3～4 寸毫針，直刺 1.5 寸深，待得氣後小幅度提插 2～3 次，間或撚轉，留針約 20 分鐘出針。每日 1 次，10 次為 1 療程。

【療效】共治療 30 例，治癒（症狀消失，前列腺液檢查：白細胞＋以下，卵磷脂小體＋＋以上）9 例，顯效（症狀基本消失，前列腺液檢查：白細胞＋，卵磷脂小體＋＋）

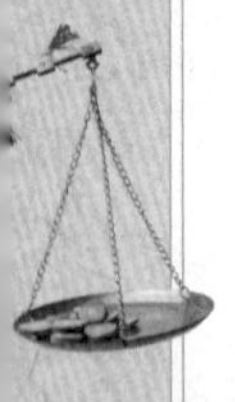

15 例，好轉（症狀減輕，前列腺液檢查：白細胞較治療前減少，卵磷脂小體＋）3 例，無效（症狀和化驗前後無變化）3 例。

療法四

【取穴】

⑴ 常用穴：中極、太衝、會陰、太谿。

⑵ 備用穴：① 大椎、尺澤、合谷；② 次髎、天樞、足三里；③ 秩邊、三陰交；④ 腎俞、關元⑤ 膀胱俞、陰陵泉、行間。

【針法】常用穴每次取 2～3 穴，備用穴配 1 組，5 組輪用。中極、關元，深刺，使針感向會陰部放射；次髎，宜刺入髎孔，深進針，使會陰及小腹部有針感；餘穴得氣後，均採取平補平瀉手法，留針 20 分鐘。關元、太谿針後，各加灸黃豆大艾炷 3 壯，為無疤痕著膚灸法。會陰穴採取點穴按摩和艾條懸灸交替進行，每次約 15～30 分鐘。針灸每日或隔日 1 次，20 次為 1 療程。滿 1 療程後，停針灸 1 週，再繼續針灸。

【療效】共治療 91 例，類似前述標準評判，痊癒 66 例（72.5%），有效 15 例（16.4%），無效 10 例（11.1%），總有效率為 88.9%。

4. 穴位埋線療法

療法一

【取穴】①腎俞、關元、太谿；②三陰交、膀胱俞、中極。

【用法】用注線法。用 12 號腰穿針裝入 1～2 號腸線 1 公分，局部消毒麻醉後，在背俞穴直刺 3 公分，使腰骶部出現酸脹感；腹部穴用斜刺，從穴位上方1公分處向下斜刺進入穴下肌層；三陰交向上斜刺2公分，如能使酸脹感向上傳導為佳；太谿向上平刺入皮下1.5公分，然後推入腸線，退出針具，外蓋膠布。每次選穴1組，20天1次。

療法二

【取穴】敏感穴位。血尿配血海；遺精加遺精（臍下三寸旁開1寸）；腎陰虛加大赫、志室；下元虛憊加關元。

本病敏感穴位多分佈於腰、骶、小腹及下肢部的足太陽、任、督脈及足少陰、足太陰、足厥陰經等經脈上，常見結節或泡狀軟性物、壓痛及按壓舒適感等敏感反應。其常見的敏感穴位有：任脈之氣海、關元、中極、曲骨；督脈之命門、腰陽關；足太陽經之膀胱俞、腎俞、大腸俞、八髎、志室、關元俞；足太陰經之陰陵泉、三陰交、血海；足厥陰經之太衝、曲泉；足少陰經之太谿、大赫、陰谷、氣穴；足陽明經之歸來、水道、足三里。

【用法】在有關經絡進行探測，選出腰骶和小腹部敏感穴位各1～2個、下肢穴1個進行埋線。腰及下肢穴用注線法，根據穴位情況刺入2～4公分，注入2號腸線1～2公分。腹部穴用穿線法，從穴位上1.5公分穿入，下1.5公分處穿出，埋入1號腸線2公分。20天1次。

5. 推拿按摩療法

療法一

腰骶部以滾法或按揉法施術3分鐘；腎俞、膀胱俞、八髎及長強各穴點按1分鐘，以酸脹為度；以一指禪推中極、氣海各3分鐘；雙手疊掌順時針摩氣海穴周圍5分鐘，手法柔和有滲透力，以下腹部溫暖舒適為度，再用右手掌面順時

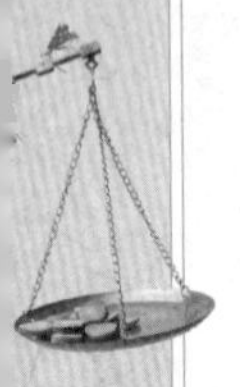

針邊摩邊震關元處約 5 分鐘，摩法頻率 120 次/分，震法頻率 600 次/分左右。

接著術者以兩手拇指分別按於氣海穴，囑病人做深呼吸，呼氣時稍用力往下按，吸氣時隨之輕輕上提，但拇指掌面不可離開施術部位。第 5 次患者呼氣到極限時，術者突然提起兩手拇指，使患者腹部隨之向外反彈，共做 5～10 遍。

然後以右手的掌面用疏法從神闕、氣海、關元穴順著往下疏，共做 3～5 遍。點按左右巨虛穴 1 分鐘，以拇指或中指點按下肢穴位各 1 分鐘。術畢。以上手法治療，隔日 1 次，每次 30～35 分鐘，15 次為 1 療程。同時教患者練習大雁六十四式，每天早晨鍛鍊 1 次。

本法用於慢性前列腺炎。治療期間忌飲酒及食蔥、辣椒、韭菜等辛辣食物，節制房事。

療法二

取凡士林適量塗中極穴，作順時針按摩 100 次。每日 2～3 次。用治前列腺炎有效。

療法三

⑴ **基本手法**

① 患者俯臥，醫者立其旁，以雙掌按揉並戳擦尾部，以熱為度。

② 以雙手拇指點按八 穴 3～5 分鐘，然後以掌指或虛掌叩擊該部 1 分鐘。

③ 患者仰臥，醫者單掌或雙掌相疊置關元穴上按揉、摩動至恥骨處，反覆 3～5 分鐘。

④ 雙掌置患者臍旁，同時斜向恥骨部推擦，以熱為度。

⑤ 以指按揉陰陵泉、三陰交穴各 1 分鐘。

⑵ 隨症加減

① 濕熱下注型：症見尿頻色赤、尿痛，以及腰　部、會陰區和大腿內側不適等。基本手法再加：ⓐ 單掌推擦大腿內側，自上向下，以熱為度。ⓑ 按揉三陰交、太衝、陰陵泉穴各 1 分鐘。3 搓擦腹股溝處 1 分鐘。

② 腎氣虧虛型：症見小便淋漓不盡、下腰部痠痛、小腹及會陰墜脹等。基本手法再加：ⓐ 單掌推擦大腿內側，自下而上，以熱為度。ⓑ 橫擦命門穴處，以熱為度。ⓒ 按揉足三里、太谿穴各 1 分鐘。ⓓ 搓擦湧泉穴 1～3 分鐘。ⓔ 按揉會陰部 1 分鐘。

6. 自我按摩療法

⑴ 摩湧泉

本法見載於《修齡要旨》。取平坐或單盤（即以一腳置於另一腿上盤坐）式均可，雙手搓摩至熱，然後一手握持足趾，另一手旋摩湧泉穴，不計數目，以熱為度，將足趾略略轉動，左右足心更手握擦旋摩。本法有固腎培元、祛濕降火等功效。

⑵ 摩腎俞

本法見載於《修齡要旨》。臨臥時坐於床，垂手解衣，略作吐納閉息，舌抵上齶，目視頂門，提縮肝門數十次；然後兩掌貼於腎俞穴，中指正對命門穴，作環形摩擦一百二十次。在摩擦腎俞時，配合意守命門，生精固陽功效尤佳。

3. 兜腎囊

《金丹秘訣》曰：一擦一兜，左右換手，九九之功，真陽不走。「戌亥二時，陰旺陽衰之候，一手兜外腎，一手擦

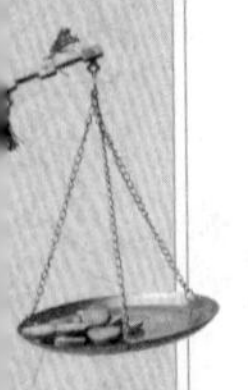

臍下，左右換手，各八十一，半月精固，久而彌佳」（《勿藥元詮》），本法即「兜腎囊」法。練習時約在 19～23 時（即戌亥之時），盤膝端坐，解衣調息。先將雙掌搓至極熱，然後左手兜起陰囊，稍向上用力；右手按摩臍下氣海、關元部位，兜擦九九八十一次，再左右手互換兜擦八十一次。本法具有補腎固元、壯陽生精作用。長年不輟，可改善和增強睾丸生理機能，強壯性機能和防止性功能衰退。如在兜擦時出現陰莖勃起，可凝神於臍中，閉口咬牙，舌抵上齶，提撮肛門，存想氣由會陰、尾閭而上，至巔頂，過泥丸，下至雙目間，意守片刻，叩齒咽津，送入中丹田，即可使陰莖頹軟。

在古代兜腎囊功法的基礎上，後世又發展形成了諸多刺激陰囊、陰莖的方法，如提陽根（一手揉丹田、關元，一手握固陰莖，向上下左右各提拉數十次）、搓揉睾丸（先以兩手食指、中指輕托同側睾丸，拇指置其上，雙向輕揉，以睾丸微覺酸脹為度。然後一手將陰莖上提並安置於臍下，另一手掌心揉擦陰囊根部，在揉擦時以掌根將囊丸上推，以輕揉的手法揉擦上推至微微發熱為度。再左右換手，推揉方法同前）等，均有一定的生精固腎和強陽復壯功效。

⑷ 提腎功法

提腎功是按摩與呼吸吐納等方法相結合的一種保健強壯方法，適合於防治陽痿、陰冷、遺精滑洩、月經失調等病。先取坐位，兩手指對搓至熱，按揉中脘、神闕、氣海、關元穴，再雙掌搓熱相疊，由中脘從下往上推擦至關元，再分揉兩側腎俞，然後兩手虎口朝下，以全掌自京門往會陽穴，均以透熱為度。

再根據體質情況，取站式或臥式均可，雙目微閉，舌抵上齶，清神定慮，以腹式呼吸吐納數遍，意守會陰部（男意守睾丸至肛門處，女意守陰道至肛門處）片刻，即可於吸氣時收復、撮肛、上提會陰部，稍稍閉氣，如忍小便狀，隨後緩緩吐氣的同時鬆腹、放鬆肛門及會陰部。一收一鬆、一提一放為一遍，可做 6～12 遍。

功收時可逐漸放鬆意念，緩緩睜目，叩齒咽津，同時兩手搓熱摩熨臉面、臍腹、腰脅，微動四肢，即可隨意活動。一般每天可練習 1～2 次，飯後半小時內禁止練功。

7. 灌腸療法

⑴ 療法簡介

灌腸療法是以中藥藥液或摻入散劑灌腸以治療疾病的一種方法。

灌腸療法起源較早，早在漢代張仲景《傷寒論》中就有用豬膽汁灌腸治療便秘的記載。至近代，灌腸療法發展比較迅速，應用於很多局部及全身性疾病取得較好療效。如用以治療潰瘍性結腸炎、尿毒症、麻痺性腸梗阻及支氣管哮喘等。透過實踐證實，本療法不僅可治療結腸、直腸的局部病變，而且可以由腸黏膜吸收治療全身性疾病。

其方法簡便，吸收迅速，作用較快，還可以避免某些藥物對胃黏膜的不良刺激。

⑵ 臨床應用

療法一

【藥物】赤芍、丹參各 30 克，蒲公英 15 克，桂枝 9 克，黃柏 9 克

【用法】上藥濃煎 100 毫升，約 30～40℃，每晚保留灌

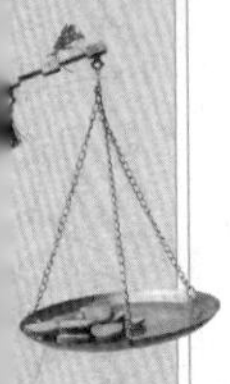

腸。

【功用】用於慢性前列腺炎。

療法二

【藥物】金銀花 15 克，野菊花 15 克，蒲公英 15 克，紫花地丁 15 克，紫背天葵子 6 克

【用法】上藥水煎去渣，保留灌腸 100 毫克，每日 1 次。

【功用】用於急、慢性前列腺炎。

療法三

【藥物】桃仁 12 克，大黃 20 克，赤芍 20 克，丹參 30 克，土茯苓 30 克。

【用法】水煎濃縮至 60～120 毫升，保留灌腸，每日 2 次。

【功用】用於急、慢性前列腺炎。

療法四

【藥物】大黃、紅花、川椒各 20 克，丹皮、王不留行、白頭翁、野菊花各 30 克，黃柏 40 克。

【用法】上藥水煎 2 次，合併 2 次煎液，過濾濃縮至 500 毫升。每次 100 毫升，每日一次保留灌腸。藥溫在 39～41℃。

【功用】用於慢性前列腺炎。

療法五

【藥物】蒲公英 50 克，敗醬草 50 克，土茯苓 30 克，當歸 20 克，元胡 25 克，王不留行 50 克，赤芍 25 克，炮甲珠 10 克，木香 10 克，丹皮 15 克，仙靈脾 30 克，枸杞子 50 克，仙茅 20 克。

【用法】上藥加水適量，水煎兩遍，每遍慮出藥液各100毫升，混合後用紗布過濾備用。用時將藥液稍加溫，用100毫升注射器抽藥液100毫升，安上導尿管，前端沾潤滑劑，插入肛門5～8公分，將藥液注入直腸。注藥後囑患者收縮肛門30次，胸膝臥位15～30分鐘，1日2次。

【功用】用於前列腺炎。

療法六

【藥物】金銀花30克，野菊花25克，重樓25克，紅花20克，三棱25克，桃仁25克，大黃30克。

【用法】每晚入睡前1劑，水煮。用200毫升的藥液保留灌腸，每日灌腸1次，15次為1療程，每個療程間歇3天。亦可配合中藥進行治療。

【功用】用於慢性前列腺炎。

療法七

【藥物】半枝蓮、白花蛇舌草、黃柏、土茯苓、紅藤各30克。

【用法】上藥共水煎成150～200毫升，每晚睡前溫熱灌腸（35～40℃），灌腸後慢行或站立30～60分鐘，然後平臥保留。

【功用】用於前列腺炎。

療法八

【藥物】地龍15克，虎杖30克，木通10克，車前子15克，黃耆10克，穿山甲10克，丹參20克，女貞子10克，烏藥10克，王不留行10，金櫻子10克，甘草6克。

【用法】將上面藥物按常規煎藥煎兩遍，將兩次藥汁去渣混合，濃縮至100毫升，備用。病人膝胸臥位，將10號

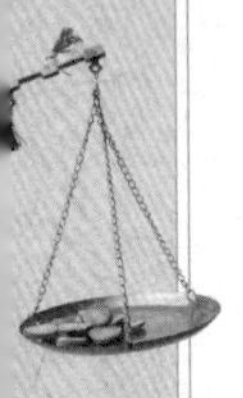

導尿管前端（塗液體石蠟油做潤滑劑）插入肛門內 10 公分左右。用 100 公分注射器吸取藥液，藥溫在 39～40℃之間，連接導尿管，緩慢注入肛門內，2 分鐘左右拔出導尿管。囑病人做提肛運動 30 次，臥床休息 1～2 小時，每日灌注 1 次，15 次為 1 療程。

【功用】用於慢性前列腺炎。

療法九

【藥物】水蛭 6 克，六一散 20 克，知母 10 克，瞿麥 15 克，黃柏 10 克，大黃 10 克，虻蟲 9 克，桃仁 16 克。

【用法】若患者病程較久者加山萸肉 10 克、山藥 15 克、生熟地各 10 克、丹參 10 克、黃耆 10 克、赤芍 10 克、肉桂 9 克。善後可用桃仁 12 克、大黃 20 克、赤芍 20 克、丹參 30 克、黃耆 30 克，水煎濃縮至 60 毫升，一日 2 次，低壓保留灌腸。藥溫 30℃左右，一般連用 1 週。

【功用】用於慢性前列腺炎。

8. 薰洗療法

⑴ 療法簡介

療法一

【藥物】龍膽草、黑山梔、黃芩、萆薢、黃柏、生地、土茯苓、車前草各 12 克。

【用法】水煎後薰洗會陰部，每日 2 次。

療法二

【藥物】紅花 10 克，銀花 15 克，蒲公英、車前草各 30 克，粉萆薢 18 克。

【用法】上藥水煎，坐浴薰洗。每次 30 分鐘，每日 1 次。

【功用】用於前列腺炎。

療法三

【藥物】野菊花、苦參、馬齒莧、敗醬草各 30 克，延胡索 15 克，當歸 12 克，檳榔 10 克。

【用法】加水煎成 1000～2000 毫升，薰洗坐浴 30 分鐘，每晚一次。

【功用】前列腺炎。

療法四

【藥物】白附子、黃丹、羌活、獨活、白癬皮、蛇床子、輕粉、花粉、山梔、枯礬、雲礬、川烏、草烏、甘松、木通各 6 克，狼毒、地骨皮、木賊、艾葉、紅花、生半夏各 10 克，花椒 15 克，大皂角 60 克（火煨），料薑石 120 克。

【用法】以上各藥共研細末，水煎後先薰後坐浴，或裝入布袋中蒸熱敷於會陰部。

【功用】用於濕熱蘊結的前列腺炎。

療法五

【藥物】黃柏、敗醬草各 15 克，公英 30 克，滑石、澤瀉、萆薢、蒼朮各 10 克，牛膝 20 克。

【用法】水煎薰洗坐浴，每日 2 次。

【功用】用於前列腺炎。

療法六

【藥物】王不留行、紅花、蒲黃、當歸、烏藥、青皮、黃柏各 10 克，牛膝、鱉甲各 30 克，赤芍、桃仁各 15 克，公英 20 克。

【用法】上藥加水 5000 毫升，煎後取液，坐浴，並可內服一部分。

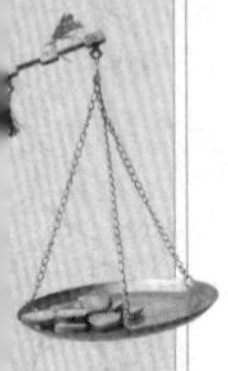

【功用】用於前列腺炎。

療法七

【藥物】黃柏、知母、茯苓、澤瀉、丹皮各 10 克，生地、女貞子各 20 克，牛膝 15 克，山藥 30 克。挾濕熱者加公英、滑石；血尿加白茅根、大小薊等。

【用法】水煎，坐浴，並內服。

【功用】用於前列腺炎。

注意事項

① 藥物煎煮加水要適量，太多則濃度降低。蒸煮時間據藥物性質而定，芳香性藥物一般煮沸 10～15 分鐘，塊狀和根莖類藥物 則須煮沸 30 分鐘。

② 應用時藥液溫度要適宜，防止燙傷皮膚。

③ 薰洗後要用乾毛巾擦乾患部，並注意避風和保暖。

④ 婦女經和妊娠期不宜坐浴和薰洗陰部。

⑤ 薰洗藥不可內服。

參考文獻

1. 張俊龍、肖飛主編《百病中醫獨特療法小叢書》，山西科學技術出版社，1996 年 6 月第 1 版。

2. 何清湖總編《吃治百病系列叢書》，山西科學技術出版社，2002 年 2 月第 1 版。

3. 黃立坤總主編《黃立坤教授與您話健康系列叢書》第二集　山西科學技術出版社，2012 年 9 月第 1 版。

4. 趙翎延編著《偏方妙用治大病》，山西科學技術出版社，2013 年 5 月第 1 版。

5. 王彩頤主編《靈驗民間效方治病不求醫》，山西科學技術出版社，2011 年 10 月第 1 版。

6. 劉謙民主編《患者身邊的醫生系列叢書》，山西科學技術出版社，2005 年 1 月第 1 版。

7. 劉峰編著《偏方與驗方臨床應用體會》，廣西科學技術出版社，1975 年。

8. 戴天章著、李順保校註《瘟疫明辨》，學苑出版社，2003 年

9. 賴文等《東漢末建安大疫考一兼論仲景〈傷寒論〉是世界上第一部流行性感冒研究專著》，載《上海中醫藥雜誌》1998；（8）：2

10. 李順保編著《傷寒論版本大全・宋本傷寒論》，學苑出版社，2000 年。

11. 周楊俊《溫熱署疫全書》，第 79 頁，上海中醫學院出版社，1993 年，

12. 葛洪《肘後備急方》，卷九上，人民衛生出版社，1982 年。

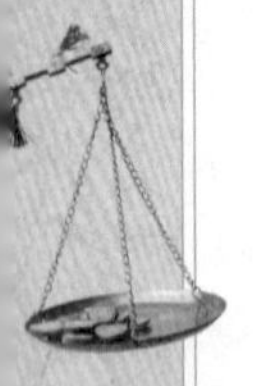

13. 王燾《外台秘要》，人民衛生出版社，1957 年。

14. 王雪苔《臟腑用藥法》校注考證，人民軍醫出版社，2008 年。

15. 鄭欽安《醫法圓通》，第 241、242、247 頁，巴蜀書社，1991 年。

16. 瞿曇悉達《開元占經》，岳麓書社，1994 年。

17. 王好古《此事難知》，江蘇科學技術出版社，1985 年。

18. 秦伯未《謙齋醫學講稿》，上海科學技術出版社，1978 年。

19. 唐容川《血症論》，上海人民出版社，1977 年。

20. 張璐《張氏醫通》，上海科學技術出版社，1963 年。

21. 柴文舉《百病家庭良方》，學苑出版社，1993 年 9 月第 1 版。

22. 錢俊華《中醫鼻療法》，人民衛生出版社，1994 年 8 月第 1 版。

23. 楊光《百病中醫針灸推拿高效療法》，北京科學技術出版社，1992 年 1 月第 1 版。

24. 胡熙明主編《中國中醫秘方大全》（上、中、下）文匯出版社，1989 年 10 月第 1 版。

25. 范思行《家用藥物外敷治病小竅門》，中國中醫學出版社，1993 年 8 月第 1 版。

26. 柴文舉《藥浴妙法治百病》，海洋出版社，1993 年 12 月第一版

27. 張尊祥《穴位用藥》人民軍醫出版社，1993 年 8 月第 1 版。

28. 蓋國忠《藥枕治百病》，吉林科學技術出版社，1993 年 3 月第 1 版。

29. 楊思樹《百病中醫藥茶療法》，學苑出版社，1991 年 1 月第 1 版。

30. 高樹中《中醫臍療大全》，濟南出版社，1993 年 9 月第 1 版。

31. 劉玉蘭《千家食療妙方》，北京科學技術出版社，1992 年 5 月第 1 版。

32. 歐英欽《中國飲食補療大全》，中國旅遊出版社，1992 年 4 月第 1 版。

33. 雷正一《常見的中成藥治療》，中國中醫藥出版社，1994 年 1 月第 1 版。

34. 吳階平等《黃家駟外科學》，第 4 版，北京：人民衛生出版社，1986 年。

35. 李彪等《實用男科臨床手冊》，第 1 版，北京：人民軍醫出版社，1995 年。

36. 李彪等《男科證治指南》，第 1 版，湖南；湖南科學技術出版社，1990 年。

37. 朱文鋒《中醫診斷與鑑別診斷》，第 1 版，北京：人民衛生出版社，1999 年。

38. 盧存國《前列腺疾病 105 問》，第 1 版，北京：人民衛生出版社，1998 年。

39. 李超等《前列腺病防治 270 問》，第一版，北京，金盾出版社，1997 年。

40. 裘法祖《外科學》，第 4 版，北京：人民衛生出版社，1995 年。

41. 王光超《皮膚性病學》，第 3 版，北京：人民衛生出版社，1996 年。

42. 城都中醫學院《中藥學》，第 2 版，上海：上海科技出版社，1990 年。

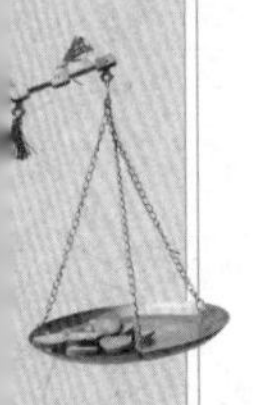

43. 賀菊喬等《實用外科手冊》，第 2 版，湖南：湖南科學技術出版社，2001 年。

44. 朱曉明等《實用皮膚性病手冊》，第 1 版，湖南：湖南科學技術出版社，1995 年。

45. 裘沛然主編《中國中醫獨特療法大全》，文匯出版社，1991 年 3 月第 1 版。

46. 麻仲學主編《中國醫學療法大全》，山東科學技術出版社，1990 年 8 月第 1 版。

47. 苗彥霞等《水針療法》，人民衛生出版社，1993 年 12 月第 1 版。

48. 譚德福等《中國實用刺血療法》，科學技術文獻出版社重慶分社，1990 年 4 月第 1 版。

49. 溫木生等《實用穴位埋線療法》，中國醫藥科技出版社，1991 年 12 月第 1 版。

50. 陳貴廷等《百病中醫按摩療法》，學苑出版社，1991 年 6 月第 1 版。

51. 張仁《難病針灸》，人民衛生出版社，1991 年 1 月第 1 版。

52. 韓建濤等《家用拔罐治病小竅門》，中國中醫藥出版社，1993 年 8 月第 1 版。

53. 王營生等《百病中醫氣功療法》，學苑出版社，1991 年 10 月第 1 版。

54. 閻國杰等《家用藥物貼臍治病小竅門》，中國中醫藥出版社，1993 年 9 月第 1 版。

55. 劉靜宇等《家用灸法治病小竅門》，中國中醫藥出版社，1993 年 9 月第 1 版。

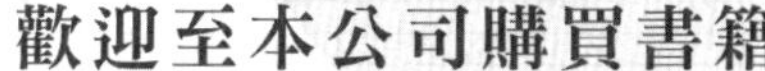

B 公車站
東華街二段
東華街一段
← 往北投、淡水
1 →2 捷運石牌站2號出口
往明德站(台北方向) →
西安街二段
西安街一段 →
B 公車站
資源回收
榮光公園
水果店
西安街一段293巷
B 公車站
往榮總、天母
石牌國中
石牌路一段166巷
石牌路一段
致遠公園
自強街
瑞興銀行
B 公車站
大展品冠
7-11
致遠一路二段12巷
公車站
B
石牌國小
屈臣氏
致遠二路
致遠一路二段
致遠一路一段
石牌路一段
陽信銀行
頂好超商
7-11
郵局
華南銀行
公車站 B
B 公車站
自強街
石牌公車站
石牌派出所
往北投、淡水
承德路七段
文林北路
B 石牌公車站
承德路六段

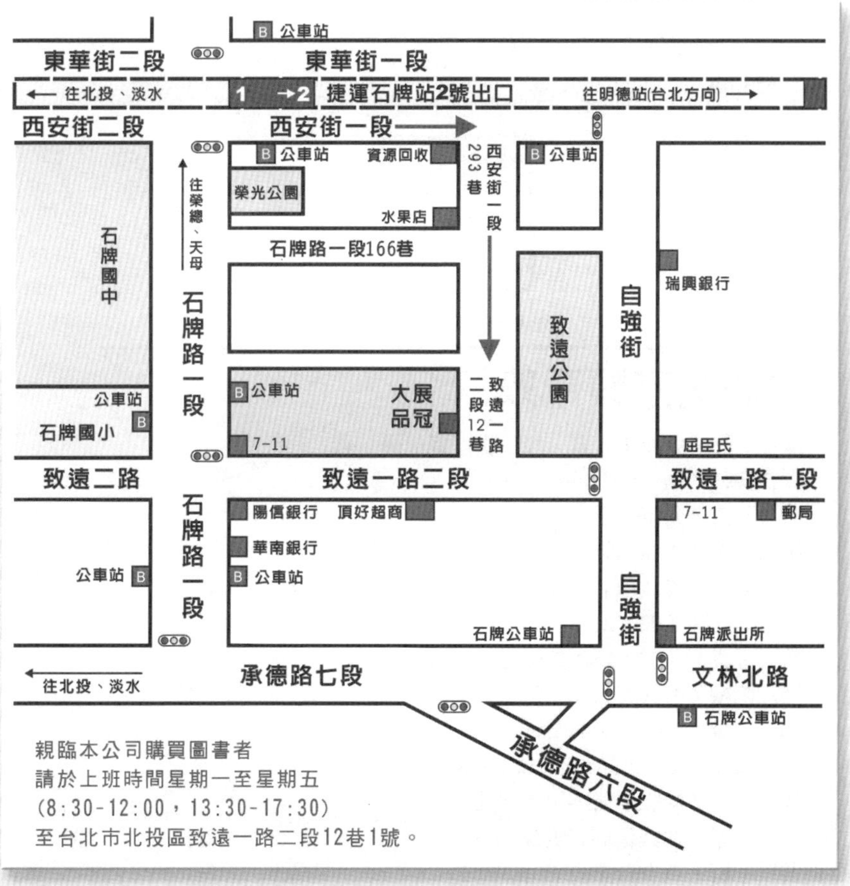

親臨本公司購買圖書者
請於上班時間星期一至星期五
(8:30-12:00，13:30-17:30)
至台北市北投區致遠一路二段12巷1號。

建議路線

1. 搭乘捷運

淡水信義線石牌站下車，由月台上二號出口出站，二號出口出站後靠右邊，沿著捷運高架往台北方向走(往明德站方向)，其街名為西安街，約80公尺後至西安街一段293巷進入(巷口有一公車站牌，站名為自強街口，勿超過紅綠燈)，再步行約200公尺可達本公司，本公司面對致遠公園。

2. 自行開車或騎車

由承德路接石牌路，看到陽信銀行右轉，此條即為致遠一路二段，在遇到自強街(紅綠燈)前的巷子左轉，即可看到本公司招牌。

國家圖書館出版品預行編目資料

頑病偏方顯奇效 / 賈海生等編著.
——初版，——臺北市，大展，2018 [民 107.04]
面；21公分—（中醫保健站；88）
ISBN 978-986-346-204-0（平裝）
1.偏方 2.中西醫整合

414.65 107002078

頑病偏方顯奇效

編　　著 / 賈海生 賈 俊 李 鑫 孫 莉 籍桂英
責任編輯 / 趙 志 春
發 行 人 / 蔡 森 明
出 版 者 / 大展出版社有限公司
社　　址 / 臺北市北投區（石牌）致遠一路 2 段 12 巷 1 號
電　　話 /（02）28236031，28236033，28233123
傳　　真 /（02）28272069
郵政劃撥 / 01669551
網　　址 / www.dah-jaan.com.tw
E-mail / service@dah-jaan.com.tw
登 記 證 / 局版臺業字第 2171 號
承 印 者 / 傳興印刷有限公司
裝　　訂 / 眾友企業公司
排 版 者 / 菩薩蠻數位文化有限公司
授 權 者 / 山西科學技術出版社
初版 1 刷 / 2018 年（民 107）4 月

定價 / 600元

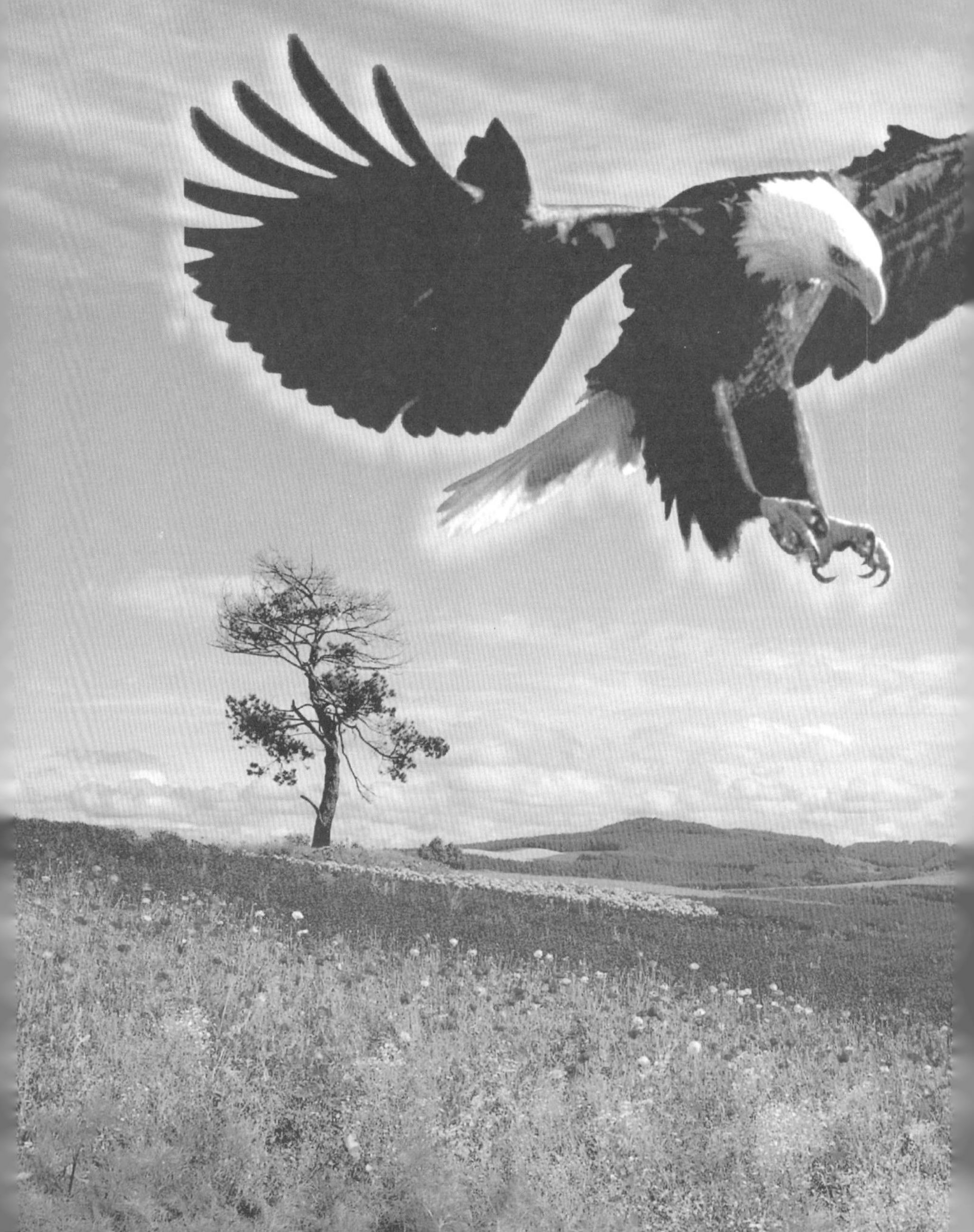